HISTOIRE DE LA MEDECINE ARABE

EXPOSE COMPLET DES TRADUCTIONS DU GREC LES SCIENCES EN ORIENT LEUR TRANSMISSION A L'OCCIDENT PAR LES TRADUCTIONS LATINES

TOME PREMIER

Lucien Leclerc

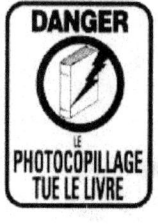
Le code de la propriété intellectuelle du 1er juillet 1992 interdit en effet expressément la photocopie à usage collectif sans autorisation des ayants droit. Or, cette pratique s'est généralisée dans les établissements d'enseignement supérieur, provoquant une baisse brutale des achats de livres et de revues, au point que la possibilité même pour les auteurs de créer des oeuvres nouvelles et de les faire éditer correctement est aujourd'hui menacée. En application de la loi du 11 mars 1957, il est interdit de reproduire intégralement ou partiellement le présent ouvrage, sur quelque support que ce soit, sans autorisation de l'Editeur ou du Centre Français d'Eploitation du Droit de copie , 20, rue Grands Augustins, 75006 Paris.

ISBN : 978-1500818838

10 9 8 7 6 5 4 3 2 1

HISTOIRE DE LA MEDECINE ARABE

EXPOSE COMPLET DES TRADUCTIONS DU GREC LES SCIENCES EN ORIENT LEUR TRANSMISSION A L'OCCIDENT PAR LES TRADUCTIONS LATINES

TOME PREMIER

Lucien Leclerc

Table de Matières

Avant-Propos	Page 7
Livre I	Page 95
Livre II	Page 337
Livre III	Page 83
Livre IV	Page 465

AVANT-PROPOS

Ayant achevé, il y a quelques années, la traduction du Traité des Simples d'Ebn el Beithar, nous voulûmes la compléter par les biographies d'une centaine de médecins arabes qui s'y trouvent cités. Le travail était à peu près terminé quand l'idée nous vint de l'étendre à toute l'école arabe.

Mais c'était plus qu'un surcroît de notices que nous avions en vue. Nous nous proposâmes de faire l'histoire collective de la médecine arabe, d'exposer ses origines, son caractère, ses institutions, son développement et sa décadence, en entremêlant des vues d'ensemble aux séries biographiques, au fur et à mesure des événements.

C'était un travail tout nouveau, pour lequel, sans doute, le premier était une préparation, mais qui exigeait des recherches plus étendues et nous faisait entrer dans un nouvel ordre d'idées. Malgré ses difficultés, nous osâmes l'entreprendre, soutenu par cette pensée qu'il y avait là une lacune à remplir dans notre littérature, jusqu'à présent tributaire de l'étranger.

Dans l'histoire des sciences, la période arabe est aussi intéressante qu'elle est peu connue. Et cependant elle est riche, extrêmement riche en documents connus à l'heure qu'il est.

Ce qui caractérise cette période, c'est la profonde originalité de ses débuts. Chez les divers peuples qui ont tour à tour occupé la scène, le développement des sciences et leurs évolutions suivent à peu près identiquement les mêmes lois. Il n'en est pas de même pour les Arabes : leur initiation à la science est un fait unique dans l'histoire.

Dans la péninsule arabique, protégé par les sables et la mer, vivait sous le toit et la tente un peuple de pasteurs et de commerçants, passionné pour la liberté, la guerre et les aventures, l'éloquence et la poésie ; peuple intelligent mais tout d'intuition, étranger à l'analyse. Confiant à la mémoire ses poésies, ses grands jours et ses généalogies, il ne connut que tardivement l'usage de l'écriture. Ses relations avec la Perse lui avaient procuré quelques vagues notions de médecine.

Une révolution soudaine détourna le cours de ses destinées et ouvrit de vastes champs à son activité. Les Arabes étaient idolâtres. Mahomet les convertit à la croyance en l'unité de Dieu dont il leur donna la formule la plus sublime et la plus pure. Il fit plus. D'un peuple resté jusqu'alors étranger aux révolutions extérieures, il fit une armée de prosélytes enthousiastes, qui se ruèrent à la conquête du monde. Un siècle à peine s'était écoulé depuis la mort de Mahomet, que l'Arabie avait débordé de l'Atlantique à l'Indus.

Quelles pouvaient être les conséquences de cette invasion nouvelle d'un peuple fanatisé, après toutes les invasions barbares qui s'étaient partagé les débris du monde romain et avaient refoulé les lumières et la civilisation abritées encore, mais faiblement et maladives, dans Byzance énervée? Le choc imminent du fanatisme et de la barbarie n'allait-il pas produire un cataclysme encore plus désastreux que le précédent ? Pouvait-on supposer que la science grecque, tombée en déshérence, allait devenir l'héritage de ces nouveaux convertis? Le miracle devait se produire.

Ce peuple que le fanatisme fit le conquérant de la moitié du monde, prit aussitôt pour maîtres les chrétiens ses vaincus. Il mit à s'assimiler leur science un tel enthousiasme et ne promptitude si merveilleuse, déployant des aptitudes qui semblaient étrangère à la race, qu'il les eut bientôt dépassés. Pendant cinq ou six siècles il tint le sceptre des lumières et de la civilisation. Troublé par les assauts deux fois séculaires d'un autre fanatisme venu de l'Occident, il rendit à ses antagonistes barbares les services qu'il avait reçus des chrétiens de l'Orient ; il leur transmit les sciences dont ils avaient laissé tarir la source. Pendant la seconde moitié du moyen âge, la science arabe défraya l'Occident. Quand vint la Renaissance, l'admiration fit place à l'ingratitude et au dénigrement.

Depuis deux siècles surtout on s'est remis à l'étude de l'Orient et particulièrement de la littérature arabe, de beaucoup la plus riche. Mais ces études ont porté de préférence sur l'histoire, la géographie, la poésie, les religions, et les sciences n'ont provoqué qu'un petit nombre de travaux.

Lucien Leclerc

Quant à des travaux d'ensemble rien encore n'a été fait, du moins en France, où nous sommes sous ce rapport d'une inglorieuse pauvreté. Quelques ouvrages de seconde main ne sauraient entrer en ligne de compte. L'histoire des sciences en Orient par Cuvier est un travail sans portée. Celle des sciences au moyen-âge de M. Pouchet, bien que de beaucoup supérieure à celle de Cuvier, n'est cependant qu'une ébauche, comme en peut faire un auteur complètement étranger aux langues de l'Orient, c'est-à-dire aux sources.

Un éminent orientaliste, M. Sédillot, a vaillamment défendu la valeur scientifique des Arabes et jeté de vives lumières sur leur astronomie. Il est à regretter qu'il n'ait pas songé à écrire l'histoire sommaire et méthodique de la science arabe.

Si nous abordons le terrain de la médecine, nous constaterons la même pénurie.

Freind n'a bien traité que les principaux médecins. Il en laisse un grand nombre dans une obscurité qu'ils ne méritaient pas. Nous ajouterons qu'il se méprend sur le caractère d'une œuvre importante, l'histoire des médecins arabes par Ebn Abi Ossaïbiah, qu'il ne connaissait que très imparfaitement, et il laquelle il ne reconnaît d'autre mérite que celui de nous apprendre combien la médecine était en honneur et richement récompensée par les souverains de l'Orient.

Sprengel vaut mieux, d'autant plus qu'il avait une certaine connaissance de l'arabe, mais son cadre, bien que plus élargi, n'en est pas moins par trop restreint.

La France ne peut citer qu'un seul ouvrage, dont elle n'a pas droit d'être fière, c'est l'Essai historique et littéraire sur la Médecine des Arabes, par Amoreux, ouvrage au dessous du médiocre. Avec les documents qu'il avait à sa disposition, l'auteur avec un peu de méthode pouvait encore faire un ouvrage passable, tandis qu'il n'a fait qu'une mauvaise compilation, sans jugement, sans ordre, farcie de répétitions oiseuses et de réflexions sans esprit.

Jusqu'à présent c'est à l'Allemagne qu'il faut s'adresser pour avoir des

idées correctes sur l'histoire de la médecine arabe.
Deux ouvrages ont trait à cette matière.

Le premier est l'histoire des médecins et des naturalistes arabes, par Wüstenfeld.[1] Ce n'est pas à proprement parler une histoire de la médecine arabe, mais une série de notices au nombre de 300. Ces notices, extrêmement sobres de renseignements biographiques, sont assez souvent complètes au point de vue bibliographique. C'est une révélation nouvelle des richesses de la littérature médicale arabe; mais les questions de doctrines générales ou particulières n'y sont aucunement touchées : la bibliographie n'est qu'une nomenclature. C'est à peine si de très courts aperçus insérés en tête des six divisions de l'ouvrage, indiquent les progrès successifs de la médecine arabe, et donnent la liste des principaux médecins de chaque période.

L'ouvrage d'ailleurs ne contient que 160 pages.

La principale autorité de Wüstenfeld est la biographie des médecins d'Ebn Abi Ossaïbiah. Ce sont ensuite Ebn Khallikan, Hadji Khalfa et les catalogues des diverses bibliothèques, notamment de celles de l'Escurial, de la Bodléienne, de Paris, etc.

Ne connaissant pas encore le Kitab el hokama, Wüstenfeld s'adresse fréquemment à son plagiaire, Aboulfarage, l'auteur des Dynasties. Il ne fait non plus aucun usage du Fihrist de Mohammed ben Ishaq.

En somme, l'ouvrage de Wüstenfeld, le premier ouvrage sérieux sur la matière, n'est qu'une esquisse recommandable surtout par la bibliographie. On peut regretter qu'il ait passé parfois trop légèrement sur Ebn Abi Ossaïbiah, qu'il se soit trop fié à Casiri, ce qui l'a entraîné dans quelques erreurs et quelques répétitions, enfin qu'il ait tu le nom de quelques médecins dignes d'être mis en lumière.

Le second ouvrage est une exposition des livres grecs traduits en syriaque, en arabe, en arménien et en persan.[2] La catégorie des

---

[1] Geschichte der arabischen Aerzte und Nuturforscher, von F. Wüstenfeld, Goettingen, 1840.

[2] De auctorum græcorum versionibus et commentariis syriacis, arabicis,

traductions arabes est de beaucoup la plus nombreuse. C'est ici une œuvre plus achevée, dans laquelle on ne peut que signaler quelques oublis ou incorrections de détail.

Cet ouvrage de Wenrich se divise en deux parties. Dans la première, il expose l'extension progressive de la littérature grecque en Orient, puis l'histoire générale des traductions du grec dans les divers idiomes orientaux. Dans la seconde, il fait l'histoire des traductions de chaque auteur grec en particulier, en suivant un ordre chronologique; exposant aussi les commentaires des écrivains de l'Orient. On peut regretter, à notre avis du moins, que l'auteur n'ait pas adopté une autre méthode, à savoir la classification des auteurs grecs par ordre de matière.

L'ouvrage de Wenrich, bien que venu deux années seulement après celui de Wüstenfeld, accuse une extension très remarquable dans l'exploitation des .sources. Il s'adresse surtout au Fihrist de Mohammed ben Ishaq et au Kitab el hokama de Djemal Eddin. Nous aurions pu nous confiera ce travail; mais nous avons préféré le contrôler par les originaux, et nous aurons occasion, dans le courant de notre travail sur les traductions arabes, de signaler les quelques lacunes ou incorrections de Wenrich.

Nous allons maintenant indiquer les sources auxquelles nous avons puisé, nous réservant de revenir en son temps sur leurs auteurs, dont le plus important compte aussi parmi les médecins.

Le premier ouvrage en date est le Fihrist ou catalogue de Mohammed ben Ishaq Ennedim. L'auteur nous indique lui-même, au début de son livre, son but et son contenu, à savoir le recensement des ouvrages de sciences qui se rencontrent en langue arabe, tant des écrivains arabes que des écrivains étrangers, avec des renseignements sur leurs auteurs, depuis l'origine des sciences jusqu'à l'année 377 (987). Le Fihrist se divise en dix traités consacrés chacun à une catégorie d'écrivains. Le septième nous intéresse particulièrement. Il se divise en trois chapitres.

---

armeniacis, persicisque commentatio. seripsit J. G. Wenrich. Lipsiae 1842.

Avant-Propos

Le premier traite des philosophes, de leurs œuvres, des traductions et des commentaires qui en ont été faits; le deuxième des mathématiciens et des astronomes et le troisième des médecins.

Le Fihrist existe à la bibliothèque de Paris, n° 874 de l'ancien fonds, et 1400 du supplément. M. Fluegel vient d'en donner une édition. Un pareil ouvrage est assurément de nature à étonner les personnes étrangères aux richesses de la littérature arabe. Il a été mis à contribution par les écrivains dont nous allons parler.

Vers la fin du XIIIe siècle, Djemal Eddin el Kofthy, dit aussi El Kady el Akram ou le cadi généreux, publiait le Kitah Tarikh el hokama ou livre de l'histoire des savants, qui ne contient pas moins de trois cents notices relatives à la vie et aux écrits des savants tant anciens que modernes. Les Grecs y sont largement représentés et nous sommes informés non seulement de leurs écrits, mais de ceux qui ont été traduits en arabe et en syriaque. Djemal Eddin a puisé dans le Fihrist, mais il était riche aussi de son propre fonds, attendu que ce fut le plus grand bibliophile des Arabes qui en ont tant compté. Il laissait à sa mort une bibliothèque estimée 60,000 pièces d'or. Le Kitab el hokama n'est autre que la Bibliotheca philosophorion, qui a fourni tant de notices à Oasiri, et la démonstration de cette identité est un fait assez récent. Une autre confusion est l'attribution du Kitab el hokama à Zouzeni, qui n'en fut que l'abréviateur. Un contemporain de Djemal Eddin, un peu plus jeune que lui, Aboulfarage, l'auteur des Dynasties, a. inséré dans son ouvrage une centaine de notices empruntées au Kitab el hokama. L'origine de ces notices a été méconnue jusqu'à ces derniers temps, et Wüstenfeld en fait encore honneur au plagiaire. Aboulfarage a seulement quelques notices qui lui appartiennent en propre.

A la même époque, Ebn Abi Ossaïbiah publiait son histoire des médecins, sous le titre d'Ouyoun el anha fi thahacat elathibha, ce qui veut dire : Sources de renseignements sur les différentes classes de médecins. C'est ici le plus important et le plus riche de tous les monuments que nous avons du consulter. Aux renseignements fournis par ses prédécesseurs, Ebn Abi Ossaïbiah en ajoute qu'il a puisés à d'autres sources et il en a de personnels relatifs aux médecins de son temps et à ceux qui l'ont immédiatement précédé. Nous nous contenterons ici de donner la liste des matières traitées dans cet ouvrage, pour en faire comprendre la richesse. Il se divise en quinze chapitres.

I. Origines de la médecine.
II. Des premiers médecins.
III. Des médecins grecs depuis Esculape.
IV. Hippocrate et ses contemporains.
V. Galien et son époque.
VI. Médecins d'Alexandrie.
VII. Médecins contemporains de Mahomet.
VIII. Médecins syriens sous les premiers Abbassides.
IX. Les traducteurs et leurs protecteurs.
X. Médecins de l'Irak.
XI. Médecins de la Perse.
XII. Médecins de l'Inde.
XIII. Médecins du Maghreb et de l'Espagne.
XIV. Médecins de l'Egypte.
XY. Médecins de la Syrie.

Nous aurons à revenir sur la valeur de cet ouvragée quand nous donnerons la biographie de l'auteur. Nous dirons seulement ici que les notices sur les médecins de l'école arabe sont au nombre d'environ quatre cents. Ces notices, malgré des longueurs et des hors d'œuvre, ont un puissant intérêt par cela seul qu'elles se terminent toujours par un index bibliographique. Elles jettent un jour tout nouveau sur une époque trop peu connue, et nous montrent l'activité scientifique toujours vivace chez les Arabes à travers et nonobstant deux siècles de croisades.

C'était encore l'époque d'Ebn Khallikan, dont le recueil de biographies conçu suivant une autre direction, n'a pas pour nous un grand intérêt, après les ouvrages dont nous avons parlé précédemment.

Un ouvrage extrêmement précieux à notre point de vue pour les derniers temps de la littérature arabe, est le Dictionnaire bibliographique de Hadji Khalfa, qui vivait au 17° siècle de notre ère. Voici comment M. Mohl parle de cet ouvrage prodigieux : « L'auteur a réuni les titres de 15,000 ouvrages arabes, persans et turcs, mais surtout arabes, ouvrages qu'il a du tous ou presque tous voir lui-même, et dont il indique le titre, les mots du commencement et de la fin, l'auteur, avec quelques données concises sur sa vie et souvent le contenu et les divisions principales. Il ne cherche nulle part à grossir son livre : au contraire tout y est bref, positif et restreint au nécessaire. »[1]

M. Fluegel en a donné une édition avec une traduction latine en sept volumes in-4°, dont le dernier, outre les index, contient un précieux supplément, à savoir les catalogues de vingt-six bibliothèques publiques de Constantinople, de Damas, du Caire, de Rhodes et d'Alep, contenant à peu près vingt-quatre mille titres de manuscrits.

Il est d'autres documents encore à consulter.

Ce sont les catalogues des bibliothèques européennes qui fournissent souvent des renseignements originaux, tant sur les écrivains que sur leurs écrits, alors qu'on ne saurait les visiter.

Le catalogue de l'Escurial, rédigé il y a un siècle par Casiri, est le plus célèbre de tous et a longtemps été une mine où l'on puisait surtout les notices tirées de ce que Casiri appelait la Bibliotheca philosophorum qui n'est autre que le Kitab el hokama. La reconnaissance de cette identité a fait perdre de l'importance au catalogue de l'Escurial. De plus, et nous nous en sommes assuré personnellement, dans un voyage que nous avons fait à l'Escurial, les déterminations de Casiri ne sont pas toujours exactes, notamment dans la partie médicale, dont il ne possédait pas bien la technologie. Nous avons aussi constaté plus d'une fois que Casiri n'a fait que feuilleter des ouvrages dont il rend compte et s'est mépris sur leur contenu.

Les catalogues de la bibliothèque Bodléienne et du British Muséum sont des sources utiles à consulter.

---

[1] Pétis de la Croix, auteur d'une traduction française, assez médiocre du reste, qui existe à la Bibliothèque nationale, compte 3,494 titres et 25,614 ouvrages. La médecine compte pour environ 600.

Le catalogue de la bibliothèque de Paris est à refaire, non seulement en raison du Supplément, mais aussi pour corriger ses défectuosités. Nous avons dépouillé les deux à trois cents volumes qui constituent le fonds médical arabe de Paris et nous nous sommes félicité d'avoir entrepris ce labeur qui nous a fourni des renseignements non seulement sur les écrits, mais sur les auteurs ou sur divers points de l'histoire de la médecine.

Nous citerons encore les catalogues des bibliothèques de Florence, de Dresde, de Leyde, de Munich, etc.

On peut consulter aussi les Bibliothèques orientales de d'Herbelot et de Zenker, le Handbuch der Biicher Kunde de Choulant, etc.

La Bibliothèque orientale d'Assemani fournit des renseignements précieux sur les premiers temps de la médecine chez les Arabes, sur la position des médecins nestoriens, sur leurs écoles, etc.

On peut glaner aussi dans le Journal asiatique,[1] dans la Relation de l'Egypte d'Abdellatif traduite par M. de Sacy, où la biographie de l'auteur est un document curieux à consulter particulièrement au point de vue de l'éducation scientifique chez les Arabes.

Les vies des illustres Arabes de Léon l'Africain ne doivent être consultées que sous bénéfice d'inventaire. Léon l'Africain écrivait probablement de mémoire et il se trouve souvent en désaccord avec les traditions courantes.

Quant aux Biographies modernes, on ne trouve pas dans celle de Michaud ce que l'on serait en droit d'en attendre. La biographie générale de Didot contient de meilleures notices et accuse un recours plus étendu aux sources originales.

---

1 Cherbonneau : Galerie des littérateurs de Bougie. — Sangunetti : Extraits d'Ebn Abi Ossaibiah et Essafady. Dugat, études sur le Zad el moçafir ; Clément-Mullet, divers mémoires sur l'histoire naturelle chez les Arabes ; Munck, notice sur Joseph ben Iehouda, etc.

Avant-Propos

Il est un ouvrage qui côtoyé l'histoire de la médecine arabe, sur laquelle il aurait jeté un nouveau jour s'il eût été sérieusement exécuté, c'est V Histoire des Médecins juifs de M. Carmoly. Malheureusement l'auteur n'a pas donné assez d'ampleur à ses investigations, et il a fait la part trop large aux Juifs, soit comme doctrines, soit comme personnages. On ne rencontre guère dans cet ouvrage que ce que l'on rencontre déjà dans Wüstenfeld, qui paraît avoir tenu lieu des originaux arabes. En somme c'est un mauvais ouvrage.

Le Dictionnaire historique des Auteurs arabes de Rossi doit être cité pour mémoire, mais il n'a plus d'intérêt aujourd'hui pour l'historien de la médecine. Ce n'est, du reste, qu'un sommaire.

Parmi les ouvrages ayant trait à l'histoire générale des sciences chez les Arabes nous citerons V Essai sur les Ecoles philosophiques chez les Arabes, de Schmœlders, les Mélanges de Philosophie juive et arabe de Munk, Averroès et l'Averroïsme de M. Renan, les divers écrits de M. Sédillot, l'Introduction à la géographie d'Aboulféda par M. Reinaud, les recherches sur les traductions d'Aristote, par Jourdain, et enfin on lira avec intérêt le chapitre du Cosmos relatif aux Arabes.

Il faut espérer que nous verrons paraître quelque jour la traduction d'Ebn Abi Ossaïbiah par M. Sanguinetti.

Il nous reste maintenant à exposer la méthode et le plan que nous avons adoptés.

On a vu quelle mine abondante de matériaux nous avions à exploiter. Cette énumération, qui étonnera sans doute les personnes étrangères à la littérature arabe, nous l'avons faite pour justifier les proportions de notre travail et nous dispenser de citations incessantes, que nous réserverons pour les cas où elles seront opportunes ou nécessaires. Nous ne marcherons constamment qu'appuyés sur les auteurs originaux.

Il nous eût été facile de relever des myriades d'erreurs ou de lacunes dans les écrits qui touchent à notre sujet, tels qu'histoires et biographies médicales ou scientifiques, mais cela nous a semblé inutile, d'autant plus que l'autorité fait défaut aux ouvrages de seconde main et qu'il ne convient de rectifier que les travaux qui peuvent en avoir. Nous serons donc sobre de rectifications, à moins qu'elles n'aient un certain intérêt.

Notre histoire sera principalement ce que l'on pourrait appeler l'histoire extérieure ou bio-bibliographique de la médecine arabe, et nous croyons que c'est par là qu'il faut commencer, quand il s'agit d'un sujet à peu près complètement neuf. Toutefois, nous ne saurions nous désintéresser de l'histoire des doctrines, notre cadre, beaucoup plus large que celui de Wüstenfeld, ne nous le permettant pas.

En tête de chaque période, et même de chaque région, quand le besoin de méthode et de clarté nous fera un devoir de fractionner la famille arabe répandue sur un vaste espace, nous donnerons des aperçus généraux sur le caractère scientifique de chaque siècle et de chaque contrée.

Nous consacrerons un chapitre particulier à l'histoire des institutions médicales et scientifiques.

Nous ferons plus aussi dans les notices que de donner le récit des événements et la nomenclature des écrits. Pour les plus éminents médecins surtout, nous réclinerons quel est leur genre de talent et de mérite et quel part leur revient dans les progrès de la science.

Nous n'avons pas cru devoir passer sous silence une foule de médecins de second ou de troisième ordre sur le compte •desquels nous avons des renseignements positifs, par la raison que si chacun d'eux en particulier ne présente qu'un faible intérêt, ils peuvent en avoir beaucoup comme groupe, accusant le mouvement scientifique actuel et local.

Ecrivant surtout à l'adresse des médecins, nous avons écarté tout caractère exotique et tout ce qui pourrait avoir par trop la couleur locale. Ainsi, de la nomenclature parfois si longue des noms, nous ne donnerons que le nécessaire. Nous agirons de même pour les écrits. Les grands médecins arabes étaient quelque peu encyclopédistes. El

Avant-Propos

kendy et Razès nous ont laissé chacun une liste de deux cents écrits. Après avoir donné intégralement ce qui a trait à la médecine, nous ferons un choix dans le reste en rapport avec le personnage ou le sujet.

Nous n'avons pas cru devoir nous borner strictement, dans nos généralités, aux sciences médicales et naturelles, nous avons aussi esquissé le développement des sciences mathématiques et philosophiques, et cela pour plus d'une raison. Plusieurs médecins ont cultivé ces sciences, et puis on a trop dit que les Arabes n'avaient pas le génie scientifique, sans articuler des preuves. Nous les verrons apporter la lumière et l'ordre dans les sciences d'observation, en même temps que se passionner pour la culture des sciences abstraites.

Tel est le plan que nous avons adopté.
Nous diviserons notre histoire en huit livres. I. Origines de la médecine arabe, ou autrement ce que l'on pourrait appeler son âge héroïque, jusqu'à la chute des Ommiades.

II. Initiation des Arabes à la science, principalement par la traduction des ouvrages scientifiques de la Grèce; histoire complète de ce» traductions dans toutes les parties de lu science ; histoire des traducteurs et des ouvrages traduits ; notices des médecins de l'époque c'est-à-dire du neuvième siècle de notre ère.

Les quatre livres suivants, III, IV, V et VI, embrasseront successivement l'histoire des Xe XIe, XIIe et XIIIe siècles. Nous devrons alors, pour plus de méthode et de clarté, diviser chacun de ces livres en autant de sections que nous rencontrerons de centres scientifiques depuis la Perse jusqu'à l'Espagne.

VII. Ici, par suite des commotions politiques, la science arabe tombe en décadence. Nous la poursuivrons dans ses dernières manifestations et nous dirons un mot de la renaissance contemporaine.

VIII. Dans le 8e livre, nous ferons l'histoire de la médecine arabe en Occident, c'est-à-dire que nous parlerons des traductions qui se sont faites de l'arabe dans les langues modernes et surtout en latin, en même temps que nous signalerons l'influence de la science arabe sur le développement de la science européenne au moyen-âge. Nous donnerons la biographie des traducteurs, et pour être complet, nous étendrons nos investigations sur les traductions ayant trait non-seulement à la médecine, mais à toutes les branches de la science, comme nous l'avons fait pour les traductions du grec en arabe.

L'Orient rendit ainsi aux chrétiens d'Europe le service qu'il avait reçu des chrétiens d'Asie. Les Arabes devinrent à leur tour les représentants et les dispensateurs de la science ; mais il faut le dire, les circonstances leur furent moins favorables.

Le transport de la science grecque aux Arabes s'était fait par le concours heureux d'hommes éminents, encouragés et soutenus par les souverains et par de riches particuliers, pris d'un véritable enthousiasme. En Occident, au contraire, c'est à l'époque troublée des croisades que de simples amis de la science, ne la trouvant pas dans leur pays, vont la demander à la littérature arabe.

Des textes qu'ils ne comprennent qu'imparfaitement, ou qu'ils sont réduits h se faire interpréter en langage vulgaire, ils les transcrivent dans un latin barbare, et sous ces livrées la science arabe tomba bientôt dans un discrédit immérité. L'histoire de la science arabe en Occident fera l'objet d'une publication spéciale. Les matériaux en sont déjà prêts.

LIVRE PREMIER

PREMIERE PARTIE

PÉRIODE ANTÉISLAMIQUE

Les débuts de la médecine furent sans doute chez les Arabes ce qu'ils furent ailleurs. Nous voulons parler de la médecine populaire avant qu'elle se fut Constituée à l'état de science.

Le hasard, l'observation, l'instinct, le raisonnement conduisirent à la découverte de quelques remèdes. Avec le temps ces découvertes s'accrurent. Certains hommes en conservèrent le dépôt et les appliquèrent et on leur donna le nom de médecins.

Ebn Abi Ossaïbiah, dans son histoire des médecins, consacre son premier livre aux origines de la médecine, et nous croyons que c'est ici le lieu d'en dire un mot. Il ne donne pas seulement sa manière de voir, mais encore celle de ses devanciers, et particulièrement celle d'Ebn el Mathran, un des médecins de Saladin.

Les hypothèses d'Ebn el Mathran sont ingénieuses ; mais ne pouvant les reproduire en entier, nous en donnerons quelques spécimens.

Supposons, dit-il, qu'un premier homme ait eu besoin de l'art médical. Admettons, par exemple, qu'il ait éprouvé des pesanteurs dans le corps, que ses yeux aient rougi, qu'il ait été saisi en un mot de la pléthore sanguine et qu'il n'ait pas su quoi faire. Or, par l'excès de son mal, le saignement du nez survint, à la suite duquel les incommodités qu'il endurait cessèrent. Il apprit donc ce fait. Plus tard revinrent exactement les mêmes symptômes, et l'individu s'empressa alors d'égratigner son nez, d'où coula le sang. Tout ce dont il souffrait disparut. Il n'oublia point ces détails ; de plus, il en instruisit ses enfants et toutes les personnes qu'il vit de sa parenté. Peu à peu l'art médical se perfectionna jusqu'à ce que la veine fut ouverte avec une dextérité intelligente et une main légère.

Supposons maintenant qu'une personne se soit trouvée avec l'estomac rempli d'aliments, d'une manière excessive, et que par une réaction naturelle il soit survenu l'une ou l'autre de ces deux évacuations, le vomissement ou la diarrhée ; mais cela à la suite de nausées, d'anxiété, d'agitation, d'efforts pour vomir, de douleurs d'entrailles, de gargouillements et de vents circulant dans le ventre. Après l'évacuation, tout le mal s'évanouit. Admettons qu'un autre individu ait manié, par hasard, quelque espèce des plantes laiteuses, qu'il l'ait mâchée et qu'elle lui ait occasionné des évacuations alvines et des vomissements copieux. Il aura ainsi connu l'effet de cette plante, et appris que cet événement allège et fait cesser les accidents du cas qui précède. Or il aura indiqué cela à l'individu souffrant et l'aura excité à se servir d'une petite quantité de ce végétal, lorsque le vomissement ou le cours de ventre ne venait pas, et que les symptômes avaient de la gravité. Il en obtint l'effet désiré, et ses maux furent soulagés.

Plus tard, l'art se perfectionna, il fit des progrès, et les regards se portèrent sur les plantes qui avaient du rapport avec celle nommée tout à l'heure, pour voir laquelle parmi celles-ci, donnait lieu à l'effet cité, et quelle autre ne le produisait point ; quelle espèce le faisait avec violence et quelle autre faiblement ; puis vint le raisonnement pur ou par induction au moyen duquel on remarqua, dans le médicament qui produisait cet effet, quelle était sa saveur, quelle sensation il produisait d'abord sur la langue, et quelle autre la suivait. Tel fut en réalité son chemin pour arriver aux découvertes. L'expérience l'aida et convertit son hypothèse en fait.

Ebn Abi Ossaïbiah personnellement admet plusieurs sources à la médecine : l'inspiration divine, les songes, le hasard, l'observation de ce qui se passe chez certains animaux, l'instinct. Il conclut ainsi : En somme, la plupart des connaissances médicales sont sans doute parvenues aux hommes au moyen de l'inspiration divine et aussi au moyen de l'expérience, du hasard et des événements fortuits : puis ces notions se sont multipliées parmi eux, aidées surtout en cela par le raisonnement établi sur les faits observés, et auquel ils furent amenés par leurs propres qualités naturelles. Ainsi ils acquirent la connaissance de choses nombreuses, assemblage de toutes les notions partielles provenant des dites voies différentes et opposées. Plus tard, les hommes méditèrent sur ces matières, ils déduisirent leurs causes et leurs analogies, et, par là, ils furent en possession des règles générales et des principes de la science. J'ajouterai qu'il n'est pas nécessaire de supposer que le commencement de la médecine ait été particulièrement dans un lieu à l'exclusion d'un autre, ni qu'un peuple ait été seul en ceci et en dehors de tous les autres. Il ne peut exister à ce sujet qu'une différence du plus au moins.[1]

L'histoire ne nous dit pas précisément quelle était la pratique médicale chez les Arabes avant l'établissement de l'Islamisme. Cependant nous possédons des documents qui doivent en être en grande partie la reproduction. Ces documents sont les nombreux propos de Mahomet relatifs à la médecine, propos assez nombreux pour qu'ils aient été réunis en corps d'ouvrage, sous le titre de Médecine du Prophète. Ces préceptes, se rapportent évidemment, en bonne partie, aux pratiques observées par Mahomet chez les Arabes et qu'il avait reconnues salutaires. D'autres de ces préceptes ont une autre provenance, et c'est ce que nous exposerons bientôt dans un article consacré à la médecine du Prophète.

Les écrivains arabes rapportent à l'époque antéislamique l'histoire d'un ventouseur qui, bien que d'un pays voisin, dut les avoir pour clients, attendu que son nom passa chez eux en proverbe. Il s'agit d'un homme de Sabath, localité voisine de Madaïn. Comme il n'avait pas de pratiques, dit M. de Sacy, il attendait sur les chemins le passage des armées, et, quant il passait des troupes il appliquait des ventouses aux soldats, leur faisant crédit jusqu'à l'époque de leur retour. Nous lisons dans Kazouïny, qu'à défaut de pratiques il ventousait sa mère, ce qu'il ne cessa de faire jusqu'à ce qu'elle mourut. De là vient le proverbe arabe : « Plus désœuvré que le chirurgien de Sabath. »

Un fait considérable que nous devons relater appartient à la période antéislamique, et ce fait est la première apparition de la variole.

Un passage du Coran avait déjà laissé entrevoir une épidémie variolique, mais les témoignages historiques que nous avons recueillis, donnent à ces conjectures un caractère de certitude.

Tel est l'événement auquel fait allusion le Coran.

---

1 Traduction de M. Sanguinotti. J. Asiat. 1854.

Livre Premier

Vers l'année 570, un prince chrétien de l'Iémen, lieutenant du Négus et du nom d'Abraha, voulut, dans l'intérêt du christianisme, faire de Sana, sa résidence, une autre La Mekke, en la constituant comme centre de pèlerinage. L'idolâtrie arabe, dont le pèlerinage à la Mekke était uu des principaux actes, devait en être ébranlée d'autant. A cet effet, Abraha construisit une église magnifique. Mais les Koreichites, qui avaient dans leurs attributions la garde de la Kaba, et qui devaient à cela leur importance et leur fortune, songèrent à ruiner cette entreprise. Un homme fut soudoyé par eux, qui parvint à se faire nommer gardien de l'église de Sana. La veille d'un jour de grande cérémonie, il s'introduisit nuitamment dans le temple et le souilla de ses ordures ; puis il s'enfuit en proclamant ce qui était arrivé par son fait.

Abraha se mit en devoir de venger cette profanation. Il leva des troupes et vint mettre le siège devant la Mekke, monté sur un éléphant blanc dont l'histoire a conservé le nom de Mahmoud. Un accident imprévu porta le trouble dans ses troupes et les Mekkois virent dans cette déroute une vengeance du ciel. Voici comment le Coran parle de cet événement dans la sourate CV, dite de V Éléphant:

« As-tu vu comment le Seigneur a traité les compagnons de l'Éléphant?
« N'a-t-il pas fait manquer leurs stratagèmes ?
« N°a-t-il pas envoyé contre eux les oiseaux ababil et lancé sur leurs têtes des pierres portant des marques imprimées au ciel ?
« Il les a tous foulés comme le grain foulé par les bestiaux. »

Dieu donc aurait envoyé contre les sacrilèges Abyssins les oiseaux ababil, porteurs chacun de trois pierres, une dans le bec et une dans chaque patte, qu'ils auraient lancées contre les Abyssins, tués du coup, excepté leur chef qui s'enfuit précipitamment en Abyssinie. Là comme il racontait sa désastreuse entreprise à son souverain, un dernier oiseau lui aurait lancé ses pierres et l'aurait étendu raide mort.[1]

Il était tout simple de chercher un fait naturel derrière ces prodiges que toutes les religions ont à leur service. L'auteur italien des Annales

---

1 Maçoudi le fait survivre longtemps encore. III 161

musulmanes, Rampoldi, pense que l'on pourrait admettre que des tourbillons violents auraient aveuglé les soldats d'Abraha.

Avec plus d'un orientaliste nous pensons qu'il est beaucoup plus naturel de voir dans ces pierres portant des marques, une épidémie de variole, d'autant plus que cette interprétation concorde avec des témoignages historiques.

L'année du siège de la Mekke, qui est aussi celle de la naissance de Mahomet, a reçu, des chroniqueurs arabes, le nom d'année de l'Éléphant. Or, c'est précisément à cette année que des documents historiques rapportent la première invasion de la variole chez les Arabes.

M. Kasimirski, dans sa traduction du Coran, cite un témoignage rapporté par de Hammer, qui pourrait bien n'être pas différent de ceux que nous allons rapporter.

On lit dans le recueil des Opuscules médicaux de Reiske,[1] que la variole et la rougeole apparurent pour la première fois chez les Arabes l'année de l'Éléphant, d'après le témoignage de Maçoudi et d'Ebn Doreid.[2]

La déroute de l'armée d'Abraha fut donc le fait d'une épidémie de variole qui mit nécessairement fin aux hostilités.

Sprengel, qui voit aussi la variole dans l'épidémie de 565 et 508 relatée par Grégoire de Tours, cite l'ouvrage de Reiske, mais sans faire allusion aux oiseaux ababil.[3]

<u>Il est un autre fait</u> de variole, que l'on n'a pas relevé jusqu'à présent,

1 Opuscula raedica ex monimentis Arabumet Ebrœorum, page 8.
2 Nous n'avons pu retrouver jusqu'à présent le passage de Maçoudi dans les sept volumes des Prairies d'or, publiés par la Société asiatique.
3 Comme contraste avec le fait héroïque dont nous allons parler, rappelons un fait mentionné par Grégoire de Tours. La reine de Bourgogne, femme de Gontran, étant atteinte de l'épidémie, fit promettre à son mari de tuer ses deux médecins si elle venait à succomber. Elle succomba et la promesse fut exécutée.

Livre Premier

et qui se passait une trentaine d'années après l'expédition d'Abraha. L'aventure dans laquelle est encadré ce cas de variole est émouvante et héroïque et l'on nous pardonnera de la reproduire avec quelques développements.

Nous l'empruntons à l'excellent ouvrage de Caussin de Perceval, Histoire des Arabes avant l'Islamisme, et nous allons lui céder la parole.

« C'était en l'année 601 de notre ère.

« Un parti de Soulaïm, commandé par Noubaicha, fils de Habib, rôdant sur le territoire de Kinana, rencontra à l'endroit appelé Cadid (entre la Mekke et Médine), un convoi de femmes de Benou Firas, accompagné d'un petit nombre de cavaliers, parmi lesquels était Rabia, fils de Mocaddam, son frère Harith et son beau-frère Abdallah.

« Rabia était malade de la petite vérole, et se faisait porter dans une litière. Il monte à cheval et part au galop. Il est atteint d'une flèche, son sang coule et il est obligé de rejoindre le convoi. Il retourne à la charge et repousse les ennemis, mais son sang coulait toujours. Il dit alors aux femmes : Mettez vos chameaux au trot et gagnez les habitations les plus voisines. Je reste ici pour protéger votre retraite. J'attends l'ennemi au défilé de la montagne, à cheval, appuyé sur ma lance ; il n'osera passer sur moi pour aller à vous.

« Il se porta donc au lieu le plus étroit d'un défilé dans lequel le convoi était entré, et pour ne pas tomber de cheval, il ficha en terre la pointe de sa lance et resta appuyé sur la] hampe tandis que les femmes s'avançaient en diligence vers le camp. Cependant l'ennemi n'osait point s'approcher de Rabia. Noubaicha, qui l'observait, s'écria : Il penche la tête, je gage qu'il est mort. A l'instant il décocha une flèche contre le cheval de Rabia. L'animal blessé fit un bond et jeta par terre le cadavre qui était sur son dos. Les Soulaïm accoururent alors et franchirent le défilé. Mais ayant reconnu que le convoi leur avait échappé, ils revinrent près du corps de Rabia et l'ensevelirent sous un monceau de pierres. »

DEUXIEME PARTIE

ÉPOQUE DE MAHOMET

Les Arabes durent à la Perse les premières notions systématiques de médecine.

C'est encore à la Perse qu'ils empruntèrent les noms d'un grand nombre de médicaments, noms qui se conservèrent soit dans leur forme primitive, soit dans une forme arabisée.

Ces aromates, ces parfums, ces médicaments qui firent aux Arabes une réputation fabuleuse de richesse, n'étaient pas tous le produit du sol, mais leur venaient soit de la Perse, soit de l'Inde, et ils n'en étaient que les colporteurs.

A cette époque déjà quelques éléments de médecine paraissent avoir existé en Perse, indépendants de l'école de Djondisabour.
Nous avons recueilli les noms de deux médecins, dont nous devons dire quelques mots, attendu que leurs écrits furent traduits et mis à profit par les Arabes.

I. MÉDECINS PERSANS.

1er THÉODORE.

Théodore était un médecin chrétien qui vivait en Perse où il était réputé pour habile dans son art. Le roi Sapor Dhoul Aktaf, ou, selon d'autres, son petit-fils Bahram, fit à son intention élever une église chrétienne, ce qui prouve son crédit, et ce qui fixe l'époque de son existence dans le courant du quatrième siècle de notre ère.

Théodore écrivit un Compendium ou Kounnach et l'auteur du Fihrist nous apprend qu'il fut traduit en arabe. Il serait peut-être le même que Théodore, dit le Commentateur, dont Cumas, Probus et Hibas, qui vivaient au commencement du cinquième siècle, traduisirent les œuvres.

Livre Premier

2e BOURZOUIH.

Bourzouih était un médecin persan renommé dans son art aussi bien que dans les sciences de la Perse et de l'Inde. Ce fut lui qui apporta de l'Inde au roi Anouchirouan, que nous appelons vulgairement Chosroës-le-Grand, le célèbre ouvrage de Calila et Dimna, qu'il traduisit en persan. Ce fut sur cette traduction que, plus tard, sous le règne d'El Mansour, Ebn el Mocaffa en fit une traduction arabe.

Bourzouih vivait donc au sixième siècle de notre ère, et peut-être Harets ben Caladah profita-t-il de ses leçons. On ne dit pas ce qu'il a écrit, mais nous pensons qu'on peut lui rapporter les citations de Razès dans le Haouy sous cette forme des traductions latines : Buriezu. Nous n'avons pas rencontré le nom de Bourzouih dans le texte arabe, que, du reste, nous ne pouvions exploiter d'une façon définitive dans le peu de temps qui nous fut donné.

Quoi qu'il en soit, nous croyons devoir lui rapporter les pilules mentionnées dans l'Antidotaire de Sérapion sous cette forme : Pilulœ Barzuiati sapientis. Ne pourrait-on pas rapporter à Bourzouih l'ouvrage cité par M. Renan : L. Berozi, sapientis maximi, de temperamento terrae? — De philosophia peripatetica apud Syros, page 46.

II. MEDECINS ARABES.

Coup d'œil sur l'Arabie

Le siècle qui précéda l'établissement de l'islamisme fut chez les Arabes une des périodes les plus remarquables de leur histoire.

Il serait plus remarqué si le siècle suivant avait fait moins de bruit. Il marque l'entrée en scène des Arabes dans l'ordre des travaux de l'esprit et il est à certains égards le précurseur du siècle suivant qui fut leur entrée en scène dans l'ordre des faits religieux et politiques.

Le sixième siècle marque l'éveil de l'activité intellectuelle chez les Arabes. Ainsi que chez tous les peuples, cette activité se fit jour d'abord par la poésie. La poésie du reste fut un des traits saillants du caractère national. Des concours étaient établis et les œuvres couronnées écrites en lettres d'or et suspendues aux portes de la Kaba.

Chose remarquable, ces premiers poèmes, qui nous ont été conservés, portent un cachet de perfection que n'atteignirent pas les poèmes des siècles plus civilisés, plus ingénieux et moins raides, mais ayant moins de sève et de vigueur.

Entre tous les poètes d'alors, il faut citer Antar, qui fut tout à la fois l'Homère et l'Achille de son temps ; Antar, une de ces grandes et trop rares figures, devant lesquelles on ne saurait s'arrêter sans un sentiment d'admiration mêlé d'attendrissement, auquel il n'a manqué qu'un plus vaste théâtre pour laisser une trace profonde de son passage à travers l'humanité.

C'est au milieu de ces temps d'aventures et de poésie, vers le milieu du VIe siècle, que naquit Harets, qui s'en fut en Perse chercher la science que son pays connaissait à peine de nom. De retour dans son pays, Harets eut des disciples, son fils d'abord et même on peut dire le Prophète lui-même. Sans la révolution politique et religieuse qui troubla si profondément le siècle suivant, Harets fut peut-être devenu le chef d'une école ou le point de départ d'un mouvement intellectuel dont on ne saurait apprécier la portée. Quoi qu'il en soit, ce n'en est pas moins une coïncidence remarquable que cet épanouissement de la poésie chez les Arabes et cette introduction de la médecine en tant que science.

1er HARETS BEN CALADAH.

Harets ben Caladah est le premier parmi les Arabes qui ait mérité le nom de médecin, le premier qui ait joint à la pratique de la médecine les doctrines qui la dominent.

Il naquit à Thaïef, probablement vers le milieu du VIe siècle de l'ère chrétienne.

Il se rendit en Perse, où il étudia la médecine, particulièrement à l'école de Djondisabour ; il y resta quelque temps et la pratique de son art lui valut de grandes richesses.

Admis à la cour, il eut avec Chosroës une longue conversation qu'il rédigea plus tard et publia. Dans cet entretien, qui nous a été conservé, Harets, à part quelques généralités sur les éléments et les humeurs, ne traita guère que des questions d'hygiène. La base de son hygiène est la modération dans le manger.

Ce qu'il y a de plus grave, dit-il, c'est d'introduire des aliments sur des aliments, c'est-à-dire de manger quand ou est rassasié. Il proscrit l'usage des bains après le repas, le coït à l'état d'ivresse, recommande de se couvrir la nuit, de boire de l'eau de préférence et de n'user jamais du vin pur. Les viandes salées et séchées, celles des jeunes animaux lui paraissent un mauvais aliment. Les fruits doivent être mangés au commencement de leur saison et à leur propre époque. Quant à l'usage des médicaments, telle est sa réponse à Chosroës : Tant que dure ta santé, laisse-les de côté, mais si une maladie survient, coupe-la par tous les moyens convenables avant qu'elle ne prenne racine. Il donne aussi les moyens de combattre chacune des humeurs en particulier.

Il recommande l'usage des lavements. Les ventouses doivent être employées au déclin de la lune, par un temps serein et quand le corps est dispos. La description qu'il fit de la femme, telle qu'on peut la désirer, plut infiniment à Chosroës: dans cette description, le médecin semblait doublé d'un poète. On rencontre aussi une prescription renouvelée par plus d'un médecin arabe, celle de ne pas avoir de rapports avec une vieille femme. Chosroës le combla de présents.

Harets s'en revint dans son pays, où il pratiqua la médecine. Il connaissait, dit un historien, les habitudes des Arabes et les médicaments qui leur conviennent.

Il fut en relations avec Mahomet, qui lui adressait des malades, et il est probable que c'est à ces relations que Mahomet dut en partie ses connaissances étendues en médecine. Dans les propos attribués à Mahomet, il en est quelques-uns qui le sont aussi à Harets.

Lucien Leclerc

On rapporte de Harets, un fait de sagacité qui s'est reproduit plus d'une fois dans les annales de la médecine. Un arabe, avant de se mettre en voyage, avait confié sa femme à son frère. Celui-ci en devint amoureux au point de tomber malade. On appela Harets qui fit à plusieurs reprises administrer du vin au malade, et sous l'influence du vin le malade se mit à réciter des vers dans lesquels la passion se dévoila peu à peu et ne laissa plus de doute aux assistants. Le frère divorça et voulut donner sa femme au pauvre amoureux, qui refusa et mourut de langueur.

Malgré ses relations avec Mahomet, il ne paraît pas que Harets se soit fait musulman. La date de sa mort est controversée, mais il paraît qu'il mourut peu de temps après le Prophète.

Harets laissa un divan, qui est mentionné par Hadji Khalfa, n° 5369.

2e ENNARDHR, FILS DE HARETS.

Ennadhr, fils de Harets, était par sa mère cousin de Mahomet. Comme son père, il voyagea et se mit en rapport avec les savants de toutes les croyances. Il connut, dit Ebn Abi Ossaïbiah, une partie considérable des sciences anciennes. Son père lui communiqua ses connaissances tant en médecine que dans les autres sciences.

On trouve dans le Ve livre du canon d'Avicenne une formule de pilules qui nous paraissent devoir être rapportées à Ennadhr, sous ce titre: Pilules du fils de Harets. C'est un composé de substances purgatives, à l'adresse des affections de nature biliaire et atrabilaire.

Ce qui rend surtout intéressant Ennadhr, c'est sa fin tragique. Il était devenu l'ennemi de Mahomet. Supérieur au Prophète par l'étendue de ses connaissances, il tourna en ridicule sa personne et ses écrits. Certains passages du Coran semblent faire allusion à la conduite d'Ennadhr. A la journée de Bedr (624 de notre ère), Ennadhr combattit contre le Prophète et se trouva parmi les vaincus. Cédant à un mouvement de rancune, qui n'était pas dans ses habitudes, Mahomet ordonna la mort d'Ennadhr, qui fut exécuté par la main de l'enthousiaste Ali, fils d'Abou Thaleb.

Koteila, sœur d'Ennadhr, pleura la mort de son frère dans une touchante élégie qui nous a été conservée. Ces vers, dit l'historien, sont les plus nobles qui aient été composés par une femme offensée. En les lisant, Mahomet se repentit de sa rigueur.

3e EBN ABI RAMITSA.

Il était de la tribu de Témim et pratiquait la chirurgie. Étant un jour chez Mahomet, il lui vit entre les épaules l'excroissance qui est considérée comme l'apanage des Prophètes et il lui proposa de l'exciser. Mahomet s'y refusa. C'est tout ce que nous en savons.

MAHOMET ET LA MEDECINE DU PROPHETE.

Nous avons déjà parlé des relations de Mahomet avec Harets ben Caladah. Il dut sans doute à ces relations une partie de ses connaissances médicales. D'autres lui vinrent des observations faites tant dans ses voyages, qu'au milieu de ses concitoyens. A côté de Harets il y avait des Arabes qui pratiquaient la médecine populaire, cautérisaient, ventousaient, saignaient, pansaient les blessures, administraient des médicaments, ou même faisaient appel à des moyens surnaturels. L'histoire nous a conservé le nom de quelques-uns de ces hommes qui furent en rapport avec lui. Ainsi, nous savons que tel et tel lui pratiquèrent des cautérisations, des saignées, lui appliquèrent des ventouses. Nous avons la preuve de l'étendue de ses observations dans le grand nombre des propos relatifs aux pratiques médicales qui lui sont attribués. Ces recommandations sont la preuve de sa sollicitude en même temps qu'elles étaient un moyen d'influence.

Il n'y a peut-être pas dans l'antiquité un seul personnage sur le compte duquel nous ayons des renseignements aussi étendus et aussi minutieux que le législateur des Arabes. Ses actes et ses propos ne tardèrent pas à être recueillis avec le plus grand soin, et des hommes passaient leur vie à les contrôler et à les apprendre par cœur. Leur authenticité s'établit par l'exposé des témoignages successifs auxquels ils sont dus.

Lucien Leclerc

Ces traditions ou hadits, sont le complément de la loi et c'est en les lisant que l'on peut bien mieux que dans le Coran se faire une idée juste et complète de ce grand homme.

Les traditions médicales qui nous ont été conservées se montent à environ trois cents. S'il en est qui reproduisent simplement la médecine populaire, il en est aussi qui accusent une importation, peut-être par le fait de Harets.

On en a fait des recueils intitulés : Médecine du Prophète^, recueils qui se rencontrent dans toutes les collections de manuscrits arabes. Il en existe deux à Paris, sous les n°˚ 1061 et 1897 du supplément.

Hadji Khalfa, dans son Encyclopédie bibliographique, en cite une demi-douzaine de divers auteurs. Le plus accrédité semblerait être celui d'Abou Nouaïm que nous trouvons souvent cité autre part. M. Perron a traduit celui de Djelal Eddin Abou Soleiman Daoud.

Ces recueils encadrent les hadits dans un traité méthodique de médecine, les commentent et les complètent. Tel est l'ordre suivi dans le Ms. 1061, conforme aux trois sortes de moyens thérapeutiques employés par le Prophète: Remèdes naturels, remèdes surnaturels, combinaison des uns et des autres.

Il semblerait que l'esprit de l'Islamisme, la résignation, dût détourner des soins du corps. Il n'en est rien, Mahomet attache la plus grande importance à la santé. Le premier hadits qui se produit dans le recueil de Djelal Eddin est celui-ci : Le meilleur d'entre vous est celui qui a reçu de Dieu la nature physique la meilleure. Il répète souvent et sous plusieurs formes: Dieu n'a pas fait descendre de maladie qu'il n'en ait fait descendre le remède.

Aussi bien que chez les Juifs, les pratiques de l'hygiène sont imposées aux Musulmans par la religion. Celles qui ne sont pas mentionnées dans le Coran sont imposées par l'exemple du Prophète.

Ce qu'il recommande surtout, c'est la sobriété. Nous avons trouvé

Livre Premier

quelque part cette anecdote. Au temps de Haroun Errachid un chrétien dit à un musulman : Votre Prophète a-t-il oublié la science du corps, ou bien en est-il question dans votre livre ? Le musulman répondit: Notre livre n'a donné à ce sujet que la moitié d'un verset, mangez et buvez sans faire d'excès. Quant à notre Prophète, voici l'un de ses propos: l'estomac est le réceptacle des maladies ; la diète est le principe de la guérison et l'intempérance la source de toutes les maladies. Le chrétien répliqua : Votre Prophète n'a rien laissé à dire à Galien.

Ce précepte fut peut-être emprunté à Harets auquel il est également attribué.

Chacun sait que les ablutions et l'entretien de toutes les parties du corps à l'état de propreté, sont chez les Musulmans de précepte religieux.

Dans la pratique de l'hygiène, il fait entrer la modération et recommande d'éviter la colère et les passions tristes.

Il proscrit le vin, même à titre de remède, et proclame que Dieu n'a pas fait dépendre la santé de son peuple de ce qui lui est interdit. Il croit que l'usage excessif de la viande peut avoir les mêmes inconvénients que le vin.

Le laitage et les fruits, le miel et l'huile d'olives sont fréquemment l'objet de ses éloges.

Parfois, ses préceptes revêtent une forme ingénieuse et poétique. Il dit que les palmiers sont des arbres bénis. Il recommande de les respecter comme des parents, attendu que Dieu fit le palmier avec l'argile qui lui restait d'Adam. Celui qui aura chez soi du miel et de l'huile d'olives, les anges prieront Dieu pour lui.

Nous trouvons dans un hadits la mention de l'aubergine.

Les principaux médicaments recommandés sont la nigelle, le miel, le henné, le cresson alénois, le harmel (Peganum harmala), le séné.

Lucien Leclerc

C'est peut-être dans ces hadits que le séné fit sa première apparition dans un monument écrit. Nous citerons encore comme nouveautés le ouirs (memecylon tinctorum) et le Kadi (Pandanus odoratissimus) ce spécifique indien de la variole, qui n'avait pas jusqu'à nous été reconnu par les traducteurs.

Beaucoup d'autres fruits sont aussi recommandés à titre de médicaments.

La guérison, disait-il, s'obtient surtout par trois choses : le miel, les scarifications et le cautère.

Mahomet se fit cautériser et saigner par Absy ben Kab et il se fit ventouser pour une souffrance à la cuisse.

Ayant eu une hémorragie par suite de la rupture d'une incisive, Fathma, sa fille, fit bruler du papyrus, et appliqua les cendres pour arrêter l'hémorragie.

Mahomet arrêta l'hémorragie par la cautérisation sur la personne de Sad ben Moaz.

Il s'occupait des blessés. En expédition il emmenait Oum Solaïm et des femmes des Ansars pour les panser. A la bataille d'Ohod il fit venir deux médecins de Médine.

Contre la céphalalgie et la fièvre il employait les affusions froides et les scarifications, mais il proscrivait l'application des ventouses à la nuque, comme faisant perdre la mémoire dont le siège est à la partie postérieure du cerveau.

Lui-même était sujet à la céphalalgie, et certains auteurs ont dit à l'épilepsie, les deux mots s'écrivant à peu près de la même manière en arabe.

Dans l'hydropisie, il recommandait l'urine et le lait de chameau, sans toutefois s'opposer à la ponction. Dans le dévoiement il prescrivait le miel. Dans les douleurs du pied il employait le henné. Tout en recommandant la santé aux malades, il obtempérait cependant à leurs désirs, et on cite un cas où il permit l'usage du porc. A l'égard des maladies contagieuses il recommandait la prudence, mais il défendait de quitter le pays en temps de peste.

A certaines calamités il offrait des consolations particulières. C'est ainsi qu'il considérait comme martyrs les pestiférés, les brûlés, les noyés et les femmes mortes en couches.

Mahomet ne s'en tenait pas à des paroles prononcées au hasard des événements ; il donnait des consultations. C'est en assistant à ces consultations que sa femme Aïcha, qui l'assistait et l'aidait, devint elle-même habile dans la pratique médicale. Dans les cas difficiles le Prophète envoyait ses malades à Harets.

Nous avons déjà dit qu'il employait les moyens surnaturels. Un hadits semblerait faire entendre qu'il ne prenait cela que comme pis-aller, mais d'autre part nous le voyons admettre la réalité des sorts et l'influence des charmes.

A un charmeur qui lui demandait conseil il répondit : Va, que celui qui peut faire du bien à un de ses frères le fasse. Il exigeait seulement dans l'emploi des paroles qu'elles ne blessassent en rien l'orthodoxie. Il recommandait surtout la lecture du Coran et particulièrement de la première sourate ou Fatha.

Si les hadits sont rarement cités par les grands médecins, ou autrement si l'autorité du Prophète est bien rarement invoquée par eux, ils apparaissent fréquemment chez les écrivains de second ordre. Kazouiny lui-même en a cité un grand nombre. Nous avons pu nous assurer en Algérie que les préceptes du Prophète occupent encore une grande place dans la médecine populaire.

Quelle que soit leur valeur absolue, ils n'en ont pas moins une certaine importance historique. Quelques-uns accusent évidemment une dérivation de la science grecque.

Les hadits ont déjà plus d'une fois attiré l'attention. C'est ainsi que Gagnier leur a consacré le dernier chapitre de son histoire de Mahomet, que Reiske leur a consacré une quarantaine de pages dans ses Opuscula medica.

Enfin M. Perron a publié en 1860 la traduction d'un traité de la médecine du prophète, dans la Gazette médicale de l'Algérie, et nous en avons rendu compte dans la Gazette des Hôpitaux de septembre de la même année. Il est à regretter que M. Perron n'ait pas suffisamment annoté sa traduction.

Nous rencontrerons plus tard un certain nombre d'ouvrages sur la médecine du Prophète.

TROISIEME PARTIE

ÉPOQUE DES OMMIADES

La domination des Ommiades répond à la majeure partie de la période que nous allons parcourir. Cette période forme un ensemble assez bien caractérisé, qui se détache aussi nettement de la période qui la précède que de celle qui la suit.

C'était le moment de l'expansion des Arabes; ce fut aussi le moment de leurs premiers pas dans la carrière scientifique.

Malgré les troubles et les dissensions intestines qui rejetèrent a, l'écart la généreuse famille des Alides et compromirent l'unité musulmane, cette unité se maintint; les Arabes envahissant de proche en proche les contrées voisines débordèrent en moins d'un siècle depuis l'Indus jusqu'à l'Atlantique.

Un déplorable événement signala leur entrée en Egypte. Mais cet attentat, inspiré par le fanatisme de la première heure, fut un fait accidentel, et les Arabes ne tardèrent pas à en payer la rançon.

On a du reste singulièrement exagéré le fanatisme musulman considéré dans l'ensemble de l'histoire. Le Coran, fruit de l'enthousiasme, dont les germes législatifs se développent et se complètent par les traditions et servirent à l'assiette de la société nouvelle, le Coran contient beaucoup de dispositions contradictoires et restrictives qui se balancent et se compensent les unes les autres.

A défaut de conversion, les Arabes se contentaient d'un tribut. Du reste l'histoire politique, et surtout l'histoire scientifique des Arabes, témoigne d'un esprit large et tolérant dont l'Europe du moyen-âge fit son profit sans l'imiter.

Les Arabes trouvèrent en Egypte, en Syrie et en Perse des populations intelligentes et lettrées, et les nécessités administratives aussi bien que le bon sens leur imposèrent l'emploi des hommes instruits de toutes les religions. Le gouvernement des villes et des provinces fut confié maintes ibis à des chrétiens et au milieu du YIP siècle de notre ère un évêque nestorien se louait des égards que les musulmans avaient pour la religion chrétienne : " Nec tamen religionem christianam impugnant ; sacerdotes sanctos que Domini honorant. » (Assemani, B. or. III. 00.)

Il faut bien le dire aussi, les chrétiens prêtèrent quelquefois le flanc, la jalousie divisant les communions chrétiennes. Les Nestoriens défendirent avec trop d'âpreté la supériorité qu'ils devaient à leur nombre et à leurs lumières. Ces dissensions entraînèrent des défiances et des rigueurs. (Assemani, III, 2, XCVII.)

C'est à la médecine que revient l'honneur d'avoir ménagé la concorde et l'alliance heureuse de la science et de l'Islamisme. Assemani se complaît à citer la longue liste des médecins chrétiens qui furent attachés à la personne des Khalifes. Nous ne le suivrons pas, toute cette histoire de la médecine arabe devant nous en fournir continuellement des exemples, même à l'époque des croisades.

Trois ordres de faits caractérisent cette période.

Le premier est l'importance que commencent à conquérir les Nestoriens en raison de leur culture intellectuelle. Nous ne ferons que l'indiquer ici, devant y revenir bientôt à propos des traductions dont ils furent les principaux agents.

Le deuxième est le premier entraînement des Arabes vers la culture de la science, dont ils venaient de détruire le plus précieux dépôt et dont ils recueillirent les débris sur cette même terre d'Egypte. Que ce soit le fait de leur intelligence prompte et naïve, ou que ce soit le fait des circonstances, ils n'attaquèrent d'abord de la science que le côté merveilleux. Ils se passionnèrent surtout pour l'alchimie, qui s'était toujours complue dans la vallée du Nil, et l'on vit des personnages du plus haut rang", des intelligences d'élite à la tête de ce mouvement qui aboutit à la grande personnalité de Géber, la plus haute expression des doctrines hermétiques.

Cependant, en dehors des œuvres d'Alchimie, d'autres avaient été traduites. En dehors de l'Egypte nous verrons des ouvrages de médecine passer du grec en syriaque et du syriaque en arabe, et même nous constaterons les encouragements du pouvoir souverain qui devaient se montrer bientôt si puissants et si féconds.

On a dit souvent que les Arabes avaient recueilli l'héritage de l'école d'Alexandrie. Cette assertion, prise d'une façon générale, est une erreur historique. Elle ne saurait s'appliquer qu'à l'époque dont nous parlons, époque trop peu connue, sur laquelle nous allons essayer de jeter quelque lumière. Quant à la véritable initiation des Arabes à la science grecque, elle se fit plus tard et sur un autre terrain.

Notre étude de la médecine arabe sous les Ommiades va donc se diviser eu deux sections.

Dans la première nous verrons les Arabes en contact avec les derniers représentants de l'école d'Alexandrie, et dans la seconde nous les suivrons en dehors de cette école.

Première Section.

L'ÉCOLE D'ALEXANDRIE ET LES ARABES.

De l'Enseignement de la Médecine à l'École d'Alexandrie avant l'invasion arabe, ou les XVI Livres de Galien.

Au commencement du VIIe siècle de notre ère la médecine était encore de toutes les sciences la plus dignement représentée à l'école d'Alexandrie. Au milieu de noms plus ou moins connus se détache celui de Paul d'Egine, le plus grand chirurgien de l'antiquité. Nous en citerons tout à l'heure d'autres moins éminents, au milieu desquels on peut s'étonner de ne pas rencontrer le sien, car il s'agit d'une institution médicale dont il dut être le témoin.

Quelques médecins conçurent et exécutèrent le projet d'organiser l'enseignement de la médecine. Ils fondèrent une école, instituèrent des cours et prirent pour base de l'enseignement un recueil de XVI livres choisis à travers les œuvres de Galien.

Ce fait important de l'histoire de la médecine n'en est pas moins resté dans l'ombre jusqu'à présent. Cette institution, bientôt troublée par l'invasion musulmane, ne put être que de courte durée, et c'est là sans doute la raison pour laquelle on n'en trouve aucune mention chez les écrivains grecs et latins.

Les Arabes seuls nous en ont conservé le souvenir. Ils firent plus, et ce qui prouve que ce mode d'enseignement, nonobstant sa courte existence, ne fut pas sans éclat, et dut attirer leur attention lors de leur entrée dans Alexandrie, ils l'adoptèrent plus tard, une fois qu'ils se furent institués les héritiers de la Grèce. Les XVI livres de Galien devinrent encore chez eux la base de l'enseignement médical et furent l'objet de nouveaux travaux. Il en est souvent question dans leurs écrits.

Malgré des témoignages multiples et répétés sous toutes les formes, les XVI livres sont restés lettre close pour les orientalistes les plus éminents, même pour ceux qui étaient les moins excusables de les ignorer, qui avaient en main les éléments de la question. Le plus illustre de tous, M. de Sacy, en essaya vainement la détermination, M. Munk reconnut leur destination seulement. Il en fut de même de Freind qui reçut des communications tirées des sources orientales.

Lucien Leclerc

Tout récemment le catalogue des Mss, hébreux de la bibliothèque nationale a reconnu vaguement les XVI livres, mais il en a méconnu deux.

Il nous a semblé intéressant de recueillir et de mettre en ordre tous les documents relatifs à cette institution qui survécut à l'école d'Alexandrie et s'acclimata chez les Arabes, et même de signaler les méprises auxquelles elle a donné lieu.

Pour être méthodique et aussi complet qu'il convient, nous diviserons ce travail en IV sections.

    I.   Choix et rédaction des XVI livres, médecins qui prirent part à cette opération.

    II.   Ce qu'étaient les XVI livres.

    III.   Les XVI livres chez les Arabes.

    IV. Les XVI livres chez les écrivains modernes.

I. — Choix et Rédaction des XVI Livres, Médecins qui prirent part à cette opération.

Le fait de l'enseignement de la médecine ù Alexandrie, fondé sur un recueil de XVI livres de Galien, nous est rapporté plus ou moins explicitement par les trois grands ouvrages consacrés spécialement à l'histoire de la médecine et des sciences. Nous voulons parler du Fihrist de Mohammed ben Ishaq Ennedim, du Kitab el hokama de Djemal Eddin el Kofthy, et de la Vie des Médecins d'Ebn Abi Ossaïbiah.

Ainsi que nous l'avons déjà dit sommairement, au commencement du VIIe siècle de notre ère, quelques médecins d'Alexandrie se préoccupèrent d'organiser l'enseignement de la médecine. A cet effet, ils instituèrent une école et des cours. Comme base de l'enseignement, ils adoptèrent un choix de XVI livres fait à travers les œuvres de Galien. Pour mieux les adapter à l'instruction des élèves,

Livre Premier

ces livres furent remaniés, abrégés, paraphrasés, accompagnés de commentaires. On dit que leur réduction sous un plus petit volume les rendit plus propres à être transportés en voyage. On dit aussi que leur concision nécessita souvent des commentaires. On ajoute encore qu'ils furent mis par demandes et réponses, ce qui n'est pas leur forme habituelle.

Si l'on s'accorde, sur le fait en lui-même, il y a divergence quant au nombre des savants et à la part que chacun d'eux prit à l'opération commune.

Le plus ancien de nos trois monuments, le Fihrist, est assez bref. Use borne à citer les noms d'Astephan (Etienne), Djasious, Ankilaous et Marinons, puis il ajoute que ce sont eux qui choisirent XVI livres de Galien, en firent des sommaires, des abrégés, des paraphrases, et que ce recueil est connu sous le nom des XVI livres de Galien.

Le Kitab el hokama de Djemal Eddin el Kofthy, chez qui l'on trouve les renseignements que nous avons donnés ci-dessus, tout en produisant les mêmes quatre noms, s'attache particulièrement à ce fait que l'initiative et la plus large part du travail revient à Ankilaous, au point que certaines personnes rattachent son nom au recueil des XVI livres. Ce renseignement est donné d'après Honein, qui l'aurait consigné dans sa traduction syriaque du recueil. On lit encore dans le Kitab el hokama : " Cet arrangement et cet emploi des livres de Galien se sont conservés jusqu'à nos jours (XIIIe siècle). »

Nous trouvons dans Ebn Abi Ossaïbiah des renseignements plus copieux dont nous signalerons le plus important. Aux quatre noms déjà cités, il ajoute sur l'autorité d'Ebn Botlan,[1] les noms de trois autres collaborateurs, à savoir Théodose, Palladius et Jean le grammairien. Il dit aussi, comme Ebn el Kofthy, que le chef de ces médecins fut Ankilaous et que ce fut lui qui provoqua la collection des XVI livres. Il ajoute encore ceci: « De tous les commentaires des

---

1 Aboul Hassan el Mokhtar, dit aussi Ebn Botlan est l'auteur du livre intitulé : Takouim Esshha, dont la traduction latine a été imprimée sous ce titre déformé : Tacuini sanitatis Elluchasem Elimithar medici de Baldath. Argentorati.1531.

XVI livres, le meilleur que j'aie rencontré est celui de Djasious.

Au lieu de quatre médecins nous en aurions donc sept : Etienne, Djasious, Ankilaous, Marinons, Théodore, Palladius et Jean le grammairien.

De ce double témoignage quel est le meilleur ? Ne pourrait-on pas admettre que le travail primitif opéré par quatre médecins fut postérieurement continué ou remanié. Ce qui est positif c'est que le recueil des XVI livres fut l'objet de travaux de diverse nature pendant tout le temps que dura le culte de la médecine chez les Arabes, c'est-à-dire jusques et y compris le XIIIe siècle de notre ère.

Nous allons maintenant nous arrêter sur chacun de ces médecins et produire tous les renseignements qu'il nous a été donné de recueillir.

1° Ankilaous. Nous n'avons rien à ajouter sur son compte aux renseignements que nous avons déjà donnés. Jusqu'à présent nous avons essayé inutilement de rapprocher son nom de ceux qui nous ont été conservés par les monuments classiques. Quelque jour peut-être serons-nous plus heureux.

2° Etienne, ou Astefan. Le nom d'Etienne est bien connu dans les derniers temps de l'école d'Alexandrie. D'une part nous connaissons Etienne d'Athènes on Etienne d'Alexandrie et Etienne le philosophe ou le chimiste, dont les écrits sont parvenus jusqu'à nous : de l'autre Etienne l'Ancien des Arabes, qui traduisit du grec en arabe, pour Khaled ben Yezid, des ouvrages d'alchimie et d'autres sciences.

Les trois Etienne ne sont-ils qu'un seul et unique personnage, ou bien sont-ils trois personnages distincts ?

L'identité du deuxième et du troisième nous paraît établie par l'identité des travaux.

Quant au premier, nous devons observer que son nom n'est pas accompagné ici de l'épithète V Ancien, que les Arabes joignent toujours au nom du maître de Khaled ben Yezid, pour le distinguer

Livre Premier

d'Etienne, fils de Basile, traducteur comme lui. Nous savons aussi qu'on le distingue généralement du second. Mais n'est-il pas naturel qu'un médecin d'Alexandrie ait aussi cultivé l'alchimie, qui s'est complue depuis si longtemps dans la vallée du Nil ?

Nous croyons devoir admettre l'identité de cet Etienne avec le collecteur des XVI livres et voici pourquoi. Etienne d'Athènes est l'auteur du commentaire sur le livre de la thérapeutique à Glaucon, qui nous est parvenu et qui a été imprimé en traduction latine. Or ce livre à Glaucon fait précisément partie du recueil des XVI livres. En somme, nous ne verrions dans ces trois Etienne qu'un seul personnage.

Freind a connu cet Etienne, la part qu'il prit à la rédaction des XVI livres et leur destination.

3° Djasious. Nous le considérons comme identique avec ce Gosius qui nous est donné comme ayant traduit du grec en syriaque les Pandectes d'Aaron. (V. la Bibl. or. d'Assemani). On ne saurait le confondre avec ce Gésius dont parle Suidas, qui lui fut antérieur d'un siècle, attendu qu'il vivait du temps de Zénon. Nous avons déjà parlé du cas que l'on faisait de ses commentaires. Nous ajouterons que parmi les écrits de Honein il en est un qui porte ce titre : Solution des doutes élevés par Djasious d'Alexandrie sur le livre des organes souffrants de Galien.[1]

4° Marinons. Nous le croyons identique avec ce Marinons ou Marianous dont il est question plus d'une fois dans Hadji Khalfa, et qui fut avec Etienne le maître de Khaled ben Yezid dans le grand art. C'est le Morienus des Alchimistes, dont les opuscules se rencontrent dans tous les recueils hermétiques.

5° Théodose. Nous ne connaissons qu'un seul nom que l'on pourrait rapprocher de celui-ci ; c'est Théodose le Patriarche, cité par Assemani parmi les plus célèbres médecins syriens, après Siméon dit Taïboutha et l'évêque Grégoire. (Voyez Bibliot. Orient. IL 315).

---

1 Djasious et Marinons sont quelquefois cités dans le Tedkira de Souidy. Ainsi n 1024 et 1034, f. 48 et 50 de l'A. F. de Paris.

6° Palladius. Dans la forme arabe Afladious nous croyons qu'il est impossible de voir autre chose que Palladius. Les Arabes le connurent, et il est assez fréquemment cité dans le Continent de Razès.

7° Jean le grammairien. Jean Philoponus est assez connu pour que nous n'ayons pas à nous étendre sur son compte. Nous dirons seulement que les sommaires ou paraphrases qu'il fit des XVI livres de Galien sont mentionnés nominativement par Ebn Abi Ossaïbiah. Mais il y a plus : ses écrits nous sont parvenus en traduction arabe, sous forme de recueil, et nous aurons bientôt l'occasion d'en reparler.

De l'ensemble des noms que nous avons cités, il résulte que le travail des XVI livres se fit au commencement du VIIe siècle de notre ère.

Nous ignorons combien de temps a pu durer l'enseignement dont ces livres étaient la base ; mais ce qui nous paraît incontestable, c'est qu'il dut jeter un certain éclat, et qu'il prospérait encore lors de l'invasion musulmane. Nous en avons pour preuve le souvenir qu'en ont conservé les conquérants et les traces multiples et profondes qu'il a laissées dans l'histoire de la médecine arabe.

Nous aurons bientôt à continuer, chez les Arabes, l'histoire des XVI livres. Nous verrons qu'ils leur accordent toujours une place à part dans leur énumération des écrits de Galien, qu'ils les adoptèrent aussi pour l'enseignement de la médecine et que plusieurs médecins en firent l'objet de leurs études et de leurs écrits, tant que dura chez eux le culte de la science. Ce sera toujours, bien que sur un autre théâtre, l'histoire de l'institution fondée par les médecins d'Alexandrie. Le développement qu'elle acquit en passant à d'autres mains, nous donnera une idée de ce qu'elle dut être entre les mains de ses fondateurs.

Avant d'aborder ce côté de la question, nous dresserons d'abord l'état des XVI livres.

II. — Ce qu'étaient les XVI Livres.

La liste du Fihrist étant la plus ancienne, nous la prendrons pour type.

Elle figure en tête de la liste des écrits de Galien avec cette indication : État des XVI livres de Galien qui sont lus par les étudiants. Après le XVIe on lit : En dehors des XVI livres.

Il en est de même pour le Kitab el hokama.

Chez Ebn Abi Ossaïbiah, les XVI livres ne viennent qu'en troisième lieu; mais au livre VP de son histoire il nous donne les renseignements les plus détaillés sur les XVI livres et les autres ouvrages de Galien qui leur servent de complément.

On trouve encore des listes complètes des XVI livres dans les biographies de -Jean le grammairien et d'Aboulfaradj ben Thaïeb ; dans le Pantegni de Constantin, dans le n° 444 du British Muséum. Le fonds hébreu de Vienne en possède la collection complète.

Le n° 1117 du fonds hébreu de Paris en contient XIV et le n° 1118 en contient X. Le n° 335 de Florence en contient XIII. Le ne 1350 du Muséum a les VIII premiers.

Quelques livres n'occupent pas constamment la même place dans la série. Le n° 444 du British Muséum offre cette particularité que les XVI livres y sont classés par catégories, que l'on retrouve chez Ebn Abi Ossaïbiah.

Dans le Ms. de Florence, dans celui de Vienne, et dans le n° 1118 du fonds hébreu, les livres de l'urine et du marasme se trouvent intercalés.

Telle est la liste du Fihrist :
1. Livre des sectes (en médecine).
2. Livre de l'art (petit art).
3. Livre à Teutra sur le pouls.
4. Deuxième livre à Glaucon sur le traitement des maladies.
5. Cinq livres sur l'anatomie.
6. Livre des éléments (selon Hippocr.ite).
7. Livre du tempérament.
8. Livre des propriétés naturelles.

9. Livre des maladies et des accidents (symptômes).
10. Des maladies des organes internes.
11. Grand livre du pouls.
12. Livre des fièvres.
13. Des crises.
14. Des jours critiques.
15. De la conservation de la santé.
16. De l'art de guérir (du grand art).

Telle est ensuite la liste de Constantin ; et voici comment il est amené à la donner. Reprenant en sous-ordre dans le Pantegni, qui n'est autre qu'un remaniement du Maleki, la célèbre préface d'Ali ben Abbas, il dit ce qui suit : Galien fit des traités spéciaux sur chaque matière et le nombre de ses écrits s'élève à 140. On ne lit plus guère que les XVI livres qui sont :

Periton hereseos medicorum, particula I.
(Le premier mot donne beaucoup de variantes).
Microtegni (le petit art), I.
Pulsuum minores (tractatus), II.
Epistola ad Glauconem, II.
De elementis, I.
De complexione, III.
De virtutibus naturalibus, III.
De anatomia, Y.
De morbo et accidenti, VI.
Megapulsuum, XVI.
De interioribus membris, XV.
Criseos, III.
Ymera criseos (des jours critiques), III.
De febribus, II
Megategni, XIV.
De regimento sanorum, XII.

Nous allons maintenant prendre chacun de ces livres en particulier. Nous donnerons les variantes que présentent les divers documents quant aux titres que nous ramènerons aux titres classiques.

Livre Premier

1° Des sectes eu médecine. Le titre de Constantin n'est autre chose qu'une imitation du grec. Cet ouvrage existe à Paris, n° 1043, A. F. sous le titre : Des sectes en médecine. C'est à tort que Casiri a traduit : De differentiis fehriiim. La catalogue de Florence, n° 335, a rendu par : De sectis.

2° Le petit art. C'est le traité de l'art médical, Ars medicinalis, et non le traité de la constitution de l'art, comme a traduit Casiri. La traduction arabe existe à Paris et à Florence, numeros précités, sous le titre de petit art. C'est probablement à Constantin que l'on doit l'introduction du mot microtegni, qu'ont adopté les arabistes.

Ali ben Rodhouan en fit un commentaire qui a été traduit en latin et plusieurs fois imprimé. Dans son prologue, il discute ce titre de Petit Art. Honein écrivit une introduction à l'Art de Galien, qui fut aussi traduite et imprimée. Nous pensons que c'est la même qui est à tort attribuée à Jean, fils de Sérapion, par le catalognie des Mss. de Montpellier.

3° Du pouls, petit livre du pouls, du pouls à Teutron, (Theutra), petit livre du pouls, livre du pouls aux élèves: tels sont les titres divers de ce troisième livre.

Nous n'avons ainsi qu'un seul traité spécialement désigné, le livre destiné aux commençants, mais Constantin divise le livre en deux parties. La seconde ne saurait être que le traité de l'usage des pouls, de usu pulsuun.

Ce livre se trouve encore à la suite des précédents dans les Mss. précités de Paris et de Florence.

4° Livre à Glaucon, de la guérison des maladies: c'est le livre bien connu de la thérapeutique à Glaucon. Les listes arabes indiquent seulement le deuxième livre, ce dont nous croyons comprendre la raison. Le premier traite des fièvres et ferait double emploi avec un traité des fièvres qui figure dans la liste; Le Ms. hébreu donne bethcha et le n° 1350 du British Muséum fiesm etthabià, du nom de la nature.

Lucien Leclerc

Ces quatre livres se trouvent à la suite l'un de l'autre dans le n° 1043 de Paris, A. F. Le Ms. 444 du British Muséum les donne comme formant une introduction.

5° Les cinq livres d'anatomie. On leur donne aussi le nom de petits livres d'anatomie, par opposition aux Démonstrations anatomiques qui sont les grands livres. Dans la liste de Constantin, dans l'index bibliographique d'Aboulfaradj ben Thaïeb et dans celle de Jean le g:rammairien, dans les deux Mss. du British Muséum, dans le n° 335 de Florence et dans le n° 1117 du fonds hébreu, ces livres ne viennent qu'en huitième lieu.

Wenrich, qui ne savait pas ce qu'étaient les XVI livres, fait suivre la mention des V livres d'Anatomie de ces réflexions: « Iu Galeni operibus plura occurrunt, quae de anatomià trtictent : quorum tamen nullum Y libris absolvitur. Quare difficile est dijudicare cuinam operum illorum liber Arabicus respondeat. »

L'ignorance de Wenrich peut s'expliquer en ce qu'il ne s'est servi de la liste d'Ebn Abi Ossaïbiah qu'après avoir épuisé celles du Fihrist et du Kitab el hokama. Ebn Abi Ossaïbiah nous donne le détail des Y livres. On les trouve aussi détaillés dans le n° 1356 du British Museum et dans le Ms. 335 de Florence.[1] Ce sont les traités des os, des muscles, des nerfs et des vaisseaux. Les vaisseaux comprenant les veines et les artères, nous avons ainsi un total de c'nui livres.

6° Des éléments. Quelques-uns de nos documents donnent le titre complet : Des éléments suivant Hippocrate.

7° Des tempéraments. Constantin a donné De complexione, ce qui répond à l'arabe Kitàb el mizàdj.

8° Des propriétés naturelles.

---

[1] Wenrich a fait deux, citations du Ms. de Florence. Page 246, il cite les veines et les artères, et page 248 les os et les nerfs, auxquels il joint abusivement les urines. Nous observerons que le livre des muscles n'est pas cité dans le Ms. de Florence.

Livre Premier

9° Des maladies et des accidents (symptômes).
Nous trouvons ici réunis des traités qui se suivent mais sont distincts chez Galien : des différences et des causes des maladies, des différences et des causes des .symptômes.

10° Des maladies des organes internes. Constantin dit simplement : De inferioribus membris. C'est le traité vulgairement connu sous le titre : De locis affectis.

11° Le grand livre du pouls, Megapulsuum, XVI, de Constantin. Le chiffre donné par Constantin et ce qu'on lit dans le Kitab el hokama, que ce livre est divisé en quatre parties et seize discours, ne laissent aucun doute sur la détermination de ce livre. Ce sont les quatre livres connus vulgairement sous les titres : De differcntiis pulsuum, de dignoscendis pulsibus, de causis pulsuum, de prœsagiis indsuum.

M. de Sacy, le premier qui ait essayé, mais en vain, de déterminer les XVI livres de Galien, les avait reconnus dans ces quatre traités sur le pouls qui sont eux-mêmes divisés chacun en quatre parties. (Abdellatif, page 491).

12° Des fièvres. C'est le livre qui porte le titre : De diffcrentiis febriun.

13° Des crises, De crisibus.

14° Des jours critiques. De diebus criticis.

15° De l'art de guérir. C'est le livre connu vulgairement sous le titre: De methodo medendi. Constantin lui adonné le titre Megatechni, par opposition au microtegni. C'est le grand livre de l'Art des Arabes.

16° Du régime à l'état de santé, kitàb tedbir el asihhà, De regimenio sanorun de Constantin. C'est le livre connu vulgairement sous le titre: De sanitate tuenda.

Tel est l'ensemble des XVI livres.

Nous avons déjà vu que certains d'entre eux n'occupent pas la même place dans la série.

Deux manières se présentent. L'une est particulière aux historiens et c'est celle que nous avons donnée d'après le Fihrist. L'autre paraît avoir pour type l'ordre adopté par Jean le grammairien, que l'on rencontre dans la liste de ses écrits, dans le n° 444 du British Muséum, dans les divers recueils anonymes, dans la liste de Constantin et dans celle des écrits d'Aboulfarage ben Thaïeb. La principale différence porte sur le rang occupé par les livres anatomiques, qui est tantôt le cinquième et tantôt le huitième.

Nous considérons aussi Jean le grammairien comme l'auteur des titres nouveaux donnés à certains livres, tels que le petit et le grand livre de l'Art, les petits et les grands livres des Pouls.

Jean le Grammairien est aussi l'auteur d'une classification des XVI livres que l'on trouve dans le n° 444 du British Muséum. Les quatre premiers sont considérés comme une introduction ; les quatre suivants ont trait aux choses naturelles ; les six qui suivent ont trait aux choses contre nature. Le XVe a pour objet la conservation des choses naturelles, et c'est le livre de la conservation de la santé. Le XVIe a pour objet de combattre les choses contre nature, et c'est le traité de l'art de guérir.

Nous avons cru inutile de reproduire nominativement chacun de ces livres, l'ordre suivi par Constantin, dont nous avons reproduit la liste, étant le même que celui de Jean le Grammairien. Cet ordre est aussi le même que celui du livre VI d'Ebn Abi Ossaïbiah, où l'ensemble des livres est divisé en VII classes, et où l'on trouve de curieux détails sur leur contenu et sur les autres écrits de Galien qui leur servent de complément. Ce passage est une citation d'Ali ben Rodhouân.

III — Les XVI Livres chez les Arabes.

L'histoire des XVI livres chez les Arabes nous paraît être le reflet de leurs destinées chez les Alexandrins. A ce titre nous la considérons comme le complément obligé de nos études précédentes. Cette histoire présente encore un autre intérêt. Nous serons étonnés, après leur vogue et les multiples mentions qui en sont faites, qu'ils aient été méconnus par un bon nombre d'orientalistes, chez quelques-uns desquels c'était un devoir de les connaître et qui n'avaient qu'à tourner la page pour en prendre connaissance.

Les documents qui les concernent peuvent se ranger en trois catégories.
(1) Les traditions historiques,
(2) Les travaux ultérieurs dont ils furent l'objet,
(3) Les Manuscrits qui nous les ont conservés.

(1) TRADITIONS HISTORIQUES.

L'attention particulière accordée par les Arabes aux XVI livres et le cas qu'ils en firent, nous sont attestés par le rang qu'ils occupent dans les listes bibliographiques de nos historiens. Ils commencent tous les trois leurs listes des écrits de Galien par l'exposé des XVI livres, et, leur énumération finie, ils ajoutent: en outre des XVI livres.

Un autre témoignage est celui de Constantin. Ce personnage d'origine orientale mais mystérieuse, qui importa le premier la médecine arabe en Occident, au milieu du XIe siècle de notre ère, nous dit dans l'introduction du Pantegni, contrefaçon du Maleki d'Ali ben el Abbâs, que des nombreux écrits de Galien, on ne lisait plus guère de son temps que les XVI livres, et il nous en donne la liste que nous connaissons.

Dans l'épilogue de son commentaire sur les questions de Honein, Ebn Abisadeq dit que les Alexandrins qui firent les résumés des XVI livres pour les élèves de l'école, estimaient que ces livres dispensaient de tout autre (1090 A. F. et 1003 du Suppl. de Paris).

(2) TRAVAUX. ULTÉRIEURS.

Honein traduisit la majorité des XVI livres. Hobeïch en traduisit trois ou quatre. Indépendamment de ces traductions, le n° 1356 du British Museum le donne comme traducteur du Recueil De plus le

Kitab el hokama dit qu'il réduisit les XVI livres et les rédigea par demandes et par réponses.

Vers le milieu du dixième siècle, Ebn Abil Achats, profondément versé dans la connaissance des œuvres de Galien s'occupa des XVI livres et en arrêta les divisions et les subdivisions. Ebn Abi Ossaïbiah cite ses commentaires sur les livres des sectes et des fièvres. Le n° 987 du supplément de Paris contient ceux des éléments et des tempéraments.

Un siècle plus tard, Aboulfaradj ben Thaïeb commenta le Recueil complet et fit de plus un Fruit des XVI livres, autrement un résumé.

Les commentateurs de Galien furent nombreux chez les Arabes. Ceux qui embrassèrent un certain nombre d'ouvrages s'adressèrent particulièrement aux XVI livres et conservèrent les dénominations consacrées dans le Recueil. Nous citerons entre autre Ebn el Heitsam et Ali ben Rodhouan.

Le commentaire d'Ali ben Rodhouan sur le Petit Art fut traduit en latin et jouit d'une certaine vogue au moyen-âge. Il fut de plus imprimé. Au XIIe siècle, Aboul Fadl el Mohandes étudiait les XVI livres, à l'école d'Aboul Medjed.

Au XIIIe siècle on s'occupait encore des XVI livres.

Maimonides en fit des résumés, ainsi que de cinq autres livres de Galien.

Rechid edini ben Khalifa, oncle de l'historien de la médecine Ebn Abi Ossaïbiah, commençait à la même époque ses études médicales par la lecture des XVI livres.

3e. MANUSCRITS.

Manuscrits arabes.

Le n° 444 du British Museum contient un sommaire des XVI livres par Jean le Grammairien. Nous avons déjà dit que les XVI livres sont classés par catégories.

Le n° 1356 contient une partie du Recueil des XVI livres arrangés pour l'enseignement par les Alexandrins. Ce sont les VIII premiers livres. Dans ce Ms. sont donnés nominativement les traités qui composent le livre de l'Anatomie.

Le n°335 de Florence, sous le titre Galeni opuscula quœdani medica, contient treize ou quatorze livres sur XVI. Nous disons treize ou quatorze, les deux livres des pouls étant représentés par une seule mention: depulsibus. Les deux autres manquants sont le Petit Art et le livre h Glaucon. On trouve aussi détaillés les écrits d'anatomie. Deux traités étrangers aux XVI livres: Des urines et du marasme, se trouvent intercalés;

Le n° 1043 de Paris, ancien fonds, contient insciemment, les quatre premiers livres, dans l'ordre où ils sont habituellement disposés.

Le Fruit des XVI livres, peut-être celui d'Ebn Abil Achats, se trouve à Constantinople dans la bibliothèque de Koprili Zadeh. (Fluegel, Hadji Khalfa, tome VII).

Manuscrits hébreux.

Le n° 1117 du fonds hébreu de Paris contient XIV des XVI livres distribués à peu de chose près suivant l'ordre de Constantin. De même que dans le Ms. de Florence, on trouve intercalés les livres des urines et du marasme ; mais le traducteur a soin d'avertir que ces deux livres ne font pas partie du Recueil des résumés de Galien. Le caractère de ces livres est encore accusé par ce titre : Résumé de l'ouvrage de Galien sur les éléments, par les Alexandrins, lelaleksandriin.

La traduction hébraïque s'est faite en 1322.

Le n° 1118 contient X livres sur XVI ; les dix derniers, moins le grand livre du Pouls. A la fin du livre de la conservation de la santé on lit: Par là se termine la totalité des résumés des Alexandrins.

Lucien Leclerc

Le n° 1203 contient en arabe et en caractères hébraïques les trois derniers des XVI livres commentés par Maimonides, c'est-à-dire les traités de febribus, de sanitate tuenda, de methodo niedendi.

La Bibliothèque de Vienne possède aussi les XVI livres traduits en hébreu.[1]

Nous n'avons pas poussé plus loin nos investigations.

Nous aurions probablement découvert d'autres Mss. des XVI livres; mais nous pensons que l'exposition que nous en avons faite suffit pour établir leur importance. On pourra s'étonner aussi qu'ils aient été méconnus par les écrivains dont nous allons parler.

IV. — Les XVI Livres chez les Ecrivains modernes.

Malgré la masse considérable de documents que nous venons de produire, beaucoup d'orientalistes sont passés à côté des XYI livres sans les reconnaître. Nous avons cru qu'il était intéressant de signaler ces méprises, dont quelques-unes sont véritablement inconcevables.

Casiri n'a pas reconnu les XVI livres en tète de la notice de Galien qu'il donne d'après le Kitab el hokama, qu'il appelle Bibliotheca philosophorum.

Nous ignorons si c'est la faute de son Ms, que nous avons oublié de consulter à cet endroit lors de notre voyage à l'Escurial. D'autre part nous avons constaté bien des étourderies de Casiri. C'est ainsi qu'il n'a pas reconnu la paraphrase du Tableau de Cébès par Aboulfaradj ben Thaïeb dans son n° 883 aujourd'hui 888. Il n'a pas non plus reconnu les XVI livres dans la notice de Maimonides.

Il rend ainsi ce passage : Galeni libros XXI in epitomem contractos libris XVI comprehendit. Son texte est fautif dans la fin de cette

---

[1] Signalons une méprise de Lambeccius, qui a pris Honein pour l'auteur de la traduction hébraïque. Ajoutons que les traités des urines et du marasme se trouvent aussi intercalés.

proposition.

Il faut lire ainsi la fin :

« Il fit des abrégés de 21 livres de Galien, c'est-à-dire de cinq en sus des XVI livres. »

Nous .sommes étonné que M. de Sacy n'ait pas rectifié ce texte dans son Abdellatif, page 491.

Munk, dans sa notice de Maimonides insérée dans le Dictionnaire des sciences philosophiques, mentionne l'abrégé des XVI livres de Galien que les médecins arabes prenaient pour guides de leurs études, mais il ignore quels sont ces livres.

Carmoly, dans son Histoire des médecins Juifs, n'en sait pas davantage et s'en réfère à l'Abdellatif de M. de Sacy.

M. Rabbinowicz, dans son index bibliographique de Maimonides, placé en tête de sa traduction du livre des Poisons, ne fait aucune mention de l'abrégé des XVI livres.

L'auteur du catalogue du British Museum connaît les XVI livres et nous dit même que leur rédaction était faite avant l'année 1190, mais il n'a pas connu le contenu du recueil.

Les quatre derniers auteurs que nous venons de citer étant coreligionnaires de Maimonides, on est en droit de conclure que les documents hébraïques ne sont pas très explicites à l'endroit des compositions médicales de Maimonides, le premier et le dernier surtout étant des érudits de premier ordre.

Nous avons déjà dit que l'illustre de Sacy avait cru reconnaître les XVI livres dans ce que les Arabes appellent le grand livre du Pouls, recueil de quatre ouvrages de Galien relatifs au pouls et contenant chacun quatre chapitres.

Wüstenfeld, dans son histoire des médecins arabes, n'a pas parlé une seule fois des XVI livres à propos des auteurs qui les ont traduits, abrégés, commentés ou réduits à leur forme définitive. Cependant Wüstenfeld opérait d'après Ebn Abi Ossaïbiah ; mais bien souvent il n'y a recours qu'après avoir fait usage de la Bibliotheca philosophorum de Casiri, ce qui l'induit plus d'une fois en erreur ou lui fait commettre des répétitions.

Les méprises de Wenrich sont encore plus inconcevables, en raison de la nature de son travail et des documents qu'il avait en plus que Wüstenfeld. Nous avons déjà cité son passage relatif au petit recueil d'anatomie. Voici ce qu'il dit à propos des abrégés de Maimonides : « Galeni libros XXI a Mose ben Mimoun in compendium redactos, librisque XVI comprehensos fuisse tradit Djemaleddinus ; neque tamen, quinam illi fuerint libri, diserte memorat. » (Page 272).

Ailleurs, page 269, il considère le petit livre des pouls comme un abrégé du grand livre.

En un mot, les XVI livres lui sont complètement inconnus.

On ne comprend pas comment les citations si nombreuses des XVI livres que nous avons mises en relief n'ont pas crevé les yeux à Wenrich, quand on le voit citer incessamment Mohammed ben Ishaq, Djemaleddin el Kofthy et Ebn Abi Ossaïbiah. Il faut bien admettre qu'à l'instar de Wüstenfeld il opérait autant que possible sur Casiri, au lieu d'aller prendre directement tous ses renseignements dans les originaux qu'il avait en main.

Dans son travail sur le Zàdel Moçafir d'Ebn Eddjezzar, à propos des attributions indûment faites à Constantin et particulièrement du Pantegni, M. Daremberg reproduit d'après Constantin la liste des XVI livres et dit en note :

« Cette énumération fort intéressante pour connaître l'état des études médicales du temps de Constantin manque dans Ali Abbas : il me faudrait plus de temps et d'espace que je n'en ai aujourd'hui pour la commenter dans tous ses détails ou pour la rectifier dans certains points. »

Livre Premier

On voit que M. Daremberg s'est mépris à l'endroit des XVI livres qu'il rattache à l'époque de Constantin. En outil abordé la discussion, étranger qu'il était aux sources arabes, il eût infailliblement échoué, quand nous voyons tant d'orientalistes passer à côté de la question.

Il y avait cependant un siècle et demi qu'on pouvait lire dans Freind, qui avait reçu des traductions partielles de Salomon Negri : « Abi Osbaia, le biographe arabe, fait mention de sept médecins d'Alexandrie, entre lesquels Etienne est l'un de ceux qui ont rédigé les œuvres de Galien en 16 livres, et qui, selon les différents sujets, les ont encore divisés en sept classes. Il ajoute que lire ces livres était leur unique étude, et qu'ils faisaient aussi leur unique occupation de les commenter et de les expliquer à leurs auditeurs. » Traduction française, II, 400.

Il n'entre pas dans notre sujet de faire l'histoire des derniers médecins de l'école d'Alexandrie. Nous aurons, du reste, plus tard l'occasion d'en dire quelques mots, à propos des traductions qui furent faites de leurs œuvres. Nous réservons la notice d'Ahroun pour la placer à côté de celle de son traducteur en langue arabe.

Cependant il e.st un homme que nous ne saurions passer sous silence, par la raison que son nom reste inséparable d'un événement dont nous allons parler, l'incendie de la Bibliothèque d'Alexandrie, et cet homme est Jean le Grammairien, autrement dit Jean Philoponus.

Jean le Grammairien et la Bibliothèque d'Alexandrie.

Un des événements qui ont fait le plus de bruit dans l'histoire et qui ont été le plus contestés est l'incendie de la Bibliothèque d'Alexandrie par les Arabes. D'autre part une des existences contemporaines de cet événement les plus curieuses et les moins connues est celle de Jean le Grammairien, autrement dit Philoponus.

Nous allons nous occuper de l'un et de l'autre dans les limites que comporte notre travail et mettre au jour des documents inédits tirés des écrivains arabes.

L'historien des Dynasties, Aboulfarage, a passé jusqu'à présent pour le premier ou le seul auteur qui ait raconté, du moins formellement et in extenso, l'incendie de la Bibliothèque d'Alexandrie par les Arabes. Tel est son récit :

« Jean le Grammairien vécut jusqu'à la prise d'Alexandrie par Amrou ben el Aas. Celui-ci ayant reconnu son mérite et sa science le tint en considération. Il aimait à s'entretenir avec lui de philosophie, chose nouvelle pour les Arabes. Or Amrou était un homme intelligent et d'une conception facile. Jean lui dit un jour : Tu as inspecté tous les édifices d'Alexandrie et mis sous le séquestre tout ce qu'ils renferment. Je n'ai rien à dire des choses qui te conviennent, mais il en est qui sont sans utilité pour vous et qui en ont pour nous. — Quels sont ces objets, dit Amrou ? — Ce sont, répondit Jean, les ouvrages de philosophie qui se trouvent dans les Bibliothèques de l'État. — Je n'en puis disposer, répondit Amrou, sans un ordre du prince des croyans, Omar ben Khattab.

« La demande de Jean fut transmise à Omar, qui répondit : Quant aux livres dont tu as parlé, si ce qu'ils contiennent est conforme au livre de Dieu, le livre de Dieu nous suffit : si au contraire il est contraire au livre de Dieu, nous n'en avons que faire, il faut les détruire. En conséquence Amrou fit distribuer les livres aux bains d'Alexandrie pour allumer le feu et l'on en brûla pendant six mois. Apprenez ce qui s'est passé et soyez stupéfaits ! »

A ce récit on a objecté qu'il ne se rencontrait que dans Aboulfarage, et nullement dans les écrivains arabes ; puis on est allé jusqu'à supposer qu'Aboulfarage, en sa qualité d'évêque, aurait bien pu l'inventer de toute pièce pour charger la mémoire des Arabes d'un fait odieux.

A cette dernière imputation nous pouvons répondre qu'Aboulfarage écrivit ses Dynasties avec assez d'impartialité pour mériter l'estime des Musulmans. Pocock en donne une preuve entre autres, à savoir quelques lignes qui terminent un exemplaire de ce livre et qu'il croit de la main d'Ebn Khallican :

« L'auteur de ce livre était un homme qui avait beaucoup lu, qui s'était appliqué avec fruit à l'étude de sciences variées, qui avait acquis dans la médecine une si rare habileté qu'on venait des contrées de l'Occident pour le consulter : bien qu'il fut chrétien, il compta parmi ses élèves un grand nombre d'hommes distingués d'entre les Musulmans. »

On lit encore qu'il passait pour s'être fait Musulman dans ses vieux jours, ce qui de la part d'un écrivain musulman semble vouloir dire qu'il ne lui manquait pour être parfait que d'avoir embrassé l'Islamisme.

Quant à la première objection, nous répondrons avec M. de Sacy[1] que l'incendie de la bibliothèque d'Alexandrie par les Arabes, bien qu'il ne soit pas raconté avec les mêmes détails, n'en est pas moins relaté sommairement par un écrivain arabe d'une grande valeur, Abdellatif, qui dit formellement que Amrou ben el Aas brûla la bibliothèque d'Alexandrie avec la permission d'Omar, et nous ajouterons que Abdellatif était antérieur à Aboulfarage, attendu qu'il mourut en 1231.

Nous apprenons d'Ebn Khaldoun, éminent et grave historien, que des faits identiques se passèrent en Perse à propos des livres des Mages. Une lettre fut pareillement adressée au Khalife Omar et la réponse fut fuite dans les mêmes termes.

Enfin Makrizy et Hadji Khalfa rapportent que des bibliothèques furent brûlées par les Arabes aux premiers temps de l'Islamisme.

Nous conclurons, avec M. de Sacy, que les témoignages plus ou moins explicites que nous venons de produire, invalident l'objection faite contre le récit d'Aboulfarage.

Mais il y a plus, et nous pensons qu'il ne restera plus rien de cette objection quand nous aurons dit ceci : Le récit d'Aboulfarage est emprunté de toute pièce et littéralement au Kitab el hokama de

---

1 Relation de l'Egypte. 240.

Djemaleddin.

Nous avons constaté cet emprunt tant dans l'exemplaire de Paris, n° 072 du supplément 145, que dans l'exemplaire de l'Escurial, n° 1778, qui n'est autre que la Bibliotheca philosophorum de Casiri, d'où il a tiré tant de notices.

Nous disons que l'emprunt est fait de toute pièce, car on y rencontre aussi l'exclamation finale : Apprenez ce qui s'est passé et soyez stupéfaits ! exclamation qui ne saurait nous étonner dans la bouche de Djemaleddin, l'illustre et passionné bibliophile.

Nous aurons plus tard à revenir sur ces emprunts d'Aboulfarage au Kitab el hokama, emprunts ignorés de Casiri, reconnus seulement dans ces derniers temps, et qui se montent à une centaine de notices. On s'étonnera moins du silence d'Aboulfarage sur l'origine de ces emprunts, malgré qu'il ait parlé deux ou trois fois de l'auteur, si l'on se rappelle que c'est là un procédé assez répandu chez les Arabes.

Ce passage est extrait de la biographie de Jean le Grammairien, Iahya Ennahouy, que personne jusqu'à nous ne paraît encore avoir consultée. Ce n'en est pas moins une des notices les plus longues et les plus intéressantes du Kitab el hokama, et elle fournit de curieux renseignements, que nous mettrons bientôt à contribution, sur la personne de Jean le Grammairien, dont la biographie nous paraît encore à faire.

Aboulfarage n'a reproduit qu'un fragment de cette notice, où l'on trouve encore des renseignements plus ou moins conformes à la tradition classique sur l'ancienne bibliothèque des Ptolémées. Djemaleddin les avait puisés dans le Fihrist de Mohammed ben Ishaq, et c'est là aussi qu'a puisé l'historien des médecins, Ebn Abi Ossaïbiah.

Il faut remarquer cependant que Mohammed ben Ishaq et Ebn Abi Ossaïbiah ne parlent pas de l'incendie de la Bibliothèque d'Alexandrie par les Arabes.

Livre Premier

Djemaleddin puisa-t-il à d'autres sources que connut sans doute Abdellatif, qui mentionne le fait sommairement ? ou bien le silence des deux écrivains précités fut-il commandé par un sentiment de pudeur nationale qui ne put retenir la plume de notre bibliophile ?

Les études orientales élargissent incessamment leur cadre et défrichent tous les jours des terrains inexplorés. On peut espérer que de nouvelles lumières viendront éclairer ces questions. Quoi qu'il en soit, historien impartial de l'école arabe, nous avons dit tout ce qui est à sa charge comme tout ce qui est à sa louange.

Pour nous résumer, nous dirons avec M. Matter[1] que l'existence et l'incendie d'une bibliothèque dans Alexandrie, au temps d'Omar, est un fait à rétablir dans l'histoire.

La personnalité de Jean le Grammairien fut aussi l'objet de controverses. On a contesté que Philoponus ait pu vivre jusqu'à l'arrivée des Arabes devant Alexandrie. A cela nous répondrons avec M. Matter que l'on a confondu Jean Philoponus avec un autre Jean qui fut l'auteur de l'hérésie des Trithéistes. Certains documents arabes semblent avoir fait la même confusion.

Quant à l'identité de Jean le Grammairien des Arabes avec Jean Philoponus elle ne saurait être mise en doute. Les Arabes connurent ce surnom de Philoponus et même ils en connurent l'étymologie. De plus l'énumération qu'ils font de ses ouvrages concorde avec ce que l'on sait d'ailleurs. Les renseignements copieux qu'ils nous donnent fourniraient la matière d'une intéressante biographie.

Jean fut d'abord batelier. Il transportait les habitués de l'école située dans une île d'Alexandrie. Leurs entretiens lui donnèrent le goût de la science. Il avait alors quarante ans.

Il n'en vendit pas moins sa barque et se mit à suivre les cours et devint lui-même un savant. Ses travaux se dirigèrent principalement vers Aristote.

---

1 Histoire de l'Ecole d'Alexandrie. I. 342.

Lucien Leclerc

On peut lire dans Ebn Abi Ossaïbiah la liste de ses commentaires et les retrouver dans la Bibliothèque de Fabricius. Son commentaire sur la physique ne comprenait pas moins de dix volumes et Djemaleddin, dans le Kitab el hokama, nous apprend qu'il fut en sa possession. Dans cet écrit, il nous donne la date de sa composition, l'année 343 de l'ère de Diociétien, ce qui nous reporte en l'année 626 de l'ère chrétienne. Djemaleddin ajoute : Il s'est donc écoulé plus de trois siècles depuis Jean jusqu'à nous et il paraît qu'il écrivit cet ouvrage dans sa jeunesse. Jean fournit donc une longue carrière.

A côté des commentaires sur Aristote il faut citer encore sa réfutation de Proclus, que Djemaleddin possédait dans sa bibliothèque ; ses commentaires sur Porphyre, sur les vers dorés de Pythagore, etc.

Nous avons déjà parlé de ses commentaires sur les XVI livres de Galien. Il en fit aussi sur les livres de l'Usage des parties, de la Thériaque, de la Saignée et il écrivit un traité sur le pouls. On le trouve cité dans le Continent de Razès.

Il écrivit enfin sur les annales de la médecine et nos historiens invoquent plus d'une fois son témoignage dans les questions de chronologie.

Nous aurons à revenir sur Jean le Grammairien à propos des traductions.

Premières Traductions. — Les Alchimistes.

Si la grande bibliothèque était détruite il restait encore des savants et des livres dans Alexandrie. Jean le Grammairien survécut à l'entrée des Arabes, mais nous ignorons quel fut le terme de sa carrière. Parmi ses collaborateurs à l'œuvre des XVI livres de Galien, nous en verrons deux qui, par des traductions, se firent les initiateurs des Arabes à la science grecque.

Un autre médecin qui nous est donné comme enseignant la médecine, se fit musulman et s'attacha à la personne d'Omar.

La science grecque, qui avait déjà séduit Amrou, fit bientôt une conquête encore plus importante et plus féconde, celle d'un prétendant au Khalifat, Khaled ben Yezid.

La passion de Khaled ne fut pas une admiration stérile. Désirant entrer en possession de la science grecque, il invita les derniers savants qui se trouvaient encore dans Alexandrie à traduire les livres des Grecs en arabe. Mais que ce fut par le fait de ces savants ou par le fait de Khaled, ces traductions qui s'adressèrent aussi aux ouvrages d'astronomie et de médecine, embrassèrent plus particulièrement les ouvrages d'alchimie. Ces deux causes furent sans doute enjeu, attendu que nous voyons d'une part celui de ces traducteurs qui nous est désigné nominativement, compter parmi les adeptes de l'art, et que d'autre part nous voyons Khaled provoquer aussi des traductions de la langue du pays, cette terre classique delà science hermétique.

L'alchimie, chez les Arabes, est un legs direct et immédiat de l'école d'Alexandrie. Ce sont ses derniers savants qui l'ont importée chez les Arabes où elle produisit des fruits soudains et merveilleux. Les études hermétiques marquent le premier éveil de la pensée arabe et ce fut par son côté le plus faible qu'ils ont attaqué la science antique.

Chose étrange! nous voyons tout d'abord deux grands personnages appartenant aux familles qui se disputaient l'empire, un Ommaide, un Khalife désigné, Khaled ben Yezid ; un Alide, un Imam, Djafar es Sadiq, se passionner pour l'alchimie, et le dernier former comme élève le fameux Géber qui en est resté la plus haute expression.

Le cachet original des origines de l'alchimie chez les Arabes n'a pas encore été remarqué. Des noms légèrement altérés dans les traductions latines et qu'un peu d'attention suffisait pour restituer et rétablir à leur place, ont été méconnus. Les créateurs de l'alchimie chez les Arabes ont été rajeunis de trois siècles et transportés bien loin après leurs disciples. C'est ainsi que les historiens de l'alchimie ont méconnu la filiation des faits et sont allés chercher des origines fabuleuses à Byzance, tandis qu'il fallait rester sur le sol d'Alexandrie.

Si de telles erreurs se comprennent chez l'auteur de l'Alchimie et les

Alchimistes, elles se comprennent moins chez l'auteur de l'Histoire de la chimie, qui nous a donné de bonnes études sur les alchimistes grecs et qui paraît avoir une porte ouverte sur l'Orient.

On sait que l'Egypte est le berceau de l'alchimie et la patrie d'Hermès, qui donna son nom à la science. Elle ne cessait d'y être cultivée, au point que Dioclétien en prit ombrage et craignit que les ressources qu'elle pouvait créer ne fournissent des armes à la révolte. Ces traditions se maintinrent pendant toute la durée de l'école et nous allons les voir représentées par ses derniers savants, qui les transmirent aux Arabes.

Toujours vivaces, comme nous allons le voir, elles grandirent subitement sous l'impulsion de Khaled et atteignirent bientôt leur apogée dans la personne de Géber.

ADFAR ET MORIENUS.

Voici en résumé ce qu'on lit dans un opuscule intitulé : Liber de composione Alchemiœ, quem cdidit Morienus romcinus Calid regi AEgyptiorum, et qui fut traduit de l'arabe en latin sur la fin du XIIe siècle.

Il y avait à Alexandrie un philosophe chrétien, du nom d'Adfar, qui avait consacré de longues années à étudier le livre d'Hermès, et dont la renommée s'était répandue jusqu'à Rome.

Un jeune romain, du nom de Morienus, en ayant entendu parler, quitta sa famille et se rendit à Alexandrie, où il devint le disciple d'Adfar qui lui révéla tous ses secrets. Quelques années après, Adfar étant mort, l'Egypte était gouvernée par Macoya. Celui-ci fut remplacé par son fils Gezid, qui le fut par son fils Calid. Or Calid était un prince passionné pour la science. Il entretenait plusieurs savants et philosophes desquels il espérait apprendre la doctrine d'Hermès et particulièrement l'explication du livre d'Adfar. Morienus, qui s'était retiré, à la mort d'Adfar, dans un ermitage près de Jérusalem, entendit parler de Calid et vint le trouver à deux reprises. Morienus nous a laissé le récit de son entretien avec Calid dans un opuscule qui fait suite au premier. Il nous apprend qu'il se retira dans la solitude quatre années après la mort du, roi Hercule, c'est-à-dire de l'empereur Héraclius, ce qui lui suppose une longue existence.

Nous sommes étonné que dans Calid, fils de Gezid, fils de Macoya, les historiens de l'Alchimie n'aient pas reconnu Khaled ben Yezid ben Maouya, et qu'il aient reculé l'existence de Morienus jusqu'au onzième siècle. N'auraient-ils pas du aussi s'arrêter au nom d'Héraclius? Quant au nom de roi donné à Calid, bien que Khaled ben Yezid n'ait pas régné, il est possible que, dans le cercle de ses intimes, le titre de Khalife lui ait été donné et que son installation ait été eu rapport avec ses espérances.

Avant de parler de Khaled, d'après les documents arabes, dégageons d'abord les deux personnalités moins importantes d'Adfar et de Morienus.

Nous croyons qu'il y a de fortes présomptions pour admettre l'identité d'Adfar et d'Ebn Abjar , dont le nom, comme tant d'autres, aura pu être altéré par les traducteurs. Ebn Abjar nous est donné comme professeur à Alexandrie lors de l'invasion arabe. Ne serait-ce point là le savant qui fit faire à Morienus le voyage d'Alexandrie ! Ebn Abjar se fit musulman. Cette apostasie ne serait-elle point un des motifs qui auraient engagé son disciple à se retirer du monde ?

Quant à Morienus une difficulté se présente. Peut-on le confondre avec le Morienus dont parlent le Fihrist, le Kitab el hokama et l'histoire des médecins, que nous avons vu concourir à la rédaction des XVI livres de Galien ? Le doute est permis.

Ebn Khallican et Hadji Khalfa s'accordent à donner le nom de Mourianous ou Marianous à l'initiateur de Khaled dans la science du grand œuvre.

Voici ce que dit le premier dans la notice de Khaled : Il apprit l'œuvre d'un moine grec, roumy, du nom de Mourianous, et parmi les trois livres qu'il a composés, l'un deux est consacré au récit de ses relations avec lui.

Lucien Leclerc

A propos de l'alchimie et de la faible quantité d'élixir ou pierre philosophale nécessaire pour la transmutation des métaux, Hadji Khalfa cite un mot de Morienus, maître de Khaled ben Yezid. Au n° 12,098, il cite un livre d'Alchimie composé par Morienus pareillement qualifié de maître de Khaled.

Les écrits de Morienus ont été traduits en latin en 1182, dit Lenglet Dufresnoy, dans l'histoire de la philosophie hermétique, par Robert Castrensis, que M. Jourdain, dans ses Recherches sur les traductions d'Aristote, pense être le même que Robert de Rétines. Nous ne savons pour quelle raison M. Hoefer a traduit par Robert de Chartres. M. Jourdain pense que la traduction de Khaled est du même auteur.

Nous avons vu Etienne d'Alexandrie figurer parmi les médecins qui rédigèrent les XVI livres de Galien. Cet Etienne ne nous paraît pas pouvoir être différent de celui qui, d'une part, nous a laissé des ouvrages d'alchimie en grec, et de l'autre nous est donné par les Arabes comme ayant traduit du grec en arabe des ouvrages d'alchimie pour Khaled ben Yezid, bien que l'identité ne soit pas littéralement formulée.

ETIENNE d'ALEXANDRIE OU l'ANCIEN ET KHALED BEN YEZID.

Le rédacteur des XVI livres est dit Etienne d'Alexandrie; de même aussi l'auteur des ouvrages d'alchimie qui nous sont parvenus sous ce nom. Les Arabes l'appellent Etienne V Ancien, pour le distinguer d'Etienne, fils de Basile, qui fut aussi traducteur, notamment de Dioscorides, mais qui vécut au moins un siècle plus tard.

Etienne l'Ancien figure en tête de la liste des traducteurs donnée dans le Fihrist, avec cette mention : « Il traduisit pour Khaled ben Yezid des ouvrages d'alchimie et d'autres matières. » Ce fait qui donne de l'importance à Etienne n'en a pas moins été méconnu par Wenrich. Ce fait a aussi son importance historique.

Il prouve que les traductions du grec en arabe commencèrent

Livre Premier

beaucoup plus tôt qu'on ne le croit généralement.

Un autre passage du Fihrist est plus explicite.

Il y est dit que Khaled ben Yezid fut le premier pour lequel on traduisit des livres de médecine, d'astronomie et d'alchimie. Ailleurs il est dit que ces traductions portèrent sur les livres grecs et coptes ou égyptiens.

Etienne fut le principal agent de ces traductions et c'est le seul dont le nom nous ait été conservé.

Nous lisons dans Hadji Kbalfa qu'Etienne le grec, d'Alexandrie, traduisit aussi la Logique et les Catégories d'Aristote.

Il nous est resté d'Etienne des ouvrages d'alchimie, les uns en manuscrits grecs et les autres en traductions latines.

Déjà Vanderlinden (De scriptis medicis, liherprimus, 435) en signalait un à Leyde sous le titre : De divina et sacra arte chrysopœœ.

Ce manuscrit est sans doute le même qui se trouve à Paris dans les n° 2275, 2325, 27 et 29 du fonds grec de la Bibliothèque nationale.

Dans le n° 2275 cet opuscule commence au verso du f° 21 et finit au verso du f° 55. Il est suivi d'un traité de chimie de Zozyme avec figures. Tel est le titre latin donné par le catalogue: 6° Stephani philosophici œcumcnici de divina et sacra arte auri conficiendi lectîones novem ad impcratorcm Heraclium,

Etienne figure sous forme de traduction latine dans la Bibliothèque chimique de Manget. Ainsi, à la page 472, du premier volume, on lit : Questio Herculis régis à Stephano alexandro. Puisque tu es le prince des philosophes de notre temps, dit Héraclius à Etienne, que penses-tu de l'or, du cuivre, du mercure, du plomb, du fer, etc ? Les réponses sont courtes et substantielles.

Les mots : Herculis regis, nous font supposer que la traduction s'est faite de l'arabe.

Plus loin nous trouvons encore une page sous le titre : Dicta Stephani.

Khaled ben Yézid ben Moaouyah, par la haute fortune qui l'attendait et qui lui fut ravie, ce dont il se consola nobleblement, est une des figures les plus originales et les plus intéressantes de l'histoire.

Son père, le Khalife Yézid, mourut en 683, âgé de moins de quarante ans. Moaouyah II, frère de Khaled, recueillit l'héritage paternel et ne vécut que quelques mois. Khaled eut bien quelques partisans, mais Mérouan finit par être proclamé Khalife, Khaled ayant été trouvé trop jeune, à la condition toutefois qu'il succéderait immédiatement à Mérouan. A défaut de date nous voyons approximativement jusqu'où doit remonter la naissance de Khaled: il devait avoir alors de quinze à vingt ans. Cependant Mérouan oublia sa promesse et désigna son fils Abd el Malek pour lui succéder. Khaled en fit des reproches à Mérouan, qui avait épousé sa mère à son avènement au trône. Mérouan s'oublia jusqu'à traiter Khaled de bâtard. Khaled irrité rapporta ce propos à sa mère qui se vengea en donnant du poison à Mérouan, ou selon d autres, en l'étouffant sous des coussins pendant son sommeil. Mérouan avait régné moins d'une année. Khaled renonça dès lors au pouvoir et consacra les vingt années qu'il survécut, sa mort étant arrivée en 704, h encourager les savants et cultiver la science et particulièrement l'alchimie.

Un homme qui fut un éminent historien, mais qui vécut à une époque de décadence et dans les contrées les moins éclairées de l'islamisme, qui mena du reste une vie trop agitée pour être un érudit, Ebn Khaldoun a contesté que Khaled ben Yezid ait cultivé la science hermétique. On attribue, dit-il, certains procédés de l'art et certains dictons qui s'y rapportent a Khaled ben Yezid ben Moaouyah, beaufils de Mérouan, mais comme nous savons parfaitement bien que Khaled était de la race arabe bédouine et que la civilisation de la vie nomade lui était bien plus sympathique, il a du ignorer complètement les sciences et les arts.[1]

---

1 Prolégomènes, traduits par M. De Slane. Notices et Extraits XXI, 207.

Nous ne comprenons pas le raisonnement d'Ebn Khaldoun, qui est la négation de la liberté et de la spontanéité humaine, que l'on constate chez les races aussi bien que chez les individus.

Nous ne comprenons pas davantage certains écrivains modernes, qui ont pour habitude de caractériser les races par les faits de leur enfance, sans tenir compte de leurs évolutions ultimes ; qui prétendent qu'un artiste, un poète doivent fatalement reproduire, comme un photographe, le milieu dans lequel ils vivent et grandissent. Mais n'est-ce pas, aujourd'hui surtout, un fait général que l'ascension spontanée des individus à des sphères plus élevées ? Ne voit-on pas tous les jours des familles d'artistes et de savants s'éteindre, tandis que d'autres montent et s'épanouissent? Sur le terrain de la médecine, ne voyons-nous pas aujourd'hui la plupart de nos grands maîtres sortir de la pauvreté et arriver par le travail à une vieillesse florissante et glorieuse ? Nous insistons d'autant plus volontiers qu'on a dit trop souvent que les Arabes n'avaient pas le génie scientifique, comme s'il ne fallait pas pour les juger embrasser la plénitude de leur existence et de leurs manifestations, au lieu de se borner à une phase de leur enfance.

Ebn Khaldoun ajoute : On n'avait encore publié ni même traduit les écrits laissés par les savants qui s'étaient adonnés à la culture des sciences telles que la physique et la médecine.

Ebn Khaldoun fait ici preuve d'ignorance, mais on est encore plus étonné de lire quelques pages plus loin les lignes suivantes : La philosophie est une science vaine en elle-même et nuisible dans son application.

Aux assertions téméraires d'un historien du XIVe siècle, nous allons opposer le témoignage formel d'un auteur compétent et plus rapproché des faits, car il vivait au Xe siècle. Cet homme est Fauteur du Fihrist, assez explicite sur Khaled ben Yezid. Il en parle h plusieurs reprises. Et d'abord : Khaled ben Yezid, appelé le philosophe des Mérouanides, était un homme distingué, ami des sciences et cultivant le grand art. Il réunit les savants grecs restés en Egypte et leur fit traduire les ouvrages d'alchimie du grec et du copte en arabe, « et ce furent là les premières traductions d'une langue clans une autre qui se firent dans V Islam. »

Et ailleurs : Le premier qui fit traduire les anciens ouvrages d'alchimie fut Khaled ben Yezid. C'était un homme éloquent, poète, intelligent et judicieux. Ce fut le premier pour lequel on fit des traductions de livres de médecine, d'astronomie et d'alchimie. On rapporte qu'on lui fit cette observation : Qu'avais-tu à faire de t'occuper d'alchimie? Ce à quoi il répondit : J'espérais le Khalifat et on me l'a enlevé. 11 ne me reste que le grand œuvre pour être utile à mes frères et à mes amis.

J'ai vu, dit Mohammed ben Ishaq, quatre livres de Khaled, la grande et la petite feuille, ses conseils à son fils, plus un autre (dont le titre est illisible). Il écrivit aussi des poésies sur l'art et j'en ai vu environ cinq cents feuilles.

Nous avons déjà vu que Mohammed place en tête des traducteurs Etienne, et il ajoute: Ce fut lui qui traduisit pour Khaled ben Yezid des ouvrages d'alchimie et d'autres matières.

Ebn Khallican dit que Khaled était savant dans la médecine et dans l'alchimie et qu'il écrivit sur ces deux sciences. Il fut instruit dans l'art par le moine grec Marianous, et de ses trois écrits l'un est consacré à reproduire ses rapports avec Marianous. Je pourrais en dire plus long, ajoute Ebn Khallican, mais ce n'est pas le lieu.

Le récit de l'entretien de Khaled avec le moine Marianous est cité dans Hadji Khalfa, sous le n° 12,698.

Hadji Khalfa cite au n° 10,133, un autre livre de Khaled, intitulé le livre de la Miséricorde, divisé en quatre parties : De la connaissance des peines, des poids, du régime, des propriétés. On trouve encore au n° 7114, le livre de l'Art admirable sur l'explication des secrets de l'alchimie.

Enfin, sous le n° 9016, nous trouvons la mention du Paradis de sagesse, poème hermétique de Khaled ben Yézid, le prince philosophe, qui ne contient pas moins de 2315 vers.

Livre Premier

Le Divan de Khaled existe à la Bibliothèque de Béchir Kislar Aga. Hadji Khalfa, VII, p. 205.

Il nous reste de Khaled trois livres en traduction latine :

Le livre des secrets, le livre des trois paroles, son entretien avec Morieu.

Le livre des secrets est un petit traité méthodique et substantiel, divisé en 16 chapitres. On y trouve une citation de Géber, qui ne saurait être qu'une interpolation.

Ces opuscules se trouvent dans les recueils hermétiques, et quelquefois imprimés à part et même traduits en français.

Terminons par une dernière citation de Hadji Khalfa, V. 286 : Le premier, dans l'Islam, qui s'occupa de la science chimique, en composa des livres, donna la composition de l'élixir et étudia les livres de philosophie fut Khaled ben Yézid, et le premier après lui qui s'illustra dans cette science fut Géber, qui la tenait de l'imam Djafar Essadiq.

DJAFAR ESSADIQ.

Nous venons de voir un Ommiade se consoler de la perte d'un trône par la culture de la science, nous allons lui trouver un émule dans la famille rivale des Alides, dans son chef spirituel le sixième des Imams.

Djafar, dit Essadiq ou le Véridique, naquit en l'année 699, cinq ans avant la mort de Khaled. On lui offrit l'empire qu'il refusa, se contentant de l'imamat. Il nous est donné comme ayant écrit sur l'alchimie, mais nous n'avons rencontré aucun ouvrage sous son nom.

Toutefois on le trouve assez fréquemment cité comme autorité dans les ouvrages hermétiques, et il est bien établi qu'il eut pour disciple le fameux Géber.

On a prétendu, mais à tort, que le maître de Géber était Djafar le Barmécide. Nous avons la preuve du contraire. Il existe à la bibliothèque de Paris un manuscrit sous le nom de Géber, coté n° 1080 du supplément. Géber le cite souvent et quelquefois comme son maître, oustady.

Djafar est surtout connu par des écrits relatifs à la divination, dont plusieurs nous sont parvenus et se trouvent dans les collections orientales. Hadji Khalfa en a mentionné une dizaine.

L'un d'eux est le traité des convulsions, ikhtiladj, d'après lesquelles on devine l'avenir. Il est fréquemment cité dans un ouvrage de ce genre de la bibliothèque de Paris, n° 1068, ancien fonds.

D'autres ont trait aux songes, à l'emploi magique des lettres, à la géomancie.

Le plus connu est celui qui porte le nom de Djefr, ou de petite Djefr, car la grande Djefr est l'œuvre d'Ali, qui la reçut par révélation. Elle fut écrite sur une peau de chameau, d'où, lui vint son nom. La petite n'en est qu'un abrégé fait par Djafar. La Djefr contient les destinées de l'islamisme.

D'Herbelot rapporte qu'Abou Hanifa, quand il se présentait devant Djafar était saisi d'un plus grand respect que quand il se présentait devant le Khalife Almansour. Djafar mourut en 765. En résumé, s'il nous intéresse par sa haute position et ses écrits, il nous intéresse surtout ici pour avoir été le maître de Géber.

Ajoutons qu'Ebn Khallican lui attribue cinq cents opuscules et lui donne pour disciple Géber.

GEBER

Si le nom de Géber est bien connu, son existence l'est beaucoup moins.

Tels sont les noms qu'il porte dans le Fihrist, le plus ancien document dans lequel nous l'ayons trouvé mentionné, en même temps que le plus explicite : Abou Abd Allah Djaber ben Hayân ben Abdallah el Koufy, surnommé Essoufy.[1]

Nous lui trouvons ailleurs, notamment dans Hadji Khalfa, les surnoms de Thoussy, Tharsoussy et même Magrerby, ce qui impliquerait, sinon l'origine, du moins le séjour à Thons, à Tarse, dans le Magreb. Le dernier surnom se trouve deux fois dans Hadji Khalfa, mais il nous paraît suspect.

D'après le Fihrist l'opinion commune est qu'il était originaire de Koufa, et qu'il y passa la plus grande partie de son existence. Toutefois le Fihrist n'ignore pas qu'on le fait naître à Thous et il rapporte un propos de Razès favorable à cette opinion. Le Kitab el hokama ne lui donne que les deux surnoms de Koufy et de Soufy. Ebn Khallican, dans la vie de Djafar ajoute Tharsoussy. Le surnom de Soufy a trait à la doctrine du Soufisme, dont il était un adepte.

Nous ignorons la date de sa naissance, mais ses relations avec l'imam Djafar nous prouvent qu'il dut naître vers le commencement du VHP siècle. Hadji Khalfa le fait mourir en l'année 776, date que nous avons en vain cherchée ailleurs, mais qui nous paraît vraisemblable. Nous avons déjà dit que dans Djafar d'aucuns avaient voulu voir Djafar le Barmécide, et que cette hypothèse était infirmée par ce que nous lisons dans les écrits de Géber. Nous ajouterons que cette hypothèse est aussi rappelée mais combattue par l'auteur du Fihrist, et quele Kitab el hokama, dans la notice de Djafar Essadiq, lui donne pour élève Géber. Il est vrai que l'on trouve dans la liste bibliographique donnée par le Fihrist un livre dédié à Djafar ben Jahya le Barmécide, qui mourut en 802 à l'âge de 38 ans. Au cas où cette dédicace serait authentique et non une interpolation, il faudrait peut-être reculer de quelques années la mort de Géber.

Léon l'Africain a consacré quelques lignes à Géber, à propos de la ville de Fez, où de son temps florissait encore l'alchimie : « Habent autem ejus artis multa opuscula à doctis viris conscripta, inter quos potiorem locum habet Geber, qui centum annis post Mahumetem

---

[1] Il est dit aussi Abou Moussa; du nom d'un autre fils.

Lucien Leclerc

vixit, quem natione gToecum aiunt fidem abjurasse. »[1]

On est allé souvent prendre des renseignements sur Géber dans ce passage de Léon l'Africain : c'est la seule raison qui nous l'ait fait reproduire.

On a dit que Géber passait sa vie en voyages, craignant pour ses jours. L'auteur du Fihrist dit qu'il tient d'un adepte de confiance, que Géber résidait surtout à Koufa et que du temps d'Azzeddoula on trouva dans cette ville, à l'endroit où se trouvait la maison de Géber un mortier contenant deux cents livres d'or. Il rapporte aussi que les écrivains de son temps étaient en désaccord au sujet de Géber et de son origine, et que d'aucuns affirmaient que le seul authentique de ses livres était le livre de la Miséricorde. Mohammed ben Ishaq n'ajoute pas foi à ces dires. Il voit dans Géber un homme laborieux et qui a couvert deux mille pages de ses écrits. Il rapporte aussi que les Sabiens le considéraient comme un des leurs, et d'Herbelot croit qu'il professait le Sabisme.

Géber écrivit beaucoup. Il y avait deux catalogues de ses écrits, le grand contenant toutes ses œuvres, et le petit ne contenant que les écrits relatifs à l'alchimie. J'en ferai le recensement, dit l'auteur du Fihrist, tant d'après ce que j'ai vu que d'après le témoignage de personnes qui ont vu les autres. Cette liste se monte à plus de deux cents titres d'ouvrages. A la fin, nous trouvons cité Géber lui-même qui dit avoir produit des quantités fabuleuses d'écrits sur la philosophie, les arts, la médecine, l'astronomie, etc.

Nous nous en tiendrons aux livres dont nous avons les titres. Ils ont trait non-seulement à l'alchimie, mais encore à la divination, à l'interprétation des songes, à la prestidigitation, à l'astronomie, à l'histoire naturelle, à la philosophie, à l'anatomie, à la médecine.

Il est une série de Corrections de Pythagore, de Socrate, de Platon, d'Aristote, de Démocrite, etc. On y remarque dix livres suivant les doctrines de Balinas, l'homme aux talismans, dont nous avons établi

---

[1] J. Leonis Africani descriptionis Africae, liber III, folio 136, verso, Rorase. Anno restitutae salutis M.D.XXVI. V. Idus Mart.

Livre Premier

l'identité avec Apollonius de Tyane. On y voit cités des commentaires sur Euclides et l'Almageste.

Sans doute, ces écrits sont d'une authenticité douteuse. Cependant il ne faut pas les nier formellement. D'une part, nous savons que Khaled fit traduire, outre les ouvrages hermétiques, des ouvrages d'astronomie et de médecine. D'autre part, dans les écrits qui nous sont restés, on trouve un traité de l'astrolabe attribué à Géber. Il n'est pas admissible que ce dernier écrit fut l'œuvre d'un astronome espagnol, Djaber ben Aflah, l'existence de cet écrit ayant été constatée à Alexandrie, d'après le Kitab el hokama, comme étant de Djaber ben Hayan.

Ce qui est incontestable, c'est que des livres d'astronomie et de médecine furent traduits antérieurement à Géber par ordre de Khaled ben Yézid. Il y a plus. Quand même le fait de ces traductions ne nous serait acquis, nous n'en devrions pas moins admettre que Géber eut à sa disposition des traductions du grec, quelle qu'en fut la provenance. En effet, rien ne nous autorise à supposer que Géber ait pu lire les savants grecs dans leur langue originale.

Il y eut nécessairement avant Géber des traductions du grec en circulation : seulement nous ignorons sur quel auteur en particulier elles ont porté. Le peu de manuscrits arabes qui nous reste de Géber n'a pas encore été complètement étudié ; peut-être que l'avenir nous réserve là-dessus de nouvelles lumières.

Nous n'avons jamais eu l'intention de faire une étude complète et critique sur Géber, nous n'en avons ni le temps ni les moyens. Nous avons voulu seulement tirer des documents jusqu'alors inexplorés une somme de renseignements suffisants pour donner de la consistance à la biographie de Géber, qui, jusqu'à présent, du moins dans les écrits que nous avons pu consulter, était vraiment dérisoire.

On a droit de s'étonner en lisant ces mots dans l'Histoire de la chimie: « Yeher ou Géber. Son père s'appelait Moussa et il avait un fils nommé Haygan.»[1] On doit aussi considérer comme du roman

---

[1] Deuxième édition. page 326.

ce qui est dit de Géber dans l'Histoire des savants du moyen-âge de M. Figuier. Ce qui est surtout inexact, c'est que Géber ait professé à Édesse.

A l'époque de Géber, l'école d'Édesse n'existait plus depuis longtemps.[1]

Nous dirons quelques mots des écrits de Géber qui nous sont restés.

Et d'abord jetons un coup-d'œil sur ceux dont parle Hadji Khalfa, qu'on peut espérer retrouver quelque jour, s'il est vrai, comme le pense M. Mohl, que Hadji Khalfa n'ait consigné que les ouvrages existants.

Il en cite une vingtaine, dont la majeure partie est consacrée à l'alchimie, considérée dans son ensemble ou dans ses détails.

Le Kitab el Khalis, inscrit sous le n° 1083, nous paraît être l'original du Summa perfectionis, dont nous parlerons tout à l'heure.

Le livre de la Miséricorde (qui se trouve en arabe à Paris) est inscrit sous le n° 10,133.

A propos du livre des Cinq Cents nous lisons: Ordinairement les médecins résument l'esprit de leurs publications dans un écrit particulier qui sert comme d'introduction à leur doctrine : c'est ainsi que Géber recommande le livre intitulé les Cinq Cents.

Nous trouvons aussi des écrits sur les minéraux, les pierres, un livre des Propriétés, un appendice à un traité de l'astrolabe ; enfin dans un autre il est question de la métaphysique de Géber.

La Bibliothèque de Paris possède quelques manuscrits de Géber. Nous avons examiné l'un d'eux, inscrit sous le n° 1080, supplément.

Ce volume, de 160 feuilles, contient vingt-et-un opuscules, parmi lesquels le livre de la Miséricorde, Kitab errahma, qui commence à

---

1 Voyez Assomani.

la feuille 138.

La plupart de ces opuscules traitent des différents métaux, l'or, l'argent, le cuivre, le fer, le plomb, etc.

A propos de l'étain, f 44, nous lisons : On rapporte ce métal à Jupiter, appelé chez les Grecs et les Romains Zeus et chez les Persans Bardjis.

L'imam Djafar est souvent invoqué ou cité comme son maître et même quelques chapitres sont donnés comme tirés de ses écrits.

A propos de livre du Serment ou du Testament, Kitabel Ahed, nous lisons : Quand Djafar eut composé ce livre il me dit : Djeber, j'ai découvert le secret de Dieu.

Ce qui nous intéresse surtout dans ce livre ce sont des passages relatifs à la médecine. Cette médecine est celle de Galien, qui est cité une fois, pour l'influence du physique sur le moral.

Toute chose, dit Géber, a son opposé, qui est son antagoniste. Ainsi le chaud est l'opposé du froid, et le sec de l'humide. Ainsi la bile est l'opposé de la pituite et le sang de l'atrabile.

Il y a de même opposition entre les éléments du remède et ceux de la maladie. Ainsi contre les affections biliaires on opposera les courges, le petit lait, le mucilage de psyllium ; contre les maladies du sang les substances froides et sèches telles que la Thabachir (concrétions du bambou), le vinaigre, les grenades ; contre les affections atrabilaires l'ognon, la roquette, l'eau miellée ; contre les affections pituitaires, le castoreum, l'epopanax, l'asa faetida, etc.

Géber donne de longs détails sur les diverses variétés de céphalalgie, parmi lesquelles il compte celle qui provient de l'abus du vin.

La cadmie et la tuthie sont indiquées comme employées en collyres.

A côté de Galien, nous voyons cités Socrate, Platon, Aristote, Porphyre, Andromaque, Osthanes, etc. Nous relèverons la citation de Mahraris l'Indien, qui accuse des relations avec l'Inde.

Des ouvrages traduits et imprimés, le plus connu et le plus important est la Somme de perfection du Magistère, qui est un traité général de la matière.[1] Tel est son début : Toute notre science de la transmutation des métaux que nous avons extraite des livres des anciens philosophes et répandue dans nos divers écrits, nous en donnons ici l'abrégé.

La Somme de perfection est en quelque sorte la philosophie de la science hermétique. Géber commence par établir la réalité de la science et réfute ses détracteurs. Si l'on nous objecte, dit-il, que l'espèce ne se transforme pas en une autre espèce, nous répondrons que c'est un mensonge. Me voit-on pas un verse transformer en mouche et le froment en ivraie? Ce n'est pas nous qui agissons, mais la nature dont nous sommes les serviteurs. Ce n'est donc pas nous qui transformons les métaux, mais la nature, à laquelle, par un art ingénieux, nous aidons, préparant la matière et les moyens, car c'est toujours elle qui agit et nous ne faisons que la seconder.[2]

Il exige des adeptes des qualités et des ressources et il les met en garde contre de vaines espérances. Cette science, dit-il, ne convient pas aux pauvres; elle leur est plutôt contraire.

Ces conseils furent rarement écoutés. Hadji Khalfa cite cette imprécation, sous forme de jeu de mots, d'un adepte qui, sans doute, ne put réussir à faire de l'or : « Voilà l'homme qui a trompé les anciens et les modernes. Géber, tu n'es qu'an casseur et non un réducteur (Djabir.) »

La Somme de perfection est ordinairement suivie du petit traité de l'Investigation du Magistère. La Somme a été traduite en français par Salmon.

Il n'est pas dans notre sujet d'entrer dans le détail des œuvres de Géber.

---

1 Gebri Arabis Chimia, sive Traditio sumraœ perfectionis...., à Caspare Hornio, Lugdum Batavoram 1668, petit in-12.

2 Page 33

Pour leur ensemble et leurs éditions on peut consulter l'histoire de la philosophie hermétique. Ils font naturellement partie de tous les recueils d'alchimie.

On peut en lire des extraits dans l'histoire de la chimie par M. Hoefer. Le caractère de Géber et de ses écrits y est bien apprécié et nous sommes de son avis quand il dit que Géber est pour l'histoire de la chimie, ce qu'Hippocrate est pour l'histoire de la médecine.

En somme Géber est une des plus grandes figures du moyen-âge. Nul homme de son temps n'embrassa un aussi vaste horizon, mais il concentra son regard sur un domaine dont il est resté le souverain. Ce qui le frappa, ce sont les transformations que subissent les corps par leur action réciproque. S'il se trompa dans l'interprétation de ces faits, il eut surtout le mérite de susciter pendant de longs siècles une phalange de disciples fervents dont les travaux ininterrompus préparèrent l'avènement de la science moderne.

Nous parlerons plus tard des disciples de Géber.

II — LES TRADUCTIONS ET LES MÉDECINS SOUS LES OMMIADES.

Nous avons déjà vu que des ouvrages de médecine figurèrent dans le nombre des traductions commandées par Khaled ben Yezid. Nous savons encore que ces traductions durent être connues de Géber et embrassèrent un large ensemble de connaissances. Seulement, nous ignorons sur quels auteurs en particulier elles ont porté. Il n'en est pas moins acquis qu'un travail d'infiltration scientifique se faisait à travers les Arabes.

Nous allons enfin mettre le doigt sur la traduction d'un livre dont l'auteur nous est connu, et même nous remarquerons que la traduction de ce livre en langue arabe se fit sous la recommandation d'un Khalife.

En même temps nous constaterons la présence d'un certain nombre de médecins parmi les Arabes. Il est vrai que ce ne sont encore que des étrangers à leur service. Ce n'en est pas moins une préparation au grand événement de l'initiation des Arabes à la science, qui marqua la fin du VIIIe siècle et remplit le IXe

Ce chapitre se divisera donc naturellement en deux paragraphes : les traductions et les médecins.

AHROUN, DJASIOUS ET MASSERDJOUIH.

De ces trois noms de médecins, le premier est l'auteur d'un livre que les deux autres ont successivement traduit du grec en syriaque et du syriaque en arabe.

Ahroun el quass ou le Prêtre, dit aussi Ahroun fils d'Ayan, est vulgairement connu sous le nom d'Aaron. Nos historiens, Mohammed ben Ishaq en tête, nous apprennent qu'il vivait au commencement de l'islamisme.

Il composa un compendium de médecine, en syriaque, disent-ils et Masserdjouih le traduisit en arabe. Il y a là un mot à rectifier. Nous lisons dans Assemani qu'Aaron n'était pas syrien, et que Gosius d'Alexandrie fit passer son traité de médecine du grec en syriaque.

Aboulfarage a, suivant son habitude, reproduit ce passage. Dans l'édition qu'en a donné Pococke, on lit que la traduction et la continuation en fut faite par Sergius, erreur que nous aurons tout à l'heure à redresser, et qui a été adoptée par Sprengel et par Wüstenfeld.

Ahroun ne nous est connu personnellement que par les quelques renseignements donnés par les médecins arabes.

Son livre ne nous est pas parvenu, et nous ne le connaissons que par les nombreux emprunts que lui a faits Razès dans le Continent. On peut lire dans Sprengel un choix de ces citations.

Nous trouvons dans le Maleky d'Ali ben el Abbas un jugement porté sur le livre d'Ahroun. C'est à propos des motifs qui l'ont engagé à composer le Maleky. Ali met en avant l'insuffisance et les défauts des écrits de ses devanciers. Ce passage n'est pas identique dans la traduction latine et dans les Mss. de Paris et de l'Escurial que nous avons consultés. « Quant aux modernes, dit Ali, Ahroun a fait un livre où il traite de toutes les maladies, de leurs causes, de leurs symptômes et de leur traitement. Mais il est trop concis. D'ailleurs la traduction en est mauvaise et peut égarer le lecteur, surtout celui qui ne possède pas la traduction de Honein. » La traduction latine ajoute à ces reproches d'avoir été trop bref sur les choses naturelles et non naturelles et de ne pas s'être occupé de l'hygiène et de la chirurgie.

Relevons en passant une erreur de la traduction latine qui dans Honein a vu Jean, ce qui l'a fait tomber dans un contre-sens.

Quelle que soit la valeur de ces reproches, on peut dire cependant que c'est déjà un honneur pour Ahroun, d'avoir figuré parmi les grands médecins, passés en revue par Ali, dout les écrits pèchent soit pour n'avoir pas embrassé la totalité de la médecine, soit pour en avoir négligé certaines parties.

Le compendium ou Pandectes d'Ahroun, était primitivement divisé eu trente livres.

Il fut, comme nous l'avons déjà dit, traduit du grec eu syriaque par Gosius.

Nous ne croyons pas qu'il soit possible de voir dans Gosius un autre personnage que Djaslous qui nous est déjà connu comme un des derniers médecins d'Alexandrie, qui concourut à la rédaction des seize livres extraits des œuvres de Galien, qui en fit d'excellents commentaires, et qui fut nécessairement contemporain d'Ahroun.

On ne saurait le confondre avec ce Gésius, dont parle Suidas, qui fut antérieur d'un siècle, attendu qu'il vivait sous Zénon. Gésius, dit Suidas, était originaire de Pétra. Il s'acquit un grand renom, tant par son habileté dans la pratique médicale, que par l'ensemble de ses connaissances.

Lucien Leclerc

En somme tout concourt pour nous faire voir un seul et même personnage dans Djasious, le rédacteur des seize livres et dans Gosius le traducteur des Pandectes d'Ahroun.

Honein écrivit un livre dont tel est le titre : Solution des doutes élevés par Djasious d'Alexandrie sur le livre des Organes souffrants de Galien.

Voici la première traduction arabe sur laquelle nous ayons des renseignements précis.

Elle fut l'œuvre d'un juif de Bassora, généralement connu sous le nom de Masserdjouih, mais qui porte aussi celui de Masserdjis, et c'est même sous ce nom qu'il est inscrit dans le Fihrist. Il traduisit, dit le Fihrist, du syriaque en arabe, et il composa deux écrits, sur les aliments et sur les médicaments, leur utilité et leurs inconvénients. Sous la rubrique Ahroun, le Fihrist dit que son livre, divisé en trente chapitres, fut traduit par Masserdjis?, qui en ajouta deux nouveaux.

Cette dualité de noms a fait tomber dans une confusion que nous allons éclaircir. On eût pu l'éviter en recourant au Kitab el hokama, qui inscrit ce médecin sous le nom de Masserdjouih, mais ajoute qu'on l'appelle aussi Masserdjis. Malheureusement le Kitab el hokama n'a été connu que tout récemment et Wüstenfeld lui-même l'a complètement laissé de côté, pour; recourir suivant l'usage aux Dynasties d'Aboulfarage.

On lit dans Aboulfarage, à l'article Ahroun, que ses Pandectes se rencontrent en syriaque, divisés en trente chapitres et que Sergius en ajouta deux nouveaux.

D'autre part, on lit à l'article Masserdjouih que ce médecin juif connaissait le syriaque et traduisit les Pandectes d'Ahroun en arabe, sous le règne de Mérouan, et cela sous l'autorité d'Ebn Djoldjol.[1]

---

[1] Relevons en passant l'erreur de Sprengel qui ne fait qu'un seul personnage du juif Masserdjouih et d'Ebn Djoldjol, de Bassora. II. 300.

Livre Premier

Ces deux passages ont mis Wüstenfeld dans l'embarras. Il comprenait bien qu'il était difficile d'attribuer la traduction des Pandectes à Sergius de Ras el aïn, contemporain de Justinien, (outre qu'une traduction en langue arabe ne saurait être raisonnablement admise à cette époque). Voici comme il lève la difficulté. Il admet d'un côté qu'Ahroun pourrait bien avoir été contemporain de Sergius, et de l'autre il attribue les deux chapitres surnuméraires à Sergius et la traduction à Masserdjouih.

Cette confusion tient donc à la double forme du nom de notre traducteur. Elle eut été évitée si l'on eût lu dans Aboulfarage Masserdjis, au lieu de Serdjis, et nous croyons pour notre part que c'est une restitution de texte à faire.

Une autre difficulté se présente, celle de l'époque où cette traduction fut opérée. Cette difficulté provient d'une divergence dans les témoignages de Djemaleddin, l'auteur du Kitab el hokama, et de l'historien espagnol Ebn Djoldjol, cités par Djemaleddin, par Ebn Abi Ossaïbiah, et par Aboulfarage.

Djemaleddin dit d'abord que Masserdjouih vivait du temps d'Omar ben Abdelaziz. Il rapporte ensuite le témoignage d'Ebn Djoldjol, suivant lequel Masserdjouih fut chargé du temps de Mérouan de traduire en arabe le livre d'Ahroun.

La première assertion est personnelle à Djemaleddin. Quant à la seconde, il ne la donne que comme l'opinion d'Ebn Djoldjol. Nous croyons devoir nous en tenir à la première, qui nous paraît plus en rapport avec le caractère d'Omar ben Abdel Aziz qu'avec celui de Mérouan. Ainsi la traduction, au lieu d'avoir été faite dans les dernières années du VIIe siècle, serait reportée au commencement du VIIIe.[1]

Nous avons vu précédemment dans le passage cité d'Ali ben el Abbas que Honein avait fait une traduction du même ouvrage.

---

[1] On peut invoquer aussi à l'appui de notre manière de voir, la place occupée par Masserdjouih dans les listes d'Ebn Abi Ossaïbiah, après Sabour bon Sahl.

Ebn Abi Ossaïbiah ne s'accorde pas complètement sur les écrits de Masserdjouih avec le Fihrist. Il lui attribue un compendium de médecine, un traité sur les aliments et un traité sur l'œil. Il fait remarquer de plus que c'est lui qui est désigné dans le Continent de Razès sous le nom de juif, El Ihoudy. Ces citations du Continent sont souvent défigurées dans la traduction latine. Masserdjouih est encore cité un grand nombre de fois dans Ebn el Beithàr, ce qui atteste une certaine valeur.

Nous ne reviendrons pas ici sur un fait qui donne de l'importance à Haroun, la première mention de la variole, ayant déjà parlé précédemment de la première invasion de cette épidémie.

Masserdjouih eut un fils appelé généralement Issa ben p Masserdjis, qui fut aussi médecin et écrivit deux ouvrages, l'un sur les couleurs et l'autre sur les odeurs et les saveurs. Son nom figure parmi les traducteurs et on nous dit qu'il marcha sur les traces de son père ; mais nous ignorons quels ouvrages il a traduits.

LES MEDECINS SOUS LES OMMIADES.

SIMEON-LE-MOINE.

Aboulfarage et Ebn Abi Ossaïbiah parlent de Siméon, Chemaoun, moine syrien, comme d'un habile médecin. Il reçut le surnom de Taïhouta, du nom d'un livre qu'il composa, et vivait sur la fin du VIIe siècle. Nons pensons que c'est à lui que se rapportent les citations du Continent.

THÉODOCUS ET THÉODUNUS.

Nous croyons que ces deux noms ne représentent réellement qu'un seul et même personnage.

Il n'est question que de Théodocus, Tiadouq, dans le Fihrist et chez Ebn Abi Ossaïbiah, pour tous les faits qui se groupent sous les deux noms. Cependant le Kitab el hokama et naturellement aussi Aboulfarage en distinguent deux. Mais nous avons trouvé plus d'une répétition dans le Kitab el hokama, notamment à propos d'Oribase. D'ailleurs ces deux noms peuvent se confondre dans l'écriture arabe. Nous ne parlerons donc que d'un seul Théodocus. C'était un médecin distingué et en grand renom de son temps. Il fut le médecin du terrible Hedjadj, cet homme sanguinaire, qui naquit l'anus imperforé et que l'on dut opérer. Hedjadj consultait volontiers Théodocus. Quelques-uns de ses conseils et d'autres encore nous ont été conservés. Ils ont trait en général à l'hygiène.

On raconte que Hedjadj étant pris d'une violente migraine, Théodocus lui ordonna un bain de pied. Sur quoi un eunuque témoigna son étonnement qu'on traitât les pieds pour une affection de la tête. Mais tu es toi-même une preuve de l'excellence de ma prescription, lui répondit Théodocus ; depuis que l'on t'a retranché les organes génitaux, ta barbe a tombé.

Hedjadj avait l'habitude de manger de l'argile. Voulant s'en défaire, il demanda à Théodocus quel était le remède contre une pareille habitude. La volonté d'un homme de ta trempe, lui répondit Théodocus. Hedjadj cessa dès lors de manger de l'argile.

Théodocus a réuni en dix préceptes ses idées hygiéniques : Ne pas manger tant qu'il reste des aliments dans l'estomac ; ne manger que ce que les dents peuvent broyer; ne pas boire immédiatement après le repas ; prendre un bain tout les deux jours; faire abonder le sang" dans le corps; se purger à chaque saison ; ne pas retenir l'urine ; aller à la selle avant de se coucher; ne pas abuser du coït; ne pas épouser de vieilles femmes.

Quatre choses sont fatales disait-il: Aller au bain à l'état de saturation; voir une femme après le repas; manger de la viande sèche et salée : boire de l'eau froide à jeun.

Théodocus atteignit un âge avancé et mourut en l'année 708. Il laissa deux écrits : une grande collection adressée à son fils; un traité de la préparation des médicaments et des succédanés. Le Kitab el hokama dit qu'il forma plusieurs élèves distingués, entre-autres Fourat ben

Chahnata, Israélite, qui fut aussi le médecin de Hedjadj.

Théodocus est plusieurs fois cité dans le Continent.

ABOU-HAKAM (LE PERE DE HAKAM).

Abou Hakam, médecin chrétien, était instruit dans son art et possédait la confiance du Khalife Moaouiah, au point que celui-ci lui fit accompagner son fils Yezid dans sou pèlerinage de la Mekke.

Le petit-fils d'Abou Hakam devait plus tard accompagner aussi le chef de la caravane. Ou dit qu'Abou Hakam vécut plus de cent ans.

HAKAM EDDIMACHKY (DE DAMAS).

Hakam, fils du précédent, fut ainsi que son père un médecin distingué. H habitait Damas, où il atteignit un âge aussi avancé que son père.

On nous a conservé un fait de sa pratique. Passant un jour dans les rues de Damas, il rencontra un barbier qui, en pratiquant la saignée du bras, avait ouvert l'artère au lieu de la veine, et ne savait comment arrêter l'hémorragie. Hakam prit une pistache, la fendit en deux, enleva l'amande et appliqua une moitié de l'écorce qu'il maintint par un bandage aussi serré que possible. Il fit ensuite coucher le malade près de la rivière, le bras dans l'eau, jusqu'au soir. Le troisième jour un gonflement s'étant déclaré, il desserra le bandage. Au cinquième jour il l'enleva et laissa sur place la pistache qui tomba le septième jour. Il défendit ensuite au malade de toucher aux concrétions sanguines qui recouvraient la plaie et qui ne disparurent qu'au quarantième jour. Le malade fut complètement guéri.[1]

ISSA BKN HAKAM EDDIMACHKY.

Il est aussi connu sous le nom de Massih Eddimachky. Bien qu'il appartienne à l'époque des Abbassides, nous en parlons ici pour ne pas le distraire de son père et de son grand-père et aussi parce qu'il

---

1 Ebn Abi Ossaïbiah et le Kitab el hokama.

vécut et se forma en dehors du grand mouvement scientifique issu de Djondisabour.

Il apprit la médecine à l'école de son père Hakam, et habitait Damas, d'où lui vint le surnom de Dimachky ou de Damasquin. Cependant il habita Bagdad où il nous est donné comme vivant au milieu des médecins distingués de son temps.

On ne nous a laissé sur son compte que des anecdotes de peu d'intérêt scientifique. Nous en citerons une. Il reçut un jour à Damas Yousef ben Ibrahim, qui était affecté d'un rhume, et le traita avec des mets succulents et de l'eau à la glace. Yousef observa que ce régime ne convenait pas à un homme affecté de rhume. Issa prétexta l'influence du climat, disant que des choses nuisibles dans l'Irak ne l'étaient pas à Damas. Cependant quand son hôte prit congé de lui, Issa lui donna une provision d'aliments préparés exprès, et lui recommanda un régime alimentaire différent de celui qu'il venait de subir. Yousef lui manifesta son étonnement. Sur quoi Issa lui répondit : Un homme d'esprit, quand il reçoit un hôte, ne peut observer strictement envers lui les règles de la médecine.

Issa ben Hakam laissa deux écrits, dit Ebn Abi Ossaïbiah : La Collection, et les Propriétés des animaux.
Nous possédons, et on le trouve aussi mentionné dans le catalogue de la Bibliothèque de Munich, p. 372, un écrit attribué à Massih ben Hakam.

Cet ouvrage porte le nom de Risalat el Harounya, en raison de sa dédicace à Haroun Errachid. Son titre de Risalat et sou peu d'étendue nous font croire que c'est une œuvre différente des deux autres que nous avons citées. Il ne contient que 73 pages. Quant à la Collection, si elle a fourni, ce qu'il était naturel de croire, les nombreuses citations de Massih que l'on rencontre dans le Continent de Razès et dans les Simples d'Ebn el Beithàr,[1] elle dut avoir des proportions beaucoup plus considérables. Du reste ces citations ne se trouvent pas dans notre opuscule.

---

[1] Nous eu avons compté 130 dans Ebn el Beithâr.

Notre manuscrit ne nous paraît pas représenter la forme primitive de la Haroun va. Bien souvent on prendrait l'auteur pour un musulman, et rien ne nous autorise à admettre que Massih ben Hakam ait quitté la religion de ses pères. De plus il y a dans ce livre du décousu et des répétitions.

En somme, c'est un traité sommaire d'hygiène et de médecine générale, exécuté d'après les doctrines de Galien. Il est terminé par un traité des propriétés des animaux qui pourrait bien être celui que nous avons vu attribuer à Massih.

On trouve dans cet ouvrage plusieurs citations de Galien et d'Hippocrate, ce qui indique la connaissance de ces auteurs avant le grand travail des traductions. On y trouve encore une fois celle de Diocorides et de Mahraris.

Il est une autre citation, que nous n'avons jusqu'à présent rencontré nulle autre part, c'est celle d'un médecin indien, dit aussi le philosophe, du nom de Falthis on Falthions. Il est cité une vingtaine de fois.

En résumé la Harounya n'est pas un ouvrage d'une grande valeur, telle que nous la possédons.

Nous avons rencontré en Algérie, sous ce môme titre, plusieurs petits traités de médecine de dimensions différentes et d'une rédaction plus méthodique que celle du manuscrit dont nous venons de parler, ce qui nous porte à croire que la Harounya put avoir jadis de l'importance et de la vogue, au point de donner son nom à des traités de médecine se rapprochant plus ou moins de sa forme primitive.

Nous avons déjà dit que Massih Eddimachky était souvent cité dans le Continent de Razès.

Parfois la traduction latine a rendu le nom de Massih par Christianellus.

Livre Premier

EBN ATHAL.

Ebn Athal était un médecin distingué de Damas. Le Khalife Moaouya se l'attacha, le combla de bienfaits et utilisa la connaissance qu'il avait des poisons pour se défaire des personnes qui lui déplaisaient. Ebn Athal fut assassiné par hi neveu d'une de ses victimes.

Ebn Athal était chrétien.

ZEINAH.

Zeinab, femme de la tribu des Béni Aoud s'entendait dans la pratique médicale, le traitement des blessures et des ophtalmies.

On ne précise pas l'époque où elle vivait.

LIVRE II

IXe SIECLE

SIÈCLE D'EL MAMOUN OU SIÈCLE DES TRADITIONS

1ere Partie. — L'ÉCOLE DE DJONDISABOUR ET LES PREMIERS MÉDECINS.

NEUVIÈME SIECLE

INTRODUCTION

La période (que nous venons de parcourir, celle des Ommiades, avait été caractérisée par deux faits généraux.

Au début, nous voyons de grands personnages, nés sur les marches du trône, se passionner pour la science, mais n'en cultiver que le côté merveilleux, l'alchimie ; études qui aboutirent à la grande personnalité de Géber.

A la fin, ce sont des efforts plus modestes, mais plus sérieux, et déjà le Khalife Omar ben Abd el Aziz provoque la traduction d'Ahroun en arabe. Cette traduction répondait sans doute à des besoins instinctifs; cependant un demi siècle se passera avant que cette idée soit reprise sur une plus grande échelle et se développe avec un ensemble et une intensité qui font du IXe siècle une époque unique dans les annales de l'humanité.

Le monde n'a vu qu'une fois le spectacle merveilleux que les Arabes vont nous offrir au IXe siècle, le peuple de pasteurs, que le fanatisme a rendus soudainement les maîtres de la moitié du monde, une fois leur empire assis, tout aussitôt se préoccupent d'acquérir la science, qui manquait à sa grandeur. Seuls, entre tous les envahisseurs qui se disputent les débris de l'empire romain, ils ont ces préoccupations.

Tandis que les bandes Germaniques se font une gloire de leur brutale ignorance et mettent un millier d'années à renouer la chaîne des traditions, les Arabes le font en moins d'un siècle, et ce sont eux qui provoquent le concours des chrétiens vaincus, concours heureux qui assure l'harmonie des races.

A la fin du VIIIe siècle tout leur bagage scientifique connu se réduisait à la traduction d'un traité de médecine et à des livres d'alchimie.

Le IXe siècle ne s'écoulera pas que les Arabes n'aient en leur possession toute la science de la Grèce, ne comptent parmi eux des savants de premier ordre, n'aient suscité parmi leurs initiateurs des hommes qui, sans eux, croupissaient dans l'obscurité, et ne montrent dès lors pour la culture des sciences exactes, une aptitude que n'eurent pas ces mêmes initiateurs, désormais dépassés.

Nous connaissons déjà l'école de Djondisabour, école tenue par des médecins nestoriens, et qui avait été fréquentée par Harets ben Kalada contemporain et ami du Prophète. C'est encore elle qui jouera le principal rôle dans la révolution scientifique dont Bagdad sera le théâtre, c'est elle surtout qui fournira le ferment qui va remuer tout le monde musulman.

Sur la fin du VIIIe siècle le chef de l'école et de l'hôpital de Djondisabour est appelé à Bagdad pour donner ses soins au Khalife El Mansour. Georges amène avec lui sa famille et ses élèves : les honneurs et les richesses accueillent les nouveaux venus. Des faveurs plus éclatantes encore attendaient les descendants de Georges, désormais attachés à la cour.

Dès lors les vagues aspirations des Abbassides prennent un corps. Sur l'Invitation d'El Mansour, Georges fait passer des ouvrages de médecine en arabe. Ses successeurs, notamment Haroun Errachid et El Màmoun, continuent cette œuvre sous de plus larges proportions. On ne se borne pas à la médecine ; toutes les branches de la science vont être résolument attaquées.

Vu heureux concours de circonstances favorisa les Abbassides. Non-seulement les élèves de Djondisabour affluaient à Bagdad : les splendeurs du Khalifat attiraient aussi les savants de la Perse et de l'Inde.

Lucien Leclerc

Les Khalifes étaient encore merveilleusement secondés par une famille de ministres intelligents, les Barmécides. Enfin leur zèle pour la science fit parmi leurs sujets une foule de prosélytes.

C'était de la Grèce que s'inspiraient les Nestoriens et l'école de Djondisabour : ce fut de la Grèce que les Khalifes attendirent la lumière. Ils la firent explorer par des émissaires qui en rapportaient des livres, et aussitôt des bureaux de traduction furent institués. Le merveilleux lui-même se mêlait à ces faits, et l'on dit qu'Aristote apparut en songe au Khalife El Màmoun. A l'instar des princes, les riches et les grands prirent des traducteurs à leur solde : une fièvre de science gagna tous les degrés de l'échelle sociale. Le siècle ne s'était pas écoulé que non-seulement les Arabes s'étaient assimilé les trésors scientifiques de la Grèce, mais qu'ils possédaient eux-mêmes de leur crû des savants, des philosophes, des mathématiciens, des astronomes, des médecins.

Trois ordres de faits remplissent cette période.

L'école de Djondisabour s'efface et livre son personnel à Bagdad. Avec la famille de Georges viennent les Sérapion et les Mésué.

Le travail des traductions se fait avec entrain. On ne s'adresse pas seulement à la Grèce, mais encore à la Perse, à l'Inde, à la Chaldée.

Ce travail porte son fruit ; les Arabes comptent déjà parmi eux des médecins et des savants de tout ordre.

Telle sera donc la marche que nous suivrons en faisant l'histoire du IXe siècle :
1° Nous parlerons d'abord des médecins qui procèdent de l'école de Djondisabour, en réservant toutefois ceux qui nous semblent devoir figurer de préférence au chapitre des Traducteurs :

2e Nous donnerons ensuite l'histoire des Traductions qui se divisera en trois sections : l'histoire des traductions en général ; la biographie des traducteurs, que nous prolongerons au-delà du IXe siècle pour n'avoir plus à y revenir ; enfin nous passerons en revue les ouvrages traduits.

3e Nous parlerons en troisième lieu des médecins de second ordre, qui doivent plus ou moins leur savoir au travail des traductions; des alchimistes ; des naturalistes et des polygraphes qui intéressent plus ou moi as l'histoire de la médecine et des sciences naturelles. Enfin pour compléter le tableau du IXe siècle et mieux caractériser le mouvement de renaissance qui s'opère, nous dirons quelques mots sur le développement que prennent dès lors les sciences physiques, mathématiques et philosophiques.

Nous terminerons par une revue d'ensemble et sommaire du IXe siècle.

PREMIERE PARTIE.
L'ÉCOLE DE DJONDISABOUR ET LES PREMIERS MÉDECINS.

La famille des Bakhtichou.

Nous donnerons à cette famille le nom de Bakhtichou qui fut le plus anciennement et le plus fréquemment porté par ses membres.

Elle était sans doute établie depuis longtemps à Djondisabour, attendu que dès son apparition dans l'histoire, ton chef se présente à nous comme le directeur de la célèbre école et de l'hôpital de cette ville, où il formait des élèves par l'enseignement et la clinique. Cet hôpital avait sans doute de l'importance, pour que Georges, interrogé par le Khalife de Bagdad pourquoi il n'avait pas amené son fils avec lui, ait répondu que l'hôpital ne pouvait se passer de sa présence.

Cette famille exerça l'influence la plus puissante sur la révolution scientifique dont nous allons nous occuper. Ce n'est pas qu'elle ait produit des médecins de premier ordre, de la taille de Razès ou d'Avicenne ; mais ses titres sont ailleurs.

Sa présence à Bagdad fut un événement. Au lieu des empiriques auxquels les Khalifes avaient jusqu'alors confié leur santé, c'étaient des savants qui leur arrivaient avec un corps de doctrines, et ils arrivaient à temps. Les horizons vaguement entrevus parles Abbassides se dévoilèrent, et un monde nouveau leur apparut. Ils comprirent ce qui manquait à la grandeur de leur empire, et certainement la présence de Georges à Bagdad fut en partie ce qui provoqua le travail des traductions; Georges lui-même prit sa part dans ce travail. Ses descendants, sans y contribuer beaucoup personnellement le favorisèrent, en prenant à leur solde des traducteurs. Plusieurs générations se succédèrent à la cour de Bagdad, avec des alternatives où la fortune l'emporta sur les revers, et ces hautes positions, faites à des savants chrétiens, ne purent que mettre la science en faveur chez les Arabes et les entraîner à son étude. Pendant quatre siècles cette famille produisit des hommes dignes de sa vieille renommée.

DJORDJIS BEN DJABRIL BEN BAKIITICHOU, AUTREMENT GEORGES FILS DE GABRIEL.

Depuis longtemps l'histoire de la médecine n'avait enregistré une existence aussi complète et aussi remarquable que celle de Georges ou Djordjis. Sa vie est une date, non-seulement parce que nous trouvons chez lui un médecin complet, attaché à un hôpital et formant des élèves, mais aussi parce qu'il peut être considéré comme le promoteur du mouvement scientifique en Orient.

Il va paraître à la cour de Bagdad, et désormais les Abbassides s'attacheront des médecins éminents issus de sa famille et de son école, mais aussi favoriseront les études et les traductions, afin que les Arabes puissent eux-mêmes former des savants. La présence de Djordjis à Bagdad fut l'étincelle qui devait y allumer le feu sacré.

Chrétien nestorien, il était chargé de l'hôpital de Djondisabour quand en l'année 148 de l'hégire, 705 de l'ère chrétienne, il fut appelé à Bagdad par le Khalife El Mansour. Forcé de partir subitement, il confia la gestion de l'hôpital à son fils Bakhtichou (dont le nom signifie la fortune du Christ) et à un de ses élèves Sergis, et en emmena deux autres Ibrahim et Issa ben Chahlata. Il fut accueilli généreusement et guérit le Khalife atteint de dyspepsie. El Mansour voulait aussi qu'on fit venir Bakhtichou, fils de Georges, mais celui-ci fit observer que son fils était nécessaire à Djondisabour, et lui proposa son élève Issa, qui resta attaché à la personne du Khalife.

Cependant Georges tomba malade, et voulut .s'en retourner dans son pays, voulant, disait-il à Mansour, être enterré avec ses pères. Crains Dieu, lui dit le Khalife, et je te promets le paradis. Je veux mourir dans la religion de mes pères, lui répondit Georges, et me trouver avec eux en paradis ou en enfer.

Le Khalife se mit à sourire, et le laissa partir après lui avoir adressé dix mille pièces d'or.

Georges n'eut pas à se louer de son élève Issa, qui abusa de sa position pour intimider les évêques et leur extorquer de l'argent. Ayant écrit ces mots à l'évêque de Nisibe auquel il demandait des vases de prix appartenant à l'église : « C'est moi qui tiens la santé du Khalife entre mes mains, » l'évêque montra la lettre au Khalife ; Issa fut chassé et ses biens confisqués.

Mansour voulut que Georges revint à Bagdad, mais Georges avait fait une chute, et envoya à sa place son élève Ibrahim. Georges mourut en l'année 771 de notre ère.

Ebn Abi Ossaïbiah place Georges en tête des traducteurs, et dit qu'il fut le premier qui, sur l'invitation d'El Mansour, commença des traductions d'ouvrages de médecine en arabe. Malheureusement, on ne dit pas quels furent ces ouvrages. On ne dit pas non plus, fait observer Wenrich, si ces livres furent traduits directement des originaux grecs ou d'après le syriaque. Pour notre part, nous croyons que ces traductions furent directes et nous en donnerons plus tard la raison.

Bien que nous ayons à revenir sur cette question des traductions, nous croyons cependant devoir en dire un mot ici. La question des traductions n'a jamais été bien posée. Il y en eut de deux sortes : celles que les Syriens firent pour eux-mêmes et celles qu'ils firent pour les Arabes. Ces dernières nous paraissent avoir du être directes, toutes les fois que les traducteurs connaissaient le grec, et c'est la règle, ainsi que nous le verrons plus tard pour le grand travail des traductions : on comprend en effet que dans ce dernier cas le passage par le syriaque n'a pas de raison d'être.

Quoi qu'il eu soit, les traductions de Georges se firent en arabe. Il connaissait cette langue ainsi que le persan. Quand il fut présenté au Khalife, il le salua en arabe et en persan, et Mansour admira non-seulement sa belle physionomie, mais aussi l'élégance de son discours. Dans le cas où Georges n'aurait pas connu le grec, ce qui est invraisemblable, nous devrions admettre que ses travaux portèrent sur des traductions déjà faites en syriaque. En tout cas, il ne paraît pas qu'ils portèrent sur ses propres ouvrages, du moins sur les Pandectes ou Kounnach dont il nous est donné comme l'auteur, et qui acquirent de la célébrité, attendu que Honein les fit passer plus tard du syriaque en arabe. Georges est cité fréquemment dans le Continent de Razès.

ISSA BEN THAHERBAKHT ET LES DISCIPLES DE GEORGES.

Issa ben Thaherbaklit, né à Djondisabour, fut un des meilleurs élèves de Georges, et se fit de .son temps un renom comme médecin. Quand Georges tomba malade sur ses vieux jours, ce fut à Issa qu'il confia son hôpital. Issa écrivit un traité des médicaments, que nous avons trouvé plusieurs fois cité dans un traité de médecine de Soueidy intitulé Tadkira qui figure dans l'ancien fonds de Paris sous les n° 1034 et 1024.

Nous croyons devoir rappeler ici les noms des autres élèves de Georges étrangers à sa famille, afin de donner une idée complète de l'école de Djondisabour.

Quand Georges se rendit à Bagdad il laissa l'hôpital à son fils et à son élève Sergis, et emmena avec lui un autre élève, Issa ben Chahlata dont nous avons vu les déportements. Quand la maladie rempêcha plus tard de faire un second voyage, il envoya un autre de ses élèves,

Ibrahim à la cour de Bagdad. Nous parlerons bientôt des Mésué.

BAKHTICHOU BEN DJORDIS, OU BAKHTICHOU FILS DE GEORGES;

Bakhtichou fut considéré à l'égal de son père, en l'absence duquel nous avons déjà vu qu'il était resté chargé de l'hôpital de Djondisabour.

Le Khalife El Hady étant tombé malade, ou lit venir en consultation Bakhtichou avec d'autres médecins, Abou Koreich, Thifoury et David fils de Sérapion. Bakhtichou ne put s'accorder avec le jaloux Abou Koreich, pharmacien vulgaire qui avait capté la faveur du Khalife pour avoir annoncé, d'après l'urine d'une favorite, la naissance de deux princes. Il demanda à s'en retourner à Djondisabour. Haroun étant tombé malade, sur l'indication du vizir Iahya ben Khaled, on fit venir dé nouveau Bakhtichou et on le mit eu présence des autres médecins. Cette fois Abou Koreich s'avoua vaincu. Prince des croyants, dit-il, personne de nous ne peut tenir tête à cet homme: c'est l'éloquence en personne. Lui, son père et toute sa race sont des philosophes. On présenta de l'urine d'une bête de somme, et Bakhtichou en reconnut la provenance, nonobstant l'opposition d'Abou Koreich. Eh bien, dit Haroun, que faut-il administrer à celui qui a rendu cette urine ? — De l'orge, répondit Bakhtichou. Haroun se mit à rire, combla Bakhtichou d'honneurs et de présents, et le nomma chef de tous les médecins. C'est le premier archiâtre que nous connaissions. Nous lui verrons bien des successeurs, et nous verrons aussi que cette dignité n'était pas une sinécure.

Nous ignorons la date de la mort de Bakhtichou.

Sa consultation près de Haroun se passait en 787.[1]

Il écrivit une collection ou Kounnach, et un aide-mémoire, Tedkira, adressé à son fils Djabril.

---

1 En 792 il était appelé à donner ses soins à Djafar, fils du vizir. S'il faut en croire le Kilab el hokama qui, du reste en réfère au Fihrist. Bakhtichou servit les Khalifes, Haroun, El Amin, El Mamoun, El Motassem, El Ouatcq et Moutaouakkel, mais il y a une confusion avec son petit-fils.

DJABRIL OU GABRIEL FILS DE BAKHTICHOUI

Djabril fut le plus célèbre, et malgré quelques disgrâces le plus puissant et le plus heureux de la famille.

Son père Bakhtichou, l'avait envoyé à Djafar le Barmécide tombé malade, l'année 175 de l'Hégire, 791 de notre ère, en lui disant : Mon fils en sait plus que moi et pas un médecin ne l'égaie. Djabril guérit Djafar.

Cependant une des favorites de Haroun, par un violent effort de bâillement, avait tellement étendu le bras qu'elle s'était luxé l'épaule. On s'était empressé de faire des frictions avec des onguents. Djafar envoya Djabril à Haroun. Djabril se chargea de la guérison pourvu que le Kkahie le laissât faire et ne se fâchât pas. S'approchant alors de la jeune fille, il se pencha et lui prit le bas de la robe comme s'il voulait la découvrir. La pudeur alarmée de la jeune femme lui rendit l'usage de son membre et elle étendit la main vers sa robe. La voilà guérie, dit Djabril. Haroun émerveillé, paya cette cure cinq cent mille drachmes, prit Djabril en grande affection et le nomma chef des médecins. A cet ingénieux traitement Djabril donna une explication, dit-on, qui ne nous paraît guère en rapport avec l'idée qui l'avait conçu.

Telle était l'affection de Haroun pour Djabril, qu'il lui affirma que, pendant son pèlerinage, il avait prié pour lui et fait des vœux à la station d'Arafat. Il s'enquit des appointements de ses officiers et fit traiter son médecin sur le pied le plus favorisé. A ses parents qui s'étonnaient de ses largesses envers un chrétien, il répondit: Le sort de l'empire dépend du mien et le mien dépend de Djabril.

Ayant un jour, à la suite d'excès de table, été frappé d'une congestion cérébrale, il dut la vie aux soins de Djabril.

Une autre fois la sagacité de Djabril fut mise en défaut. Haroun méditait ce crime mystérieux qui a terni sa mémoire, la mort de Djafar. Pendant deux jours, malgré les instances de Djabril, Haroun se refusait à prendre des aliments. Le crime exécuté, et en présence de la tête de la victime, Haroun dit à Djabril : Tu vois maintenant ce qui m'empêchait de manger; maintenant je suis en appétit. En effet le Khalife se reput abondamment.

Quand Haroun fut pris à Tous de la maladie dont il mourut, Djabril lui reprocha ses excès contre lesquels il avait fait d'inutiles observations. On l'emprisonna et sans l'intervention du vizir El Fadhl, il risquait de perdre la vie.

Djabril avait servi Haroun pendant une vingtaine d'années et il en avait été comblé d'honneurs et de présents. Son crédit était grand et c'est par lui qu'arrivaient les faveurs.

El Amin renchérit encore sur son père; mais survint El Màmoun, que Djabril avait négligé, et qui donna l'ordre de l'emprisonner. Cependant Hassan fils de Sahl, étant tombé malade, fut guéri par Djabril et il parvint à le faire élargir. Màmoun lui-même tomba malade et fut obligé de se faire soigner par Djabril qui revint en faveur.

Quand El Màmoun se mit en marche contre les Grecs, en 828 de notre ère, Djabril était malade et donna son fils Bakhtichou pour accompagner le Khalife.

Quelque temps après, Djabril mourut et fut enterré à Madaïn dans le couvent de St-Serge avec des honneurs extraordinaires.

Malgré qu'il nageât dans l'opulence, il tendait toujours la main. Il fit inscrire par son secrétaire les sommes d'argent et les cadeaux qu'il avait reçus de différentes sources et le total dépasse le chiffre énorme de quatre-vingt-dix millions de drachmes.

Ces largesses avaient tellement frappé Freind, qui n'avait pris de l'ouvrage d'Ebn Abi Ossaïbiah qu'une connaissance très superficielle qu'il se prend à dire : Cet ouvrage ne peut servir qu'à nous apprendre les honneurs extrêmes et les pensions excessives que les médecins recevaient alors des Khalifes.

Lucien Leclerc

Gabriel composa plusieurs écrits :

1° Une lettre à El Màmoun sur les aliments et les boissons;
2° Une introduction à la logique, où Wüstenfeld a vu, par inadvertance, une introduction à la médecine;
3° Un traité sur le coït;
4° Un abrégé de médecine;
5° des Pandectes;
6° Un traité de la composition des parfums dédié à El Màmoun.

Gabriel favorisa aussi les traductions. Abd Ichou ben Bahr ben Mathran en exécuta pour lui. On rapporte que sur ses vieux jours il ne dédaignait pas d'assister aux cours du jeune Honein et de l'appeler son maître. Comme ou lui en faisait l'observation, il répondit qu'il ne pouvait trop honorer ce jeune homme qui devait un jour, s'il vivait longtemps, éclipser Sergius (le traducteur).

Les écrits de Gabriel sont cités par Razès, Sérapion et Mesué. Il ne servit pas seulement la science par ses écrits, il la servit encore par la haute position qu'il sut conquérir, nonobstant sa qualité de chrétien. Il en fit une force morale et politique, et ses grandeurs durent contribuer à en propager le gout parmi les Musulmans.

Gabriel avait aussi un frère du nom de Georges ou Djordjis ben Bakhtichou, qui est cité par Aboulfarage parmi les médecins d'El Màmoun.

BAKHTICHOU FILS DE DJABRIL, OU BAKHTICHOU FILS DE GABRIEL.

Nous avons déjà vu que son père l'avait donné au Khalife El Màmoun pour l'accompagner dans son expédition contre les Grecs en l'année 828 de notre ère.

Bakhtichou parvint comme son père au faîte des grandeurs et de la fortune, mais comme lui il connut les revers.

A l'avènement d'El Ouatseq des envieux le desservirent et le firent exiler à Djondisabour. Cependant El Ouatseq se trouvant atteint d'hydropisie, fit appeler Bakhtichou qui ne put arriver avant la mort du Khalife.

Avec Moutaouakkel la fortune sourit à Bakhtichou. Mais il vivait avec un faste singulier. Tout chez lui respirait le luxe et le raffinement. Il savait pendant l'été se procurer la fraîcheur de l'hiver, et pendant l'hiver la chaleur de l'été. Moutaouakkel se fit un jour inviter par Bakhtichou, qui déploya une pompe telle que le Khalife en prit ombrage et le dépouilla de ses biens. On raconte qu'au temps de sa faveur, étant un jour assis près du Khalife, celui-ci se mit à élargir et allonger une solution de continuité qui se trouvait aux vêtements de Bakhtichou, jusqu'à la ceinture, puis tout à coup il se mit à lui dire: Quand voyez-vous qu'un fou est à lier? — Quand il déchire la robe de son médecin jusqu'à la ceinture, lui répondit Bakhtichou. Le Khalife se mit à rire jusqu'à tomber à la renverse.

Bakhtichou écrivit un traité des scarifications. Ce qui le recommande surtout, ce sont les traductions qu'il fit faire à Honein. On lui attribue ces mots : C'est mauvais de boire quand on a faim, mais c'est pire de manger quand on est rassasié. Il mourut en 870, laissant un fils, Obeid Allah et trois filles.

MESUE ET SES FILS.

Voici encore une famille de médecins chrétiens formés à l'école de Djondisabour, sous les auspices des Bakhtichou. Si la famille des Mésué ne fournit pas une aussi longue série de médecins distingués que celle des Bakhtichou, elle eut un membre plus éminent dans la personne de .Jean, qui prit une part très active dans la diffusion de la science grecque chez les Arabes, en même temps qu'il travaillait à la propager par ses nombreux écrits.

MASSOUIH ABOU IOUHANNA, OU MÉSUÉ PERE DE JEAN.

Massouih était ce que nous appellerions un garçon pharmacien attaché à l'hôpital de Djondisabour, où il était chargé de la trituration des médicaments. C'était vers la fin du huitième siècle de notre ère.

Ignorant jusqu'à la lecture, Massouih finît cependant par acquérir une grande connaissance des médicaments, des maladies et de leurs remèdes. Le médecin de l'hôpital était Djabril ou Gabriel, fils de Bakhtichou, qui tenait Massouih en amitié. Le voyant amoureux d'une esclave de Daoud fils de Sérapion, autre médecin de Djondisabour, il l'acheta huit cents drachmes, et la lui fit épouser. De ce mariage naquirent Iouhanna et Mikhaïl, autrement Jean et Michel.

Massouih était depuis trente ans attaché à l'hôpital quand Djabril, on ne dit pas pourquoi, lui fit perdre sa position.

Massouih, fort de son expérience, vint à Bagdad pratiquer la médecine.

Il avait guéri d'une ophthalmie un serviteur de Fadhl fils de Rabi, vizir du Khalife. Errachid fut lui-même atteint de la même maladie. Gabriel, qui se trouvait à Bagdad, lui envoya des oculistes qui le traitèrent sans succès. Le domestique fit appeler Massouih. Fadhl en parla à Gabriel qui le pria de faire venir Massouih. Comment, lui dit Gabriel, te voilà donc devenu médecin. Pourquoi me dis-tu cela, répliqua Massouih : est-ce donc en vain que j'ai travaillé trente ans dans un hôpital !

Fadhl fit donner à Massouih une pension de six cents drachmes par mois et des vivres pour cinq domestiques. Massouih fit alors venir de Djondisabour sa femme et son fils Iouhanna.

Errachid ayant donc été lui-même atteint d'ophthalmie, Massouih le guérit au bout de deux jours de traitement. Le Khalife lui assigna une pension de deux cents drachmes par mois, le combla de présents et lui fit prendre rang à côté de Djabril et de ses autres médecins.

La sœur de Rachid tomba malade et Gabriel l'avait traitée sans succès. Si nous faisions venir, dit Rabi au Khalife, celui qui a travaillé trente ans dans les hôpitaux ! Massouih fut appelé en consultation, et annonça la fin prochaine de la malade. Il ment, dit Gabriel. Rachid fit emprisonner Massouih. Cependant sa prédiction se réalisa. Rachid le fit appeler et lui fit une position et des appointements égaux à ceux de Gabriel.

MIKHAIL BEN MASSOUIH OU MICHEL FILS DE MESUE.

Mikhaïl devint le médecin du Khalife El Màmoun qui avait pour lui beaucoup de considération, de confiance et d'amitié : il ne prenait aucun remède que ceux préparés par Mikhaïl et il le préférait à Djabril ben Bakhtichou.

Mikhaïl ne nous est autrement connu que pour son antipathie contre les innovations.

Il ne prescrivait, en fait de médicaments, que ceux qui étaient connus depuis au moins deux siècles.

On lui demanda un jour son avis sur la banane. Il n'en est pas question, dit-il, dans les écrits des anciens : aussi je n'ose ni la mander ni la recommander aux autres.

Il n'employait jamais que le miel dans la préparation de l'oxymel et pour confire la rose : jamais il ne se servait du sucre. En un mot, il se conformait en tout aux errements des anciens.

IAHYA ou IOUHANNA BEN MASSOUIH, VULGAIREMENT JEAN FILS DE MÉSUÉ, OU ENCORE MÉSUÉ l'ANCIEN.

Jean paraît être né vers l'an 777 de notre ère, si l'on en croit Léon l'Africain, qui le dit avoir vécu environ quatrevingt:3 ans. On lui a donné vulgairement le nom de Mésué l'ancien, pour le distinguer d'un médecin du même nom qui lui est postérieur, et dont les œuvres ont été traduites en latin et imprimées.

Nous croyons devoir ajouter que les noms d'Iahya et de Iouhanna sont la même chose sous deux formes différentes, parce qu'il est arrivé que l'on en a fait deux personnages. L'un de ces noms est la forme arabe et l'autre la forme syriaque. Nous relèverons encore une autre erreur. Les biographies de Michaud et de Hœfer donnent à son père le nom de Georges. Nous pensons que les auteurs de ces notices se sont appuyés sur ce qu'on lit dans la Bibliothèque orientale d'Assemani. A propos des médecins qui furent employés par les Khalifes, on lit en tête de cette longue liste : Georgius Mesue ejusque filius Johannes, etc.[1] Nous pensons qu'il faut disjoindre les deux mots Georgius et Mésué.

Le premier nous paraît devoir être appliqué à juste titre à Djordjis ou Georges, la première illustration de la famille, qui fut appelé à Bagdad pour soigner le Khalife El Mansour. Si l'on fait un seul personnage de ces deux noms, Georgius Mésué, Georges fils de Bakhtichou, qui commença la grandeur de .sa race, ne serait point nommé, ce qui ne saurait être admis. Ce qui nous semble aussi prouver notre manière de voir, c'est qu'immédiatement après Jean, fils de Mésué, est cité Bochtiesus magnus. Or nous pensons que cette citation s'applique à Bakhtichou, fils de Georges, qui laissa des écrits, tandis que l'autre Bakhtichou ne fut grand que par son faste. Enfin ce nom de Georges aurait dCi se retrouver dans le Kitab el hokama, Ebn Abi Ossaïbiah, Aboulfarage et Léon l'Africain.

D'après l'histoire de Mésué, il semblerait que son fils Jean a dû naître à Djondisabour. Léon l'Africain le fait cependant naître dans une bourgade voisine de Ninive. Ce que rapporte ensuite Léon de l'arrivée de Jean à Bagdad ne s'accorde pas non plus avec le récit des historiens arabes qui l'y font appeler par son père, auquel la fortune venait de sourire.

Léon lui prête aussi l'envie d'entrer dans les ordres, et même Saint-Martin, qui a écrit la notice de Mésué, dans la biographie de Michaud, dit que ce fut sous les auspices du patriarche Nestorien Timothée, mais que le goût de la science le fit renoncer à l'état ecclésiastique. Nous ignorons sur quelles autorités s'est appuyé Saint-Martin. En tout cas, d'après les historiens arabes, ce serait plutôt sous les auspices de son père que Jean se serait adonné à l'étude des sciences et de la médecine.

---

1 Tome III, 2e partie, page 07.

Livre II

Il ne tarda pas à s'y faire remarquer au milieu des savants qui commençaient à affluer à Bagdad. Léon rapporte que le Khalife Haroun Errachid, voulant confier le commandement du Khorassan à son fils Mâmoun, lui avait recommandé de s'entourer d'hommes de mérite. Le secrétaire de Mâmoun lui indiqua Jean fils de Mésué. Haroun s'étonnant que son fils ait fait choix d'un chrétien, Mâmoun lui répondit qu'il l'avait pris non pas pour sa religion, mais pour sa science, les chrétiens et les juifs pouvant seuls alors fournir des savants. Ce récit de Léon nous paraît suspect et peu en rapport avec l'esprit de Haroun. Du reste nous aurons souvent occasion de relever des inexactitudes dans Léon l'Africain, qui n'eut probablement pas le temps de prendre une connaissance exacte des personnages dont il nous a laissé la biographie.

Suivant Ebn Djoldjol, cité par Ebn Abi Ossaïbiah, le Khalife Haroun Errachid chargea Jean, fils de Mésué, de traduire les livres que l'on avait trouvés à Angora et à Amouria, ainsi que dans tout le pays grec, et le nomma chef des traducteurs. Aboulfarage rapporte aussi que Jean fut chargé par le Khalife Haroun de traduire les livres des Anciens.

D'après le Fihrist et Hadji Khalfa, Jean serait même allé en Grèce à la recherche des manuscrits, mais seulement sous le règne d'El Màmoun.

Jean n'était pas seulement traducteur, il enseignait aussi la médecine et la dialectique, prenant pour base de son enseignement les livres de Galien. Ses cours étaient fréquentés par les savants et les lettrés, en partie, dit-on, pour ses saillies, que l'on se plaisait à recueillir.

Nous en donnerons un échantillon. Un jour il tomba malade, à ce point qu'on désespéra de ses jours. Suivant la coutume des chrétiens, les membres du clergé vinrent prier chez lui. Tas de gredins, leur dit Jean, que faites-vous chez moi ? — Nous venons prier Dieu pour qu'il te rende la santé. — Les pastilles de roses, répliqua Jean, valent mieux que les prières des chrétiens, durassent-elles jusqu'à la résurrection.

Issa, fils d'Ibrahim, venait de se faire musulman quand Jean, fils de

Mésué, rentrant chez lui trouva du monde qui l'attendait. Allez-vous-en, leur dit-il, et embrassez l'islamisme : le Messie (Issa) vient de se faire musulman.

Un prêtre vint un jour se plaindre à lui de maux d'estomac. Prends l'électuaire el Khouzy, lui dit Jean. — Je l'ai fait. — Prends celui de cumin. — J'en ai pris. — Prends alors le macédonique. — J'en ai pris une jarre. — Prends donc de l'ambrosia. — J'en ai pris et m'en suis trouvé mal. — Eh bien, lui dit en colère Jean, fais-toi musulman : l'islamisme assainit l'estomac.

On connaît sa réponse au Khalife El Ouatseq. Celui-ci péchait un jour à la ligne en compagnie de son médecin. Comme il ne prenait rien, vas-t-en, dit-il à Jean, malheureux, tu me portes malheur. — Prince des croyants, lui répondit Jean, ne dites pas que je suis malheureux. Je suis né d'une esclave achetée par mon père, et cependant je suis devenu le favori et le commensal de plusieurs Khalifes et j'ai prospéré au delà de mes espérances. Cela ne peut pas se dire être malheureux. Mais si vous me le permettez, je vous dirai qui l'on peut appeler malheureux. — Parle. — C'est un prince descendu de quatre Khalifes, Khalife, comme eux, qui laisse son empire et son palais pour se loger dans une cabane large de vingt coudées qu'un coup de vent peut submerger, et qui fait ce que font les plus malheureux des hommes. El Ouatseq fut blessé de cette hardiesse, et il eut probablement sévi contre Jean, sans la présence de son frère Moutaouakkel.

Malgré sa science, Jean ne passait pas pour un heureux praticien. Quand Salmouïh, médecin de Motassem, fut près de mourir, il recommanda au Khalife de ne pas s'abandonner à Jean, et de ne prendre de ses prescriptions que les moins compliquées.

Il eut un fils de la fille de Thifoury, qui était peu intelligent. Ce fils étant tombé malade, Jean le saigna contrairement à l'avis de Thifoury, et on attribua sa mort à cette saignée intempestive.

Malgré la coopération de Jean au travail des traductions, il n'en est pas cependant qui nous soit restée sous son nom. Il eut pour disciple Honein, qu'il jugea d'abord incapable d'étudier la médecine et qu'il rebuta par ses brusqueries, au point que Honein le quitta et s'en fut en Grèce se perfectionner dans la langue du pays.

Jean mourut à Samarra en l'année 857 de notre ère. Il composa un grand nombre d'écrits dont quelques-uns seulement sont parvenus jusqu'à nous.
Telle en est la liste :
La démonstration, en trente livres.
La vue attentive.
Le complément et la perfection.
Livre des fièvres, (sous forme dichotomique), traduit en latin.
Les aliments et les boissons.
Pandectes et Pandectes abrégées, adressées à Mâmoun.
De la saignée et des scarifications.
De la lèpre tuberculeuse.
Des substances.
Des pollutions nocturnes.
De la prééminence de l'estomac. (Stomachi repletio, Wüstenfeld).
De l'emploi et de la correction des médicaments purgatifs.
Du secret parfait.
De la correction des aliments.
Des bains.
Des poisons et de leur traitement.
Livre de l'introduction.
Livre des temps.
Livre des attributs et des signes.
Du dévoiement.
De la décoction.
De la céphalalgie, ses causes, ses variétés et son traitement.
Du vertige et du tournoiement.
Pourquoi les médecins doivent s'abstenir de traiter les femmes pendant certains mois de la grossesse.
De l'examen des médecins.
De l'examen des oculistes.
De l'altération de l'œil.
Du toucher des veines.
De la voix et de l'enrouement.
De l'eau d'orge.

Lucien Leclerc

De l'atrabile.
Du traitement qui fait concevoir les femmes stériles.
De l'embryon.
Du régime à l'état de sauté.
Des dentifrices et collutoires.
De l'estomac.
De la colique.
Curiosités médicales.
De l'anatomie.
Du régime des purgatifs, suivant les temps et les tempéraments.

De la constitution de l'homme, de ses organes et des causes des maladies, dédié à Mâmoun.

Notre liste est beaucoup plus complète que celle de Wüstenfeld qui a donné celle du Kitab el hokama, probablement d'après Casiri, tandis que nous avons suivi Eban Abid Ossaïbiah.

Maintenant se présente une double question : que nous est-il resté des écrits de Mésusé? Peut-on lui attribuer les traductions latines ou hébraïques qui portent ce nom ?

1° En fait de textes arabes, nous ne connaissons que deux écrits mentionnés par Camiri, sous le n° 888, et le n° 1,302 de la Bibliothèque de Leyde.

Le premier est intitulé : Propriétés des aliments. Nous avons rencontré dans notre liste un Traité des aliments et des boissons.

Le deuxième écrit a plus d'importance. Nous avons traduit son titre Gouacher etthobb par Curiosités de la médecine. On pourrait traduire aussi par Raretés ou Secrets. Wüstenfeld considère cet ouvragée comme répondant aux Aphorisines de Janus Damascenus, mais il ne donne pas de preuves à l'appui de cette opinion. Nous croyons en avoir trouvé. Malheureusement ce Ms. a disparu de l'Ecurial, ainsi que nous l'avons constaté : mais le titre a son importance : il donne l'ouvrage comme dédié à Honein, disciple de Mésué. En tête des Aphorismes, nous trouvons en effet une dédicace à son fils bienaimé pour lequel cet ouvrage a été composé. Puis à la iin nous lisons : « Praeterea valde cœptum opus non negligere hortor propter quod me nimis lœtificasti: et quod librum Galieni gdoriosissimi transtulisti, cujus titulum ei placuit vocari megategni. Nunc autem deo gratias ago quod te hujus modi primum translatorem inveni. »

De tels propos adressés à Honein ne sauraient convenir qu'à notre Mésué.

Le manuscrit de Leyde ne laisse aucun doute sur la question d'identité.

2° On a sous le nom de Mésué la traduction latine d'un Traité des fièvres. Ce traité figure dans notre liste bibliographique.

Nous croyons qu'il faut rapporter à Mésué le jeune, un ouvragée souvent imprimé et qui contient un traité des médicaments purgatifs, un formulaire et la thérapeutique particulière à chaque maladie. Mésué l'ancien, écrivit aussi sur les purgatifs.[1]

Nous avons rencontré quelques citations de cet écrit dans Ebn el Beithar, ainsi le Turbith. Nous avons comparé avec l'imprimé et nous n'avons trouvé aucune ressemblance. Ce que nous disons des traductions latines, nous l'appliquerons aux traductions hébraïques et nous considérons comme erronée l'attribution du catalogue des Mss. de Paris.

Il y a d'ailleurs une raison péremptoire de chronologie. Dans l'ouvrage en question, nous trouvons cités : Razès, Ebn ed Djezzar, Ishaq ben Amran, Avicenne, etc.

Jean nous est donné comme ayant pris une part active au travail des traductions. Cependant sou nom ne figure pas dans les listes de traducteurs et nous ne connaissons aucune traduction donnée sous son nom. Il est probable que son rôle se borna à celui de directeur.

---

[1] Nous trouvons dans le n° 7131 du fonds latin de Paris, un traité de chirurgie de Mesué, traduit en latin, à Naples, par maître Ferranus, juif de religion. La réduction des fractures est rendue par le mot Algebra. Rien ne nous autorise jusqu'à présent à rapporter cet ouvrage à Mésué l'Ancien.

Lucien Leclerc

SAHL BEN SABOUR.

Il était aussi nommé El Kousedj. Il était de l'Ahouaz et avait apporté dans Bagdad un cachet de terroir. C'était l'époque d'El Màmoun, et Sahl se trouvait en compagnie des grands médecins de l'époque, Jean fils de Mésué, Georges fils de Bakhtichou, Issa ben Hakam, Issa ben Abi Khaled, Zakarya Etthifoury, etc. Sahl était un de ces hommes qui vinrent un peu avant l'époque des traductions, et qui se firent par l'expérience. S'il était moins savant que ses confrères, il les égalait, dit-on, par la pratique. Tous redoutaient sa langue et ses malices. On nous en a conservé quelques traits. En l'année 200 de l'hégire, il se dit un jour malade, et fit venir des témoins pour leur dicter ses dernières volontés. Il instituait pour héritiers ses enfants, et en tête Georges et Jean fils de Mésué, alléguant qu'il avait eu commerce avec leurs mères, et qu'il en reconnaissait la paternité. A ces mots, Georges bondit. Soufflez-lui du Coran dans l'oreille, dit El Kousedj, il est pris d'épilepsie.

Une autre fois, un jour de fête chrétienne, il aperçut Jean, fils de Mésué, dans une tenue magnifique et il en prit ombrage. S'adressant à un chef de poste, il le pria d'administrer à Jean, qu'il lui dit être son fils, une correction de vingt bons coups de bâton, lui promettant autant de pièces d'or. Jean fut saisi par les hommes du poste, et cria vainement qu'il n'était pas le fils de Kousedj. Tu le vois, dit Kousedj, il est fou. Jean reçut la volée de coups de bâton.

On ne dit pas quelle était la religion de Sahl, tandis que l'on fait remarquer, à propos de son fils Sabour, qu'il mourut chrétien.

SABOUR BEN SAHL.

Sabour était fils de Sahl el Kousedj.

C'était un médecin savant et renommé, attaché à l'hôpital de Djondisabour. Le Kitab el hokama nous apprend qu'il mourut chrétien l'année 255 de l'hégire, 869 de notre ère.

Sabour était très versé dans la connaissance des propriétés des médicaments simples et de leurs combinaisons. Il composa un grand formulaire, Acrabadin Kehir, le premier probablement dont l'histoire nous ait conservé le souvenir.

Ce formulaire, divisé en vingt-deux livres, fut généralement adopté dans les hôpitaux et les officines, et eut une grande vogue avant l'apparition du formulaire d'Amin Eddoulat Ebn Ettalmid.

Il paraît en avoir aussi composé un autre, car on trouve cités dans le Continent de Razès un grand et un moyen antidotaires de Sabour.

Il écrivit aussi d'autres ouvrages.

Un traité des propriétés des aliments, de leurs inconvénients et de leur utilité.

Une critique de l'ouvrage de Honein sur la différence entre les aliments et les médicaments laxatifs.

Un discours sur le sommeil et la veille.

Un traité des succédanés cité par Hadji Khalfa et par d'Herbelot. A ce propos nous relèverons une erreur de l'éditeur allemand de Hadji Khalfa, qui a rendu: Ahdal el Adouyat par: compendium de medicamentis. (N°17, éd. Fluegel.)

Nous ferons remarquer ici que Sabour n'est cité cependant qu'une seule fois par Ebn Beithâr, à propos de la cuscute. La même citation se lit dans les simples de Sérapion.

Il est quelquefois cité dans le Continent de Razès, et une fois on le trouve même cité de la sorte :

Sabur in lapidario, ce qui semble indiquer que Sabour s'était aussi particulièrement occupé des minéraux. Nous n'avons pu constater la citation dans le texte. Nous devons relever les citations de Sabour dans Mésué.

Lucien Leclerc

Nous les trouvons sous des formes diverses : Sahor, Sahor hen Girges, Sahor fdius Girges, filius Girges, filius Girges rcx mcdorum, Sahor rex medorum. Nous pensons que l'on doit voir dans le mot Girges une altération de Kousedj, altération qui peut s'expliquer en admettant dans l'arabe une écriture défectueuse. Quanta la qualification de Rex, seraitce la traduction du mot cheikh ? On lit de même dans l'antidotaire de Sérapion cette qualification de Rex, on trouve même des pilules sous le nom de lacissiiha régis mcdorum. Dans lacissuba il serait encore permis de voir une altération de Kousedj. Enfin on trouve encore Xiraxeg regis medorum, qui peut se prêter à la même explication.

JEAN FILS DE SERAPION, OU SERAPION L'ANCIEN.

De même qu'il y a deux Mésué, il y a deux Sérapion, et on les a pareillement distingués parles épithètes d'ancien et de jeune. Ou les a aussi confondus, et c'est ainsi que Freind attribue à Sérapion le jeune l'antidotaire qui appartient à l'ancien. Une des causes de cette confusion ; c'est le peu de documents qui nous restent sur leur compte. Il en existe cependant, et Wüstenfeld s'est mépris en disant que les historiens et biographes arabes ne parlent pas de Sérapion l'ancien. Nous allons prouver le contraire.

Sérapion l'ancien est cité dans le Fihrist entre Jean fils de Mésué et le second Thabary. Il y est dit qu'il écrivit exclusivement en syriaque, qu'il vivait aux premiers temps de l'islamisme, qu'il composa deux traités ou Pandectes, l'un le grand en XII livres, l'autre le petit en VII, et que ces ouvrages furent traduits en arabe.

Le Fihrist est reproduit par le Kitab el hokama.

On lit à la fin du V livre d'Ebn Abi Ossaïbiah, à propos des derniers médecins d'Alexandrie et à la suite d'Ahroun : " Jean fils de Sérapion, n'a écrit qu'eu syriaque. Son père Sérapion eut deux enfants, tous deux médecins distingués, à savoir Jean et David (Iouhanna et Dâoud). Jean est l'auteur d'un grand traité en XII livres et d'un petit en VII. Il a été traduit par Haditsy le secrétaire,[1] pour Aboul Hassen ben Nefis, le médecin, en l'année 318 de l'hégire, et cette traduction vaut mieux que celle de Hassen ben Bahloul. Il a été aussi traduit par Abou Bacliar Matta. »

Ces citations soulèvent une difficulté, celle de l'époque où vécut Jean fils de Sérapion. L'historien de la médecine, en le rapprochant d'Ahroun, semble lui assigner le septième siècle, et le Fihrist ne paraît pas abonder en ce sens en disant qu'il a vécu dans les premiers temps de la dynastie (Abbasside) et en le plaçant entre Jean fils de Mésué et le jeune Thabary, ce qui nous porte au neuvième siècle.

Nous verrons tout à l'heure qu'il faut s'en tenir à cette dernière date, si l'ont tient compte des autorités citées dans les œuvres qui nous sont restées de Sérapion.

Le petit traité, Kounnach ou Pandectes, en VII livres, n'est autre chose que ce que nous possédons en traduction latine sous le nom de Sérapion et avec le titre de Practica ou Breviarium.

Freind a déjà fait observer que les citations de Jean fils de Sérapion dans le Continent de Razès se retrouvent mot pour mot dans le Breviarium. Nous avons constaté la même identité pour les citations faites par Ebn Beithàr.

Nous sommes arrivé dernièrement à des preuves plus directes. Il existe à la Bibliothèque de Paris un fragment de Jean fils de Sérapion, que les rédacteurs du catalogue ont méconnu, et que nous avons déterré dans le manuscrit n° 1056, ancien fonds arabe. Le fragment va du folio 155 au folio 170, c'est-à-dire qu'il ne contient qu'une trentaine de pages. C'est dans ce même volume que nous avons aussi fait, entre autres découvertes, celle d'un fragment du Haouy de Razès, le seul que l'on possède à Paris.

Le fragment de Jean fils de Sérapion, contient la fin du troisième discours, Maqala, du Kounnach, et le' commencement du quatrième. Le dernier chapitre du troisième discours ou traité, est

---

1 Le Fihrist donne ainsi ce nom : Mousa ben Ibrahim el Haditsy.

relatif à la colique et porte le numéro d'ordre 32, tout comme dans le Breviarium. Il est accompagné de cette indication : fin du troisième discours du Kounnach d'Iouhanna ben Serafioun le médecin.

Le titre du quatrième discours est ainsi conçu : Quatrième discours du Kounnach d'Iouhanna, comprenant trente chapitres. C'est encore le chiffre du Breviarium. Suit l'exposé des chapitres et de leur contenu, qui est encore de tout point conforme à ce que nous trouvons dans le Breviarium. L'identité du Kounnach et du Breviarium ou Practica est donc parfaitement établie.

Les auteurs cités dans Sérapion seront pour nous l'indice de l'époque où il vécut.

De même que dans toutes traductions latines, les seules autorités que nous puissions invoquer à défaut d'un manuscrit complet, parmi les noms cités dans le Breviarium, il en est d'indéchiffrables. Mais il en est de parfaitement reconnaissables et ce sont ceux d'Ahroun (dit aussi El Kessed, pour El qass, le prêtre), des fils de Mésué, de Humain (Honein),[1] de Zacharya et d'Israël, (sans doute les deux Thifoury), de Salmouïh, enfin de Gabriel et de ses écrits dédiés à El Màmoun. Nous passons sur les autres tant ils sont altérés dans la traduction latine.

Jean fils de Sérapion, vécut donc jusque vers la seconde moitié du neuvième siècle dé l'ère chrétienne.

A propos des citations faites dans Sérapion, il n'est pas sans intérêt de relever les noms des auteurs anciens : c'est peut-être une preuve que beaucoup de traductions syriaques circulaient déjà de son temps. A côté des noms d'Hippocrate et de Galien, on lit ceux de Rufus, d'Asclépiade, de Paul d'Égine, de Magnus, de Philagrius, d'Archigène. Il paraît même que Sérapion aurait fait plusieurs emprunts textuels à Alexandre de Tralles, bien qu'il ne le cite pas nominativement. Ajoutons à ces noms ceux de Jean le Grammairien, et du Persan Bourzouïh.

---

[1] Désigné aussi sous le nom d'Abou Zeïd.

D'autre part, parmi les médecins arabes qui ont parlé de Sérapion et qui lui sont ainsi postérieurs, nous citerons Razès et Ali Abbas.

Nous croyons devoir transcrire sommairement ce qu'en dit ce dernier. Dans les prolégomènes du Maleky, Ali Abbas expose les motifs qui l'ont engagé à écrire, à savoir les défectuosités ou lacunes des ouvrages composés par ses devanciers, et parmi ces devanciers il compte Jean fils de Sérapion.

" Quant à Iouhanna ben Serafioun, dit Ali, son livre ne contient que le traitement par le régime et les médicaments, et il ne s'occupe aucunement des moyens chirurgicaux. De plus il a oublié de mentionner beaucoup de maladies, et sa méthode est vicieuse. Il traite des maladies par régions, mais sans les rattacher aux organes. Ainsi les maladies de la bouche, de la matrice, etc., sont rangées parmi celles de la surface cutanée. Enfin il a oublié de parler des poisons et des médicaments toxiques. » Ali fait une longue énumération des maladies oubliées par Jean fils de Sérapion. Nous reproduirons le passage entier à propos d'Ali ben Abbas.

D'utre le fragment de Paris, il en existe aussi un à l'Escurial, sous le n°814, et la Bibliothèque bodléienne paraît avoir un manuscrit complet de Sérapion sous le n° 598.

Le Kounnach fut traduit eu latin par Gérard de Crémone sous le titre de Breviarium, et plus tard par Alpago, sous le titre de Practica.

Il comprend deux parties. La première, qui se compose des six premiers livres, est un traité de médecine où les maladies sont exposées dans l'ordre que nous avons vu critiqué par Ali Abbas. La deuxième partie, ou le septième livre, est un formulaire en trente-sept chapitres, contenant les uns des généralités sur la thérapeutique, les autres, en bien plus grand nombre, un exposé de la préparation des différentes classes de médicaments composés.

L'antidotaire de Sérapion est fréquemment cité par Mésué.

On a aussi donné à Sérapion l'Ancien, le nom de Janus Damascenus et une édition en a été faite sous ce titre par Albanus Torinus.

Nous avons aussi des Aphorismes sous le nom de Janus Damascenus, que nous avons rapportés à Mésué l'Ancien.

Le Kounnach de Sérapion fut commenté par Aboul Hassan el Harrany.

Nous avons pu prendre connaissance du Ms. de l'Escurial. C'est un fragment de six feuillets seulement, qui pourtant ne manque pas d'intérêt: il contient le début de l'ouvrage, avec cet entête : Kounnach d'Iouhanna ben Serafioun, traduit par Moussa ben Ibrahim el Hadechy, avec des additions d'Ebn el Bahloul. Ce dernier est qualifié plus loin d'Essarhany.

Nous trouvons d'abord la table du premier livre, qui contient trente-deux chapitres dont la nomenclature est donnée:
1° Des nodosités, de l'ophiasis et de l'alopécie ;
2° De la chute des cils ;
3° De la teigne molle, qui ressemble au fa vus ;
4° Des furfures de la tète et de tout le corps;
5° Des poux de la tête et du corps ;
6° De la céphalalgie causée par la chaleur du soleil, etc.
Nous trouvons ensuite le premier chapitre.

On voit que nous possédons bien là des fragment du Kounnach d'Iahya ben Sérapion.

SALMOUIH BEN BAYAN.

Honein rapporte que son père le considérait comme le médecin le plus instruit de son temps. Le Khalife Motassem, à son avènement à l'empire, en 833 de notre ère, rattacha à sa personne et le tint en grande considération. 11 l'appelait: mon père. On rapporte qu'il dit un jour: Je considère mon médecin Salmouïh plus que le. cadhi des cadhis, car celui-ci ne gère que mes biens et Salmouïh est chargé de ma personne qui m'est plus chère que ma fortune et mon empire. Il le chargea même de sa correspondance. Salmouïh n'avait pas une grande estime de la pratique de Jean fils de Mésué, et quand il se sentit près de mourir, il recommanda à Motassem de ne pas s'abandonner entièrement à Jean. La première chose en médecine, disait-il, c'est d'apprécier l'intensité de la maladie, et c'est ce que ne fait pas Jean, malgré son érudition.

A la mort de Salmouïh, Motassem s'abstint de manger, se fit présenter la bière, et y pria avec accompagnement de cierges et de parfums, à la manière des chrétiens, car Salmouïh était chrétien. Il passait pour fidèle à sa religion et pour un homme de bien.

Motassem ne survécut que vingt mois à la mort de Salmouïh, et l'on attribua l'issue fatale de sa maladie au traitement institué par Jean, contradictoirement aux habitudes de Salmouïh.

On lit dans la vie d'Issa ben Hakam par Ebn Abi Ossaïbiah que Salmouïh partageait les opinions des moines, au sujet des aphrodisiaques et de leur influence funeste sur la santé.

Salmouïh composa des ouvrages, mais nous n'en avons pu trouver le titre, le Ms. du Fihrist de la Bibliothèque de Paris, les laissant en blanc.[1]

Il est cité quelquefois par Sérapion, Razès et Ebn Beithâr, chez ce dernier à propos du cresson alénois et du canard.

Motassem étant mort le 21 octobre 841 (Elmacin), et n'ayant survécu que vingt mois à Salmouïh, celui-ci serait mort sur la fin de 839 ou au commencement de 840.

LES THIFOURY.

Les Thifoury étaient une famille de médecins chrétiens, et jouirent de quelque faveur auprès des Khalifes. S'ils n'ont pas laissé d'écrits, leurs noms se trouvent mêlés à certains faits qui offrent un véritable intérêt pour l'histoire de la médecine. L'un d'eux a le mérite d'avoir favorisé les traductions de Honein.

---

1 Il en est de même dans l'édition donnée par Fluegel.

ABDALLAH ETTHIFOURY.

C'était un homme intelligent et disert, un des favoris d'El Hady le Khalife. Il était attaché en qualité de médecin à Thifour, frère de Khizràna, femme d'El Mohdy, et l'on dit même qu'il était affranchi de cette favorite.

Quand le Khalife El Mansour envoya Mohdy contre Sengar, il emmena Khizràna qui était enceinte de Moussa El Hady. Thifour était de l'expédition, et Thifoury l'accompagnait. L'urine de Khizràna fut montrée à tous les médecins de l'armée, Abou Quoreich crut découvrir qu'elle était enceinte d'un garçon. Quant à Thifoury, nonobstant les instances de Thifour, il ne voulut pas se prononcer sur le sexe de l'enfant. Il devint plus tard le médecin d'El Hady.

Ce qui recommande surtout le nom de Thifoury, c'est qu'il fit faire à Honein un certain nombre de traductions. Thifoury, d'après ces faits, vivait sur la fin du YIIP siècle de notre ère et au commencement du IXe.

ZAKARYA FILS DE THIFOURY.

Zakarya ne nous est connu que par une anecdote que nous croyons devoir raconter. Il accompagnait Afchin, généralissime de l'expédition contre Babek. Afchin voulut faire inspecter les commerçants de l'armée, et quand vint le tour des droguistes ou pharmaciens, il chargea Zakarya de cette inspection. Zalcarya voulut préalablement lui raconter l'histoire du chymiste Joseph. El Mâmoun lui contestant la valeur de la Chymie, Joseph lui répondit que la chymie n'était pas une chimère, mais que les droguistes en étaient la plaie. Comment cela, dit Mâmoun. Si tu leur demandes quelque chose, répliqua Joseph, qu'ils l'aient ou non, ils n'en délivrent pas moins. Que le Kalife essaye, et il verra. Mâmoun se mit à écrire le nom d'une localité voisine de Bagdad, et en envoya demander à tous les droguistes, et tous en délivrèrent, donnant les uns une poudre, d'autres des fragments de pierre, d'autres de la bourre. Afchin en fit autant, prit une liste de friandises, écrivit vingt noms et envoya demander ces objets chez les droguistes. Les uns dirent qu'ils n'en possédaient pas, et les autres en donnèrent, Afchin fit sortir du camp tous ces derniers et écrivit à Motassem pour lui demander des droguistes et des médecins auxquels on put se confier, ce que le Kkalife s'empressa de faire.

Nous voyons que Zakarya vivait dans la première moitié du IX^ siècle de notre ère.

ISRAIL FILS DE ZAKARYA.

Il nous est donné comme un médecin éminent. Il était attaché à la personne du vizir Fateh ben Khakan, et fut en crédit auprès des Khalifes et des grands personnages.

Telle était sa position auprès de Moutaouakkel que le Khalife s'étant fait ventouser sans l'en avoir prévenu, lui fit donner, pour le calmer, trois mille dinars et une ferme d'un revenu annuel de cinquante mille drachmes.

Israïl vivait donc au milieu du IXe siècle.

ABOU QUOREICH ISSA ESSIDLANY (LE DROGUISTE OU LE PHARMACIEN).

Abou Quoreich était un droguiste ou pharmacien de Bagdad, qui dut au hasard une importance et une célébrité de mauvais aloi.

C'est à titre de renseignement historique seulement que nous donnons sa biographie.

Khizouran, favorite du Khalife El Mahdi chargea un jour une de ses suivantes de porter son urine à un médecin. La suivante la porta à un pharmacien, Abou Quoreich, qui habitait au voisinage du palais, la lui donnant comme celle d'une pauvre femme. Ce n'est pas d'une pauvre femme, dit Abou Quoreich, mais d'une sultane qui doit accoucher d'un prince. Khizouran, joyeuse de cette nouvelle, ordonna de remarquer l'officine. Quelque temps après elle se reconnut enceinte, et envoya des présents à Abou Quoreich, puis elle accoucha de Moussa. L'aventure fit du bruit, et Georges, fils de Gabriel, contesta la légitimité de la prédiction et demanda une contre-épreuve. Cependant, Khizouran devint enceinte de Haroun. On porta de nouveau l'urine au pharmacien, qui annonça encore la naissance d'un fils. Abou Quoreich fut dès lors en faveur auprès d'El Mohdy, nonobstant son ignorance en médecine, et devint un de ses médecins. On le vit plus tard appelé en consultation, et n'apporter dans les discussions que l'entêtement de l'ignorance. Il accompagnait aussi le Khalife.

Abou Quoreich vivait donc sur la fin du YIIIe siècle de l'ère chrétienne.

DEUXIEME PARTIE

LES TRADUCTIONS
I. Des Traductions en général et de la culture du grec dans l'Asie centrale.

C'est aux Nestoriens que les lettres grecques durent de s'établir et de se perpétuer dans l'Asie moyenne.

La connaissance du grec n'était pas seulement nécessaire pour la connaissance et la traduction des livres sacrés, mais aussi pour entretenir des relations avec la Grèce, relations particulièrement établies dans les Conciles. Outre la Bible, on traduisit les Pères. Des offices de traducteurs furent institués, et les noms de plusieurs docteurs nous sont parvenus avec la qualification d'interprètes. Ces interprètes avaient un rang élevé. Nous les voyons figurer, ainsi que les médecins, dans les assemblées où se discutaient les dogmes, les rites et les intérêts de la communauté nestorienne.

Il en fut ici comme ailleurs. Le dogme religieux, tout en fermant son domaine à la discussion, n'en cherche pas moins à faire usage pour sa défense des armes que peut lui fournir le raisonnement, et il emprunte ces armes à la philosophie.

Dès le milieu du Ve siècle, Aristote fut traduit en syriaque par des savants de l'école d'Edesse, Ibas, Cumas et Probus, dont le premier gouverna cette église de 435 à 457. Avant son épiscopat, Ibas avait déjà traduit des commentaires de Théodore sur Aristote.

A la mort d'Ibas, l'école d'Edesse fut détruite. Ses savants se réfugièrent en Perse, à Nisibe, et probablement aussi à Djondisabour dont l'école comptait déjà plus d'un siècle d'existence.

Un siècle plus tard, Sergius de Ras el Ain, contemporain de Justinien, traduisait des ouvrages de médecine et de philosophie.

Ce fut le premier, dit Ebn Abi Ossaïbiah, qui traduisit des livres grecs en syriaque. Nous croyons Sergius ou Sergis des auteurs arabes, identique avec celui qu'Agathias nous dit avoir traduit du grec sur l'invitation de Chosroës dit le Grand, et qu'il nous donne comme un éminent interprète. Malgré les réserves d'Agathias on ne saurait refuser à Chosroës un certain goût pour la science. On sait qu'il accorda une courte hospitalité aux philosophes proscrits d.' Athènes.

Dans une trêve conclue avec les Byzantins, il mit pour condition qu'on lui enverrait le médecin Tribunus.

Wüstenfeld n'a fait qu'un seul personnage de Sergius de Ras el Aïn, et de Sergius fils d'Hélia, qui traduisit du grec en arabe l'agriculture de Costus. A l'époque de Chosroës et de Justinien nous avouons ne pas comprendre une traduction du grec en arabe, et nous repoussons la confusion de Wüstenfeld, ainsi que la traduction d'Ahroun par Serdjis.

Les traductions de Sergius durent pénétrer à Djondisabour. Vers les premières années du VIIe siècle, Harets ben Kaladad y fut étudier la médecine, et Mahomet dut à Harets une partie de ses connaissances médicales. Or, chez l'un et chez l'autre, on reconnaît facilement des réminiscences grecques.

L'arabe se parlait-il à Djondisabour ? Il est permis de le croire vu la proximité des Arabes de Hira qui mêlèrent si souvent leurs armes à celles des Perses.

Georges fils de Gabriel, le premier qui illustra l'école, quand il fut présenté au Khalife El Mansour, le complimenta en arabe et en persan.

Il est probable que l'enseignement officiel se faisait en syriaque. En effet, cette pléiade de médecins que nous voyons apparaître sous les Abbassides sortait de Djondisabour et ne comptait que des Nestoriens. Ensuite nous devons le croire aussi d'après la multiplicité des traductions syriaques et leur persistance après que l'on eut entrepris les traductions arabes.

Des traductions commandées en Egypte par Khaled ben Yézid tout ce que nous savons, c'est que dans le nombre quelques-unes eurent trait à la médecine. Elles pénétrèrent sans doute dans l'Irak, et Géber leur dut probablement ses connaissances, tant en médecine qu'en alchimie. La multiplicité de ses écrits ne prouve pas seulement l'étendue de ses connaissances, mais aussi la diffusion des livres où il les a puisées.

La première traduction sur laquelle nous ayons des renseignements positifs, est celle des Pandectes d'Ahroun.

Primitivement écrit en grec, ce livre fut traduit en syriaque par un certain Gosius, dit Assemani. Ce Gosius ne peut être que le Djasious d'Ebn Abi Ossaïbiah.

En tout cas, il n'a rien à voir avec le Gésius de Suidas.

La traduction syriaque fut elle-même traduite en arabe par Masserdjouih. On a placé l'époque de cette traduction en 683 sous Mérouan ; mais nous préférons nous en rapporter au Kitab el hokama qui la recule jusqu'au règne d'Omar ben Abd el Aziz, lequel l'aurait lui-même commandée.

Le caractère d'Omar nous autorise à croire qu'il favorisa les sciences. Quant il parvint au Khalifat, dit Ebn Abi Ossaïbiah, l'enseignement fut transféré à Antioche et à Harran, d'où il se répandit dans les autres contrées musulmanes. C'est ainsi que déjà vin Ommiade préludait au rôle dévolu bientôt aux Abbassides.

En l'année 765 le Khalife El Mansour tomba malade et on lui indiqua comme le plus habile médecin de son temps Djordjis, chef des médecins de Djondisabour.

Georges vint à Bagdad, et sa présence fut l'étincelle qui devait embraser le monde musulman du feu de la science. Ajoutons que Georges laissait deux de ses disciples à l'hôpital de Djondisabour, et qu'il en emmenait un autre avec lui : les acteurs étaient prêts pour le rôle d'initiateurs qui allait leur être confié.

Georges traduisit pour El Mansour de nombreux ouvrages grecs en arabe, dit Ebu Abi Ossaïbiah dans sa biographie. Wenrich fait observer que l'historien de la médecine arabe ne dit pas si Georges traduisit d'après les originaux, mais il nous semble ne s'être ici souvenu de Georges que d'après sa mention en tête du chapitre des traducteurs. Dans ce chapitre Ebn Abi Ossaïbiah dit seulement qu'il traduisit des ouvrages de médecine en arabe, mais ailleurs, dans l'article biographique, il s'exprime ainsi que nous l'avons dit plus haut. Or, comme évidemment ces traductions devaient être au bénéfice des Arabes et non pas à l'usage des élèves de Djondisabour, nous ne voyons pas pourquoi ces traductions auraient passé par le syriaque.

Si Georges fit plusieurs traductions, on ne nous signale qu'un seul ouvrage de son crû, et il ne paraît pas que sou travail de traducteur portât sur cet ouvrage, attendu que Honein le traduisit plus tard du syriaque en arabe. Georges devait connaître le grec, dont la connaissance était nécessaire aux médecins de son importance, qui assistaient, aussi bien que les interprètes, aux assemblées du clergé nestorien. La connaissance du grec dut se maintenir pendant longtemps. Nous en avons pour preuve la persistance des traductions en langue syriaque, même au XIIIe siècle.[1]

---

1 Ajoutons qu'il y avait un autre centre d'hellénisme chez les Sabiens de Harran, d'où sortit Thabet ben Corra.

Si l'on en croit Hadji Khalfa, le Khalife El Mansour envoya des ambassadeurs à Constantinople, qui en rapportèrent les œuvres d'Euclide et des ouvrages de physique. On les traduisit en arabe et ils furent lus avec empressement.

Suivant Ebn Djoldjol, Haroun Errachid fit traduire à Jean, fils de Mésué, les livres grecs trouvés dans les villes d'Angora et d'Amouria et le nomma chef des traducteurs.

Aboulfarage rapporte aussi que Jean fut chargé de traductions par le Khalife Haroun Errachid.

D'après le Fihrist et Hadji Khalfa, Jean serait môme allé en Grèce à la recherche de manuscrits, mais seulement sous le règne d'El Màmoun.

Quoi qu'il en soit, ce qui reste acquis c'est que le mouvement commencé sous le règne d'El Mansour se continua sous celui de Haroun, secondé par les Barmécides, et prit tout son développement sous El Mâmoun.

Ses instincts le poussaient dans cette voie, mais ce qui excita, dit-on, le zèle d'El Màmoun ce fut surtout qu'il vit Aristote en songe. Il se mit aussitôt en relations avec l'empereur grec et lui demanda la communication de tous les livres qui restaient des anciens. On résista d'abord, puis on se rendit, et sur l'ordre du Khalife, Hedjadj ben Mater, Ebn Bathriq et Salma s'en allèrent dans le pays grec faire un choix de livres qui furent livrés à la traduction. Les fils de Chaker, Mohammed, Hassen et Ahmed en recrutaient aussi. D'autres furent livrés par Costa ben Luca, et divers personnages. Enfin Honein se rendit en Grèce pour y apprendre le grec. On dit qu'un choix fut fait parmi ces livres, et que ceux qui ne furent pas agréés furent livrés aux flammes.

Le travail de traduction se continua avec la même ferveur sous les règnes d'El Ouatseq et de Moutaouakkel.

Un homme dont nous respectons le caractère et la saine érudition, M.

Munk, a dit que le besoin plutôt que le goût avait entraîné les Arabes. Nous ne saurions être de cet avis. Nous accordons aux Abbassides de plus larges idées. Et puis ce ne furent pas seulement les Khalifes et leurs ministres qui propagèrent le mouvement scientifique: un entraînement général saisit même les simples particuliers dont un grand nombre remplirent généreusement à l'égard des traducteurs le rôle de Mécènes. Enfin les traductions ne portèrent pas seulement sur des ouvrages de médecine ou d'agriculture, mais de bonne heure, on s'attaque résolument aux parties purement théoriques de la science.

Avant d'entrer dans le détail des traductions et de leurs auteurs, nous donnerons le nom des particuliers qui favorisèrent ces travaux. C'est d'abord une justice à leur rendre ; c'est ensuite une preuve à l'appui de ce que nous venons dédire sur le caractère du mouvement scientifique chez les Arabes. Ebn Abi Ossaïbiah consacre la fin de son neuvième livre à la liste des particuliers qui favorisèrent les traductions en dehors de l'action officielle des Khalifes. Nous la reproduirons intégralement :

« Chirchou ben Kothrob, de Djondisabour. Il ne cessa de protéger et de favoriser les traducteurs, leur procurant des livres de ses deniers. Il poussait aux traductions en syriaque plutôt qu'en arabe.

« Mohammed ben Moussa l'astronome. Il était un des fils de Moussa ben Chaker, bien connus pour leur mérite et leur science ainsi que leurs écrits sur les mathématiques. Mohammed fut un des amis de Honein, qui traduisit pour lui plusieurs ouvrages de médecine.

« Ali ben Iahya, surnommé l'astronome. C'était un des secrétaires et un intime d'El Màmoun, homme de mérite et qui avait du goût pour la médecine. Plusieurs ouvrages furent traduits à son intention.

Tsadry (Théodore) l'Evêque. Il était évoque de Kharkh, à Bagdad,[1] s'occupait à rechercher des livres et à les faire traduire. Les médecins chrétiens composèrent beaucoup de livres qui lui furent dédiés.

« Mohammed ben Moussa ben Abd el Malek. On traduisit pour

---

[1] Kharkh était un faubourg de Bagdad.

lui plusieurs livres de médecine. C'était un savant éminent, qui s'occupait de corriger les livres et d'en rétablir les textes.

« Issa ben Iounes l'écrivain. C'était un savant éminent de l'Iraq, très occupé à la recherche des livres anciens et aux sciences grecques.

« Ali, surnommé El Fayoumy, du nom de sa ville natale, entretenait des traducteurs.

« Ahmed ben Mohammed, l'écrivain. Il dépensait beaucoup pour les traducteurs.

« Ibrahim ben Mohammed ben Moussa. Il s'appliquait à faire traduire les grecs en arabe et protégeait les savants et surtout les traducteurs.

« Abdallah ben Ishaq s'occupait de la recherche des livres et de leurs traductions.

« Mohammed ben Abd el Malek Ezzeyat. Il dépensait pour les savants, les copistes et les traducteurs près de deux mille pièces d'or chaque mois. Plusieurs traductions d'ouvrages de médecine lui furent dédiées par les grands médecins, tels que Jean fils de Mésué, Gabriel fils de Bakhtichou, Bakhtichou fils de Gabriel, David fils de Sérapion, Elisa, Israïl fils de Zacharya, Ebn el Batbriq, Hobeïch ben el Hassan."

Ce qui prouve encore l'intensité du mouvement scientifique, c'est que l'on ne s'adressa pas seulement aux Grecs mais encore aux Persans, aux Indiens et aux Nàbathéens dont ou traduisit les livres en arabe.

Nous trouvons dans le Fihrist une douzaine de traducteurs du persan parmi lesquels nous nous bornerons à citer les fils de Noubakht, et Ebn el Mocaffa, le traducteur de Cailla et Dimna.

Parmi les Indiens, on cite surtout Manka qui traduisit un livre indien sur les poisons.

Parmi les traducteurs du Nabathéen, nous citerons Ebn Ouachchya particulièrement connu par sa traduction de l'agriculture nabathéenne.

Cet appel aux anciennes littératures de l'Asie datait déjà du temps d'El Mansour et de Haroun Errachid.

Ce qui prouve que ces médecins de la Perse et de l'Inde avaient quelque mérite, c'est qu'ils sont fréquemment invoqués dans le Continent de Razès à côté des médecins de la Grèce.

Haroun avait à son service un médecin indien, Saleh ben Bailla, qui acquit une certaine célébrité pour avoir guéri l'oncle du Khalife, Ibrahim, tombé en léthargie.

Les Syriens ayant été les principaux initiateurs des Arabes, on s'est demandé souvent si toutes les traductions avaient passé par le syriaque. De nos jours quelques médecins et même des orientalistes croient encore que la plupart, sinon la totalité des traductions, ont passé du syriaque en arabe. Cette manière de voir nous paraît le résultat d'une étude incomplète et superficielle de la question. Nous sommes d'un avis contraire et nous apporterons à l'appui des faits et des considérations de diverse nature.

Les premières traductions faites en syriaque par les Nestoriens étaient à l'usage du clergé et des écoles. Nous avons déjà dit que l'enseignement devait se faire dans cette langue. Quand les Khalifes prirent à leur service des médecins chrétiens, quand surtout ils se proposèrent d'instruire les Arabes, les Nestoriens n'en continuèrent pas moins à former des élèves, et alors même que des traductions commencèrent à se faire en arabe, il s'en lit parallèlement en syriaque.

Mais quand on eut apporté à Bagdad les livres de la Grèce, quand on eut des traducteurs connaissant le grec et devant travailler non plus pour les Syriens, mais pour les Arabes, c'eut été un non sens de passer encore à travers le syriaque. Les grands traducteurs d'alors connaissaient le grec : ainsi Tsabet ben Corra, Honein, son fils Ishaq et son neveu Hobeïch, dont plusieurs traductions passèrent sous le couvert de son oncle. Dans la liste de leurs traductions, nous trouvons les unes en syriaque, les autres en arabe. Chez Honein[1] et chez Ishaq, les traductions en arabe dépassent de beaucoup celles en syriaque. Chez Hobeïch nous les trouvons toutes en arabe. Chacune de ces traductions sans doute avait sa destination, mais celles qui se firent alors en arabe durent généralement être directes. L'un des grands traducteurs de l'époque, l'émule de Honein, auquel il dispute la palme de traducteur, Costa ben Luca, versé dans la langue grecque, fit de nombreuses traductions du grec et toutes en arabe.[2]

Il est encore un fait auquel n'ont pas songé les partisans du syriaque. Ce n'est guère qu'en médecine que les Syriens furent, à proprement parler, les initiateurs des Arabes. Dès l'époque des traductions, nous voyons les Arabes cultiver avec ardeur, outre la philosophie, les mathématiques et l'astronomie, demander des lumières, non pas seulement aux Grecs, mais encore aux Indiens et aux Persans. Tandis que les Nestoriens cultivent peu ce côté de la science, nous voyons les Arabes produire des hommes éminents de très-bonne heure. Déjà, sous le règne d'El Màmoun, nous voyons des astronomes mesurer un degré du méridien terrestre. El Kendy, le grand philosophe arabe, était aussi profondément versé dans les mathématiques et l'astronomie : plusieurs le considèrent comme connaissant le grec : Abou Machar le compte parmi les quatre grands traducteurs. C'est en vain que, dans la liste des traductions établie par Wenrich, nous avons cherché des traductions syriaques relatives aux sciences mathématiques, elles sont toutes en arabe, ce qui signifie pour nous qu'elles furent directes et faites pour les Arabes. Sur ce terrain donc les Arabes ne doivent rien aux Syriens.

Pour nous résumer, les grands traducteurs datant de l'époque où les livres grecs affluaient à Bagdad pour être mis entre les mains des Arabes, il est probable que la grande majorité des traductions qui nous sont parvenues, ont été faites directement ; et l'on ne saurait

---

1 Cependant on lit dans le Fihrist que Honein traduisit surtout de Galion en syriaque et revisa beaucoup de traductions arabes.

2 Nous pensons qu'au début on utilisa des versions syriaques et qu'on les fit passer en arabe, sauf à y revenir, afin de livrer aux Arabes, le plus promptement possible et le plus abondamment, les monuments scientifiques de la Grèce.

admettre le passage à travers le syriaque que dans les cas particuliers où l'on pourrait en fournir des preuves positives, ce que nous aurons à constater.

Quant aux traductions qui nous sont passées entre les mains, notamment celles de Dioscorides et de Galien, les noms techniques, en très grande quantité, y sont reproduits avec assez d'exactitude, à part les points diacritiques, et il nous semble qu'un passage par le syriaque eût apporté plus de trouble dans leur transcription.

Notre manière de voir est d'ailleurs celle de plusieurs orientalistes éminents, et nous croyons devoir consigner ici leurs témoignages.

A propos des traductions d'Hippocrate, Casiri prend chaudement la défense des traducteurs contre Renaudot. Dans une lettre à Dacier, Renaudot prétend que les traductions arabes d'Hippocrate et des Grecs en général sont peu soignées, infidèles et sans utilité pour l'épuration des textes originaux.

Casiri lui oppose l'opinion d'érudits, tels que Saumaise, Golius, Erpénius, Pococke et Gravius, et il lui fait le reproche (le n'avoir pas le droit d'être aussi tranchant. Reprenant la question pour ainsi dire ah ovo, Casiri expose les efforts inouïs des Abbassides pour se procurer les ouvrages des Grecs et les faire passer dans leur langue, leurs libéralités envers les savants et leur enthousiasme pour la science. Il conclut que les traductions arabes ne reposent pas sur les traductions syriaques, ainsi que l'insinue Renaudot, mais qu'elles découlent des sources grecques et sont l'œuvre de savants, connaissant parfaitement les deux langues. On ne saurait nier, dit-il, que ces traductions ont été faites alors que le grec était en quelque sorte une langue vulgaire pour les savants qui possédaient encore d'anciens manuscrits datant d'une époque voisine de celle des originaux. Quant à Honein, dont Renaudot lui-même reconnaît le rare mérite, il réunit, au dire de tous, toutes les qualités d'un éminent traducteur. Dans son introduction aux Aphorismes, il dit s'être abstenu de toute témérité, de tout changement, de toute addition. Pour les passages obscurs, il a consulté plusieurs manuscrits grecs et plusieurs savants. Certainement, conclut Casiri, Renaudot aurait triomphé, il aurait imposé son opinion sur les Arabes au monde des lettres, si dans les traductions d'Hippocrate et des autres médecins, collationnant avec les originaux, il avait reconnu et corrigé des fautes. C'est là ce qu'il aurait du faire.

Il est un ouvrage que nous ne saurions passer sous silence, qui est une sorte de traité ex professa sur la matière, et qui pourrait en imposer en raison du grand nom qu'il porte. Nous voulons parler du Traité De Interpretatione de Huet.

Les documents arabes, entrés dans le domaine public, n'étaient pas alors bien nombreux ; d'autre part, Huet n'avait qu'une connaissance très bornée de la littérature arabe. Il l'avoue lui-même, afin, dit-il, que l'on n'attende pas trop de lui, ce qui ne l'empêche pas de trancher des questions dont les éléments lui faisaient défaut.

Huet ignore combien le grec était familier aux Nestoriens. Il croit que les Arabes eux-mêmes furent traducteurs. Il dit leurs traductions lâches, diffuses, infidèles. Il accuse ces étrangers d'avoir enlevé, ajouté, bouleversé. Il ajoute qu'ils ne furent pas plus heureux pour la littérature latine ! Il cite quelques auteurs, tels que Galien, Aristote et autres, qui ne leur seraient pas venus des Grecs, mais altérés en passant par les Latins ! On souffre à reproduire de telles assertions.

Mêmes erreurs dans les détails.

Déjà M. Renan a signalé les erreurs dont fourmille le traité de Huet sur le chapitre des versions orientales.

Dédoublant Constantin et le Viatique, il fait de l'un deux personnages, et de l'autre deux livres, dont il attribue l'un au juif Isaac et l'autre à Ebn Eddjezzar.

Il cite une foule d'ouvrages que nous avons en traductions latines et dont il dit les originaux arabes perdus!

Il juge aussi sévèrement et souvent avec raison les traductions latines, qui se produisirent en des circonstances moins favorables, et sur lesquelles nous aurons à revenir.

En somme, à l'époque où fut écrit le traité de l'Interprétation, les éléments de la question n'étaient pas suffisants, et l'auteur manquait de compétence pour la traiter.

« La Bibliothèque du Roi, à Paris, dit Schmolders, possède des traductions d'Aristote, comparables en fidélité et en correction aux meilleures traductions latines, et tellement distinguées ijar la critique circonspecte qu'on y remarque, qu'elles vont presque de pair avec les travaux modernes. » Ecoles philosophiques des Arabes, 92.

Nous lisons enfin dans les Mélanges de philosophie de Munk : « Les ouvrages d'Aristote furent traduits en grande partie sur des traductions syriaques. On voit, du reste, par les nombreuses notes interlinéaires et marginales que porte le Ms. n° 882 (de la Bibliothèque de Paris) qu'il existait dès le Xe siècle plusieurs traductions de différents ouvrages d'Aristote, et que les travaux faits à la hâte sous les Khalifes El Momoun et Moutaouakkel furent revus plus tard, corrigés sur le texte syriaque ou grec, ou môme entièrement refaits.

« Le livre des Réfutations des Sophistes se présente dans notre Ms. dans quatre traductions différentes. La seule vue de l'appareil critique que présente ce précieux Mrf. peut nous convaincre que les Anibes possédèrent des traductions faites avec la plus scrupuleuse exactitude, et que les auteurs, qui, sans les connaître, les ont traitées de barbares et d'absurdes, étaient dans une profonde erreur. Ces auteurs ont basé leur jugement sur de mauvaises versions latines, dérivées non de l'arabe mais de versions hébraïques. »

Nous ne saurions donc admettre d'une façon générale ce qu'on lit dans l'Averroës de M. Renan : « Quant à la barbarie du langage d'Averroës, peut-on s'en étonner quand on songe que les éditions imprimées de ses œuvres n'offrent qu'une traduction latine d'une traduction hébraïque d'un commentaire fait sur une traduction arabe d'une traduction syriaque d'un texte grec » p. 52. Du reste, nous reviendrons là-dessus à propos d'Aristote, et nous verrons ce que l'assertion de M. Munk a de trop absolu.

Lucien Leclerc

II. LES TRADUTEURS.

Nous trouvons une liste d'une trentaine de traducteurs du grec seulement dans Ebn Abi Ossaïbiah. Le Fihrist donne la sienne aussi, dans laquelle figurent quelques noms nouveaux. On peut recueillir encore d'autres noms, ce qui porte le chiffre des traducteurs de tout genre à une centaine. Si l'on se rappelle les noms des protecteurs, on verra quelle grande agitation le travail des traductions dut opérer dans le monde musulman.

L'ouvrage de Wenrich, d'ailleurs si recommandable, nous paraît ici défectueux. Il a souvent admis des traductions opérées par des Arabes d'après des annotations de manuscrits, sans se demander si ces traductions étaient bien réellement authentiques, et s'il ne fallait pas y voir soit des commentaires, soit simplement des attributions erronées. Il a passé légèrement sur de graves questions que nous croyons devoir nous poser, à savoir: Les Arabes ont-ils joué un rôle personnel et direct dans le travail des traductions? Dans quelles langues purent-ils en opérer? A quelles races ou communions diverses doit-on les traductions ?

Dans l'ensemble du travail, les traductions du grec en arabe comptent pour la grande majorité, au point que bien souvent on néglige de tenir compte des autres, qui ont cependant leur importance. On doit aux Nestoriens la majeure partie de ces traductions.

A côté d'eux se placent aussi les Sabiens de Harran, qui entretinrent longtemps la culture du grec. C'est à peu près exclusivement à ces deux groupes que nous devons les traductions du grec en arabe.

Certaines personnes ont cru que les Arabes avaient coopéré personnellement à cette catégorie de traductions. Ce qui a pu contribuer à propager et accréditer cette opinion, c'est une assertion doublement erronée, qui n'en est pas moins couverte du grand nom de d'Herbelot : a Averroës est le premier qui ait traduit Aristote du grec en arabe. » En présence de cette assertion, ce que l'on éprouve c'est l'étonnement plutôt que le besoin de la réfuter. Ajoutons encore la distinction que l'on a oublié de faire entre les Arabes proprement dits ou Musulmans et les écrivains de race étrangère vivant au milieu d'eux et écrivant en langue arabe. Connaissons-nous des traductions du grec exécutées par les Arabes, ou autrement quelques Arabes surent-ils le grec? Telle est la question que l'on n'a pas encore résolue définitivement, à notre connaissance du moins.

M. Renan se prononce d'une façon générale pour la négative. « Il n'y aurait pas, dit-il, beaucoup d'exagération à affirmer qu'à aucune époque aucun savant musulman n'a connu le grec. »[1] J'ai essayé de prouver, dit-il encore, que jamais les études grecques n'ont été cultivées parmi eux.[2]

Nous nous rangeons volontiers à cette dernière assertion On rencontre bien chez les Arabes une certaine connaissance de la lexicologie grecque et beaucoup d'étymologies sont données par eux, ainsi, par exemple, dans les tableaux synoptiques qui terminent le Continent de Razès.[3] Mais ce n'est pas encore là une preuve de ce qu'on peut appeler raisonnablement la culture du grec.

Quant à la première assertion, nous croyons qu'elle est encore discutable jusqu'à présent.

Au sujet d'Abdellatif, M. de Sacy se prononce pour la négative et nous sommes de son avis.[4]

Mais il est un homme pour lequel la question est plus difficile à trancher, à savoir El Kendy. Plusieurs orientalistes éminents lui accordent la connaissance du grec.

M. de Sacy admet qu'El Kendy a pu savoir le grec ou le syriaque, Ebn Abi Ossaïbiah le comptant au nombre des principaux traducteurs qui ont traduit en arabe les ouvrages d'Aristote.[5]

---

1 Hist. des lang. sémit., 2nd éd,, 291.
2 De philosophia apud Syros.
3 On en trouve aussi dans les listes de synonymies.
4 Relation de l'Egypte, p. 494.
5 Idem, p. 488.

Lucien Leclerc

Wüstenfeld compte El Kendy parmi les savants que le Khalife El Mâmoun chargea de traduire les auteurs grecs.[1]

M. Sédillot ne paraît pas admettre le doute et nous donne simplement El Kendy comme versé dans la connaissance de la langue grecque.[2]

Comment croire, dit M. Jourdain, que le grec fut inconnu d'El Kendy ?[3] Puis il ajoute en note : « Dans un petit traité sur la sphère armillaire, Alkindi indique plusieurs causes de l'infidélité des versions arabes de l'Almageste, ce qui montre qu'il savait le grec. »

Nous avons consulté le Ms. indiqué par M. Jourdain, qui occupe les folios 51 à 58 du n° 1157, ancien fonds arabe, et voici de quoi il est question dans cet opuscule.

Un des amis d'El Kendy lui demande des éclaircissements sur la forme et l'usage d'un instrument destiné à déterminer la position du soleil et des astres, instrument mentionné dans le Y" discours de l'Almageste.

El Kendy répond que l'obscurité tient uniquement à l'élévation du style et à l'enchaînement des idées de l'aute.ir, d'où résulte pour les traducteurs du grec en arabe une double difficulté, bien saisir le sens et le rendre par des expressions équivalentes, et que ces deux difficultés peuvent être soit isolément soit concurremment une source d'erreurs pour les traducteurs.

Nous avouons, pour notre part, que la réponse d'El Kendy n'implique pas nécessairement la connaissance du grec, nous en verrions plutôt une preuve dans ce fait que les traductions attribuées à El Kendy portent sur le terrain des mathématiques, terrain qui ne fut pas

---

1 Geschichte der arabischen Aerzte, p. 22.
2 Prolég. d'Oloug beg, XVIII; et Hist. des Arabes, p. 340.
3 Voici la phrase entière que l'on est tout étonné de rencontrer chez M. Jourdain : « Comment croire qu'elle fut ignorée des fils de Mouça, d'Alkindi, de Costa ben Luca, d'Honein et de son fils Isaac, et de plusieurs autres traducteurs ou philosophes arabes que je pourrais citer ?» — Comment M. Jourdain a-t-il pu laisser tomber de sa plume les noms de Costa, de Honein et d'Ishaq sur lesquels le doute ne saurait être permis.

Livre II

cultivé par les Syriens.

Telles sont les autres considérations qui peuvent militer en faveur de la connaissance du grec par El Kendy.

On lit dans Ebn Abi Ossaïbiah et le Kitab el hokama qu'il traduisit plusieurs livres de philosophie, et qu'Abou Machar le compte parmi les quatre grands traducteurs qui ont paru dans l'Islamisme. On peut dire aussi que sa grande et précoce connaissance de la philosophie grecque porte naturellement à supposer qu'il fut avec cette science en communication directe ; sinon il faudrait admettre que de son temps le travail des traductions avait déjà fait de bien rapides progrès. La liste de ses écrits se monte à plus de deux cents. Il embrassa, dit le Fihrist, la totalité des sciences antiques.

Un fait est hors de conteste, El Kendy a fait ou revu des traductions. Il revisa les traductions d'Autolycus[1] et d'Hypsiclès.[2] Nous apprenons même du Fihrist qu'il fit une traduction de la géographie de Ptolémée.[3]

En présence de tous ces faits, il est bien difficile de ne pas admettre qu'El Kendy connaissait le grec; mais en l'absence d'une assertion formelle relative au grec, nous croyons qu'il vaut mieux réserver encore la question, et admettre, en attendant, que les traductions d'El Kendy se firent d'après le syriaque. Nous ne croyons pas pouvoir refuser à El Kendy, la connaissance de cette langue beaucoup plus facile pour les Arabes que la langue grecque. Une hypothèse : aurait-il fait des traductions à deux, comme au moyen-âge ?

Un homme d'une saine érudition, M. Munk, rapporte qu'El Kendy fut chargé de traductions par le Khalife El Màmoun, ce qui peut faire supposer, dit-il, qu'il était versé dans le grec ou dans le syriaque.

Rappelons notre hypothèse. Ne peut-on pas employer quelquefois,

---

1 Le Kitab el hokama.
2 Hadji Khalfa, V. 152.
3 Un Ms. hébreu Je Paris, n° 1028 contient la preuve qu'El Kendy savait le syriaque et peut-être le grec (Zotenherg).

pour les traductions arabes, le procédé des traductions latines au moyen-âge, c'est-à-dire la collaboration à deux ou même à trois? El Kendy ne put-il pas participer à ces collaborations? Casiri, et après lui Wenrich, se sont fourvoyés à propos de Mohammed ben Moussa. Ils le donnent comme ayant traduit en arabe, d'après le syriaque d'Ayoub, des commentaires de Galien sur les Epidémies d'Hippocrate. La note de Honein, reproduite par Casiri, se trouve dans un Ms. identique de Paris (n° 1002 sup.) Mais il y est dit que la traduction fut faite pour Abou Djafar Mohammed et non par lui. Et puis, ce qu'il y a d'étrange, c'est que le texte donné par Casiri porte Ahi Djafar au lieu d'Abou Djafar![1]

Omar ben El Farkhan est compté parmi les grands traducteurs, mais c'est tout ce que l'on nous apprend. Il est probable qu'il traduisit d'après le syriaque.

D'après le Kitab el hokama, Aboul Ouéfa traduisit le livre des grandeurs et des distances du soleil et de la lune d'Aristarque de Samos, ainsi que le traité des divisions d'Aristippe. Il aurait encore traduit Diopliante, s'il fallait en croire Pococke dans sa traduction des Dynasties d'Aboulfarage. Mais le texte arabe donne fesser, que Pococke a rendu abusivement par : interpretatus est.[2]

Enfin Ennaïrizy nous est donné comme ayant traduit l'Almageste, par le Kitab el hokama. Nous admettons sans peine ces traductions, mais en les considérant comme faites du syriaque en arabe.

Il en est encore quelques autres attribuées à des Arabes et admises par Wenrich, même du grec en arabe, et à des époques de décadence. Nous les regardons comme apocryphes.

En résumé, s'il est encore permis de douter que les Arabes aient traduit d'après le grec, il est plus admissible qu'ils ont traduit d'après le syriaque.

Il serait oiseux d'appliquer ce travail de critique aux traductions

---

1 Casiri, I, 231. Wenrich, 250. Nous y reviendrons.
2 Hist. Dyn. page 338 du texte.

d'après l'indien, le chaldéen et le persan. Nous mentionnerons plus tard ces traductions et leurs auteurs. Pour cette catégorie de traductions nous ferons un choix et nous ne mentionnerons que ce qui rentre plus ou moins intimement dans notre sujet.

Quant aux traductions qui procèdent du grec soit directement, soit indirectement, nous mentionnerons autant que possible tous les travaux et tous les traducteurs, attendu que ces travaux ont pour nous un intérêt plus immédiat et que l'ouvrage de Wenrich ne nous paraît pas suffisamment connu en France. Il serait d'ailleurs assez difficile de faire un choix parmi les traducteurs, la plupart d'entre eux ayant exploité plusieurs catégories d'écrits. C'est enfin le moyen de faire connaître ce grand fait aussi intéressant et aussi original que peu connu de l'initiation des Arabes à la science. Nous ne nous occuperons des commentateurs qu'à propos des ouvrages traduits, et nous devrons faire un choix parmi eux; leur énumération complète nous entraînerait trop loin, tant ils sont nombreux.

Le grand nombre de commentateurs n'a rien qui doive nous étonner. Le génie différent des deux langues nous en donne l'explication. La phraséologie grecque, avec son ampleur et ses inversions, devait être pour les traducteurs une cause d'embarras et pour les lecteurs une cause d'obscurité. Aussi beaucoup de traductions nous sont données comme défectueuses, et comme ayant été corrigées ou reprises à nouveau. Nous aurons l'occasion d'en signaler quelques-unes. Naturellement ces difficultés variaient suivant la nature de l'ouvrage.

Parmi ceux qui nous sont familiers, il en est un dont la traduction dut être bien facile, c'est celle de Dioscorides. Il n'en est pas de même de Galien.

En tête de nos traducteurs, nous allons donner d'abord les plus éminents, tels que Honein et sa famille, Costa ben Luca.

Nous donnerons ensuite les traducteurs de second ordre en entier, pour n'avoir plus à y revenir, les disposant suivant l'ordre chronologique.
Nous ne parlerons actuellement que des traducteurs du grec ou du

syriaque en arabe, réservant les autres pour des chapitres particuliers où nous exposerons en même temps les acquisitions dont la littérature arabe leur est redevable.

Si parmi les traducteurs il en est qui aient aussi de l'importance comme médecins, il en sera de nouveau question en temps et lieu.

HONEIN BEN ISHAQ (ABOU ZÉID EL IBADY).

Honein est la plus grande figure du IXe siècle. On peut même dire qu'il est une des plus belles intelligences et un des plus beaux caractères que l'on rencontre dans l'histoire. La merveilleuse étendue de ses travaux, leur variété, leur supériorité et leur importance, les épreuves qu'il supporta noblement au début et dans le cours de sa carrière, tout chez lui provoque l'intérêt et la sympathie. S'il ne créa pas le mouvement de renaissance en Orient, personne n'y prit une part aussi active, aussi sure et aussi féconde. C'est un devoir autant qu'un plaisir de donner à sa biographie des proportions inusitées.

Il naquit en l'année 809, d'une famille d'Ibadites, chrétiens arabes qui s'étaient fixés à Hira, où son père Ishaq exerçait la profession de pharmacien.[1] De là son surnom d'El Ibady.

Les gens de Hira passaient pour des Béotiens, et quand Honein vint à Bagdad se présenter à Jean, fils de Mésué pour être son élève, Jean le renvoya, prétextant que les gens de Hira n'étaient pas aptes à l'étude de la médecine. Cependant Honein, qui s'en fut en pleurant, ne se découragea pas. Il se rendit en Grèce, y séjourna deux ans, se perfectionna dans la langue du pays et en rapporta des livres.

On lit aussi dans Ebn Abi Ossaïbiah qu'il étudia le grec à Alexandrie. Ce fait, qui aurait son intérêt s'il était avéré, n'est pas relaté dans le Kitab el hokama.

---

[1] M. Sanguinetti adopte l'année 792, de préférence à l'année 809. Nous avons adopté cette dernière en raison d'un mot d'Ebn Abi Ossaïbiah qui dit que Honein était encore jeune, quand El Mamaoun le chargea de traductions.

Honein s'en revint à Bagdad, voyagea dans la Perse, alla se perfectionner dans la langue arabe à Bassora, puis se fixa définitivement à Bagdad. H s'était ainsi acquis une connaissance approfondie du syriaque, de l'arabe et du grec.

S'étant mis à traduire l'anatomie de Galien, le vieux Gabriel fils de Bakhtichou, l'écoutait avec un étonnement mêlé de respect, l'appelait son maître et vo3'ait en lui un nouveau Sergius (le célèbre traducteur de Ras el Aïn). Jean fils de Mésué: fut pareillement émerveillé. Il ouvrit sa porte à Honein et le pria de lui faire des traductions.

Honein fut aussi encouragée dans la voie des traductions par les fils de Moussa ben Chaker, qui l'employèrent avec Tsabet et Hobéïch. Ces protecteurs des savants dépensaient pour eux 500 dinars par mois.

Honein était jeune encore quand le Khalife El Mâmoun le chargea de traduire les gérées en arabe et de réviser les traductions des autres. Les traductions de Honein lui étaient payées littéralement au poids de l'or.

L'activité de Honein dut être prodigieuse. Sans parler de ses révisions, il commenta tout Hippocrate, traduisit une bonne partie de Galien, Oribase, Paul d'Egine, plusieurs écrits d'Aristote et de Platon, des mathématiciens, des astronomes, des philosophes, etc., associant à ses travaux son neveu Hobéïch et son fils Ishaq. Il écrivit encore une centaine d'ouvrages dont les uns restèrent classiques dans l'enseignement et les autres attestent qu'il unissait la pratique à la théorie, tels que son traité des maladies des yeux.

Le Khalife Moutaouakkel frappé de la réputation de Honein le fit appeler et lui constitua une riche pension. Cependant ayant conçu à sou égard quelques soupçons d'intelligence avec les Grecs, chers sans doute à Honein, il voulut l'éprouver.

Il le fit venir, le revêtit d'un vêtement d'honneur et lui donna un titre de 50,000 drachmes, puis il lui dit: Je désire que tu me prépares un remède secret au moyen duquel je puisse me débarrasser d'un ennemi.

Lucien Leclerc

Honein répondit : Je n'ai jamais appris que des remèdes salutaires et je pensais que le Prince des Croyants ne m'en demanderait pas d'autres. Cependant si telle est sa volonté j'essaierai, mais il me faut du temps. Malgré délais et menaces, Honein n'en fit rien et le Khalife le fit mettre en prison. Honein y resta une année, qu'il employa à traduire et composer. Moutaouakkel le fit de nouveau comparaître, ayant étalé d'un côté des trésors et de l'autre des instruments de supplice. Le temps se passe, lui dit-il, et mes désirs ne sont pas remplis. Si tu obéis, ces trésors et d'autres encore sont à toi, sinon je te ferai périr dans les supplices. — J'ai déjà dit au Prince des Croyants, répondit Honein, que je n'avais appris à composer que des remèdes salutaires. Sur ce le Khalife lui dit : Console-toi, Honein ; tout cela n'était que pour t'éprouver. Mais à quoi donc a pu tenir ton refus? — A deux choses, répondit Honein, ma religion et ma profession. La première ordonne de faire du bien à nos ennemis, et à plus forte raison à nos amis. La seconde nous défend de nuire au genre humain, instituée qu'elle est pour lui être utile. Tout médecin a fait serment de ne jamais délivrer de poison. — Ce sont là deux belles lois, répliqua Moutaouakkel, et il combla Honein de présents.

Le mérite de Honein ne pouvait manquer de lui susciter des envieux et des ennemis. Une épreuve nouvelle lui était réservée. Cette aventure, diversement racontée, mais identique au fond, nous a été conservée par Honein lui-même dans un récit empreint de tristesse. Honein avait probablement rapporté de son séjour en Grèce de l'aversion pour le culte des images. C'est sur ce terrain que ses ennemis lui tendirent un piège, qui paraît avoir été imaginé par Bakhtichou, fils de Gabriel et exécuté par Thifoury. D'après Aboulfarage ce serait le fait exclusif de Thifoury, auquel Honein aurait reproché sa vénération pour les images.

Nous nous en tiendrons au récit de Honein. Bakhtichou fit exécuter une belle peinture de la Vierge, et la fit voir à Moutaouakkel, qui lui demanda si tous les chrétiens avaient pour cette image une pareille vénération. Oui, répondit Bakhtichou, excepté un de tes sujets que tu as comblé de tes bienfaits, qui est un impie et ne croit à rien. — Quel est-il, demanda le Khalife. — C'est Honein. Moutaouakkel ordonna de le faire comparaître et lui dit : Tu vois cette image, c'est la représentation de votre Seigneur et de sa mère. — Dieu me garde, répondit Honein, de croire qu'il puisse être représenté ! Ce sont là simplement des images, comme on en voit dans les églises et autres lieux. — C'est donc chose insignifiante? — Comme l'a dit le Prince des Croyants. — S'il en est ainsi, tu peux cracher dessus. — Honein cracha sur l'image.

Le Catholique ou chef de la communauté chrétienne fut appelé, et Moutaouakkel lui demanda ce que méritait un homme qui avait craché sur cette image. Si c'est un chrétien, répondit le catholique, et si j'en avais le pouvoir il serait fustigé. Toutefois, je lui défendrai l'entrée de nos temples et je le mettrai en interdit jusqu'à ce qu'il se soit repenti sincèrement et se soit purifié par le jeune et la prière. — Fais ce qu'il te plaira, lui dit le Khalife. Honein reçut cent coups d'étrivières, et fut mis aux fers dans la maison du Catholique, où il resta six mois, frappé de plus de temps à autre. Il n'est pas étonnant que ces persécutions l'aient aigri. Ceux que j'ai instruits, dit-il, pour lesquels je fus généreux, que j'ai élevés au dessus de leurs concitoyens, m'ont rendu le mal pour le bien. Je n'en ai pas moins loué Dieu, et je me suis rappelé le propos de Galien que l'on peut tirer profit des inimitiés. Mais cependant comment rester calme ! On me vilipende, on honore ceux qui me honnissent et on honnit ceux qui m'honorent. Ils voient la supériorité de ma science sur la leur, mes traductions qui leur ont livré la science de langues auxquelles ils ne comprenaient rien, qu'eux-mêmes disaient supérieures à toutes celles qui les avaient précédées. Les hommes instruits de toutes les communions m'aimaient et me respectaient. Mais ces médecins chrétiens qui me doivent tout leur savoir en veulent à mes jours. Ils disent : c'est lace traducteur de Honein, qui a reçu pour ses traductions un salaire comme en reçoit un artisan pour ses peines. Il se fait appeler Honein le médecin et non pas Honein le traducteur. Quand j'entends ces choses, mon cœur se resserre et il me prend envie de me donner la mort! L'envie n'a cessé d'habiter la terre depuis Abel ! Si j'ai raconté ces faits, ajoute-t-il, c'est pour que l'homme intelligent comprenne que les calamités atteignent le savant et l'ignorant, le grand et le petit.

Cependant Moutaouakkel tomba malade et Honein prit part aux consultations. Enfin on le tira de prison, et il comparut chez le

Khalife revêtu de riches vêtements, et au milieu de ses ennemis, qui croyaient à son supplice. C'est donc à tort qu'on lit dans Aboulfarage, qu'après son excommunication, Honein rentra chez lui et y mourut subitement de chagrin ou par le poison.

Il paraît d'après Ebn Abi Ossaïbiah, que Honein fut nommé chef des médecins de Bagdad à propos de la publication de son livre : Des Questions.

On s'accorde h placer la mort de Honein en l'année 260 de l'hégire, 873 de l'ère chrétienne.

Bien que Honein ait beaucoup écrit en dehors de ses traductions, c'est par elles surtout qu'il se recommande à la postérité. Il marche à la tête de tous les traducteurs de son temps, non-seulement par la correction de ses traductions, mais surtout par leur importance et leur étendue.

Son œuvre embrasse à peu près tous les chefs-d'œuvre de la médecine antique. On a dit que les traductions de Costa ben Luca avaient la correction de celles de Honein, mais Luca traduisit bien peu, comparativement à Honein. On a dit aussi que Honein avait bénéficié de la ressemblance de son nom avec celui de Hobéïch. Quand cela serait, malgré quelques attributions douteuses, il n'en resterait pas moins assez de gloire à Honein, et le mérite d'avoir formé des collaborateurs comme son fils Ishaq et son neveu Hobéïch.

Outre les traductions de son cru, Honein en revisa une foule d'autres. H avait pareillement fait une révision des textes originaux d'Hippocrate et de Galien.

Si l'on s'en rapporte au catalogue des livres de Galien dressé par Honein, il semblerait, dit l'auteur du Fihrist, qu'il en a plus traduit en syriaque qu'en arabe, mais il révisa beaucoup de traductions arabes faites par d'autres.

Honein traduisit tantôt en syriaque et tantôt en arabe, sans doute suivant les cas. S'il traduisait pour Gabriel ou Mésué, pour ses coreligionnaires, il pouvait le faire en syriaque ; mais il en était autrement s'il traduisait pour les fils de Moussa, ou pour satisfaire aux désirs d'El Màmoun. D'ailleurs il traduisit plus d'une fois le même ouvrage à la fois en syriaque et en arabe.

On a dit trop souvent, pour infirmer la valeur des traductions arabes, qu'elles avaient passé du grec à travers le syriaque. C'est là une assertion gratuite qu'il est presque oiseux de réfuter. Quand se firent les traductions en arabe, commandées par les Arabes et pour les Arabes, il existait à peine quelques traductions en syriaque, et ce ne fut pas à elles que l'on s'adressa. On recueillit à grands frais les originaux grecs, et on les confia à des hommes qui savaient le grec et pouvaient en épurer les textes. Que si ces hommes firent aussi des traductions en syriaque, dont quelques-unes furent traduites de rechef en arabe soit par eux-mêmes soit par d'autres, c'est sans doute que les traducteurs tout en travaillant pour les Arabes, n'oubliaient pas leurs coreligionnaires qui devaient quelque temps encore tenir le sceptre de la science et de la pratique en attendant que se fît l'éducation des Arabes ; c'est aussi probablement parce que dans ce moment de ferveur on voulut employer le plus d'agents possibles pour avoir plus de produits et que l'on confia des traductions en syriaque, à faire passer dans la langue arabe, à ceux qui ne connaissaient pas suffisamment le grec.

Honein et les siens, profondément versés dans la langue grecque, livrèrent aux Arabes des traductions irréprochables, qui embrassaient la meilleure partie de la médecine grecque. Les traductions qui n'eurent pas la bonne fortune de tomber entre les mains des maîtres de l'art, furent ensuite reprises et corrigées.

Nous allons donner aussi sommairement que possible la liste des traductions de Honein, devant y revenir à propos des auteurs traduits. Là, certains détails trouveront mieux leur place qu'ici.

Nous n'avons pas cru devoir nous en rapporter à Wenrich. Nous avons vérifié presque toutes ses citations et nous avons trouvé des erreurs et des omissions. Nous diviserons les auteurs traduits en deux catégories, savants divers et médecins. Cet ensemble de travaux encyclopédiques accuse chez Honein plus que la connaissance du grec et l'activité, il accuse encore une large et facile intelligence.

Première catégorie, savants divers :

Platon. La politique, les lois et Timée.
Aristote. Honein traduisit en syriaque une partie de l'Organon, le Traité de la génération et de la corruption, celui de l'âme et un fragment de métaphysique. Il traduisit en arabe les Catégories, révisa une traduction des premiers Analytiques, traduisit[1] les Ethiques et la Physique s'il faut en croire un Ms. de Leyde.
Autolycus. De la sphère en mouvement.
Euclide. D'après Ebn Khallican, Honein aurait traduit Euclide, fait qui n'a pas été mentionné par Wenrich.
Nicolas de Damas. Sommaire de la philosophie d'Aristote.
— Des Plantes (ouvrage attribué à Aristote).[2]
Menelaus. Des sphériques.
Archimède. De la sphère et du cylindre.
Apollonius de Tyane. Traité d'astrologie.
Artémidore. De l'interprétation des songes.
Alexandre d'Aphrodisias. Quelques opuscules.[3]
Porphyre, L'Isagoge.
Thémistius. Commentaire sur le livre de l'âme.
Deuxième catégorie. Médecins.
Honein eut l'heureuse idée de s'adresser à peu près exclusivement aux deux maîtres de la science médicale, Hippocrate et Galien, et le Kitab el hokama fait observer qu'il eut soin d'en reviser les textes.
Hippocrate :
Epidémies. Pronostics. Aphorismes.
De l'air, des eaux et des lieux.
De la nature de l'homme. Du serment.

---

1 Dans la notice d'Alexandre d'Aphrodisias, Ishaq est donné comme ayant traduit les Sophistiques, la Rhétorique et la Poétique. Casiri qui a reproduit cette notice, p. 243, I, donne Ishaq dans le texte et Honein dans sa traduction latine.
2 Nicolaï Damasceni, de Plantis, ex Isanei versione arabica; recensuit Meyer. Aboulfarage dit qu'il en possédait une traduction syriaque de Honein.
3 V. Casiri, I, 242.

Grand traité des maladies (aiguës).[1] De l'officine.[2]
La naissance à huit mois.[3]
Honein fit aussi des commentaires sur Hippocrate et Galien.

Nous suivrons, pour l'énumération des écrits de Galien, traduits par Honein, la liste donnée par le Fihrist, et qui se retrouve dans le Kitab el hokama.

Nous ne voulons pas reproduire ici la liste des seize écrits de Galien arrangés par les Alexandrins pour renseignement de la médecine. Nous dirons seulement que Honein en traduisit les trois-quarts, les autres l'ayant été par Hobeïch, et qu'il les refondit aussi par demandes et par réponses, d'après le Kitab el hokama. Il existe sous le nom de Honein, au British Museum, n° MCCCLVI, un exemplaire des XVI livres arrangés par les Alexandrins. Il semblerait donc que Honein en fit une double traduction, l'une partielle de ces livres intacts et l'autre complète de ces livres remaniés.[4]

Après l'énumération des XVI livres, on lit dans le Fihrist : Livres en surplus des XVI.

La grande Anatomie nous est donnée comme ayant été traduite par Hobeïch. Ce n'est pas autre chose que les Administrations anatomiques. Cependant les Mss. d'Oxford et du British Muséum en attribuent la traduction à Honein.
Des mouvements de la poitrine et du poumon. Traduction faite par Etienne et revue par Honein.
Des maladies de l'âme, idem.
De la voix, par Honein.
Des mouvements des muscles. Traduction par Etienne, revue par

---

1 Le Traité des maladies aiguës existe h Paris en arabe avec des caractères hébreux.
2 La plupart de ces écrits se trouvent à l'Escurial.
3 Cet écrit se trouve à Munich
4 Wenrich n'a rien compris aux cinq livres d'Anatomie, qui font partie des seize, p. 251 : V. ce que nous en avons dit. Le Fihrist attribue les Divergences en anatomie à Honein, d'après Wenrich. Il en est autrement dans le Ms. que nous avons consulté.

Honein.
De la nécessité de la respiration, idem.
Des mouvements obscurs. Quelle que soit l'authencité de ce livre, Wenrich a oublié de dire qu'il avait été traduit par Marcus de Tolède, d'après la version arabe de Honein, Johannitius. Il faut dire aussi, à l'appui de son authenticité, qu'il est cité souvent par Galien lui-même.
De l'usage des parties, traduction par Hobeïch, revue par Honein.
De la meilleure conformation, par Honein.
Du bon état du corps, Honein ou Hobéïch, suivant l'une ou l'autre liste.
Du mauvais tempérament. Honein.
Des simples, idem.
De l'accouchement à sept mois, idem.
De l'atrabile, Honein ou Etienne.
De la dyspnée, Honein.
Du marasme, idem.[1]
Sur un enfant épileptique, idem.
Des propriétés des aliments, idem.
Du régime atténuant, idem.[2]
De la médecine d'Aristote,[3] idem.
Traitement des maladies aiguës suivant Hippocrate, idem.
Lettre à Thrasybule, idem.
Qu'un bon médecin doit être philosophe, idem.
Des vrais livres d'Hippocrate, idem.
De l'examen du médecin (du médecin?) idem.[4]
De la secte (de la meilleure secte), idem.
De la démonstration en XV livres. C'est seulement dans Ebn Abi Ossaïbiah que nous trouvons des renseignements sur cet écrit. Honein ne put en trouver une copie originale complète.

Déjà Gabriel avait fait des recherches. Honein en fit dans la Mésopotamie, la Syrie, la Palestine et l'Egypte, et en trouva la moitié seulement à Damas, qu'il traduisit en syriaque. Des traductions en

---
1 Casiri a traduit par : de Stereore, I 255.
2 Casiri a rendu par: de benigno regimine, id.
3 Casiri ne le mentionne pas. Id,
4 Casiri voit là des Observations.

furent faites aussi par Aioub et par Issa ben Iahya, et par Ishaq en arabe. Ce livre ne se trouve pas dans les listes que nous possédons.

Faudrait-il en voir une reproduction dans un chapitre de l'histoire philosophique, ouvrage du reste considéré comme douteux.

De la connaissance de ses défauts, traduction de Thomas, revue par Honein.

Le Timée de Platon. Sur vingt livres, Honein en traduisit dix-sept et Ishaq les autres. Du premier moteur, Honein. Grand livre sur la saignée, idem.

Introduction à la logique.
On attribue à Galien un opuscule sur les lavements, qui fut traduit en hébreu et plus tard en latin, d'après la version arabe de Honein. Razès, dans le Continent, dit à plusieurs reprises que cet écrit est plutôt de Rufus que de Galien.

Il est un livre des plantes, rangré à juste titre parmi les douteux, qui fut traduit en arabe par Honein et plus tard en latin. On lit dans la traduction latine que Honein fit cette traduction pour Abou Djafar Mohammed ben Moussa, parce que d'autres, qui avaient précédé la sienne, étaient défectueuses.

Honein traduisit aussi des commentaires de Galien sur Hippocrate, qui nous sont restés, les commentaires sur les épidémies, les septénaires, etc.

Le commentaire sur les épidémies, qui existe à l'Escurial et maintenant à Paris, est accompagné d'une annotation de Honein qui a été mal rendue par Gasiri, et que nous allons reproduire, d'autant plus qu'elle contient de graves erreurs qui ont échappé à Wenrich et l'ont égaré.

« Le premier livre des épidémies fut l'objet d'un commentaire de Galien, eu trois parties. Aïoub le traduisit d'abord eu syriaque, puis en arabe pour Abou Djafar Mohammed ben Moussa.[1] Galien fit sur

---

1 On lit dans Casiri : Quos syriace Job, Arabice Abi Giafar Mohammed ben

le IP livre un commentaire en six parties.

« L'original grec me tomba sous la main, mais il y manquait une partie, et de plus il y avait des fautes, des lacunes et de la confusion. Après l'avoir révisé et transcrit en grec, je le traduisis en syriaque, puis en arabe, à l'adresse d'Abou Djafar Mohammed ben Moussa.[1] Cependant il se fit que je ne l'achevai pas complètement. Galien fit encore sur le VIe livre des épidémies un commentaire en huit parties, qui fut traduit en .syriaque par Aïoub.

« Tous ces commentaires sur les épidémies se retrouvent dans mes écrits. Galien ne commenta que ces quatre livres.[2] Quant aux trois autres, c'est-à-dire le IVe, le Ve et le VIIe, il les rejeta comme apocryphes.

« Il existe encore d'autres discours de Galien sur les épidémies, où il reproduit tantôt la lettre et tantôt l'esprit d'Hippocrate, mais je n'en ai trouvé qu'en faible quantité. »

Commentaire de Galien sur les Aphorismes d'Hippocrate, par Honein. Le manuscrit existe à Paris, n° 985, A. F.

Commentaire de Galien sur le livre des Septénaires, par Honein. Il en existe un exemplaire à Munich sous le n° 802. M. Daremberg en ayant obtenu l'extradition, nous en avons pris une copie, que nous traduirons quelque jour, si Dieu nous prête vie.

Il existe encore dans les collections européennes quelques traductions de Galien attribuées à Honein, tandis que les historiens les attribuent à Hobéïch.[3]

Musa transtulit. — Abi aurait dû cependant indiquer à Casiri que ce mot était un régime et non un sujet.
1 Casiri : quos et arabice postea Abi Giafar Mohammed ben Musa convertit. — Toujours Abi.
2 Il y a nécessairement une lacune en cet endroit. Nous savons que Galien ne commenta que les trois premiers et Is sixième livre des Epidémies, c'est-à-dire quatre en tout. La traduction par Honein de ces quatre commentaires existe à l'Escurial. Voyez pages 250 et suivantes, 1e partie.
3 Le Commentaire sur le pronostic, traduit par Honein, se trouve à Oxford.

Oribase.
Honein a traduit le livre à son fils Eustathe, et la grande collection en soixante-dix livres.
Paul d'Egine. Honein traduisit ses Pandectes.

Theomnestus.
Il existe à Paris, sous le n° 1038, ancien fonds, une traduction du Traité d'art vétérinaire de Theomnestus, par Honein.

Parmi les traductions revues par Honein, nous citerons celle de Dioscoride, exécutée par Etienne, fils de Basile. Il en existe à Paris, n° 1067 du supplément, un exemplaire chargé de notes précieuses, sur lequel nous avons publié un travail dans le Journal asiatique.

Il est encore une traduction de Honein, qui était restée jusqu'alors ignorée, c'est la traduction de l'Ancien Testament. Le Kitab el hokama, dans la notice du roi Ptolémée, dit qu'il se fit traduire l'Écriture de l'hébreu en grec, et que Honein en fit la traduction du grec en arabe.[1]

Au milieu de ses traductions, Honein avait encore le temps de composer des ouvrages. Nous avons les titres d'une centaine.

Plusieurs de ces ouvrages ont trait à Hippocrate et à Galien. Il commenta quelques écrits du premier. Le second l'occupa davantage. Honein fit des sommaires des seize livres de Galien, qu'il rédigea par demandes et par réponses. Il publia sous le titre de Fruit, des extraits des commentaires de Galien sur les aphorismes, les pronostics, les maladies aiguës, les plaies de tête, les épidémies, l'officine, l'air, les eaux et les lieux et la nature de l'homme. Il dressa une liste des écrits de Galien et de ceux qu'il avait traduits. Son introduction au petit art de Galien a été traduite en latin et imprimée sous le titre Isagoge Iohannitii.

Parmi les écrits originaux de Honein, il en est deux qui eurent de

---

[1] Le n° 1107, A. F. de Paris, contient un écrit d'Hermès, qui aurait été traduit par Honein.

l'influence sur l'enseignement et la pratique de la médecine chez les Arabes, ce sont les Questions et le Livre de l'œil.

Les questions de Honein sont un traité élémentaire, une sorte d'introduction à la médecine, par demandes et par réponses. Il eut les honneurs de plusieurs commentaires. Celui d'Ebn Abi Sadeq se trouve à Paris.

Le livre sur l'œil, en dix discours, dont le dernier est de Hobeïch, n'eut pas moins de crédit chez les oculistes arabes. Honein écrivit encore d'autres opuscules sur l'oculistique.

Nous indiquerons sommairement les autres écrits de Honein en les classant par catégories.

Il écrivit plusieurs traités sur les aliments simples et composés ; sur la différence des aliments et des médicaments ; sur les caustiques ; sur le lait ; sur le régime tant à l'état sain qu'en certains états morbides ; sur l'hygiène, les bains, la conservation des dents, les eaux pestilentielles, le coït, etc. Son opuscule sur le chatouillement se trouve à l'Escurial.

Il écrivit un traité sur l'anatomie de l'appareil digestif et un autre sur les maladies de l'estomac ; d'autres sur le pouls, sur l'urine, sur les signes des maladies ; sur les fièvres, la dyspnée, l'épilepsie, les ulcères, les calculs.

Les sciences physiques l'occupèrent aussi et il écrivit sur l'action du soleil et de la lune, sur les météores, sur la salure de la mer, sur le flux et le reflux. Enfin il écrivit un traité d'Agriculture.

Citons encore des traités de grammaire et de logique, des catégories suivant Thémistius, un recueil de curiosités et sentences des anciens philosophes, des annales, et la relation de ses infortunes.

Honein est fréquemment cité dans le Continent de Razès. Une douzaine de ses livres sont mentionnés, ce qui prouve qu'il était aussi considéré comme praticien.

ISHAQ BEN HONEIN, ISAAC FILS DE HONEIN.

Ishaq, élevé par son père Honein, s'occupa comme lui des traductions du grec en syriaque et surtout en arabe. Son intelligence en cela, dit le Kitab el hokama, égalait au moins celle de son père. Comme lui il fut attaché à la personne des grands et des Khalifes et finit par devenir le familier de Cassem ben Obéid Allah. Frappé d'apoplexie, il resta quelque temps paralysé et mourut en l'année 910 de notre ère.

Comme le fait remarquer Ebn Khallican, Ishaq s'occupa plutôt des philosophes que des médecins.
Parmi les ouvrages de Galien il traduisit les suivants :
De la démonstration.
Sur la Timée de Platon.
Des sortes de raisonnements.
Commentaire sur Aristote.
Du premier moteur.
Sur la médecine d'Erasistrate.

Quelques-uns de ces ouvrages furent traduits concurremment avec son père.
Ishaq traduisit plusieurs ouvrages d'Aristote :
Les premiers et les deuxièmes Analytiques.
De l'interprétation.
Les topiques.
La rhétorique.
La génération et la corruption.
Le livre de l'âme.
La métaphysique jusqu'à la lettre M.
Le livre des plantes, attribué aussi à Nicolas de Damas. Il en traduisit aussi des commentaires :
Les topiques. Commentaires d'Alexandre d'Aphrodisias et d'Ammonius.
La génération et la corruption, commentaire d'Alexandre d'Aphrodisias.
L'éthique, commentaire de Porphyre.
L'âme, commentaire de Thémistius.
Il traduisit d'Euclide :

Les éléments.
Les données.
L'optique.
Les proportions.[1]
Tels sont ses ouvrages originaux :
Livre des médicaments simples.
Origines de la médecine.
Des médicaments que l'on trouve partout.
Correctifs des médicaments purgatifs. , Du traitement par les instruments tranchants.
Des moyens de conserver la santé et la mémoire.
Pandectes.
Extraits d'Euclide.
Sur les catégfories , El Maqoulat.
Isagoge.
Mœurs et propos des philosophes.

DAOUD BEN HONEIN, DAVID FILS DE HONEIN.

Il ne paraît guère s'être adonné aux traductions mais plutôt à la pratique de la médecine. On lit son nom parmi les traducteurs à la solde de Mohammed Ezzayât.

HAKBI BEN HONEIN.

On trouve cité dans le Continent de Razès un Hakim fils de Honein, dont nous n'avons pas retrouvé de traces ailleurs.

HOBÉÏCH BEN EL HASSAN.

La paralysie d'une main lui valut le surnom l'El Assam. Hobéïch était fils de la sœur de Honein. Celui-ci le forma dans la connaissance des langues et l'associa au travail des traductions du grec en syriaque et en arabe. L'élève s'éleva à la hauteur du maître, au point que Honein acceptait ses traductions comme définitives et que plusieurs ont passé

---

[1] Il existe encore à Oxford la traduction de la sphère et du cylindre d'Archimède, et à Florence celle de la sphère en mouvement d'Autolyeus, attribuées a Ishaq.

sous le couvert de Honein comme ayant la perfection des siennes propres. On a même dit que la réputation de Honein s'en accrut d'autant.

Hobéïch vécut en qualité de médecin à la cour de Moutaouakkel et de ses successeurs. Il atteignit donc probablement la deuxième moitié da neuvième siècle, mais nous ignorons son âge et l'époque de sa mort.

A part la traduction du Serment d'Hippocrate, toutes les traductions qui nous sont signalées comme étant de Hobéïch portent sur les ouvrages de Galien. Telle en est la liste.

Grand et petit livre du pouls.
Des causes et des symptômes.
De la conservation de la santé.
De l'art de guérir. Les six premiers livres furent revus par Honein.
La grande anatomie, ou les administrations anatomiques. C'est à tort que les Mss. d'Oxford attribuent cette traduction îi Honein.
Des divergences eu anatomie.
Anatomie ou dissection des animaux morts.
Anatomie ou dissection des animaux vivants.
De l'anatomie d'Hippocrate.
De l'anatomie d'Aristote.
Anatomie de la matrice.
De l'usage du pouls.
Du bon état du corps, attribué aussi à Honein.
Des opinions d'Hippocrate et de Platon.
Des fonctions des organes, revu par Honein.[1]
Des mouvements insensibles, que l'on attribue aussi à Honein.
Des habitudes.
<u>Du sperme.</u>

---

[1] C'est à tort que Wenrich attribue la traduction de cet ouvrage à Eba Abi Sadek. Il cite le Ms. 1044 de Paris. Nous avons examiné attentivement ce Ms. et nous y voyons que l'auteur se pose franchement comme un simple commentateur. Dans le corps de l'ouvrage on rencontre constamment ces mots ; qual el moufesser, propos du commentateur. C'est également à tort que Wenrich a considéré le même Ebn Abi Sadeq comme ayant traduit les Aphorismes d'Hippocrate.

Du chyme.
De la composition des médicaments suivant les genres et suivant les lieux. Les Arabes réunissent ces deux ouvrages, mais en donnant au premier le nom de Katadjenè et au second celui de Miamir.
De l'exercice à la boule.
De l'examen du médecin que l'on attribue aussi à Honein.
Des mœurs.
Du profit que les bons peuvent retirer de leurs ennemis.
Que l'état de l'âme suit le tempérament.
Introduction à la logique.
Des lieux affectés.
Des mots employés en médecine.
De la ptisane.
On voit que les travaux de Hobéïch ont porté sur les ouvrages les plus importants de Galien.
Hobéïch laissa aussi des ouvrages de son crû.
Traité des correctifs des médicaments évacuants.
Traité des médicaments simples.
Traité des aliments.
Traité de l'hydropisie.
Traité du pouls.
Sérapion lui attribue un traité de la thériaque.
Ce traité ne serait probablement pas autre chose qu'une partie des questions de Honein. Nous savons que Hobéïch termina cet ouvrage et que son travail commence à la thériaque.

Wüstenfeld s'est trompé à l'endroit de Hobéïch. A la suite de la notice sur Hobéïch ben el Hassan, il donne celle d'un autre Hobéïch ben Mohammed Aboulfadhl Kemal eddin Ettiflissy, qui vécut à une époque indéterminée. Oubliant de donner la liste des écrits de Hobéïch ben el Hassan, que l'on trouve cependant chez Ebn Abi Ossaïbiah, Wstenfeld attribue au second Hobéïch (ou ben Hobéïch) un traité des médicaments simples, qui nous paraît devoir être rapporté à Hobéïch ben Hassan. Nous ne comprenons pas comment Wüstenfeld a pu placer ici le second Hobéïch, pour la seule raison d'une similitude de nom.[1]

---

1 La liste des traducteurs donnée dans le Filiri.st se termine par ce nom de Teflissy qui ne nous est pas autrement connu.

On peut se faire quelque idée des écrits de Hobéïch et de leur importance par les citations qui se rencontrent dans le Continent de Razès, dans Ebn el Beithar et dans Sérapion le jeune. Ces extraits accusent un véritable praticien, et une connaissance des médicaments puisée autre part que chez les Grecs, et c'est un fait qui nous paraît intéressant à signaler. H prouve que déjà les Arabes puisaient ailleurs.

Un certain nombre de médicaments nouveaux apparaissent chez Hobéïch. Nous voyons aussi que le traité des correctifs des médicaments évacuants était un ouvrage important. Quelques citations sont longues et ont de l'originalité : elles traitent plus encore de la thérapeutique que de la matière médicale proprement dite.

Telles sont les principales, qui ont trait au Turbith, au Convolvulus Nil, à la noix vomique, à la coloquinthe, au Dend qui n'est autre que le Croton Tiglium, à quelques espèces du genre Euphorbe, à l'aloës, aux myrobolans, etc.

Dans les traductions latines du Continent de Razès et des simples de Sérapion le nom de Hobéïch est plus ou moins altéré.

C'est par erreur que M. de Sacy, dans son Abdellatif, page 76, a écrit Djeich au lieu de Hobéïch. Nous avons pour cette dernière transcription non-seulement l'immense majorité des documents arabes, mais aussi les documents hébreux, où le doute n'est plus permis.

COSTA BEN LUCA.

Costa fils de Luca était grec et chrétien, originaire de Balbek, ainsi que l'indique son surnom de Balbeky. Nous ignorons l'époque de sa naissance et de sa mort. On nous dit d'une part, qu'il était contemporain d'El Kendy, et de l'autre, qu'il vécut sous le Khalifat de Moctader Billah, ce qui indique qu'il vit la première moitié du Xe siècle.

Il excellait dans la langue arabe aussi bien que dans la langue grecque et il connaissait de plus le syriaque. Ses traductions étaient estimées à l'égal de celles de Honein. Après avoir séjourné dans le pays grec et en avoir rapporté des livres, il fut appelé dans l'Irak pour travailler aux traductions. Il fut plus tard attiré en Arménie par un prince du pays du nom de Sendjarib. Là il rencontra aussi le patriarche El Rathriq pour lequel il écrivit divers ouvrages. A sa mort on lui éleva une coupole sur sa tombe, ainsi qu'on le fait, dit son biographe, pour les rois et les grands personnages.

Costa ne connaissait pas seulement les langues, mais aussi la médecine, la philosophie, les mathématiques, l'astronomie et la musique. Outre ses traductions, il composa divers ouvrages.

Casiri, sans citer aucune autorité, affirme que Costa traduisit les Aphorismes d'Hippocrate et Wenrich a répété cette assertion. Ces deux écrivains lui attribuent aussi la traduction des commentaires de Galien sur les Aphorismes. La seule autorité à l'appui de cette dernière assertion est un Ms. de Florence, n° 260, qui donne cette traduction comme ayant été faite en arabe par Costa d'après le syriaque de Honein.

Les renvois au n° 985 de Paris, ancien fonds, ne prouvent rien, attendu que ce Ms. porte le nom de Honein seulement.

Costa ben Luca traduisit surtout des ouvrages de mathématiques et d'astronomie, ainsi : les éléments d'Euclide et le supplément d'Hypsiclès, les ouvrages de Théodose, d'Aristarque de Samos, de Héron, les Ascensions d'Hypsiclès, l'algèbre de Diophante (oubliée par Wenrich).

Il traduisit aussi une partie de la physique d'Aristote et les commentaires d'Alexandre d'Aphrodisias et de Philoponus sur la physique, ceux sur le livre de la génération et de la corruption ; les deux livres de Plutarque sur la pratique de la vertu et sur les opinions des philosophes en physique.

Enfin il traduisit l'agriculture de Costus.

Plusieurs des traductions de mathématiques sont parvenues jusqu'à nous.
Tels sont ses ouvragées de médecine :
Introduction à la médecine.
De l'ordre à suivre dans les ouvrages de médecine.
Des éléments.
Des quatre humeurs (et non des qualités, Casiri).
De la pituite. De l'atrabile.
Des maladies du sang (cité dans le Continent).
De la veille. Du sommeil et des songes.
De la force et de la faiblesse.
De l'organe principal de l'économie.
De la soif.
Des poils (ou des cheveux).
Du coït.
Des bains.
Des vents.
Des aliments. Généralités sur les aliments.
De l'usage du vin dans les festins.
Du régime dans le pèlerinage (au British Muséum).
Pourquoi les Ethiopiens sont noirs.
Du pouls, des fièvres et des crises.
Des indications de l'urine.
Du foie et de ses maladies.
De l'engourdissement.
Des jours critiques dans les maladies aiguës.
De la mort subite.
Des contrepoisons.
Comme on le voit Costa ben Luca n'a produit aucun ouvrage capital sur la médecine. Cependant il est assez fréquemment cité dans le Continent de Razès.
Autres écrits:
Des définitions suivant les Philosophes.
De l'animal raisonnable et non raisonnable.
Différence entre l'âme et l'esprit.
Introduction à la logique.
Des variétés chez les hommes.
De la politique.

Lucien Leclerc

Des sectes (philosophiques) chez les Grecs.
Introduction aux mathématiques.
Des poids et mesures.
De l'algèbre. Commentaires sur Diophante.
Des endroits douteux d'Euclide.
Questions relatives au IIP chapitre d'Euclide.
De la sphère et du cylindre.
Des miroirs brillants.
Introduction à l'astronomie.
De l'ordonnance des sphères.
De la musique.

Beaucoup de ces écrits sont adressés à des contemporains.

Le traité de la différence de l'âme et de l'esprit a été traduit en latin par Jean d'Espagne en 1070. Les exemplaires Mss. en sont nombreux.

EL KENDY.

Abou Yousef Iakoub ben Ishaq el Kendy fut chez les Arabes celui qui entra le plus largement et le plus tôt dans le mouvement scientifique provoqué par les Abbassides. On reste étonné, quand on parcourt la liste de ses nombreux écrits, qu'il ait pu s'assimiler si tôt presque toutes les branches des connaissances humaines.

Il laisse loin derrière lui Khaled ben Yézid et l'imam Djafar Essadiq, comme lui de race princière. Embrassant un horizon plus vaste que celui de Gober, il marche sur un terrain beaucoup plus solide.

Nul autre parmi ses contemporains ne saisit avec plus d'empressement et de facilité l'aliment intellectuel que la Grèce venait offrir aux Arabes.

Il reçut le surnom d'El Kendy, parce qu'il appartenait à la famille princière de Kenda. On s'étonne que d'Herbelot en ait fait un Juif. Cette erreur cependant s'est propagée au point que M. de Sacy ait cru devoir en faire une réfutation en règle, et encore ne l'a-t-il fait qu'imparfaitement. Il fallait remonter un peu plus haut l'échelle des ascendants d'El Kendy que l'on nous donne jusqu'à Kahtan.

Comme le fait observer M. de Sacy, le père d'El Kendy, Ishaq ben Soubbah, était gouverneur de Bassora pour les Khalifes El Mahdy et Haroun Errachid.

Mais il y a plus. Un de ses ancêtres, El Achats, fils de Quis, est compté parmi les compagnons du Prophète, ce qui est un argument sans réplique. Deux de ses ancêtres; El Madi et Ivlaouya régnèrent dans le Hadramaut, et d'autres dans Iiémama et le Bahrein.

El Kendy vint à Bassora, puis à Bagdad où il se livra tout entier à l'étude. C'était dans les premières années du IXe siècle, car nous ignorons la date de sa naissance.

Ce fut la merveille de son siècle, disent les biographes. Il embrassa toutes les sciences. Nul ne connut comme lui la science des Grecs, des Persans et des Indiens, et il fut surnommé le Philosophe, c'est-à-dire le Philosophe par excellence.

Il dut connaître plus d'une langue, puisqu'il nous est donné comme ayant traduit plusieurs ouvrages de philosophie. Nous n'avons de données positives que sur quelques-unes de ses traductions, et encore ces données sont-elles incomplètes. Nous ne reviendrons pas sur la discussion à laquelle nous nous sommes livré précédemment à son sujet, à propos des traducteurs. Nous dirons en deux mots qu'il dut savoir le syriaque et traduire de cette langue en arabe, et que peut-être il sut le grec. Il semble que pour s'assimiler aussi promptement un aussi vaste ensemble de connaissances, il dut se mettre en communication directe avec les monuments de la Grèce. Quoi qu'il en soit, El Kendy n'en reste pas moins un phénomène intellectuel par la précocité, l'étendue et la supériorité de ses connaissances.

Il nous est donné comme jouissant de la faveur des Khalifes El Màmoun et Motassem. C'est sous le règne de ce dernier, en 840 de l'ère chrétienne, qu'il observa pendant trois mois des taches sur le soleil, qu'il attribuait à l'interposition de la planète Vénus.

El Kendy eut des envieux, et, parmi eux, on compte avec peine les fils de Moussa ben Chaker. Ils le desservirent auprès du Khalife Moutaouakkel, qui fit confisquer ses livres, dont ils formèrent une bibliothèque qui porta son nom. Cependant ces livres lui furent rendus quelque temps avant la mort de Moutaouakkel, ce qui prouve qu'El Kendy vivait encore en l'année 861 de notre ère.

Un de ses ennemis finit par devenir son disciple.

Ses opinions philosophiques lui avaient sans doute aliéné l'esprit d'Abou Machar, l'Albumasar des Occidentaux, alors occupé à Bagdad à recueillir les traditions du Prophète. El Kendy lui adressa un savant mathématicien qui lui donna le goût de l'astronomie, et bientôt El Kendy partagea aussi le goût d'Abou Machar pour ces sciences auxquelles il se livra, dit-on, à l'Age de quarante-sept ans.

Nous ignorons l'époque où il mourut. Wusteufeld donne la date approximative de 873 par la raison qu'il fut contemporain de Costa ben Luca, ce qui nous paraît fautif, attendu que Costa vécut longtemps encore après cette date. Sprengel donne celle de 880, et nous dirons avec M. de Sacy, nous ne savons d'après quelle autorité. Si l'on se rappelle qu'il fut en faveur auprès d'El Mâmoun, on verra qu'El Kendy put à peine atteindre les limites extrêmes du IXe siècle.

Malgré son surnom de philosophe, dit M. Munk, El Kendy est rarement cité par les philosophes arabes, ce qui prouve que ses doctrines n'avaient rien d'original : et puis elles furent éclipsées par les travaux plus importants d'Alfaraby.

El Kendy n'en reste pas moins une haute et vaste intelligence. On en a la preuve dans la liste presque fabuleuse de ses écrits, qui se montent à plus de deux cents. Il témoigne éloquemment du goût et de l'aptitude de sa race pour les travaux scientifiques.

Sans reproduire cette liste intégralement, nous la donnerons aussi complète que possible, passant sous silence les ouvrages qui nous sembleront moins importants ou faire double emploi.

Nous suivrons la classification primitivement donnée par le Fihrist et adoptée par les écrivains ultérieurs.

Philosophie, XVI traités.
Traité de philosophie.
Que l'étude de la philosophie exige la connaissance des mathématiques.
De la classification des livres d'Aristote.
De la division de la science humaine.
Que la justice règne dans les œuvres du Créateur;
De l'infini. — De la nature de l'intellect, etc.
Que le monde n'est pas infini (ou éternel), etc.
Logique, IX traités.
Introduction à la logique.
Divers traités sur l'organon et la physique, d'Aristote etc.
Arithmétique, XI traités.
Introduction à l'arithmétique
De la numération indienne.
Des nombres mentionnés par Platon dans le livre de la politique.
De l'extraction des nombres.
De la chronologie, etc.
De la sphéricité, VIII traités.
Que l'univers, et ce qu'il contient à la forme sphérique.
Que les corps élémentaires et les corps extrêmes ont la forme sphérique.
Que la forme sphérique a plus de capacité que les autres.
Déterminer l'azimut sur une sphère, ou tirer une ligne perpendiculaire sur une sphère.
Que la surface de la mer est sphérique.
De la planisphérie.
Musique, VI traités. Art et histoire.
Astrologie, XVII traités.
Sous quels signes et quelles étoiles sont placés les différents pays.
Des horoscopes et de leurs figures.
De la durée de l'existence chez les anciens et les modernes.
Des révolutions des astres.
De l'influence des astres.
Des météores.

Lucien Leclerc

Pourquoi il ne pleut pas en certains pays, etc.
Géométrie, XXII traités.
Commentaires et rectifications d'Euclide.
De la construction des figures cylindriques.
De la superficie des édifices.
De la construction d'un cercle égal en superficie à un cylindre donné.
De la division d'un cercle en trois parties.
Rectification des quatorzième et quinzième propositions d'Euclide.
Rectification d'Hypsiclès sur les ascensions.
De la construction de l'astrolabe.
Détermination de la méridienne et de l'azimut de la Kibla.
De la construction d'un gnomon par voie géométrique.
De la construction d'un gnomon sur une surface orientée de qui est la meilleure condition.
De la construction d'un gnomon sur une demisphère, etc.
Des sphères célestes, X traités.
Que l'étendue de la sphère extrême est incommensurable.
Que sa nature est différente des quatre éléments et qu'elle eu constitue un cinquième.
Que l'on ne saurait admettre que l'univers est une substance infinie.
De la nature de la sphère et de l'aspect azuré du ciel, etc.
Médecine, XXII traités seulement dans Casiri.
Ici nous ne suivrons plus le texte donné par Casiri, guide infidèle.
Nous donnerons in extenso Ebn Abi Ossaïbiah.
De la médecine spirituelle.
De la médecine d'Hippocrate.
Des aliments et des médicaments qui sont des poisons.
Des fumigations qui assainissent l'air en temps de peste.
Des médicaments qui détruisent les émanations toxiques.
Des médicaments purgatifs.
Des causes de l'hémoptysie.
Du régime à l'état de santé.
Des contrepoisons.
De l'organe principal du corps humain (d'après Casiri il faudrait : que l'esprit est l'organe, etc.)
De l'éléphantiasis.
Description du cerveau.
Des maladies du cerveau et de leur traitement.

Des maladies pituitaires et de la mort subite.
Des maladies de l'estomac et de la goutte.
Des fièvres et de leurs espèces.
Du traitement des indurations de la rate de nature atrabilaire.
De la corruption des corps animaux.
Du régime alimentaire.
De la préparation des aliments.
De la vie.
Des crises dans les maladies aiguës.
Des médicaments éprouvés.
Pharmacopée.
De la différence entre les convulsions qui sont le fait des génies et de celles qui proviennent de l'altération des humeurs.
De la physionomie.
De la cause des poisons.
Des moyens de combattre la tristesse.
Sommaire des simples de Galien.
De l'utilité de la médecine.
Du pronostic (placé par Casiri dans la section suivante). Une réflexion peut se présenter ici. On ne rencontre pas la mention du Petit Traité sur la graduation des médicaments, traduit eu latin et imprimé. Nous pensons que cet opuscule appartient à la Pharmacopée, Acrabadin.
De l'astrologie judiciaire, IX traités.
De la prescience d'après les corps célestes (V. le pronostic).
Introduction à l'astrologie.
De l'utilité de l'astrologie et de ceux qui méritent le nom d'astrologues.
Des indications tirées des éclipses.
Controverse, XI traités dans Casiri.
De la vérité des missions des prophètes.
Démonstration du premier moteur.
De la liberté et du libre arbitre.
De l'unité de Dieu.
Des différentes manières dont elle est comprise par les diverses religions.
Que l'unité de Dieu exclut la corporéité.
Des parties indivisibles.
Psychologie, V traités.
Que l'esprit est une substance simple et incorruptible.

Que l'esprit préexiste avant sa présence dans le monde sensible.
De la cause du sommeil et des rêves.
Politique, XI traités.
De la politique.
Moyen de rendre facile le chemin des vertus.
Des mœurs ou de l'éthique.
Des vertus, des propos et de la mort de Socrate.
Des phénomènes (de la nature), X traités.
De la cause efficiente et prochaine de l'existence et de la corruption.
Comment les éléments, le feu, l'air, l'eau et la terre sont des causes de corruption.
Pourquoi les parties élevées de l'atmosphère sont froides tandis que celles qui touchent à la terre sont chaudes.
Des phénomènes ou des feux qui apparaissent accidentellement dans l'air.
Pourquoi il fait froid dans les jours dits El Adjouz (fin de février).
De la cause des nuages.
Relation d'un grand événement arrivé en l'année 222 de l'hégire.
Optique, VII traités.
Détermination de la distance du centre de la lune à la terre.
Construction d'un instrument propre à apprécier les distances.
Détermination de la distance du sommet des montagnes.
De la prévision de l'avenir, III traités.
Mélanges, XXX traités.
Des pierres et des gemmes, de leurs gîtes et de leur valeur. . De la teinture.
Du fer et des épées.
Des variétés du palmier (ou des abeilles, suivant la ponctuation).
Des fraudes des alchimistes.
Du flux et du reflux.
Des corps plongeant dans l'eau.
De la construction des miroirs brûlants.
Des vapeurs qui se produisent au centre de la terre d'où résultent des tremblements.
De la cause du tonnerre, des éclairs, de la neige, de la grêle, des orages et de la pluie.
De l'inanité de la recherche de l'or et l'argent (alchimie).
Des chevaux et de l'art vétérinaire.

Livre II

Des sectes philosophiques qui observaient le silence.

La liste donnée par Casiri est incorrecte et sa traduction l'est encore plus. On n'y trouve pas certains titres donnés par Ebu Abi Ossaïbiah, surtout en fait de médecine.

Plusieurs ouvrages d'El Kendy ont été traduits en latin. Nous allons donner la liste de ceux que nous avons recueillis jusqu'à présent. Quelques-uns nous sont déjà connus.

Liber Electionum (Kitab el ikhtiarat).
De diebus criticis.
De Radiis.
De judiciis.
De judiciis ex eclipsibus.
De imbribus. Imprimé.
De quiuque essentiis.
De intellectu et intellecto.
De ratione.
De somuo et visione.

El Kendy ne figure qu'au second rang parmi les médecins: les Arabes l'avaient justement nommé le philosophe. Il jouit cependant d'une certaine autorité et Razès a cité plusieurs de ses livres dans le Continent. Ainsi :
Le livre des élections, ikhtiarat, que les catalogues ne font pas figurer dans la série médicale.
Le livre de la goutte et celui des maladies articulaires.
Le livre de la certitude de la médecine.
Le livre de l'évacuation des humeurs.
Le livre des remèdes purgatifs.
Dans son Traité des pierres, El Birouny le considère comme le plus important de ses devanciers.

Quant aux traductions d'El Kendy nous avons déjà dit qu'il les fit probablement d'après le syriaque et que si l'on avait des présomptions on n'avait pas la certitude qu'il ait connu le grec.

Nous avons vu qu'il revisa les traductions d'Autolycus et d'Hypsiclès et qu'il fit une traduction de la géographie de Ptolémée. Telles sont les seules traductions sur lesquelles nous avons pu recueillir des renseignements.

En somme, si El Kendy n'est qu'un médecin de second ordre, il se place au premier rang parmi les philosophes. Ce qui le recommande à notre admiration, c'est d'avoir pu embrasser si promptement un aussi vaste horizon, alors que les monuments de la Grèce venaient à peine de se produire. S'il n'a pas, comme le dit M. Munk, laissé une trace profonde dans le domaine de la philosophie, c'est que d'autres, après lui, purent plus aisément cultiver ce champ restreint, tandis qu'il embrassa l'encyclopédie de la science, et qu'il porta partout le cachet d'un esprit supérieur. El Kendy fit aussi des élèves. Le plus éminent fut El Saraksy.

TSABET Ben CORRA.

Aboul Hassan Tsabet ben Corra, vulgairement connu chez nous sous le nom de Thehit, occupe un des premiers rangs parmi les traducteurs. Il partage avec Costa ben Luca la gloire d'avoir secondé le goût des Arabes pour la culture des sciences mathématiques et astronomiques, en traduisant dans leur langue les écrits des principaux savants de la Grèce.

Il naquit à Harran, d'une famille de Sabiens, en l'année 820 de notre ère. D'autres disent dix années plus tard. Il dut à ces conditions de pouvoir se familiariser avec la langue grecque, dont les Sabiens de Harran avaient toujours conservé le culte. Sa vocation cependant se décida tardivement, et fut l'effet d'un heureux hasard. Il exerçait à Harran la profession de changeur, quand Abou Djafar Mohammed ben Moussa, de retour de sa mission en Grèce, passa par Harran, vit Tsabet et fut frappé de son intelligence. Il l'emmena, avec lui à Bagdad et en fit son disciple. C'est à ce maître qu'il dut la direction que prirent ses études.

Mohammed ben Moussa le fit admettre plus tard parmi les astronomes de Mothaded.

Livre II

On raconte que quand Mouaffeq mit aux arrêts son fils Mothaded, il permit à Tsabet de le visiter trois fois par jour, et Tsabet lui donnait des leçons de philosophie, de mathématiques et d'astronomie. Quand Mothaded parvint au Khalifat, en l'année 802, il combla d'honneurs et de présents Tsabet, et l'admit dans sa familiarité la plus intime, nu point qu'on les voyait se promener bras dessus bras dessous dans le parterre du palais.

Tsabet mourut en l'année 901 de notre ère.

Tsabet se livra aux traductions, à la composition et à la pratique de la médecine.

Il connaissait parfaitement le grec, le syriaque et l'arabe, et, s'il faut en croire un Ms. de Paris, le persan. Nous avons déjà dit que les fils de Moussa ben Chaker l'entretenaient comme traducteur avec Honein et Hobéïch, et qu'ils dépensaient pour eux cinq cents dinars par mois. Ses traductions, qui touchèrent à peine à la médecine portèrent surtout sur les mathématiques et l'astronomie. Il forma des disciples, parmi lesquels Issa ben Assid el Ansary, qui traduisait pour lui du syriaque en arabe.

Tsabet ne se borna pas à traduire, il écrivit sur les sciences qu'il traduisait, et de plus il joignit la pratique à la théorie, comme astronome et comme médecin.

Comme médecin, il reste au second rang. Il a cependant une certaine importance comme vulgarisateur.

Il fit quelques commentaires sur Hippocrate et abrégea le traité des eaux, des airs et des lieux.

Il s'adressa surtout à Galien et fit des abrégés d'un grand nombre de ses ouvrages. Tels sont:
Les médicaments simples.
Les vomitifs.
L'atrabile.

Lucien Leclerc

Les aliments.
Les jours critiques.
L'art de guérir.
Le mauvais tempérament.
Le régime des maladies aiguës, d'après Hippocrate.
Des organes souffrants.
De la pléthore.
Du marasme (Casiri, pour avoir mal lu le texte arabe, a traduit: Des excréments).
L'anatomie de la matrice.
L'excellence de la médecine.
Le livre de la sais-née.
Le traité du pouls.

Il écrivit aussi des ouvragées de son crû, ainsi:
Questions de médecine.
De la goutte.
Des maladies des articulations.
De la coloration blanche de la peau.
De la variole et de la rougeole.
Des maladies des reins et de la vessie.
Du pouls.
Des questions qu'un médecin doit adresser à un malade.
Du repos qui existe entre les deux battements des artères en réponse à El Kendy.
De l'embryon.
Du temps convenable pour le coït.
Du régime à l'état de santé.
Du mauvais tempérament.
Des formes du corps.
Des poids des médicaments.
De l'anatomie des oiseaux.

Nous renonçons à donner intégralement tous les ouvrages de Tsabet.

On en compte près d'une centaine dans la liste du Kitab el hokama.

D'après Assemani il en écrivit cent cinquante en arabe et seize en syriaque. Peut-être ses traductions sont comprises dans ce nombre.

Parmi ses ouvrages sur la physique nous citerons :

De la cause des montagnes.
Pourquoi l'eau de la mer est salée.
On cite de lui ce mot : Ce qu'il y a de pire pour un vieillard, c'est un bon cuisinier et une jeune femme.
Il écrivit plusieurs ouvrages sur la musique.
Il commenta les écrits d'Aristote relatifs à la logique et à la métaphysique.
Il écrivit un livre sur la coordination des sciences.
Une réponse à l'opinion que l'âme est composée.
Ses opinions philosophiques le firent exclure de la secte des Sabiens.

Il écrivit plusieurs ouvrages sur le sabéisme, que l'on peut voir mentionnés dans Aboulfarage.

Nous avons les titres d'une vingtaine d'ouvrages relatifs aux mathématiques et à l'astronomie. Nous nous abstiendrons d'en faire l'énumération, la liste de ses traductions que nous allons donner fera comprendre quelles étaient les études de Tsabet. Nous ferons seulement une réflexion : Quand on songe à ces écrits et qu'on se rappelle ceux d'El Kendy, on ne peut qu'être frappé de la promptitude avec laquelle la science grecque s'était répandue parmi les Arabes.
Telles sont les traductions de Tsabet.
Euclide.
Les éléments. Vu Ms. de Paris dit que la copie de Tsabet contenait 496 figures.
Les Données et l'optique. Tsabet revisa la traduction faite par Ishaq.
Les divisions, traduction revue par Tsabet.
Archimède.
De la sphère et du cylindre.
De la superficie du cercle.
Les lemmes.
Apollonius de Perge.
Les sections coniques.
Un autre livre traduit par Tsabet, et qui n'existe plus en grec, fut

depuis traduit en latin sous ce titre: De sectione rationis,
Pappus,
Commentaire sur le Planisphère de Ptolémée.
Eutocius.
Traité des lignes.
Nicomaque.
Introduction à l'étude des nombres. Suivant le Kitab el hokama, il en fit aussi un abrégé.
Il semblerait d'après un Ms. du British Muséum, qu'il aurait traduit un autre ouvrage de Nicomaque sur les figures coniques,
Autolycus.
De la sphère en mouvement.
Du lever et du coucher des astres.
Théodose.
Les sphériques.
Ptolémée.
L'almageste.
La géographie.
Les hypothèses.
Il fit un abrégé du Tetrabiblon et écrivit un livre intitulé: De ce qu'il faut savoir avant de lire Ptolémée, qui fut depuis traduit eu latin.
Il traduisit de Galien :
Du chyme.
De la meilleure secte.
Un Ms. de la bibliothèque de Paris, le n° 1038, ancien fonds, le donne comme ayant traduit du persan un traité de médecine vétérinaire.
M. Sédillot dit de Tsabet: « Cet habile mathématicien paraît avoir appliqué le premier l'algèbre à la géométrie. » Prolég. d'Oloug Beg, XXIII.

Plusieurs ouvrages de Tsabet, sont parvenus jusqu'à nous et un certain nombre ont été traduits en latin.

Ce qui recommande encore Tsabet, c'est qu'il introduisit dans sa famille le culte de la science qui s'y maintint pendant plusieurs générations, ainsi qu'il en avait été pour la famille des Bakhtichou et qu'il en fut plus tard pour la famille des Ebn Zohr.

Livre II

En somme, Tsabet fut une des plus belles intelligences du IXe siècle. Il se place au premier rang à côté de Honein, de Costa ben Luca et d'El Kendy. Moins versé dans la connaissance de la médecine que le premier, il le fut beaucoup plus dans les sciences mathématiques, et en cela il a plus d'affinité avec El Kendy et Costa ben Luca. Personne plus que lui ne favorisa l'étude des mathématiques et de l'astronomie chez les Arabes.

IV. Liste générale des Traducteurs de second ordre.

Nous rangerons la foule de ces traducteurs en trois périodes : Période antérieure au IXe siècle, ou période de début ; période du IXe siècle, ou période de ferveur ; période postérieure au IXe siècle, ou période de déclin. Parmi ces traducteurs il en est quelques-uns qui devront figurer plus tard parmi les médecins, quand leur importance médicale l'exigera.

Première Période

Sergius.

Le premier traducteur qui intéresse l'histoire de la médecine est Sergius de Ras el Aïn. Il traduisit, dit Ebn Abi Ossaïbiah, beaucoup de livres, mais ses traductions sont médiocres, à part celles qui ont été revues par Honein. Sergius, dit Aboulfarage, était un chrétien jacobite, qui traduisit en syriaque les livres des Grecs. C'est à tort que dans l'édition d'Aboulfarage donnée par Pococke, on attribue la traduction des Pandectes d'Ahroun à Sergius. Au lieu de Sergis, il faudrait mettre dans le texte Masserdjis, variante du nom de Masserdjouïh. D'ailleurs Sergius, contemporain de Justinien, ne put traduire les pandectes de Haroun. Nous ne connaissons guère les ouvrages sur lesquels portèrent les traductions de Sergius.[1] Elles lui firent toutefois une grande réputation. Gabriel, fils de Georges prédit

---

[1] M. Renan cite parmi ces traductions les livres VI, VII et VIII des simples de Galien et le livre des jours critiques. Il se trompe quand il avance, d'après Aboulfarage, que Sergius ajouta deux livres aux Pandectes d'Aaron. Cette addition est du fait de Masserdjouih, dit aussi Masserdjis. (De pbilosophia apud Syros, p. 26 et 27).

à Honein qu'il serait un autre Sergius.

Etienne l'ancien.
Nous ne reviendrons pas sur tout ce que nous avons dit précédemment des traductions d'Etienne, commandées par Khaled ben Yézid qui furent, dit le Fihrist, les premières traductions opérées dans l'Islam.

Etienne eut des collaborateurs, et les traductions du grec et du copte en arabe portèrent sur des ouvrages de médecine, d'astronomie et d'alchimie.

Elles durent se répandre chez les Arabes, et c'est là probablement que Géber puisa ses connaissances encyclopédiques.

Dans le courant du VIIe siècle, Djasious ou Gosius traduisit, du grec en syriaque, les Pandectes d'Ahroun.

Masserdjouih ou autrement Masserdjis fit passer en arabe la traduction de Gosius, vers le commencement du VIIIe siècle.

Issa fils de Masserdjis, est compté parmi les traducteurs, mais nous ignorons ce qu'il a traduit.

Jacob d'Edesse, mort en 710, traduisit en syriaque plusieurs ouvrages d'Aristote. (Assemani).

Sadjious.
Nous placerons ici le traducteur d'Apollonius de Tyane, le prêtre Sadjious, dont l'époque est inconnue.

Il semblerait qu'outre le livre des Secrets de la création qui existe sous son nom à la Bibliothèque de Paris, n° 959, il traduisit d'autres ouvrages d'Apollonius. On lit en effet dans ce manuscrit : C'est moi, Sadjious le commentateur, qui ai traduit le Livre des causes de Balinous.

M. de Sacy pense que Sadjious était chrétien, attendu qu'il réfute Bardesane, Marcion et Porphyre dans l'introduction qui précède

Livre II

la traduction proprement dite. Il ajoute que cette traduction dut être faite en syriaque avant de passer en arabe.[1] On peut tirer une induction sur l'époque de Sadjious, de ce fait qu'Apollonius de Tyane est cité par Géber.

Georges ou Djordjis fils de Bakhtichou.

Ce chef de l'école et de l'hôpital de Djondisdbour, dont l'arrivée à Bagdad fut la cause occasionnelle de l'initiation des Arabes à la science grecque, fit des traductions pour

El Màmoun, ainsi que nous l'avons dit précédemment, mais nous ignorons sur quels écrits elles ont porté.

Parmi les traducteurs à la solde de Mohammed ben Abd el Malek Ezzeyàt, nous en trouvons quelques-uns qui ne nous sont pas signalés d'autre part.
Djebraïl ben Bakhtichou.
Bakhtichou ben Djebraïl.
Daoud ben Sérapion.
Salmouïh ben Baïan.
Elisà.
Israïl ben Zakarya Ettiphoury.

Nous ignorons absolument ce qu'ils ont traduit.
Il est encore un traducteur qui ne nous est connu que par un Ms. de la Bibliothèque de Paris, sup. n° 876. Il contient le livre des pierres d'Aristote, qui aurait été traduit par Luca fils de Sérapion.

Nous ignorons si ce Sérapion est de la famille de Sérapion l'ancien.

Deuxième Période ou IXe Siècle.

Le IXe fut le siècle de ferveur pour les traductions et c'est ce qui fait son cachet et sa grandeur. Les Arabes étaient arrivés au faîte de la puissance. Ils régnaient du Gange à l'Atlantique. Un élément de grandeur, la science, leur manquait encore et ils étaient en voie de

---

[1] Notices des Manuscrit, tome IV, p 107.

l'acquérir.

Leur éducation scientifique, déjà commencée dans le siècle précédent, prit dans celui-ci un merveilleux essor. Provoqué par les souverains, il fut secondé par leurs sujets, saisis d'un véritable enthousiasme. Le siècle ne s'était pas écoulé, qu'ils pouvaient compter chez eux de nombreux et habiles astronomes, un philosophe El Kendy et revendiquer une partie de la gloire de leurs collaborateurs, les Mésué, Honein et sa famille, Tsabet ben Corra, Costa ben Luca, etc.

A côté de ces grands noms, s'élevaient une foule de travailleurs plus modestes dont nous allons énumérer les travaux.

Il eu est quelques-uns sur lesquels nous n'avons pas de renseignements bien positifs et que nous avons cru devoir placer dans cette période. Il en est d'autres sur lesquels nous aurons à revenir à titre de médecins. Ne pouvant les classer chronologiquement avec exactitude, nous avons pris le parti de les ranger suivant l'ordre alphabétique.

Abd Ichou hen Bahr. (Habib ben Baliriz du Fihrist?)

Fils du métropolitain de Mossoul, il était ami de Gabriel fils de Bakhtichou, pour lequel il fit des traductions. Il en fit aussi beaucoup sur l'invitation d'El Mâmoun (s'il est identique avec Habib).

Ahou Amrou Youhanna ben Yousef. Il est dit aussi El Kateh, ou l'écrivain, et c'est probablement le même que celui qui est cité dans le Continent de Razès sous les noms d'Abou Amrou et d'El Kateb. Le Fihrist lui attribue la traduction d'un livre de Pédagogie de Platon. Wenrich propose au lieu de Platon, de lire Plutarque.

Ahou Djafar Mohammed ben Moussa. C'est à tort que Wenrich lui attribue la traduction des commentaires de Galien sur le livre des Epidémies.

Rien n'autorise à considérer Mohammed ben Moussa comme traducteur. Il n'en fut pas moins un savant, cultivant les sciences, en même temps qu'il les encourageait, comme M. de Luynes, et il écrivit surtout sur les mathématiques et l'astronomie. Ce qui semblerait indiquer qu'il connut une autre langue que l'arabe, ce sont ses commentaires sur les coniques d'Apollonius.

Abou Hassan et Salma furent chargés par Iahya ben Khaled le Barmécide de revoir une traduction de l'Almageste que ce vizir avait déjà fait exécuter précédemment, mais dont nous ignorons l'auteur. (On lit aussi : Abou Hayan, Aioub et Chemàoun).

Abou Nouh ben Essalt est cité par le Fihrist dans la foule des traducteurs.

Abou Otsman Saïd ben Iakoub de Damas, nous est donné comme un excellent traducteur. Il traduisit eu arabe, peut être d'après le grec, bien que son nom ait une physionomie musulmane, divers ouvrages d'Aristote, d'Euclide, d'Alexandre d'Aphrodisias, de Porphyre et de Pappus.[1]

Abou Rouh'Essaby, c'est-à-dire le Sabien. Il traduisit en arabe, sans doute d'après le grec, dont la connaissance était répandue parmi ses coreligionnaires, des commentaires d'Alexandre d'Aphrodisias, sur la physique d'Aristote, traduction qui fut revisée par Iahya ben Adi.

Abou Yousef el Kateb ou l'écrivain. C'était un traducteur de force moyenne qui traduisit plusieurs ouvrages d'Hippocrate.

Abou Zéïd ben Nokta.

Il traduisit du grec en arabe les sphériques de Théodose.
Aïoub Errohaouy, ou Job d'Edesse.

C'était un bon traducteur, connaissant bien les langues, mais plus

---

[1] Les traductions d'Euclide et de Pappus semblent indiquer chez Abou Otsman la connaissance du grec, les Syriens n'ayant pas cultivé les mathématiques.
Nous le croyons auteur d'un traité d'algèbre, qui fut traduit en latin, (n° 7266 et 9333 de Paris) sous le nom de Saïd Abou Otsman, que M. Chasles a visé, comptes-rendus de l'Ac. des Sc. Année 1841.

encore le syriaque que l'arabe.

Aïoub el Abrach, ou Job le lépreux.

Il traduisit du grec eu syriaque et en arabe et ses traductions étaient médiocres. Cependant les dernières approchaient de celles de Honein. Il traduisit une partie du commentaire de Galien sur les épidémies d'Hippocrate d'abord en syriaque, puis en arabe pour Mohammed ben Moussa. Nous avons eu déjà l'occasion de relever l'erreur de Casiri, qui attribue la traduction en arabe à Mohammed ben Moussa, erreur qu'a partagée Wenrich. Aïoub traduisit aussi une partie du livre de la démonstration de Galien pour Djebraïl ben Bakhtichou. Il s'occupait aussi de médecine, dit Ebn Abi Ossaïbiah ; et nous le trouvons cité dans le Continent de Razès. C'est lui que la traduction latine désigne sous le nom de Job lentiginosus. Ce dernier mot est la traduction d'El Abrach.

Aïoub ben el Cassem Erroqquy, Job de Roqqa.

Il est auteur d'une traduction de l'Isagoge de Porphyre. Au dire du Fihrist il traduisait du syriaque en arabe.

Abou Hafs Omar ben el Farkhan Etthabary.

Il ne paraît avoir traduit que d'après le persan, aussi est-ce dans cette catégorie de traducteurs, qu'il est rangé par le Fihrist. On sait qu'il est compté parmi les quatre grands traducteurs.

El Bathriq (Abou Yahya).

Il vivait sous le Khalife El Mansour, pour lequel il fit des traductions, excellentes dit Ebn Abi Ossaïbiah, mais inférieures à celles de Honein. Sérapion le jeune parle des traductions de Galien par El Bathriq; 85, 194, 107, 309 et 371. Il traduisit aussi en arabe le Tetrabiblon de Ptolémée.

Basile, dit l'interprète.

Basile traduisit les quatre premiers livres des commentaires de Porphyre sur la physique d'Aristote. Nous lisons dans Cazouïny [1] qu'il accompagnait Haroun Errachid au siège d'Angora et qu'il y lut en présence du Khalife une inscription lapidaire en grec. Basile est sans doute le père d'Etienne dit Etienne fils de Basile.

Chahdy, de Karkh, faubourg de Bagdad, traduisit du syriaque en arabe le traité de l'embryon d'Hippocrate, dit Wenrich. Cette version est aussi attribuée à son fils.

Ebn Chahdy.

C'est le fils du précédent. Il se livra comme son père aux traductions. Il finit par le surpasser, mais toutefois sans s'élever au-dessus de la médiocrité. Il traduisait du syriaque en arabe. Wenrich lui attribue la traduction d'un livre du Repos d'Hippocrate, mentionné par Ebn Abi Ossaïbiah. Cette mention nous a échappé. Le livre du Repos ne se trouve pas non plus dans les listes bibliographiques d'Hippocrate. Nous pensons que Wenrich aura confondu avec le livre de l'embryon.

Chemly.

Il est cité dans la liste du Fihrist. Il traduisit concurremment avec Tsabet et Hobéïch, le livre du Chyme d'Hippocrate. Il traduisit aussi le commentaire de Thémistius sur la lettre L de la métaphysique d'Aristote.

Dar Ichou.

Il est donné par le Fihrist comme ayant traduit pour Ishaq ben Soleiman ben Ali el Hachemy, du syriaque en arabe.

Ebn Naëma.

Abd el Messih Ebn Xaëma el Homsy ou d'Edesse, traduisit en syriaque les commentaires d'Alexandre sur les Sophismes d'Aristote,

---

1 Wustenfekl, II, 341. On lit aussi dans le Fihrist que Basile était au service de Douliemînin.

et en arabe la deuxième partie des commentaires du même sur la physique, suivant le Kitab el hokama. Wenrich pense qu'il faut lire, au lieu d'Alexandre d'Aphrodisias, Jean le Grammairien d'Alexandrie, d'après le Fihrist.

Ebn Rahetha (et Djiroun).

Il est simplement cité dans la liste du Fihrist. Il l'est aussi dans certaines copies d'Ebn Abi Ossaïbiah, ainsi dans celle du musée britannique et dans celles données par Wüstenfeld et Reiske. Ces mêmes listes le donnent sous cette forme : Djiroun ben Rabetha. Serait-ce une erreur, c'est-a-dire un dédoublement? Le fait est que le Ms. du Fihrist de Paris donne Etienne fils de Basile entre Djiroun et Ebn Rabetha. Il en est de même dans l'édition de Fluegel.

Etienne fils de Basile.

Ebn Abi Ossaïbiah dit que ses traductions approchent de celles de Honein pour la perfection. Toutefois celles qui nous sont connues sont ou revues ou faites en collaboration. Il traduisit surtout les écrits de Galien, ainsi :
Des mouvements de la poitrine, traduction revue par Honein.
Des causes de la respiration, idem.
Des mouvements des muscles, idem.
Du rôle de la respiration, idem.
De la pléthore.
De l'atrabile.
De la saignée, en collaboration avec Issa.
Des sortes de raisonnement, avec Ishaq.
Une traduction d'Etienne qui nous est parvenue et qui existe à Paris, à l'Escurial, à Oxford, est celle de Dioscorides. Elle fut aussi revue par Honein.

Il traduisit aussi le Traité des médicaments usuels d'Oribase.

Nous croyons devoir signaler deux graves erreurs de Casiri.

Au lieu de voir la respiration dans le mot Nefs, il y a vu l'âme, et a traduit en conséquence, I. 254.

Fadhl ben Hatem Ennaïrizy.

C'était un persan. Il nous est donné, d'une part, comme ayant commenté l'Almageste, Euclide, le Tétrabiblon, etc. ; d'autre part, comme ayant fait une traduction de l'Almageste, traduction qui fut revue par Tsabet. Nous ignorons s'il traduisit d'après le syriaque ou le persan. Sa notice dans le Kitab el hokama parle seulement de commentaires.

Habib ben Bahr ben Mathran (ou ben Bahriz).

Il était de Mossoul et traduisit plusieurs ouvrages pour El Mâmoun. Tel est le récit du Fihrist.

Ce Habib serait-il identique avec l'Abd Ichou d'Ebn Abi Ossaïbiah, ou serait-il son frère ?[1]

El Hassan ben Sahl.

Tout ce que nous en savons c'est qu'il était de la société d'Iahya ben Bathriq. N'était-ce qu'un protecteur ?

El Hedjadj ben Yousef ben Mather.

Il travailla pour El Mâmoun, dit le Fihrist, et traduisit les Éléments d'Euclide et l'Almageste.

D'après le Fihrist et le Kitab el hokama, Hedjadj aurait fait des traductions des Éléments, l'une dédiée à Haroun Errachid et l'autre à El Mâmoun.

La traduction de l'Almageste est pareillement relatée.

Les deux autorités que nous venons de citer, en parlant des écrits

---

1 D'après le Ms. 1028 du fonds hébreu de Paris, Habib ben Bahriz aurait traduit du syriaque en arabe, l'Arithmétique de Nicomaque.

d'Aristote, font traduire par Hedjadj un Traité du miroir. C'est à tort que Casiri, I, 306, a vu là un commentaire, ce qui a entraîné Wenrich dans la même faute, ou plutôt à une contradiction, 161, 174.

Hélal d'Emesse.

Il traduisit les quatre premiers livres des sections coniques d'Apollonius de Perge. Wenrich s'est encore fourvoyé ici à la suite de Casiri, qui donne ces livres comme révisés par Ahmed ben Moussa ; quos emendavit Ahmed ben Musa. Le texte dit simplement que la traduction se fit sous les auspices d'Ahmed. Nous aurons aussi plus d'une fois à constater des erreurs de Casiri, adoptées par Wüstenfeld de confiance. Les assertions de Casiri ne doivent jamais être acceptées que sous bénéfice d'inventaire.

Iahya ben Bakhtichou.

Il fit plusieurs traductions en syriaque.

Iahya ben el Bathriq (Abou Zakarya).

Jean fils d'El Bathriq, dont nous avons parié précédemment, n'était pas considéré comme très versé dans la connaissance du grec et de l'arabe. C'était un afranchi de Mùmoun. Il traduisit en syriaque et en arabe. On cite de lui les traductions suivantes :
Hippocrate : des Signes de la mort, qui se trouve à Paris, n° 1022.
Platon : le Timée. On trouve dans le recensement des livres de Platon deux livres sous ce nom, l'un traduit par Iahya ben Ady et l'autre par Iahya ben el Bathriq. Nous pensons avec Wenrich que l'un de ces livres pourrait être le traité de Timée de Locres, de l'âme et des mondes, considéré comme un abrégé du livre de Platon.
Aristote : des Animaux. Casiri dit à tort que la traduction se fit en syriaque.[1] Le texte du Kitab el hokama porte que la traduction se fit par Iahya, et qu'on en trouve aussi une traduction syriaque.
Du ciel.
Livre de la politique et conduite des souverains.
Il ne s'agit pas ici du livre bien connu de la politique d'Aristote,

---

[1] I, 306.

et c'est inutilement que Wenrich, qui s'est mépris ici, a cherché à expliquer les dissemblances par l'infidélité des traductions.

Il s'agit d'un autre ouvrage d'une attribution douteuse, qui est aussi connu sous le nom de Livre du secret des secrets, qui fut traduit en latin par Philippe de Tripoli et abrégé par Jean d'Espagne, et sur lequel nous reviendrons à propos d'Aristote.

Jean nous est donné, dans la liste des traducteurs, comme sachant le latin, et c'est d'après le latin qu'il aurait fait la traduction arabe. Le texte arabe existe à Paris sous les n° 944 et 945, A. F. Il débute par une introduction où Jean nous dit qu'il a d'abord traduit l'ouvrage du grec, iounany, en latin, roumy, puis en arabe. C'est à tort que les traductions latines, dont il existe plusieurs exemplaires à Paris, ont rendu le mot roumy par arahice ou chaldaice.

L'ouvrage fut aussi traduit en hébreu, et il en est resté plusieurs exemplaires. Ainsi le n° 890 du fonds hébreu à Paris, le donne sous le nom de Mystère des mystères, sans reconnaître son identité avec le Liber secreti secretorum.

Alexandre de Tralles: de la Pleurésie.
Galien : de la Thériaque à Pison.
Ptolémée : le Tétrabiblon. Cette traduction est mentionnée dans la vie d'Omar ben Farkhan.[1]

Ibrahim ben Abdallah.

C'était un chrétien. Il traduisit en arabe le huitième livre des Topiques d'Aristote et la Rhétorique.

On lit dans le Fihrist : Iahya ben Ady, assistant à la vente des livres laissés à sa mort par Ibrahim ben Abdallah, vit les commentaires d'Alexandre sur la Physique et sur le IIe livre des Analytiques, adjugés au prix de 3,000 dinars ; et il n'avait pu obtenir du même Ibrahim le texte des Sophistiques, de la Rhétorique et de la Poétique, au prix de cinquante dinars. — Casiri reproduisant ce récit, d'après le Kitab

---

1 Casiri, I. 362.

el hokama (Bibliotheca philosophorum), a commis une étourderie. Il porte la première somme à 300,000 dinars, dans sa traduction, tandis que le texte ne donne que 3,000.

Ibrahim ben Essalt.

Il paraît avoir pris pour modèle Sergius de Ras el Aïn. C'était nu traducteur de force moyenne. Il traduisit :
Aristote: le 1et livre de la physique, (le Fihrist).
Galien : Des tumeurs. Conseils pour un enfant épileptique, en syriaque et en arabe.
Ptolémée : le Tetrabiblon, traduction en arabe, revue par Honein.

Ibrahim Kouairy.

Il est cité par le Fihrist dans la foule des traducteurs.
Il fit plusieurs commentaires sur l'Organon.

Issa ben Assid.

C'était un chrétien de l'Irak et un élève de Tsabet ben Corra. Il était habile à traduire du syriaque en arabe, dit le Kitab el hokama. Nous ne connaissons qu'une de ses traductions, mentionnée par le même livre dans la vie de Tsabet. C'est la traduction du livre de Tsabet : Qu'il exista un repos entre les deux battements artériels. Ce livre avait été écrit en syriaque et Tsabet en revit la traduction arabe.

Issa ben Iahya ben Ibrahim, de Damas.

C'était un disciple de Honein. Il traduisit du grec en arabe et composa des ouvrages.
Telles sont ses traductions :
Hippocrate :
Pronostics (commentaires de Galien).
Aphorismes? (admis par Wenrich).
Du régime des maladies aiguës, III livres.
Des humeurs, (avec le commentaire^
Du serment, idem.

Des plaies de la tète, (des fractures, le Fihrist).
Les épidémies, (avec le commentaire).
De la nature de l'homme.
Issa collaborait avec Honein, qui traduisit le texte des Pronostics et laissa les commentaires à sou élève.
Galien :
De la saignée.
Du pronostic.
Des antidotes.
De la démonstration (une partie).
Du premier moteur.
Quelques-unes de ces traductions furent aussi exécutées, soit par Honein, soit par Etienne.
Oribase :
Le livre des LXX chapitres (Collection).

Issa ben Nouh.

Il est cité parmi les traducteurs.

Ishaq ben Abil Hassen el Kateh.

Il n'est connu que par un opuscule de l'Escurial :
Réponse à Galien sur le possible, par Alexandre d'Aphrodisias.

Iousef Ennakel, Joseph l'interprète.
Abou Iakoub Iousef ben Issa, médecin de profession, était élève d'Issa ben Talierbaht. On dit ses traductions médiocres et son style barbare.

Kaïdha Errohaouy, ou Kaïdha d'Edesse.

Quand Honein était surchargé de besogne, il se faisait aider par Kaïdha, dont il revoyait les traductions.

Mansour ben Babas.

On le dit plus habile en syriaque qu'en arabe.

Sallam el Ahrach.

C'est, dit le Fihrist, un des anciens traducteurs. Il vivait du temps des Barmécides. Il laissa une traduction de la physique d'Aristote.

Siméon, Chemâoun.

Il traduisit (avec un certain Aïoub), les tables de Ptolémée pour Mohammed ben Iahya ben Barmek, ainsi que d'autres ouvrages.

Sergius ben Hélia.

Il n'est connu que par une citation de Hadji Khalfa, n° 10,037, qui le donne comme le meilleur traducteur de l'Agriculture grecque de Costus, ouvrage qui nous est parvenu et qui existe notamment à Oxford, et qui fut aussi traduit par Costa ben Luca, Eustathe et Iahya ben Ady.

Nous aurons à revenir sur la personnalité de Costus ; mais nous devons observer ici que Wüstenfeld s'est trompé en faisait de Sergius ben Helia le même personnage que Sergius de Ras el Aïn.

Théophile.

D'après le Fihrist, il traduisit les Sophismes d'Aristote en syriaque, traduction rendue en arabe par Iahya ben Ady.

Thahary.

Rabban Etthabary, qui nous occupera plus tard comme médecin, était un juif du Thabarestan, d'où lui vint son surnom. Il traduisit l'Almageste, et on fait observer que dans sa traduction se trouve un chapitre sur la réflexion des rayons lumineux, qui manque dans les versions de Tsabet ben Corra et d'El Kendy.

Tsabet l'Interprète. (Tsabet ben Kama).

Ce fut un traducteur de valeur médiocre, qui traduisit le livre des

Chymes de Galien.

Tsadry, ou Théodore. (Théodore Sankal.)

Ebn Abi Ossaïbiah le cite parmi les promoteurs de traductions, et le Fihrist parmi les traducteurs. C'est probablement le même qui traduisit en arabe les premiers Analytiques d'Aristote, traduction revue par Honein.

Thomas.

Il traduisit le livre de Galien sur les maladies de l'âme ou les défauts.

Le chapitre des traducteurs d'Ebn Abi Ossaïbiah, reproduit par Wenrich, est conforme au Ms. de Paris, quant au nombre. D'autres Mss. ajoutent d'autres noms ; ainsi ceux qui servirent à Reiske et à Wüstenfeld et celui du musée britannique. On trouve encore dans le Fihrist d'autres noms plus ou moins défigurés. Nous allons en faire l'inventaire autant que possible.

Le Fihrist :
Fadhl ben Mary ben Aîoub (Fluegel : Fetsioun}.
Théophile ou Roufil?
Daria le moine.
Saliba ?
Hyabetsioun ou Beniout (Fluegel)
Merlahy? qui travaillait avec Eddeheky, (idem)
Musée brit. :
Zarouha ben Manahou (Wust. Dadouïh et Reiske Darvia ben Mandjouih).
Keinoun l'interprète (Reiske et Wust.),
Moussa ben Khaled.
Abou Nasr hen Naz (Abou Nasr ben Aouy, Fluegel).
Asthat (Reiske, Ostanus).
Dans la vie d'Alexandre d'Aplirodisias nous trouvons mentionné un commentaire de Macidore, traduit en arabe par Abou Bachar Ettliabary ?[1]

---

1 Il y a probablement confusion avec Abou Bachar Mattaï, nonobstant

Asthat el Kendy.

Astliat ou Eustatlie, déjà cité ci-dessus, nous est connu par plusieurs traductions. Nous le plaçons ici, n'ayant aucun renseignement sur l'époque où il vécut.
Il traduisit l'Agriculture de Costus.
Le chapitre N de la métaphysique d'Aristote, avec les commentaires d'Alexandre.
Le livre de la génération et de la corruption d'Aristote avec le commentaire de Macidore.

Troisième et dernière Période ou Période déclin.

Nous rencontrerons encore au Xe siècle des traducteurs de mérite ; mais les siècles suivants seront à peu près stériles. Le travail des traductions est clos et alors s'ouvre l'ère des commentaires.

Abou Bachar Mattaï.

Abou Bachar Mattaï ben Younes, de la communion nestorienne, était de Dorkana, faubourg de Bagdad où les Nestoriens avaient établi une école. Il fréquenta de plus différents maîtres, tels que Kouairy, Ebn el Kornib, Roufil et Benjamin. Ces deux derniers étaient des religieux jacobites. Il était réputé comme le premier dialecticien de son temps. Il mourut en l'année 941.

Ses traductions portèrent à peu près exclusivement sur Aristote, dont il fit aussi des commentaires. Il traduisit ou commenta :
De l'interprétation (commentaire).
Les IIes analytiques, en arabe.
Une partie des topiques (commentaire).
Les sophismes, en syriaque.
La poétique, du syriaque en arabe (se trouve à Paris).
La lettre L de la métaphysique, en arabe.
Une partie du ciel et du monde.

---

l'adhésion de Wenrich.

Les commentaires d'Alexandre d'Aphrodisias sur la métaphysique, sur le ciel et le monde, sur la génération et la corruption, ainsi que ceux de Macidore sur ce dernier ouvrage.

On lui attribue la traduction d'un traité de géométrie de Platon.

Il traduisit aussi des commentaires de Macidore sur le livre des Météores. Nous relèverons ici deux erreurs de Casiri. Il a rendu les mots: El atsar el alaouya par de astrorum inftuxu. C'est aussi à tort qu'il a lu Abou Bachar Etthabary au lieu de Mattaï. Abou Bachar traduisit le Kounnach de Jean fils de Sérapion.

Il traduisit enfin un opuscule d'Alexandre sur la Providence, en réponse n Démocrite et Epicure, qui existe à l'Escurial; et un commentaire de Thémistius sur la physique d'Aristote.

Aboulfateh ben Mohammed, d'Ispahan.

Un Ms. de la Bibliothèque de Florence lui attribue la traduction des sections coniques d'Apollonius. C'est probablement une traduction faite d'après le persan. Nous en ignorons du reste l'époque.

Aboul Hassan el Harany, ou de Charres.

Il traduisit deux ouvrages de Philagrius, le traité de l'impetigo, et le traité des vents. Plusieurs savants Sabiens ont porté le nom d'Aboul Hassan. Aurions-nous affaire avec Tsabet?

Ahoul Kheir el Hassan hen Saouar, dit Ebn el Khammar.

C'était un chrétien, disciple d'Iahya ben Ady. Il traduisit du syriaque en arabe les ouvrages suivants: Aristote : l'Ethique et les Météores. Théophraste : les Questions.
Il traduisit encore un autre ouvrage diversement écrit dans les Mss. Le Fihrist donne Lakes, le Kitab el hokama Labis et Ebn Abi Ossaïbiah, Julien ou Elien d'Alexandrie. — Nous le retrouverons comme médecin.

Aboul Ouéfa.

Il naquit près de Nisabour en 939 et mourut en 998. C'était un mathématicien et un astronome éminent. Il ouvrit une école à Bagdad. On lui attribue la traduction du livre d'Aristarque de Samos sur la grandeur et la distance du soleil et de la lune et la correction du traité algébrique dit des Définitions d'Aristippe. Nous ignorons si ce fut du syriaque ou du persan. Aboulfarage lui attribue, après le Fihrist, un commentaire sur le traité de Diophante. Le texte dit fesser, que Pococke a rendu à tort par interprétât us est. Woepcke admet, à tort suivant nous, la traduction de Diophante par Aboul Ouéfa. Nous croyons plutôt qu'il commenta celle de Costa ben Luca.[1]

Iahya ben Adi (Abou Zakarya).

Iahya ben Adi, chrétien jacobite, eut pour maîtres Abou Bachar Mattaï et El Faraby. Il traduisait du syriaque en arabe. Telles sont ses traductions :
Platon :
Les Lois et le Timée (avec commentaire de Plutarque).
Livres à Criton, sur les lois.
Aristote :
Les Catégories avec commentaire d'Alexandre d'Aphrodisias.
Les Topiques et les commentaires d'Alexandre et d'Ammonius sur les IV derniers.
Les premiers Analytiques.
Les Sophismes avec commentaires d'Alexandre. Il en fit lui-même un commentaire.
La Poétique avec le commentaire d'Alexandre, et le commentaire de Thémistius.
Commentaire d'Alexandre sur la physique.
Commentaire du même sur les météores.
Le livre de l'âme avec le commentaire de Macidore.
La métaphysique, une partie.
Commentaires de Thémistius sur le L. du ciel.

---

1 D'après un Ms. de Leyde, Abou Said Abdallah traduisit en arabe le L. d'Hippocrate sur les Inhumations prématurées.

Théophraste :
Les mœurs, les météores, la métaphysique.
Costus: l'Agriculture.

Iahya ben Mohammed.
D'après un Ms, de Leyde il aurait traduit les sphériques de Théodose. Cela nous paraît suspect.

Iouhanna el quass, ou le prêtre.

Iouhanna ben Yousef ben el Harets ben Bathriq, savant appliqué à l'étude d'Euclide et des mathématiques, traduisit du grec. Voilà ce qu'en rapportent le Fihrist et le Kitab el hokama.

Ibrahim hen Baks ou ben Bakous.

C'est à tort que Wenrich écrit Takouin au lieu de Bakous.
Ibrahim traduisit le Sens et le Sensible, et les causes des Plantes de Théophraste. D'après le n° 882 du fonds arabe de Paris, il aurait traduit les Sophismes d'Aristote du syriaque en arabe.

Ali ben Ihrahim ben Baks.

On nous apprend seulement qu'il traduisit à l'instar de son père.

Issa ben Zera.

Abou Ali Issa ben Ishaq ben Zera ben Marcous traduisit du syriaque en arabe. Telles sont ses traductions :

Aristote.

Les Sophismes, d'après le Fihrist.
Les Catégories, d'après un Ms. de Paris.
Cinq livres de Nicolas sur la philosophie d'Aristote.
Les parties des animaux, avec le commentaire de Jean le Grammairien.
D'après le Fihrist, il commença aussi la traduction du livre des animaux.

Lucien Leclerc

Joseph le Prêtre.

Il fit des Triangles d'Archimède une traduction d'après le syriaque, revue par Sinan ben Tsabet.

Issa Ennefissy.

C'était un médecin au service de l'émir Seif eddoula, qui lui payait une triple solde, dont mie à titre de traducteur du syriaque en arabe.

Nedhif el quass erroumy, ou le prêtre chrétien.

C'était un médecin savant, traduisant du grec en arabe. Adhad eddoula le comprit parmi les médecins attachés à l'hôpital qu'il fonda à Bagdad. Il traduisit peut-être Euclide, ayant découvert un exemplaire plus complet que les traductions courantes, ainsi qu'on le lit dans le Fihrist.

Sinan ben Tsahet.

Il traduisit en arabe les lois d'Hermès et les Généalogies et Annales des Sabiens.

Haditsy el Kateb (Moussa ben Ibrahim).

Il traduisit en l'année 930, du syriaque en arabe, le Kounnach, ou Pandectes de Jean fils de Sérapion, vulgairement connu sous le nom de Sérapion l'ancien : avec addition, dit un Ms. de l'Escurial.

Ebn Bahloul (El Hassen el Aouany).

D'après un Ms. du British Muséum, n° 1309, il semble avoir traduit un traité de géographie de Sérapion, qui ne nous est pas connu d'ailleurs.

Ebn Abi Ossaïbiah le donne comme ayant traduit les Pandectes.

D'après un Ms. de l'Escurial il n'aurait fait que les augmenter.[1] En tout cas, sa traduction nous est donnée comme inférieure à la précédente. Ces deux traductions ne sont pas mentionnées par Wenrich.

Aboulfarage ben Thaïeb.

Aboulfarage Abd Allah ben Thaïeb, chrétien nestorien du XIe siècle, nous est donné par son homonyme, l'auteur des Dynasties, comme ayant traduit du grec en arabe Aristote, et aussi comme ayant traduit la Bible en arabe. Quoi qu'il en soit de ces écrits, nous savons qu'Aboulfarage était très familier avec l'antiquité grecque. Parmi ses écrits on compte une trentaine de commentaires sur Aristote, Hippocrate et Galien. Il est un écrit que nous devons signaler, le Fruit des seize livres de Galien, sous forme de sommaire. Il commenta; s'il ne traduisit pas en arabe, le tableau de Cébès, dont nous avons retrouvé un fragment ignoré à l'Escurial, sous le n° 888, ancien 883.

Au XIIIe siècle Aboulfarage Grégoire, autrement dit Bar Hebrœus, faisait encore des traductions, et ce furent les dernières. Aboulfarage connaissait le grec, le syriaque et l'arabe.

Il traduisit de l'arabe en syriaque les parties d'Avicenne relatives aux indications et au pronostic.

Il fit même une traduction syriaque du canon d'Avicenne, qui ne fut pas achevée.

Il fit un sommaire des questions de Honein en syriaque.

Un commentaire sur les Aphorismes d'Hippocrate, et un abrégé de Dioscorides, accompagné de figures, furent écrits en arabe. Il écrivit aussi un grand ouvrage où il recueillit toutes les opinions des médecins.

Tous ces traducteurs que nous venons de passer en revue, procédaient directement ou indirectement de la Grèce. Nous verrons plus loin les

---

1 Ebn Bahloul est cité dans Assemani parmi la foule des médecins nestoriens, sous la forme : Bar Bahloul.

emprunts des Arabes aux littératures de l'Orient.

LES AUTEURS TRADUITS.

Nous avons vu que le nombre des traducteurs, à nous connus, s'élève à une centaine. Ce chiffre élevé témoigne de l'intensité et de l'étendue da mouvement intellectuel qui se produisit à Bagdad. L'énumération des ouvrages traduits nous renseignera sur la nature de ce mouvement. Il fut essentiellement scientifique.

Les Arabes ne demandèrent rien aux poètes de la Grèce ! le génie et la religion des deux peuples étaient trop différents pour qu'ils pussent se rencontrer sur le terrain de la poésie. D'une part, il n'y avait pas de place pour la mythologie grecque dans la langue du Coran : de l'autre les Arabes étaient déjà assez riches de leur propre fonds.

Il en fut à peu près de même pour l'histoire, du moins dans les premiers temps, et nous n'avons pu rencontrer le nom d'un traducteur qui s'en fut occupé.

Les Arabes cependant ne restèrent pas étrangers aux événements historiques de la Grèce, non plus qu'aux faits qui intéressent plus particulièrement l'histoire des sciences, mais ils paraissent avoir puisé bien rarement aux sources originales. Ils sont assez abondamment, sinon toujours exactement, renseignés sur tout ce qui intéresse la science et les savants.

Un seul historien de l'Occident paraît avoir passé dans la langue arabe, et ce qui est étrange c'est qu'il s'agit non pas d'un grec mais d'un latin : c'est presque le seul contact connu des deux littératures. Cette traduction paraît devoir être admise. Orose est cité par Ebn Abi Ossaïbiah, dans la notice d'Esculape, de manière à faire croire qu'il le cite de première main. D'ailleurs il figure dans Hadji Khalfa, n° 10,626.

Nous trouvons une citation d'Eusèbe dans la vie de Galien, par Ebn Abi Ossaïbiah. Est-elle directe, cela est possible.

On peut voir, dans les Prairies d'Or, que les Arabes avaient quelques notions sur l'histoire de l'Occident. On en découvrirait davantage encore dans les ouvrages perdus de Maçoudy. Comment ces notions arrivèrent-elles aux Arabes, ce n'est pas le lieu de le rechercher. Nous dirons seulement que les Nestoriens durent composer des écrits historiques en arabe, et que les astronomes grecs livrèrent aux Arabes un certain fonds de chronologie.

Quant aux faits qui intéressent l'histoire des sciences et des savants, nous avons des renseignements plus précis.

Les écrits de Jean le Grammairien sont souvent invoqués en pareille matière. Ensuite les chrétiens, initiateurs des Arabes, écrivirent aussi sur les annales des sciences. Le Fihrist est riche en renseignements sur les savants de la Grèce. Les autorités les plus fréquemment invoquées, tant par Mohammed ben Ishaq que par Djemaleddin et Ebn Abi Ossaïbiah, sont Honein et son fils, Ishaq ben Ali Errohaouy, Obéid Allah ben Djabril et Ebn Bothlan.

Ce fut donc à peu près exclusivement sur des ouvrages de science que portèrent les traductions provoquées par les Abbassides : elles embrassèrent la médecine, la philosophie, les mathématiques et l'astronomie, et toutes ces sciences gagnèrent à la culture arabe.

Quand on jette un coup d'œil sur l'ensemble de ces traductions, sur les savants qui, pendant cinq siècles, ne cessèrent de s'en inspirer et de les féconder par leurs écrits, on s'étonne que des écrivains modernes aient pu refuser aux Arabes le génie scientifique.

Il nous semble que le génie scientifique se produit de deux manières et se reconnaît à deux signes, d'un côté la classification méthodique d'un ensemble de faits donné, de l'autre la culture des sciences abstraites.

Les Arabes marchèrent dans l'une et l'autre voie.

Quant à la première, nous les voyons de bonne heure préoccupés de classer suivant un ordre systématique, les notions et les faits afférents à la médecine, et c'est dans cet esprit que furent exécutés le Maleky d'Aly ben el Abbas et le Canon d'Avicenne.

Nous les voyons aussi passionnés pour Aristote, le génie scientifique par excellence.

Parmi les philosophes grecs, dit M. Munk, ils choisirent de préférence Aristote, sans doute parce que sa méthode empirique s'accordait mieux que l'idéalisme de Platon avec la tendance scientifique et l'esprit positif des Arabes.

Nous pourrions ajouter à ces paroles que les Arabes eurent des émules, et que la science moderne s'est plus inspirée d'Aristote que de Platon.

Si l'on refusait aux Arabes le génie scientifique, comment expliquer l'ardeur et le succès avec lequel ils cultivèrent les mathématiques et l'astronomie ?

Nous céderons ici la parole à un homme qui fait autorité, à M. Sédillot :

« Ce qui caractérise surtout l'école de Bagdad à son début, c'est l'esprit véritablement scientifique qui présida à ses travaux. Marcher du connu à l'inconnu, se rendre un compte exact des phénomènes pour remonter ensuite des effets aux causes, n'admettre comme vrai que ce qui a été démontré par l'expérience, tels sont les principes enseignés par les maîtres. Les Arabes étaient au IXe siècle en possession de cette méthode féconde qui devait être, si longtemps après, entre les mains des modernes, l'instrument de leurs plus belles découvertes. » Prolég. d'Oloug Beg, 23.

Et ailleurs : « L'école de Bagdad marqua son passage par des progrès incontestables : pendant sept siècles elle est à la tête de la civilisation et remplit avec éclat l'immense intervalle qui sépare les écoles d'Athènes et d'Alexandrie de l'école moderne. Les mathématiques pures deviennent l'objet d'études suivies ; des traités ex professo développent les principes de l'arithmétique et des rapports des nombres. L'algèbre perfectionnée s'étend jusqu'aux équations du troisième et du quatrième degré. La trigonométrie se transforme par la substitution des sinus aux cordes et par l'emploi des tangentes dans les calculs. » Lettre à M. de Humboldt, 25.

Une dernière citation :

« De quelque côté qu'on tourne ses regards, on voit toujours les Arabes nous précéder dans les innovations utiles et dans les perfectionnements d'une civilisation avancée. S'ils ont été nos maîtres en algèbre et en géométrie, dans les sciences naturelles, dans les arts mécaniques, si nous leur devons nos chiffres et notre système décimal, la boussole, le pendule, la poudre à canon, l'alcool, etc., on ne peut s'étonner de retrouver chez eux ces écoles, ces académies, ces correspondances mathématiques qui font la gloire des sociétés modernes, ces encyclopédies qui résument méthodiquement les travaux de plusieurs siècles, ces dictionnaires bibliographiques où les titres de plus de 20,000 ouvrages différents, reproduits avec exactitude nous révèlent l'une des plus vastes littératures que l'on connaisse, trésor inépuisable auquel il n'a manqué que l'imprimerie. »

Les livres et les auteurs dont nous allons parler, nous sont en partie connus par l'histoire des traducteurs. Nous croyons cependant faire plus qu'une répétition oiseuse en Classant les ouvrages traduits d'après leurs auteurs.

Il est bien des détails qui ne conviennent qu'ici. Le recensement des traducteurs ne peut donner une idée nette de l'ensemble des écrits livrés aux Arabes dans chaque branche des connaissances humaines, tandis qu'on l'embrasse parfaitement par la méthode que nous avons adoptée, de classer les auteurs par catégories.

Il est enfin des auteurs dont les écrits furent traduits et dont nous ne connaissons pas les traducteurs : ils vont donc être mis en lumière ici pour la première fois.

Nous diviserons les auteurs en quatre classes : Philosophes et naturalistes, mathématiciens, géographes et astronomes, médecins.

Lucien Leclerc

Bien que nous ayons pour objet à peu près exclusif l'histoire de la médecine et des sciences accessoires chez les Arabes, nous n'avons pas cru pouvoir nous borner aux médecins. Jusqu'à présent on s'est fait des idées fausses ou incomplètes sur le travail des traductions. Le seul ouvrage qui traite de la matière, celui de Wenrich, ouvrage excellent, n'est pas connu suffisamment en France, où il n'a pas été traduit, ce qui le relègue un peu à l'écart. Nous n'avons pu résister au désir de le reprendre en sous-œuvre, de le contrôler, de le compléter, de le rectifier parfois, et de le présenter dans un meilleur cadre.

Cet ensemble complet des traductions fera bien mieux connaître le milieu scientifique dans lequel se mouvaient les médecins qui, bien souvent eux aussi, furent de grands philosophes, et qui doivent nous occuper à ce titre.

Après l'exposé des auteurs dont les traductions nous sont signalées avec ou sans le nom du traducteur, nous passerons la revue d'une foule d'auteurs, mentionnés surtout dans le Continent de Razès, que nous croyons en grande partie avoir été traduits en arabe, mais dont quelques-uns peuvent se trouver là cités de seconde main. Quelques-uns de ces noms méritent d'être mis au jour. Malheureusement la Bibliothèque de Paris ne possède qu'un misérable fragment du Continent.

C'est pour avoir le texte en main que nous avons fait le Voyage de l'Escurial, les traductions latines ne donnant ces noms que sous une forme le plus souvent travestie et méconnaissable.

Nous pensons que bien des traductions se sont faites obscurément sans avoir été signalées par les biographies. A l'appui de cette opinion, nous avons un passage d'Ebn Abi Ossaïbiah qui dit que la plupart des médecins qu'il cite après les Alexandrins, furent traduits et se retrouvent chez Razès. On pourrait même s'appuyer sur Djemaleddin et Hadji Khalfa, qui indiquent beaucoup d'ouvrages apparemment traduits, sans indiquer le nom des traducteurs, s'il est vrai que ces deux écrivains n'ont mentionné que les écrits en circulation chez les Arabes.

Il est encore un genre d'écrits qui contribuèrent puissamment à la vulgarisation de la science grecque, ce sont les commentaires. Nous avons déjà dit que le génie différent des deux langues les rendait souvent nécessaires. Nous n'avons pas cru devoir à chaque ouvrage traduit, mentionner le nom des commentateurs, dont la liste est parfois trop longue, à moins qu'il ne s'agisse d'un travail plus qu'ordinaire.

I. — Les Philosophes.

HERMÈS.

Les Arabes se sont beaucoup occupés du père de l'Alchimie. Nous n'avons pas à reproduire ces récits, que chacun peut lire dans Alboulfarage, dans la traduction d'Ebn Abi Ossaïbiah par M. Sanguinetti et dans d'Herbelot.

Nous dirons seulement qu'ils en admettent trois.

Le premier ne serait autre que l'Enoch des Hébreux ou Idris; le deuxième est Babylonien et le troisième Egyptien. C'est le dernier qui aurait porté le surnom de Trismégiste.

Mohammed ben Ishaq nous a conservé dans le Fihrist le nom d'une douzaine d'ouvrages attribués à Hermès, qui doivent être considérés comme existant de son temps.[1]

D'Herbelot en mentionne deux: Les paroles secrètes d'Hermès et Le lever de Syrius, qui se trouve à Paris.

D'autres ouvrages d'Hermès se trouvent aussi dans les diverses collections orientales. Nous croyons inutile d'en faire le recensement. Nous préférons reproduire quelques renseignements positifs sur les traductions qui en ont été faites en arabe.

---

1 Le British Muséum possède, sous le n° 1517, un opuscule d'Hermès, intitulé: El Malathis. qui se trouve mentionné dans la liste du Fihrist.

Il est plus que probable que ces ouvrages figurent parmi les traductions ordonnées par Khaled ben Yézid, ces traductions ayant porté en grande partie sur l'alchimie. Toutefois, nous avons quelques renseignements sur des traductions ultérieures. Ils ont trait à deux ouvrages seulement, ce qui prouve sans doute qu'il en restait peu à traduire après le siècle de Géber.

Le n° 1167 de Paris, ancien fonds, contient un ouvrage d'Hermès sur les influences spirituelles. Honein l'aurait trouvé parmi les écrits d'Aristote et l'aurait traduit du grec en arabe.

Nous lisons dans la vie de Sinan ben Tsabet qu'il traduisit les Lois d'Hermès en arabe.[1]

THALES.

Nous apprenons du Fihrist que deux de ses écrits furent traduits en arabe.

PYTHAGORE.

Ebn Abi Ossaïbiah lui consacre un long article en grande partie emprunté à Porphyre. Tels sont les écrits mentionnés par l'historien arabe et que l'on retrouvait encore de son temps.

Traité d'arithmétique.
Du sommeil et de la veille.
Livre des tables.
De la nature du corps et de l'âme.
Lettre au Tyran de Sicile.
Lettre à Sicaïs (ou Siphanes) sur la détermination des significations.
Les vers dorés.
Lettre à Médésius ?
Lettre sur la politique rationnelle.

[1] Nous possédons encore, sous le nom d'Hermès, la table d'Émeraude, le traité de la pierre philosophale, le traité de la composition, les signatures, qui ont été imprimés. Il existe aussi des opuscules en grec inédits. V. Langlet-Dufresnoy.

Le Fihrist ajoute que ces écrits se rencontrent aussi avec des commentaires de Jamblique.

On sait que les vers dorés ont été trouvés dans un Ms. de Leyde contenant un recueil fait par Miskaouïh, avec le tableau de Cébès. Nous avons fait une pareille rencontre, ignorée de Casiri, dans un Ms. de l'Escurial, avec cette différence qu'ici le collecteur n'est pas Miskaouïh, mais Aboulfarage ben Thaïeb.

Le n° 888, ancien 883, contient après le livre des lavements de Galien, un commentaire d'Aboulfarage ben Thaïeb sur les vers dorés de Pythagore, avec un commentaire d'Hiéroclès, en 24 feuilles.

Le texte arabe pourrait ou même devrait se lire Proclus, mais nous croyons devoir lire Hiéroclès, dont les commentaires sont bien connus.

La fin du volume contient un commentaire du même Aboulfarage ben Thaïeb sur le tableau de Cébès, mutilé et réduit à six pages.

Il semblerait ainsi que l'on ait eu l'habitude de réunir ces deux écrits.

Les Arabes écrivent toujours le nom de Pythagore sous la forme Fitsagouras. Nous aurons à parler plus tard d'un homonyme, donné sous la forme Badigouras, et qui nous paraît être un des derniers médecins de l'école d'Alexandrie.

EMPÉDOCLE.

Ebn Abi Ossaïbiah le donne comme un des grands philosophes de la Grèce. Les autres sont Pythagore, Socrate, Platon et Aristote. Il le fait vivre du temps de David et apprendre la sagesse, à l'école de Lokman, en Syrie. Hadji Khalfa et Aboulfarage, l'auteur des Dynasties, lui attribuent un traité contre la résurrection de l'âme et a fortiori du corps. C'est le même, sans doute, que l'auteur du Kitab el hokama vit à Jérusalem. Le premier lui attribue aussi un traité de Métaphysique.

ANANAGORE.

Le Kitab el hokama dit que l'on a traduit quelque chose de ses écrits.

ARISTIPPE DE CYRÈNE.

Le Kitab el hokama, dit que l'on traduisit son livre des Définitions, qui fut revu par Aboul Ouéfa.

DÉMOCRITE.

Les Arabes reconnaissent plusieurs Démocrite, dont ils font des personnages distincts, un médecin, un philosophe et un alchimiste. En tout cas ils distinguent le philosophe des deux autres, ou tout au moins du médecin.

Il possédèrent sous le nom de Démocrite un traité sur l'urine, qui dut être traduit eu arabe, car on le trouve cité dans le Continent de Razès.

C'est au philosophe qu'ils rapportent le traité d'Agriculture, dont Ebn Ouachchyah nous est donné comme le traducteur. A ce propos, Weurich, admettant les éloges donnés à ce traité par les anciens, ajoute : Verum haud videtur verisimile opusilludah Ahderitano, generishumaniirrisore, perfectum esse.

Nous devons relever cette étrange assertion de Wenrich.

Il suffisait de lire la biographie de Diogène de Laërce pour se convaincre que l'Abdéritain fut autre chose qu'un simple rieur. Diogène ne lui attribue pas moins de soixante-dix ouvrages, dont il donne les titres, et parmi lesquels précisément un livre sur l'Agriculture et un autre sur les Plantes. Démocrite put donc, avant Rabelais, marier le rire à l'érudition.

De graves témoignages attestent d'ailleurs la science de Démocrite. Dans son traité delà Génération, Aristote discute fréquemment les opinions de Démocrite, et Théophraste mentionne ses travaux sur les plantes.

Quant à l'Agriculture, tous les écrivains spéciaux, Varron, Columelle et Palladius le signalent comme un de leurs devanciers et Columelle le donne formellement comme abdéritain.

Les Arabes ont partagé cette estime. Le traité d'Agriculture de Démocrite est fréquemment cité par Ebn el Aouam. Démocrite et Costus, dit Ebn el Aouam, sont les princes de la science agricole.

Comme complément en faveur de Démocrite, nous allons en citer un autre qui a bien sa valeur, et qui nous permettra de conclure que les Arabes se sont trompés en admettant deux Démocrite, un philosophe et un médecin.

On lit dans l'Introduction des œuvres d'Hippocrate traduites par Littré: « Démocrite fut le plus savant des Grecs avant Aristote et universel comme lui. L'anatomie, la physiologie, la diététique, les épidémies, la fièvre, peut-être la rage et les maladies convulsives, tout cela avait été traité par lui. Le nom d'ulcère phagédénique se lit dans ses écrits. Il composa :

De la nature de l'homme.
Des humeurs.
Des pestes.
Des causes touchant les animaux.
Le pronostic.
La diète ou le régime.
Les fièvres.
De l'éléphantiasis.
Des maladies convulsives.
Ces ouvrages lui sont attribués par Cœlius Aurélianus. »

Démocrite est encore cité dans le Continent à propos de la paralysie et de la coxalgie. Mésué le cite une vingtaine de fois au moins.

Le livre des Animaux dut être aussi traduit en arabe, attendu qu'on lit dans Hadji Khalfa: Démocrite, dans le livre des Animaux, en décrit les mœurs et les utilités.[1]

---

[1] Les Arabes connurent encore les ouvrages philosophiques de Démocrite, attendu qu'on lit dans le Kitab el hokama : C'est lui qui prétend que les corps sont composés de particules indivisibles ou d'atomes. Il a écrit là-dessus des ouvrages qui ont été traduits en syriaque, puis en arabe.

Il nous reste un livre d'alchimie sous le nom de Démocrite. Ameilhon (Notices et Extraits, VI), ne saurait admettre, dans sa forme actuelle, qu'il soit de l'Abdéritain. Quand au fonds il n'ose se prononcer, et suppose que c'est une compilation d'un autre Démocrite qui vivait au troisième siècle.

Cet ouvrage fut connu des Arabes.

CEBES.

Nous ignorons par qui fut traduit le célèbre ouvrage du disciple de Socrate, connu sous le nom de Tableau de Cébès.

On sait qu'il a été publié en texte arabe, grec et latin par Elichmann et Saumaise, d'après un manuscrit de la Bibliothèque de Leyde, contenant aussi les vers dorés de Pythagore et d'autres opuscules de morale recueillis par Mescouih.

Nous avons eu la chance d'en découvrir un nouvel exemplaire, abrégé et malheureusement incomplet, car il ne se compose que de six pages, dans le Ms. 888 de l'Escurial. Ce manuscrit contient différents ouvrages d'Aboulfarage ben Thaïeb. Le Tableau de Cébès se trouve à la fin du volume, et n'a pas été reconnu par Casiri. On peut, jusqu'à un certain point, pardonner cette méprise à Casiri, l'écriture étant défectueuse et le titre se présentant sous une forme qui, de prime abord, ne saurait être lue que : Tefsir Lourganous ; mais avec un peu d'attention on voit que la ponctuation est défectueuse et qu'il faut lire : Tefsir Lour'ous Kabous ; Explication de l'énigme de Cébès.

Tel est le titre complet : Exposition, sous forme abrégée, de l'énigme de Cébès par le cheikh Aboulfarage Abdallah ben Thaïeb.

Aboulfarage ben Thaïeb était contemporain de Miskaouih et mourut quelques années après lui, vers le milieu du XIe siècle.

On lit tout d'abord : Le but de l'énigme de Cébès, est de montrer la manière dont les hommes entrent dans le monde, comment ils s'y répartissent et comment ils en sortent. Il se divise en quatre parties suivant la répartition des hommes.

Vient ensuite l'exposition de chacune de ces parties. « La première partie représente l'entrée dans le monde... Dans la deuxième partie est représentée une femme aveugle et sourde, assise sur une pierre arrondie, la main étendue et figurant la Fortune. Elle est figurée la main étendue par la raison qu'elle prend et qu'elle donne, et sur une pierre arrondie pour indiquer son peu de stabilité, etc. »

Le même manuscrit contient encore une paraphrase des vers dorés de Pythagore par Aboulfarage ben Thaïeb, ce qui prouve que Miskaouih n'était pas le seul à se préoccuper des monuments de la sagesse antique.

En 1793, Lozano publiait à Madrid, d'après l'édition d'Ellichmann, une nouvelle édition du texte arabe avec une double traduction espagnole, le tout précédé d'un prologue, et suivi de proverbes arabes.

Lozano soupçonne que Miskaouih est l'auteur de la traduction arabe : « Que sea este mismo Ahmed ben Mescowia quien interpreto la Tabla de Cebes de Griego en Arabe no se puede affirmar ; ma que fué capaz de hacerlo, se colige de lo que dice el Abul Pharah en la historia de las Dynastias, (pages XVIII-XIX) et plus loin (pages XX-XXI) : y es muy verisimil que el traductor de la Tabla de Cebes sea el Mismo Mescowia. »

Il est inutile de réfuter l'opinion de Lozano.

A cette époque, on ignorait encore comment se fit le travail des traductions. D'Herbelot avait dit, et après lui Casiri, Rossi, etc., répétaient qu'Averroës avait traduit Aristote.

PLATON.

Nous avons déjà dit que la philosophie de Platon fut loin d'avoir la vogue immense qu'eut celle d'Aristote, et M. Munk nous en a donné la raison.

Les Arabes connurent de nom tous les ouvrages de Platon. Ils nous en donnent une liste aussi complète que Diogène de Laërce, mais tous ne furent pas traduits.

Le Fihrist en donne la liste d'après Théon d'Alexandrie.

La Politique fut traduite par Honein.

Les Lois le furent par Honein et par Iahya ben Adi.

Honein, Iahya ben Adi et Ebn el Bathriq concoururent à la traduction ou à la révision du Timée.[1]

On lit dans le Fihrist qu'un livre sur l'éducation des enfants fut traduit par Abou Amrou Iouhanna ben Yousef : liste des traducteurs.

L'auteur du Fihrist a vu un traité des Sophistes, traduit par Ishaq ben Honein et de la main d'Iahya ben Adi, avec un commentaire de Macidore.

Un livre des proportions fut traduit par Iahya ben Adi.

Abou Bachar Mattaï traduisit un traité de géométrie.

Le Fihrist dit que l'on trouve plusieurs lettres de Platon. Il donne une liste copieuse de ses écrits.

Un ouvrage attribué à Platon, sous le titre de Kitab errouabi existe à la Bibliothèque de Munich.

Citons encore un livre à Criton sur les lois, traduit par Iahya ben Ady.

Les Arabes connurent aussi un autre Platon qu'ils appellent l'homme aux cautères, Saheb el Key. Il aurait composé, dit le Kitab el hokama,

---

1 Nous avons déjà dit que l'on rencontre le Timée deux fois dans la liste des écrits de Platon, donnée par le Fihrist.

Livre II

un livre sur la cautérisation et Galien lui aurait fait des emprunts.

ARISTOTE.

« Aristote, dit M. Munk, fut considéré comme le philosophe par excellence, et si l'on a eu tort de soutenir que les philosophes arabes se sont traînés servilement à sa suite, du moins il est vrai qu'il a exercé une véritable dictature pour tout ce qui concerne les formes du raisonnement et de la méthode. On se tromperait cependant en croyant que tous les philosophes arabes partageaient cette admiration sans aucune restriction. »

Déjà, comme nous l'avons vu, les Syriens avaient traduit Aristote dans leur langue. Honein en fit de nouvelles traductions, et secondé par son fils Ishaq, il fit passer presque tout l'Organon en syriaque. D'autres ouvrages furent traduits dans la même langue, ce qui prouve que les Syriens, tout en travaillant à l'initiation des Arabes, songeaient encore à enrichir leur littérature.

Les traductions arabes furent beaucoup plus nombreuses. Honein et son fils en produisirent, soit d'emblée, soit après les avoir déjà exécutées en syriaque. D'autres versions arabes nous sont données comme faites d'après le syriaque par des traducteurs qui n'en connaissaient pas moins le grec.

Cette particularité, que nous signalons, a son importance.

On a trop souvent dit, sans examen et pour déprécier les traductions arabes, qu'elles avaient été faites d'après le syriaque par des traducteurs ne connaissant pas le grec. Les traductions dont nous venons de parler ont évidemment une toute autre valeur que des traductions de seconde main ; les traducteurs qui opéraient d'après le syriaque, ou qui s'en aidaient, ne pouvaient certainement pas faire abstraction de leur connaissance de la langue grecque.

Nous donnerons la nomenclature des écrits d'Aristote telle qu'on la trouve dans le Fihrist.

Organon : I. Catégories.
Elles furent traduites du grec en arabe par Honein.
Elles le furent du syriaque par Iahya ben Adi et Issa ben Zerà, qui ne traduisaient pas d'après le grec. Ce dernier traduisit aussi un commentaire d'Alexandre d'Aphrodisias. Divers commentateurs gérées furent traduits en syriaque et en arabe.[1]

II. De l'Interprétation.
Ce livre fut traduit par Honein eu syriaque et par Ishaq en arabe. Nous ne voyons pas pourquoi Wenrich pense que la dernière version en fut faite d'après la première. Divers commentaires jrrecs furent aussi traduits.

Les Analytiques.

III. Le premier livre fut traduit en arabe (probablement d'après le grec) par Théodore, et Honein révisa cette traduction. Honein en fît aussi une syriaque, qui fut achevée par Ishaq. Une traduction arabe d'après le syriaque, par Iahya ben Ady, se trouve à Paris.

IV. Honein fit une traduction partielle en syriaque du deuxième livre, et Ishaq une traduction complète qu'Abou Bachar Mattaï fit passer en arabe.

V. Topiques.

Ishaq ben Honein en fit une traduction syriaque qui fut rendue en arabe par Iahya ben Ady.

Abou Otsman Eddimachky en traduisit sept chapitres et Honein ben Abdallah le huitième. Ou en trouvait de plus une ancienne traduction.

Abou Bachar Mattaï en traduisit le 1er livre.

---

1 Plusieurs noms sont donnés par le Fihrist. Nous rappellerons ici qu'il a l'habitude de signaler les ouvrages que l'on ne trouve plus. Il paraît qu'on possédait celui de Jamblique.

Les commentaires d'Ammonius et d'Alexandre furent traduits en arabe par Ishaq ; et plus tard par Iahya ben Ady.

VI. Les Sophismes.

Ebn Naëma et Abou Bachar Mattaï les traduisirent en syriaque. Iahya ben Ady en fit une traduction arabe d'après Théophile. Ils furent aussi traduits par Issa ben Zerà, d'après le Fihrist, ainsi que par Ishaq, aussi d'après le Fihrist, témoignage, du reste, reproduit par le Kitab el hokama dans la vie d'Alexandre d'Aphrodisias. Enfin d'après une note de Hassen ben Saouar dans le Ms. n° 882, ils l'auraient été par Ibrahim ben Baks.

VII Rhétorique.
Elle fut traduite en arabe par Ishaq ben Honein. On en trouvait une traduction ancienne et une autre d'Ibrahim ben Abd Allah.

VIII. Art poétique.

Il fut traduit du syriaque en arabe par Abou Bachar Mattaï et par Iahya ben Ady, avec les commentaires de Thémistius. Ishaq en fit aussi une traduction arabe, suivant le Kitab el hokama, dans la vie d'Alexandre d'Aphrodisias. Iahya ben Adi rapporte que pour les trois livres des Sophismes, de la Rhétorique et de l'Art poétique, traduits par Ishaq en arabe, il offrit cinquante écus que l'on refusa.

IX. Physique.

Elle fut traduite en arabe par Honein, s'il faut en croire un Ms. de Leyde. Déjà, dit le Fihrist, elle avait été traduite du temps des Barmécides par Sallam el Abrach. Ibrahim ben Essalt traduisit le 1er livre. Le texte avec les commentaires d'Alexandre furent traduits mi-partie par Costa ben Luca et Ebn Naëma. Abou Rouh Essaby et Dimachky en traduisirent chacun un livre. Basile traduisit un commentaire de Porphyre sur les IV premiers livres. Abou Bachar Mattaï traduisit les commentaires de Thémistius en syriaque. On traduisit en arabe un commentaire de Jean le Grammairien, dont un exemplaire en dix volumes appartint à l'auteur du Fihrist.

X. Livre du Ciel et du Monde.

Ebn el Bathriq en fit une traduction arabe qui fut revue par Honein. Abou Bachar Mattaï traduisit le Ie livre. Le commentaire de Thémistius fut traduit en arabe par Iahya ben Adi.

XI. De la Génération et de la corruption.

Honein a traduit ce livre en syriaque et son fils en arabe, ainsi qu'Abou Otsman Eddimachky.

On rapporte qu'Ibrahim ben Baks le traduisit en arabe d'après le commentaire d'Alexandre d'Aphrodisée. Abou Bachar Mattaï le traduisit aussi. Costa traduisit la 1e partie.

Le commentaire de Macidore fut traduit par Eustathe et par Abou Bachar Mattaï qui fut corrigé par Iahya ben Adi. Enfin le commentaire de Jean le Grammairien fut traduit eu syriaque et en arabe. Le syriaque est dit préférable.[1]

XII. Les Météores.

Le grand commentaire de Macidore fut traduit par Abou Bachar Mattaï. Celui d'Alexandre fut d'abord traduit en arabe. Plus tard Iahya ben Adi le traduisit en arabe d'après une version syriaque.[2]

Aboul Kheir ben el Khammar traduisit les Météores du syriaque en arabe.[3] D'après un Ms. du Vatican, cette traduction aurait été faite aussi par Iahya ben Bathriq.

XIII. De l'Ame.

---

1 Le Fihrist. Aristote.
2 Le Fihrist. Aristote.
3 Le Fihrist. Ebn el Khammar.
Pour Aristote, nous nous sommes appuyé sur le Fihrist très riche en renseignements, et négligé par Wenrich.

Honein le traduisit en syriaque et Ishaq en fit une seconde version. Macidore en fit une paraphrase qui fut traduite en syriaque par Iahya ben Adi. On traduisit de même celle de Simplicius, qui fut aussi traduite en arabe. Thémistius en fit un commentaire, dont Ishaq fit d'abord une traduction arabe d'après une mauvaise copie. Ce ne fut qu'au bout de trente ans qu'il trouva une copie parfaitement correcte. La traduction de l'Ame est attribuée à Honein par Hadji Khalfa.

XIIL Du Sens et du Sensible.

On ne cite pas de traducteurs, mais Abou Bachar en laissa des commentaires, ce qui prouve que le livre fut traduit.

XIV. Histoire des animaux.

Ebn el Bathriq la traduisit en arabe. Il en existait une meilleure traduction syriaque. Issa ben Zerà en fit aussi une traduction, ainsi que du livre des organes des animaux avec un commentaire de Jean le Grammairien. Nicolas en fit un abrégé qui fut traduit par Issa ben Zerà en arabe, avec révision du texte. — Tous les traités relatifs aux animaux furent traduits, et réunis sous un seul titre.

XV. Métaphysique.

Les livres de métaphysique furent traduits par Ishaq. Mohammed ben Ishaq trouva cette traduction jusqu'à la lettre M qui fut traduite par Iahya ben Adi. Une traduction jusqu'à la lettre N avec le commentaire d'Alexandre fut faite par Eustathe el Kendy. Abou Bachar Mattaï traduisit la lettre L avec le commentaire d'Alexandre en arabe, ainsi que le commentaire de Thémistius. Chemly traduisit aussi cette lettre.

Honein traduisit plusieurs parties des métaphysiques, ainsi que son fils Ishaq (avec les commentaires.)

Un commentaire de Syrianus sur la lettre B fut traduit en arabe.

Lucien Leclerc

XVI. Ethique, à Nicomaque.

Le Fihrist et le Kitab el hokama ne s'accordent pas sur la traduction de ce livre. L'un l'attribue à Ishaq et l'autre à Honein. On lit cependant chez l'un et l'autre qu'Iahya ben Adi en avait de nombreuses parties de la main d'Ishaq, avec le commentaire de Thémistius. Le Fihrist donne de plus la traduction comme accompagnée du commentaire de Porphyre. — La morale à Eudème est simplement citée. Ebn el Khammar traduisit l'éthique en arabe. On traduisit en syriaque le commentaire de Thémistius.

XVII. Livre du miroir.

Il fut traduit par Hedjadj ben Mater.

XVIII. Livre de la politique, à Alexandre.

Ce n'est pas des livres bien connus d'Aristote que nous voulons parler. Ils furent connus des Arabes mais non traduits. Nous voulons parler du livre intitulé : De la politique et de la conduite des souverains, qui fut traduit par Iahya ben Bathriq, et plus tard traduit en latin sous le titre : Liber Moralium de regimine dominorum ou secretum secretorum. Wenrich s'est mépris sur ce livre qu'il confond avec la politique proprement dite.

XIX. Les Œconomiques.

Il en existe une traduction arabe à l'Escurial, n° 888.

XX. Le livre des Plantes.
Les Arabes, aussi bien que les Modernes, considèrent

Aristote comme l'auteur du livre des Plantes. Des doutes cependant se sont élevés. Aboulfarage ben Thaïeb écrivait au XIe siècle un traité des Plantes, considérant celui d'Aristote comme au-dessous de la réputation de l'auteur. D'autre part on en attribue un aussi à Nicolas de Damas, et Hadji Khalfa le donne comme une paraphrase

Livre II

de celui d'Aristote.[1] Meyer, dans l'édition latine qu'il a donnée de cet opuscule, le rapporte à Nicolas de Damas.[2] Quoi qu'il en soit, cet écrit fut traduit en arabe par Ishaq fils de Honein, avec des corrections de Tsabet ben Corra.

XXI. Livre des Pierres et livre des Minéraux.
Ces deux livres sont considérés par les Arabes comme étant d'Aristote, et plusieurs savants du moyen-âge ont adopté cette opinion. Dans le livre des Pierres, dit Hadji Khalfa, n° 977.3, Aristote en décrit six cents. Kazouiny, dans sa description des minéraux, ne marche qu'appuyé sur Aristote. Il existe à la Bibliothèque de Paris un Traité des Pierres d'Aristote traduit par Luca fils de Sérapion. C'est la seule citation à nous connue de ce traducteur.

XXII. La Théologie. El Kendy en fit un commentaire, et Abou Otsman eddimachky une traduction.

XXIII. Les Arabes eurent en main plusieurs autres écrits d'Aristote sur lesquels nous ne pouvons nous étendre, d'autant plus que nous n'avons plus de nom de traducteur à recueillir, et puis un certain nombre de ces écrits sont douteux.[3]

On traduisit en arabe les petits traités connus sous le no de parva naturalia, mais le nom des traducteurs ne nous est pas connu.

Aboulfarage ben Thaïeb nous est donné comme ayant encore traduit Aristote, du grec en arabe, au XI° siècle de notre ère.

On peut lire dans Casiri et dans Wenrich la longue liste des écrits attribués h Aristote par les Arabes. Nous dirons seulement un mot des ouvrages de médecine.

Plusieurs ouvrages d'anatomie et deux de médecine sont compris dans la liste de Diogène Laerce.

---

1 n° 10,364.
2 Nicolaï Damasceni, de Plantis, L. II, Lipsiae 1841.
3 Ainsi le livre des Propriétés des éléments, qui fut traduit en latin, le livre des Causes, des Lettres à Alexandre et à sa mère, etc.

Les Arabes en comptent plusieurs dans leurs listes. Ainsi: du régime des aliments, du vin, du coït, du pouls, de la santé et de la maladie, de l'hémorragie, le livre dit Iatricous, généralités sur la médecine, les questions médicales, les questions naturelles.[1]

Ces traités se rencontrent ailleurs que dans les catalogues. Le Continent de Razès fait des emprunts au Traité des Questions médicales, aux questions naturelles, aux questions sur le coït, à l'anatomie d'Aristote.

On ne traduisit pas seulement Aristote, mais encore ses commentateurs parmi lesquels nous rencontrerons bientôt Nicolas de Damas, Alexandre d'Aplirodisias, Jean le Grammairien, Thémistius, etc.

Quant aux commentaires faits par les Arabes, ils sont par trop nombreux et d'ailleurs nous n'avons pas à en faire l'histoire. Nous citerons seulement les noms les plus éminents parmi les commentateurs: El Kendy, Tsabet ben Corra, Costa ben Luca, Ishaq ben Honein, Alfaraby, Razès, Avicenne, Ahmed ben Thaïeb, Ebn Badja vulgairement Avenpace, enfin le plus illustre de tous, qui partagea pendant le moyen-âge la gloire d'Aristote, le commentateur par excellence, Echcharih, en un mot Averroës.

Cet ensemble considérable de travaux, traductions et commentaires, nous semble prouver que les Arabes entrèrent en pleine possession de l'œuvre d'Aristote, et directement du grec en arabe. Si les traductions latines du moyen-âge furent si défectueuses, c'est peut-être que les traducteurs ne purent faire un choix parmi les monuments à traduire.

Un coup d'œil jeté sur l'ensemble des traductions d'Aristote nous paraît de nature à combattre les préjugés qui régnaient à leur égard, préjugés qui se sont de là étendus à toutes les traductions arabes eu général.

---

1 On lit dans Ebn Abi Ossaïbiah qui donne du reste une bibliographie assez confuse d'Aristote, que ce livre portait aussi le nom de Mahal. Razès l'a fréquemment cité sous ce nom.

On a fait remonter jusqu'aux traductions primitives opérées en arabe les défectuosités des traductions latines du moyen-âge.

On a dit que le travail primitif était défectueux par la raison surtout que les traductions arabes avaient généralement été faites d'après le syriaque, ce qui impliquait l'ignorance du grec chez les traducteurs au service des Abbassides. On oubliait que les Arabes avaient non-seulement recueilli sur place ce qu'ils avaient pu des monuments de la Grèce, mais qu'ils l'avaient fait explorer par des émissaires ;[1] que la plupart des traducteurs auxquels on s'adressa savaient le grec, condition qui dut nécessairement préoccuper les Al abbassides, et qui ne fut pas difficile à remplir soit chez les Nestoriens, soit chez les Sabiens de Harran ; que certaines, les plus difficiles, celles qui fructifièrent particulièrement chez les Arabes, les traductions de mathématiques, ne procédaient pas des Syriens, ne s'adressaient pas à eux, incompétents et inhabiles à les féconder, traductions dont la plupart sont le fait de Tsabet ben Corra; on oubliait enfin l'appareil imposant de critique apporté dans les plus importantes, notamment dans celles d'Aristote, et le peu de traductions syriaques préexistantes.

Nous venons de voir les traductions d'une vingtaine d'écrits d'Aristote et de nombreux commentaires. Nous avons rencontré un nombre égal de traducteurs. A part deux ou trois cas, plusieurs traducteurs sont intervenus pour chacune de ces versions, la plupart multiples, et au nombre de 88, ce qui fait une moyenne de 4 pour chaque écrit. Il en est où nous voyons figurer les noms de 6, 7 et même 10 traducteurs. Cela prouve combien les Arabes ont dépensé d'efforts pour avoir une connaissance pleine et sure du texte d'Aristote.

Il ne faut pas croire cependant que les premières traductions ont été les plus mauvaises, la plupart ayant été faites par des maîtres. Nous avons vu les noms de Honein et d'Ishaq figurer une douzaine de fois. Nous avons aussi vu ceux de Costa et de Tsabet qui ne leur étaient pas inférieurs. Des 23 personnages qui traduisirent Aristote

[1] On lit dans la biographie de Honein par Ebn Abi Ossaïbiah : « Je n'ai pu, dit Honein, me procurer au complet l'original grec de la Démonstration de Galien. Déjà Gabriel s'était mis à sa recherche; Moi-même je le recherchai dans l'Irak, la Syrie, la Palestine et l Egypte, et ce n'est qu'à Damas que je pus en trouver la moitié. »

Lucien Leclerc

plus de la moitié savaient le grec. Ce sont Basile, Costa, Ebn Naëma, Eustathe, Honein, Ibrahim ben Bathriq, Ibrahim ben Essai t, Abou Bachar Mattaï, Théophile, Tsabet, auxquels on peut ajouter Abou Saïd Eddimachky, et Hedjadj ben Mather, qui traduisirent des mathématiciens. Si la plupart d'entre eux ont fait des traductions en syriaque, cela prouve d'abord qu'on avait les originaux grecs, et cela peut s'expliquer. Sans doute les Syriens étaient désireux d'avoir de nouvelles traductions dans leur langue, et les Arabes ne pouvaient qu'avec le temps se passer d'eux. Quant aux traductions déjà faites en syriaque, on les utilisa probablement pour répondre plus vite aux désirs des Abbassides. Nous avons dépouillé ces traductions d'originaux et de commentaires. Elles se classent à peu près ainsi : présumées du grec en arabe, les auteurs connaissant le grec, 36 ; données comme du syriaque, 22 ; du grec en syriaque, 16 ; douteuses, 15. Ainsi, plus de la moitié des traductions arabes d'Aristote procéderaient directement du grec, 43 sur 72 (les syriaques déduites).

Il existe à Paris un manuscrit qui parle hautement en faveur des traductions arabes, c'est le n° 882 de l'ancien fonds, qui contient l'Organon. Pour certaines parties il n'y a pas moins de quatre traductions en regard. Pour toutes on nous donne leur filiation qui remonte à deux ou trois degrés jusqu'à l'autographe. Çà et là, nous trouvons des variantes tirées des traductions syriaques. Déjà M. Munk avait relevé une partie de ces faits, et nous avons cité ses paroles. La Renaissance a-t-elle fait mieux ? Voyez encore ce que nous disons plus loin des traductions de Galien. Les neuf dixièmes en ont été faites par des hommes sachant pertinemment le grec !

THÉOPHRASTE.

Les Arabes ont connu plusieurs ouvrages de Théophraste, ils eu ont traduit quelques-uns. Cependant son nom apparaît assez rarement dans leurs écrits. Il semblerait qu'il dut en être autrement pour le Livre des Pierres et pour les Livres des Plantes, eh bien ! c'est à peine si le livre des Pierres est cité et nous n'avons pas rencontré de citations du livre des Plantes. Cela tient sans doute à ce que Théophraste fit de la science pure, et que les Arabes cultivèrent la botanique au point de vue pratique et surtout médical. Dans le grand Traité des simples d'Ebn Beithar, nous trouvons trois citations : elles sont relatives au succin, au crystal et à l'albâtre. Il en est une aussi relative au crystal dans Tifachy, qui cite le Livre des Pierres.[1]

Voici ce que l'on rencontre dans le Fihrist, à propos de Théophraste :

« C'est l'un des disciples d'Aristote, son neveu, un de ses exécuteurs testamentaires, et après sa mort, son successeur dans l'enseignement. Il composa les livres suivants : Traité de l'âme ; Traité des phénomènes météorologiques, traduit par Tsabet ben Corra ; Traité des mœurs; Traité du sens et du sensible, en quatre parties, traduit par Ibrahim ben Baks; Traité de Métaphysique, traduit par Abou Zakarya Iahya ben Adi ; Traité des causes des plantes, traduit par Ibrahim ben Baks. »

A l'article Aboulkheir ben Saouar ben Khammar, le Fihrist nous le donne comme ayant traduit les Questions de Théophraste. On aurait donc traduit Théophraste en syriaque.

PLUTARQUE.

Costa ben Louka traduisit du grec en arabe les Opinions des philosophes en matière de physique, et le Traité de l'exercice. (Wenrich : de la pratique de la vertu).

Les Arabes ne connurent que peu d'écrits de Plutarque. On sait du reste qu'ils ne demandèrent à la Grèce que la science.

Ils admettent un autre Plutarque, ou plutôt ils ont fait de Plutarque un double personnage. Ils attribuent au dernier un Traité des fleuves et des montagnes et un Traité de la colère. Nous avons rencontré dans El Birouny une citation curieuse du Livre de la colère, h propos du pavillon hexagonal qui fut envoyé à Néron. El Birouny le dit de crystal, tandis que Plutarque parle seulement de sa richesse. (N° 905 de l'Escurial.)

---

[1] Nous avons aussi rencontré une citation de Théophraste dans les Tableaux synoptiques du Haouy.

Dans la liste des ouvrages de Razès, nous en trouvons deux qui se rapportent à Plutarque, l'un relatif à son commentaire sur le Timée et l'autre intitulé : Complément du livre de Plutarque.

PTOLÉMÉE.

Les Arabes connurent un philosophe de ce nom, de la secte d'Aristote, qui rédigea la liste des écrits de son maître. Après une longue énumération d'écrits, on lit dans Ebn Abi Ossaïbiah : Voilà, dit Ptolémée, tous les ouvrages que je lui connais. Le biographe arabe en cite encore un grand nombre d'autres.

Wenrich pense qu'il s'agit d'un Ptolémée cité par Porphyre dans la vie de Plotin.

Le Fihrist, qui le cite parmi les philosophes naturalistes, lui attribue un Extrait d'Aristote.

APOLLONIUS DE TYANE.

Le nom d'Apollonius de Tyane s'est altéré chez les Arabes. On le trouve le plus souvent cité sous la forme Balinas. Mais en tête des écrits qui nous en sont restés, on trouve aussi la forme qu'on lit Belinous, qu'il serait plus exact de lire Boulonious.
La nature de ces écrits fait naturellement penser à ceux d'Apollonius. Il eût été bien étrange, en effet, que des écrits de la nature de ceux d'Apollonius n'aient pas attiré l'attention des Arabes, amis du merveilleux.

Dans un mémoire inséré au Journal asiatique, nous avons démontré par de nombreux témoignages, l'identité de Balinas et d'Apollonius, identité déjà mise en avant par M. de Sacy. Une certaine similitude de noms l'avait fait prendre pour Pline. (Y. d'Herbelot).

Les écrits d'Apollonius durent être du nombre de ceux que l'on traduisit pour Khaled ben Yézid. La preuve de ces traductions ressort implicitement de ce fait que les ouvrages d'Apollonius, l'homme aux talismans, furent connus de Géber, ainsi qu'on le voit dans la liste de ses écrits, donnée par le Fihrist. On lit autre part dans le Fihrist que Balinas était de Tyane.

Le Livre des secrets de la nature, par le sage Belinous, a été traduit en arabe par un prêtre du nom de Sadjious, qui ne nous est pas autrement connu. M. de Sacy a fait sur ce livre, qui nous est parvenu,[1] un savant mémoire inséré dans le tome IV des Notices et Extraits.

Le n° 916 de l'Escurial contient un livre du sage Boulinas sur les influences sidérales, traduit par Honein. C'est probablement le même ouvrage qui figure à Paris, dans le fonds hébreu, sous le n° 1016, sous le nom de Balianous, et qui traite également d'astrologie. Il nous est donné comme traduit en hébreu d'après l'arabe de Honein.

NICOLAS DE DAMAS.

Il naquit à Latakieh, dit le Kitab el hokama.

Wenrich se borne à citer son livre des Plantes. Mais c'est ce même livre des plantes dont nous avons déjà parlé précédemment à propos d'Aristote, auquel on l'attribue généralement, et que Meyer, dans une publication, antérieure cependant à celle de Wenrich, revendique pour Nicolas de Damas. Le traité des plantes a été traduit par Ishaq, fils de Honein, et la traduction revue par Tsabet. Le Kitab el hokama revendique également le livre des Plantes pour Nicolas.

Honein traduisit en syriaque son abrégé delà philosophie d'Aristote, qui dut passer en arabe, attendu que nous le trouvons cité dans le Continent de Razès.

Issa ben Zerâ traduisit en arabe l'abrégé des Animaux d'Aristote. Il traduisit également cinq discours sur la philosophie d'Aristote.

Parmi les citations de Nicolas dans le Continent, il en est une relative à l'influence des vents sur la conception.

POLÉMON ou PHILÉMON.

---
1 Paris, n° 959, British museum, n° 444.

La dernière lecture, que l'on rencontre dans les Mss. arabes, est sans doute une faute de copiste.

Son traité de la Physiognomonie, a été traduit du grec en arabe, nous ignorons par qui. Philémon est fréquemment cité dans un écrit du même genre, qui existe à Paris, n° 963, suppl.

ARTÉMIDORE.

Nous lisons dans le Fihrist que son Traité de l'Interprétation des songes fut traduit par Honein.

ALEXANDRE d'APHRODISÉE OU d'APHRODISIAS.

Alexandre d'Aphrodisée fut un grand commentateur d'Aristote, et à ce titre jouit d'une haute estime chez les Arabes. Ses commentaires se vendirent à des prix fabuleux. Deux d'entre eux furent payés trois mille pièces d'or.
Nous ne rentrerons pas dans le détail de ses traductions ;[1] nous dirons seulement qu'elles furent l'œuvre des plus éminents traducteurs, tels que Honein. son fils Ishaq, Iahya ben Adi, Costa ben Luca, Abou Bachar Mattaï, Ebn Naëma, Abou Otsman Eddimachky, Abou Rouh Essaby.

Plusieurs de ces traductions se firent en syriaque.

Alexandre fut même l'objet de commentaires.

Parmi ses productions, quelques-unes ont trait à la physique et à la médecine, voilà pourquoi Ebn Abi Ossaïbiah lui a consacré une notice dans laquelle il n'énumère pas moins de quarante-cinq de ses productions, parmi lesquelles nous citerons un traité sur la mélancolie,[2] un traité sur la vision et qu'elle ne se fait pas par des rayons émanés de l'œil.

---

[1] Voyez Aristote.
[2] Dans la traduction latine du Haouy, on lit Alexandre d'Aphrodisée, alors que le texte donne seulement Iscander, en plus d'un endroit.

Un Ms. de l'Escurial, actuellement le n° 798 contient une quinzaine d'opuscules d'Alexandre, parmi lesquels nous en signalerons sur la couleur, sur la vision, sur la sensation. Les autres ont un caractère plus particulièrement philosophique.

Le Traité sur la sensation est évidemment identique avec un Ms. latin déjà signalé par M. Jourdain, et qui se trouve à la Bibliothèque de Paris, fonds St-Victor, n° 171, sous ce titre : Tractatus Alexandri Affrodisei de sensu secundum verbum Aristotelis.

PLOTIN.

Plotin fit des commentaires sur les œuvres d'Aristote. Le Kitab el hokama dit que l'on traduisit de ses œuvres en syriaque, mais qu'il ignore s'il en fut traduit en arabe.

Le Fihrist se borne à citer Plotin parmi les philosophes naturalistes.

PORPHYRE.

Des écrits de Porphyre, les uns nous sont dits avoir été traduits en syriaque et les autres en arabe.

Honein traduisit en syriaque l'Isagoge ou introduction de Porphyre et nos bibliothèques ou ont conservé des exemplaires.

On traduisit dans la même langue un Traité sur les éléments; un Traité sur l'intellect en réponse à un philosophe, dont le nom se trouve écrit Pammaehus[1] dans le Kitab el hokama ; l'Histoire des philosophes dont le I.V'^ se trouvait en syriaque. Ce dernier ouvrage dut être aussi traduit en arabe, attendu qu'Ebn Abi Ossaïbiah donne de longs détails sur Pythagore, qu'il dit tirés de la vie des philosophes par Porphyre.

Bar Hœbreus, ainsi que Aioub ben el Cassem Erroqquy traduisirent en arabe l'Isagoge ; Basile ses commentaires sur la physique d'Aristote,

---

[1] Nous pensons avec M. Renan qu'il faut lire Jamblique.

et Abou Otsman Eddimachky son Introduction des raisonnements, qui doit répondre à l'Introduction aux choses intelligibles, que nous connaissons comme un de ses écrits perdus.

Enfin Porphyre eut des commentateurs parmi lesquels nous citerons Razès et Averroès. Razès écrivit une critique des commentaires de Libanius sur Porphyre.

LIBANIUS.

On dut le traduire en arabe, attendu que Razès compte parmi ses écrits une critique des commentaires de Libanius sur Porphyre, ainsi que nous l'avons déjà vu dans la notice précédente.

Libanius est mentionné dans le Fihrist parmi les philosophes naturalistes.

THÉMISTIUS.

Parmi ses commentaires sur Aristote, on traduisit en syriaque ou en arabe ceux sur l'âme, sur la génération, sur la métaphysique, sur le ciel et le monde, sur l'éthique et sur la physique. Les traducteurs étaient Honein, Ishaq, Abou Bachar Mattaï, Iahya ben Adi. Les commentaires sur les Catégories furent à leur tour commentés par Honein.[1]

Le Fihrist et le Kitab el hokama nous donnent Thémistius comme le secrétaire de Julien, qui quitta la secte chrétienne pour embrasser celle des philosophes. Ils lui attribuent une lettre à Julien sur la politique et un traité sur l'âme.

D'après Aboulfarage, Thémistius, dans sa lettre à Julien, l'aurait détourné de persécuter les chrétiens, lui disant que la diversité des cultes était une chose agréable à Dieu. Le commentaire de Thémistius

---

[1] On traduisit aussi les commentaires de Themistius sur les Analytiques postérieures, attendu que nous en possédons une version latine qui procède incontestablement de l'arabe. Voyez les recherches de M. Jourdain sur les traductions d'Aristote, 2e édition, pages 166 et 403.

sur le livre du ciel et du monde fut traduit en arabe par Iahya ben Adi.

Iahya ben Adi traduisit peut-être en arabe ses commentaires sur la métaphysique d'Aristote. L'auteur du Fihrist les vit écrits de la main d'Iahya.

JAMBLIQUE.

On traduisit en syriaque et en arabe une partie de ses commentaires sur Aristote.

AMMOXIUS.

Ishaq fils de Honein et Iahya ben Adi traduisirent ses commentaires sur les Topiques d'Aristote. On traduisit également son commentaire sur les Catégories.

SIMPLICIUS.

On traduisit en syriaque et eu arabe son commentaire sur l'Ame d'Aristote, que le Fihrist dit un bon commentaire.

Le Kitab el hokama et le Fihrist lui attribuent un commentaire sur les Éléments d'Euclide, cité dans le n° 955 du supplément arabe de Paris.

PROCLUS.

On traduisit en arabe son Institution théologique et ses commentaires sur les vers dorés de Pythagore.

On en fit aussi une version syriaque oubliée par Wenrich. Tsabet en entreprit une traduction, que la mort arrêta. Razès écrivit un livre sur les parties discutables des œuvres de Proclus. Nous ignorons s'il eut à sa disposition d'autres ouvrages que les Institutions,

Le traité de Proclus sur l'éternité du monde fut réfuté par Jean Philoponus, et cette réfutation fut traduite en arabe. L'auteur du Kitab el hokama la possédait dans sa bibliothèque. Le Fihrist mentionne aussi comme ayant été traduits en syriaque le Gorgias de Platon et le Phédon qui fut traduit en arabe par Issa ben Zerà.

MACIDORE.

On traduisit de lui, en syriaque et en arabe, des commentaires sur quelques livres d'Aristote : ainsi les livres de la Génération et de la Corruption, des Météores et de l'Ame; un commentaire sur les Sophistes de Platon.

JEAN LE GRAMMAIRIEN OU PHILOPONUS.

Malgré quelques écrits et ses travaux sur Galien, Jean Philoponus appartient plus à la philosophie qu'à la médecine. Il est surtout un commentateur d'Aristote.

Les Arabes connurent ces commentaires et la plupart durent être traduits dans leur langue ; mais nous n'avons de renseignements que sur quelques-uns d'entre eux.

Les commentaires sur la physique furent traduits en arabe par Costa ben Luca et Ebn Naëma. Ils sont cités par l'auteur du Kitab el hokama et le passage est curieux.

On y lit que l'auteur écrivait en l'année 343 de l'ère de Dioclétien, qui équivaut à l'année 627 après J.-C. Cette date peut entrer comme un document précieux dans la controverse bien souvent élevée à propos de l'époque où vécut Jean Philoponus.

Issa ben Zerà traduisit du syriaque en arabe les commentaires sur les Animaux et les Organes des animaux.

Un commentaire sur le livre de la Génération et de la Corruption fut traduit en syriaque puis en arabe. Djemal eddin fait observer que la seconde traduction, dérivée de la première, ne la vaut pas.

Nous avons déjà parlé de sa réfutation de Proclus, que l'auteur du Kitab el hokama possédait dans sa bibliothèque et dont il faisait grand cas.

LA BIBLE.

Nous croyons devoir placer ici une traduction qui n'a encore été signalée jusqu'à présent par personne que nous sachions. Cette traduction est citée brièvement et incidemment dans le Kitab el hokama à propos de Ptolémée, le fondateur de l'école d'Alexandrie. Après avoir parlé de la traduction de l'Écriture du grec en hébreu, traduction qui n'est autre que celle des Septante, l'auteur ajoute, « et c'est cette même Ecriture que Honein ben Ishaq traduisit du grec en arabe. »

Ce fait de la traduction de la Bible en arabe est du plus haut intérêt. Il peut servir à expliquer certains faits qui avaient été mal interprétés.

C'est ainsi que l'on avait soupçonné El Birouny d'être Juif par la raison qu'il est plus versé que ses coreligionnaicrés dans les antiquités hébraïques. Aux faits déjà connus, nous en ajouterons un que nous avons récemment découvert dans le Traité des pierres de cet auteur. A propos du cuivre, il dit que dans le livre du prophète Samuel, on parle de l'armure de Goliath et que toutes les pièces étaient en cuivre, sans qu'il soit question du fer. Ajoutons qu'il se sert de l'expression Kouliad qui est, dit-il, le même que Djalout.

Il faut bien encore admettre que les Arabes avaient une traduction de la Bible, quand on voit un auteur cité par Aboulféda signaler les étranges imperfections du système religieux des Juifs et les lacunes du Pentateuque, où il n'est question ni de l'immortalité de l'âme, ni de la vie future, ni du paradis, ni de l'enfer, où les récompenses sont toutes mondaines, ainsi que les châtiments, etc., etc., etc.

Voyez l'Historia anteislamica, publiée par Fleischer, p. 1.59.

Les Évangiles avaient été traduits du syriaque en arabe par le patriarche Jean, sur l'invitation d'Amrou ben Saïd.

II. — Mathématiciens.

EUCLIDE.

Les Éléments. Hedjadj en lit deux versions, l'une pour Haroun et l'autre pour Et Mâmoun. Ishaq ben Honein en fit une qui fut revue par Tsabet. Abou Otsman Eddimachky en traduisit une partie. Costa ben Luca traduisit les deux derniers livres attribués à Hypsiclès.

Il paraît que les copies variaient. On lit dans le Fihrist: Le médecin Nedhif m'a raconté qu'il avait vu dans l'original grec le Xe livre d'Euclide contenant quarante figures de plus que les exemplaires courants, qui en contiennent cent neuf et qu'il avait songé à traduire ce supplément en arabe. Le texte des Éléments a été publié à Rome en 1594.

Un Ms. de Paris, n° 1129, dit que la version de Hedjadj contenait 480 figures et celle de Tsabet 496. Nous en trouvons 491 dans une édition que nous avons sous les yeux.

Ishaq ben Honein traduisit les Données et l'Optique, traductions qui furent revues par Tsabet. Il traduisit aussi les Proportions.

Une traduction des Divisions fut revue par Tsabet.

On ignore qui traduisit les Phénomènes.

El Kendy nous est aussi donné comme ayant corrigé le livre d'Euclide, sans doute les Eléments.

Un commentaire de Pappus sur le Xe livre des Éléments, fut traduit eu arabe par Abou Saïd Osman Eddimachky. V. ci-après Pappus.[1]

Les commentateurs arabes furent nombreux, et parmi eux on cite des

---

[1] Casiri a rendu le nom de Pappus par Valens. I, 340.

noms illustres, El Kendy, Costa, Avicenne, etc.[1]

Euclide fut traduit en persan et eu arménien, mais on ne cite pas de traduction syriaque. Nous aurons à relever d'autres faits analogues.

D'après Ebu Khallican, Euclide fut aussi traduit par Honein.

ARCHIMÈDE.

Le Traité de la Sphère et du Cylindre fut traduit par Ishaq ben Honein et par Tsabet ben Corra. Il existe à la Bibliothèque Bodléienne.

Il en existe un commentaire à Paris, sous le n° 955 bis, du supplément arabe.

Tsabet ben Corra traduisit le traité de la superficie du cercle et les Lemmes.

Ces deux ouvrages existent dans nos collections.

On a publié à Florence, une traduction latine des Lemmes, d'après la traduction de Tsabet, par Abraham Echellensis. Gravius en publia à Londres en 1659 une édition arabe latine. La première édition parut avec les Ve, VIe et VIIe Livres des Coniques d'Apollonius, et nous allons en reparler. Dans cette œuvre Echellensis fut aidé par le mathématicien Borelli.

Le Prêtre Joseph fit une traduction du syriaque des Triangles, revue par Sinan ben Tsabet.

Nous pensons que le Traité des Ligues spirales, contenu dans le n° 955 de l'Escurial et donné sous le nom de Soumides doit être restitué à Archimède. Il y a sans doute là une lacune et Soumides qu'il faut lire Choumides est la fin du nom d'Archimède.

Le n° 955 de Paris, supplément, contient un Traité d'Archimède sur

---

[1] Le n° 955 du supplément arabe de Paris contient des commentaires sur les Eléments.

la construction d'une clepsydre compliquée de figures mobiles et chantantes, traité qui paraît exister aussi au British Muséum dans le n° 1326. Ce n'est autre chose que lOrganwun musicum hydraulicum rangé par Fabricius parmi les ouvrages perdus d'Archimède.

Les Arabes connurent d'autres ouvragées d'Archimède.

Le Fihrist en énumère une dizaine parmi lesquels un traité de balistique.

Sinan ben Tsabet, El Kendy, El Batany, Ebn el Heitam, commentèrent Archimède.

APOLLONIUS DE PERGE.

Les quatre premiers livres des Sections coniques d'Apollonius furent traduites par Helal d'Emesse, sous les auspices d'Ahmed ben Moussa. C'est à tort que Casiri donne cette traduction comme revue par Ahmed ben Moussa. Le texte dit mot à mot : entre les mains d'Ahmed ben Moussa. Wenrich a adopté cette erreur.

Tsabet ben Corra traduisit les trois livres suivants.[1]

On sait que l'on ne possède en grec que les quatre premiers livres, et que Borelli découvrit un Ms. arabe à Florence, quand Viviani s'occupait de reconstituer les quatre derniers. On en fit une traduction latine avec l'aide d'Abraham Echellensis. Elle contient une paraphrase d'Aboulfateh d'Ispahan, auquel on a voulu à tort en attribuer la traduction arabe. D'autres Mss. existent dans nos collections.

Tsabet ben Corra traduisit le livre de la section rationnelle, qui existe à la Bodléienne.

Il traduisit aussi le livre de la Proportion déterminée et peut-être la rencontre de deux lignes qui s'écartent un tant soit peu de l'angle droit, du moins il le possédait.

---

1 D'après le Fihnst, on ne possédait que quatre figures du VIIIe livre.

Les n° 055 de Paris et 1336 du British Muséum, attribuent aussi à Apollonius un traité sur la construction de l'orgue hydraulique. Apollonius eut des commentateurs, dont Ebn el Heitam.

HERON.

Il existe plusieurs savants de ce nom, sous lequel les Arabes ont connu plusieurs écrits.

Costa ben Luca traduisit en arabe un traité sur la manière d'élever les corps pesants (c'est le Barulcus).

On traduisit aussi des commentaires sur Euclide. (Leyde).

La B. Bodléienne possède un traité de méchanique et d'hydraulique. Hadji Khalfa cite un traité des machines de guerre.

DIOPHANTE.

On sait que Diophante est considéré comme l'inventeur de l'algèbre, ou du moins d'un système de calcul n'admettant encore qu'un signe et n'employant pas les lettres, mais qui devait conduire la science à sa forme actuelle. On a voulu donner les Arabes comme inventeurs de l'algèbre, mais ils reconnaissent eux-mêmes qu'ils la doivent à Diophante. Voici ce qu'on lit dans le Kitab el hokama : Son livre sur l'algèbre a été traduit en arabe et c'est sur lui que s'appuient ceux qui cultivent cette science.

L'ouvrage de Diophante avait été commenté par l'infortunée Hypatia. Il le fut plus tard par Aboul Ouéfa. Ebn el Heitam laissa des notes sur Diophante.

D'après M. Sédillot, les Arabes seraient redevables de leurs connaissances en algèbre aux Grecs exclusivement, tandis que, d'après Colebroke, ils les auraient empruntées aux Indiens. Les Arabes adoptèrent dans leur dénomination des puissances un système différent de celui des Grecs, ce qui prouve qu'ils ne leur avaient pas tout emprunté.

La traduction de Diophante est attribuée par Ebn Abi Ossaïbiah à Costa ben Luca, fait ignoré par Wenrich. De plus Costa en commenta une partie.

PAPPUS.

Wenrich ne l'a reconnu ni dans le Fihrist ni dans le Kitab el hokama, et Casiri l'a pris pour Valens ; mais l'identité n'en est pas moins incontestable, malgré l'incorrection des copies qui tient à l'essence même de l'écriture arabe.

Ces deux documents lui attribuent un commentaire sur le Planisphère de Ptolémée, qui fut traduit en arabe par Tsabet ben Corra.

Le Kitab el hokama lui attribue aussi un Commentaire sur le dixième livre d'Euclide.

Ce livre, qui fut traduit par Abou Otsman Eddimachky, a été récemment imprimé (chez Didot), sans que l'on ait reconnu le nom de Pappus donné sous la forme indéterminée de Bls (Balis?) Il en existe une traduction latine, n° 7377 du fonds latin de Paris.

DIOCLES.

Un Traité des miroirs brûlants, existe à l'Escurial, I.382;

Nous ignorons quel peut être ce Dioclès. En tout cas on peut rapprocher ce livre d'un livre du même genre, traduit par Gérard de Crémone, sous le nom de Tideus, qui se trouve aussi dans le n° 9335 du fonds latin.

EUTOCIUS.

Honein traduisit son Commentaire sur la sphère et le cylindre d'Archimède, et Tsabet ben Corra son Traité des lignes.

On traduisit aussi un commentaire sur le Tetrabiblon de Ptolémée.

NICOMAQUE.

On lie s'accorde pas sur l'époque où il vécut. Les uns le placent avant et les autres après J.-C. Il était de Gérase eu Cœtésyrie et pythagoricien. Les Arabes se sont trompés à son endroit et l'ont confondu avec Nicomaque, père d'Aristote et médecin de Philippe.

Il nous a laissé deux écrits, une introduction à l'arithmétique et un manuel d'harmonie.

Ces deux écrits sont relatés par le Fihrist et le Kitab el Hokama. Le Fihrist ajoute que l'on fit des abrégés du grand traité de musique.

Le British Muséum possède deux Mss. de Nicomaque, sur le calcul et sur les figures coniques.

1° L'Introduction à la science des nombres, par Nicomaque de Gérase, le pythagoricien, traduite par Tsabet ben Corra. Le Kitab el hokama dit que Tsabet en fit un abrégé. D'après le n° 1028 du fonds hébreu de Paris, Habib ben Bahriz aurait traduit l'arithmétique de Nicomaque.

2° Le livre des figures coniques.

Parmi toutes ces traductions de mathématiciens, il est un fait à observer, c'est que nous ne trouvons plus ici, comme à propos des philosophes, l'indication de traductions du grec en syriaque et du syriaque en arabe. Toutes ces traductions se font directement et exclusivement du grec en arabe. Cela prouve deux choses, que les Syriens n'avaient ni le goût ni l'aptitude pour les sciences mathématiques et que les Arabes les avaient à un haut degré.

On peut conclure, d'après le contenu du n° 955 de l'Escurial, que d'autres mathématiciens grecs ont été traduits en arabe.

III. — Astronomes et Géographes.

MARIN DE TYR.

Le passage suivant de Maçoudy fait croire qu'il a été traduit : « J'ai vu les sept climats enluminés de diverses couleurs, dans plusieurs livres ; ce que j'ai vu de mieux en ce genre, c'est le traité de géographie de Marin, et la représentation faite pour le Khalife El Màmoun, figure pour la confection de laquelle plusieurs savants de ce temps avaient apporté le concours de leurs lumières. On y avait retracé le monde avec les sphères célestes, les astres, le continent, la mer, les terres habitées, celles qui sont désertes, les régions occupées par chaque peuple, les grandes villes, etc. Cette représentation vaut beaucoup mieux que les précédentes qui se trouvent dans la Géographie de Ptolémée, dans celle de Marin et autres. »

AUTOLYCUS.

Son livre de la sphère en mouvement fut traduit par Honein et par Tsabet ben Corra et revu par El Kendy.

Une traduction du lever et du coucher des astres fut revue par Tsabet.

Le livre de la sphère existe à Paris, n° 955 du supplément arabe.

ARISTARQUE DE SAMOS.

Son livre des grandeurs et des distances du soleil et de la lune fut traduit en arabe par Costa ben Luca et commenté par Aboul Ouéfa. D'après le Kitab el hokama il existait de lui un Traité de la division des nombres.

HYPSICLÈS.

Costa ben Luca traduisit les deux derniers livres des Eléments qui lui sont attribués et les Ascensions qui furent revues par El Kendy. Le Kitab el hokama lui attribue un Traité des corps célestes et de leurs distances.

HIPPARQUE.

On traduisit en arabe son traité du Secret des astres, dont Djemal eddin fait un grand éloge. Il ajoute qu'Hipparque Tint trois cents ans après Méthon et Euctémon, dont l'identité n'a pas été reconnue par Fleischer, dans son historia ante islamica. L'u traité d'algèbre, qui aurait été traduit, puis annoté par Aboul Ouéfa, lui est attribué par le Fihrist.

THEODOSE.

Les sphériques furent traduites en arabe par Costa ben Luca, Tsabet ben Corra, Abou Zéid ben Nocta et Iahya ben Mohammed.

Costa ben Luca traduisit aussi Les Jours et les nuits et Les Habitations qui furent commentées par El Kendy.

MÉNÉLAUS.

Les Sphériques furent d'abord traduites en syriaque, dit le Kitab el hokama, puis en arabe. Cependant les exemplaires qui en restent les donnent comme ayant été traduites du grec en arabe par Honein. Nous avons déjà fait remarquer la rareté des traductions syriaques d'ouvrages de mathématiques.

Le Kitab el hokama lui attribue aussi un Traité .sur le moyen de reconnaître les proportions des corps composés.

Le n° 955 du fonds arabe de Paris contient des écrits de Théodose et de Ménélaüs.

PTOLEMEE.

On sait que du titre d'un livre de Ptolémée, Suntaxis megistè la grande collection, les Arabes ont fait Almageste, nom qui est resté. Une première traduction de l'Almageste fut entreprise par ordre d'Iahya ben Khaled le Barmécide. Ayant été reconnue défectueuse, il la fit reprendre par Abou Haïan el Salma. Elle le fut encore plus tard par Honein, Hedjadj ben Mather et Tsabet ben Corra. La Bihliothèque de Leyde en possède une traduction anonyme faite par ordre de Mâmoun. Le Fihrist nous apprend qu'elle fut l'œuvre de Hedjadj ben Mather.

La Géographie fut d'abord traduite en syriaque. El Kendy en fit une traduction arabe, dite mauvaise par le Fihrist, et bonne par le Kitab el hokama. Tsabet ben Corra en donna une meilleure.

Le Tetrabiblon fut traduit en arabe par Ibrahim ben Essalt et cette traduction fut corrigée par Honein. Il le fut aussi par Abou Iahya el Bathriq.

Siméon traduisit les Tables pour Mohammed ben Khaled.

Tsabet ben Corra traduisit les Hypothèses.

Le Centiloquium fut aussi traduit en arabe ainsi que le Planisphère, dont Tsabet traduisit le commentaire de Pappus.

Nous renonçons à donner la liste des nombreux commentateurs de Ptolémée. Tsabet écrivit une introduction à l'Almageste qui a été traduite en latin sous ce titre : De his quœ indigent expositione antequam legatur Almagesti.

Il semblerait, d'après le Fihrist, que les Arabes eurent d'autres écrits de Ptolémée ; c'est ainsi qu'il cite un commentaire du Fruit par Ahmed ben Yousef. Du reste des exemplaires de la traduction du Fruit nous sont parvenus.

THÉON D'ALEXANDRIE.

Le Fihrist et le Kitab el hokama citent quatre ouvrages de lui : une Introduction à l'Almageste, la Sphère armillaire, les Tables de Ptolémée et l'Astrolabe ; mais ils parlent seulement d'une ancienne version de l'Introduction. D'autre part nous connaissons, d'après le Kitab el hokama, un livre de Tsabet ben Corra sur les erreurs de

Théon à propos des éclipses de soleil.

DOROTHÉE.

Le Fihrist et le Kitab el hokama citent de lui plusieurs ouvrages, dont la liste a été incomplètement donnée par Wenrich. Ils ajoutent que ces livres (qui ont trait à l'astrologie) ont été commentés par Omar ben el Farkhan, ce qui prouve qu'ils ont été traduits en arabe.

On voit que les Arabes firent preuve pour les sciences mathématiques d'un goût et d'une aptitude qui firent défaut aux Syriens, leurs initiateurs.

IV. — Les Médecins.

HIPPOCRATE.

Les œuvres d'Hippocrate comptaient probablement parmi les ouvrages traduits en syriaque par Sergius de Rasel Aïn. Elles durent nécessairement figurer à l'école de Djondisabour, où l'on enseignait et pratiquait la médecine grecque. Les Syriens qui, tout en travaillant pour les Arabes, songeaient encore à leurs coreligionnaires, n'avaient donc plus guère, au IXe siècle, à s'occuper d'Hippocrate. Voilà pourquoi l'on ne nous mentionne plus alors de traductions d'Hippocrate en syriaque. Si des traductions en syriaque purent alors être mises entre les mains des traducteurs qui ne savaient pas le grec, afin de répondre plus promptement aux vœux des Khalifes, il ne paraît pas cependant qu'il en fut ainsi pour les traductions d'Hippocrate. L'immense majorité de celles qui nous sont connues furent exécutées par des hommes éminents et connaissant le grec, tels que Honein, son élève Issa ben Iahya, son neveu Hobéïch et Costa ben Luca ? C'est à peine si deux traductions d'ouvrages de peu d'importance nous sont données comme ayant été faites du syriaque par Chahdy et son fils.

Nous lisons dans Ebn Abi Ossaïbiah que les livres d'Hippocrate considérés comme authentiques se montaient à une trentaine, et

ceux employés dans l'enseignement à douze, qui sont:
L'embryon.
La nature de l'homme.
Les airs les eaux et les lieux
Les aphorismes.
Le pronostic.
Les maladies aiguës.
Les maladies des femmes.
Les épidémies.
Les humeurs.
L'aliment.
L'officine du médecin.
Les fractures, les luxations et la réduction.

Il ajoute que beaucoup d'autres lui sont attribués et il donne la liste d'une cinquantaine.

En raison de l'importance d'Hippocrate nous donnerons la liste de ses écrits, en commençant par ceux dont la traduction nous est connue, soit par le témoignage des historiens, soit par les monuments arrivés jusqu'à nous. D'ailleurs il ressort des citations faites par les Arabes que plusieurs traductions ont été faites qui ne nous sont ni signalées, ni connues.

Aphorismes.

Ils furent traduits par Honein, et plusieurs exemplaires nous sont parvenus. Il en existe un à Paris n° 1040, A. F. Casiri (I. 234) donne aussi comme traducteurs Costa ben Luca et Issa ben Iahya, mais sans citer d'autorités à l'appui de son assertion. A l'égard de Costa ben Luca on peut seulement citer un Ms. de Florence, n° 260. Wenrich et Wüstenfeld ont adopté l'opinion de Casiri, le premier sans la contrôler, le deuxième en renvoyant au Ms. de Florence. Wenrich se trompe en donnant aussi comme traducteur Abderrahman ben Ali, qui n'est autre qu'Ebn Abi Sadeq, qui fit simplement des commentaires sur les Aphorismes, dont il existe plusieurs exemplaires à Paris.

Les Arabes n'admettent que VII livres dans les Aphorismes, et encore le septième ne paraît-il pas aussi complet que ceux qui sont entre nos mains. Nous avons consulté une dizaine de Mss. de Paris, avec ou sans commentaires. Quelques-uns s'arrêtent à l'aphorisme les individus à chairs molles, coté n° 50 dans l'édition de Vanderlinden, un autre aux sueurs abondantes, n° 61, un autre, le plus complet, aux fièvres continues et crachats sanguinolents, n° 69.

Les Arabes songèrent aussi à classer méthodiquement les Aphorismes. Il en existe un exemplaire à Paris, n° 908 bis du supplément, divisé en XII chapitres.

Il existe aussi des commentaires des Aphorismes par Galien, sur lesquels nous aurons à revenir.

Parmi les nombreux commentateurs arabes des Aphorismes nous ne citerons que ceux qui existent à Paris, sous les noms d'Ebn Abi Sadeq (Abderrahman ben Ali), Ebn Ennefis, Ebn el Koff, Ebn Menfah.

Nous aurons du reste à indiquer les autres en parlant de leurs auteurs.

Épidémies.
Nous manquons de renseignements sur la traduction des Épidémies. Ce livre fut évidemment traduit, attendu que nous le trouvons cité par les auteurs arabes, notamment par Razès dans le Continent, par Ebn el Beithar, etc.
Il ne nous est arrivé qu'en compagnie du commentaire de Galien, dont nous parlerons plus tard.
Pronostics.
Ce livre fut traduit par Honein, et il se trouve à Paris, avec le nom du traducteur. Le rédacteur du catalogue a rendu abusivement le titre par : Introduction à la science.
Issa ben Iahya traduisit aussi les Pronostics.
Il en existe à la Bodléienne un commentaire par Mohaddeb eddin ben Ali, sur lequel nous reviendrons en temps et lieu.
Du régime dans les maladies aiguës.
Il fut traduit par Issa ben Iahya. Il en existe un exemplaire donné par Casiri comme traduit par Honein.
Des airs, des eaux et des lieux.

Honein eu traduisit deux livres.
De la nature de l'homme.
Honein le traduisit avec le commentaire de Galien.
Des signes de la mort.
Il en existe à Paris, n° 1022, A. F., une traduction par Iahya ben Bathriq.
Des ulcères.
Il en existe une traduction à la B. Bodléienne.
De l'embryon.
Chahdy en fit une traduction d'après le syriaque.
Des symptômes.
Ce livre est cité par Hadji Khalfa, n° 9770.
Des humeurs.
Issa ben Iahya le traduisit avec le commentaire de Galien.
Le serment.
Il fut traduit par Honein, Hobéïch et Issa ben Iahya.
Traitement des maladies de l'œil.
Il en existe à la Bodléienne deux exemplaires.
Des plaies de tête.
Il fut traduit avec le commentaire de Galien par Issa ben Iahya.
Traité des plaies.
Il est mentionné par Hadji Khalfa, n° 10,019.
Des fractures et de la réduction.
Il est mentionné par Hadji Khalfa, n° 10,422. On sait que d'Herbelot a vu là un traité d'algèbre.
Grand traité des maladies.
Il fut traduit par Honein avec un commentaire de Galien.
Du repos.
Il fut traduit du syriaque par Ebn Chahdy.
Les Septénaires.
Il en existe une traduction avec le commentaire de Galien, par Honein, à la Bibliothèque de Munich. Nous avons pu en prendre une copie, et en donner une à la Bibliothèque nationale. On peut lire dans la traduction de M. Littré une savante dissertation sur cet ouvrage controversé.
De l'épilepsie.
La mention faite de ce livre par Ebn Abi Ossaïbiah fait croire qu'il en avait pris connaissance.

De l'extraction des flèches.

D'Herbelot s'est mépris au sujet de ce livre. Le mot flèches est rendu par foussoul, qui veut dire aphorismes, tandis qu'il faut lire noussoul. Hadji Khalfa donne cette dernière lecture et ajoute que noussoul est le pluriel de nasl, qui signifie flèche, ce qui a échappé à Wenrich. (H. Khalfa, n 601.)

De l'officine du médecin.

La traduction est attribuée à Honein et à Issa ben laUya.

De l'œdème ou de la tuméfaction.

Wenrich, et Fluegel dans son édition de Hadji Khalfa, ont rendu le titre sous cette forme que nous ne saurions admettre : De testiculorum hernia. S'agirait-il du traité Deflatibus ?

De la superfétation.[1]

Il est cité par Hadji Khalfa, n° 10,039.

De la fièvre chaude, cité par Hadji Khalfa, n° 10,069,

De l'aliment, cité par Hadji Khalfa, n° 10,346,

De la saignée et des ventouses.

Il est cité par Hadji Khalfa, n° 10,371.

De la naissance à huit mois.

La Bibliothèque de Munich en possède un exemplaire.

Nous trouvons encore cités dans le Continent de Razès les livres de l'ancienne médecine, de l'eau d'orge, du régime et un commentaire du livre des fractures par un auteur que la traduction latine a rendu par Herilius et qu'on pourrait lire Simplicius.

Tels sont les autres ouvrages mentionnés par Ebn Abi Ossaïbiah, dont il n'a pas encore été question :

Des maladies des vierges.

Des régions du corps.

Du cœur.

De la génération de l'homme.

De l'hémorragie.

Des glandes.

Lettre au roi Démétrius.

---

[1] Petis de la Croix a fait une singulière méprise. Il prend le mot Habl pour corde, nerf, et voit là un Traité des nerfs.

Préceptes.
Loi de la médecine.
Ordonnance de la médecine.
Des chairs.
Du pronostic par l'altération de l'air.
Des prénotions.
De la nature des animaux.
Des signes des crises.
Introduction à la médecine.
De la naissance à sept mois.
Des convulsions ou de la manie.
De la veine axillaire.
De l'urine.
Lettre au roi Antioclius.
De la médecine inspirée.
Lettre à Artaxerxès.
Lettre aux Abdéritains, concitoyens de Démocrite, en réponse à celle qu'ils lui avaient adressée, le priant de venir soigner Démocrite.
Des variations des saisons et des correctifs des aliments.
De l'organisation de l'homme.
Des couleurs.
De la luxation.
Des prorrhétiques.
Du serment, traduit du grec par Honein.

Il serait peut-être téméraire d'affirmer que toute cette dernière liste contient des écrits existants encore du temps d'Ebn Abi Ossaïbiah. Quant à ceux qui la précèdent, il est incontestable qu'ils furent entre les mains des Arabes, Hadji Khalfa n'ayant mentionné que des ouvrages existants.

DIOSCORIDES.

Après les noms d'Hippocrate et de Galien, il n'en est pas de plus populaire parmi les Arabes que celui de Dioscorides. Ses cinq livres font, avec les Simples de Galien, la base de leur matière médicale, autour de laquelle ils accumulèrent de nombreuses acquisitions. Il n'est pas exact de dire comme Wenrich d'Ebn Beithar : Totus fere ex

Dioscoride pendet. Dans le grand ouvrage d'Ebn Beithar, Dioscorides ne compte guère que pour un quart.

Dioscorides paraît avoir été traduit en syriaque.

Il le fut en arabe et directement du grec, sous le khalifat de Moutaouakkel, c'est-à-dire au milieu du IXe siècle par Étienne fils de Basile, et sa traduction fut revue par Houein.

Au siècle suivant, elle le fut de nouveau en Espagne, et l'histoire de cette révision nous a été conservée par Ebn Djoldjol. M. de Sacy en a donné la relation complète dans son Abdellatif. Nous la reproduirons en l'abrégeant.

Astephan ou Etienne ne connaissait pas les équivalents de tous les noms grecs mentionnés dans Dioscorides, et l'on ne saurait s'en étonner, quand les critiques modernes ne se sont pas encore aujourd'hui mis d'accord là-dessus.

Il conserva donc la transcription grecque pour les noms inconnus. Quant à ceux qu'il connaissait il fit suivre le mot grec de son équivalent arabe. C'est ce que l'on peut voir dans une copie de cette traduction qui existe à Paris et sur laquelle nous avons publié un mémoire dans le n° de janvier 1807 du Journal asiatique. Les titres des paragraphes se présentent généralement ainsi : Kinnamoumon et c'est le darsiny, le cinnamome ; Lihanous, et c'est le Koundour, l'encens; Mali et c'est l'assel, le miel ; Alectourides, et ce sont les deddjâdj, les poules ; etc. Etienne paraît avoir fait à la suite de sa traduction quelques additions où il aurait noté les synonymies d'abord inconnues : c'est ce qui résulte de notes marginales de l'exemplaire cité. Parfois il s'est trompé dans ses déterminations ; c'est ainsi que Ebn Beithâr lui reproche d'avoir pris le Gingidium de Dioscorides pour le fumeterre.

Etienne espérait que des savants combleraient plus tard les lacunes de sa traduction.

Or, en l'année 948, le Khalife de Cordoue, Nasser Abderrahman reçut des présents de l'empereur de Constantinople Romain, et parmi ces présents se trouvait un exemplaire de Dioscorides enrichi de figures. Mais ce livre était en grec et personne à Cordoue ne savait lire le grec. Sur la demande de Nasser, Romain fit partir un moine du nom de Nicolas, qui arriva à Cordoue en 951.

Nicolas se mit en relations avec quelques médecins, occupés déjà de la détermination des noms techniques de Dioscorides. Parmi eux se trouvait le savant juif Hasdaï ben Chaprout, qui jouissait à la cour d'une grande considération, le même qui reçut Jean de Gorze, envoyé à Cordoue par l'empereur Othon.[1] On en cite cinq autres, qui ne sont pas connus d'ailleurs. Le travail commun de ces hommes aboutit à la reconnaissance des médicaments et à la rectification des termes grecs, dont il ne resta plus qu'une dizaine, dit le narrateur, sur lesquels on conservât des doutes.

Le Dioscorides arabe de la Bibliothèque de Paris, qui a séjourné en Espagne, porte la trace de ces travaux de critique. On paraît avoir conservé le texte original, mais les marges du livre sont littéralement couvertes de notes, dont un grand nombre s'appuient sur l'autorité d'Ebn Beîthar. Beaucoup de synonymies sont données, qui manquent dans le texte.

Ces notes ont encore un autre et double intérêt.

D'abord elles donnent beaucoup de synonymies qui sont dites appartenir à la langue des étrangers de l'Andalousie, c'est-à-dire à la langue latine. Nous en avons relevé près d'une centaine. Parmi ces noms il en est qui ont conservé une physionomie franchement latine ; d'autres sont encore aujourd'hui les noms de ces plantes en Espagne. On y trouve même quelques synonymies Berbères, qui accusent le passage des Almoravides et des Almohades en Andalousie.

Un autre mérite de ces notes c'est qu'elle accusent des herborisations. Beaucoup de stations de plantes sont mentionnées, telles que Séville, Malaga, Dénia, Grenade, Elvire, Alméria, etc.

La botanique fut donc cultivée tout particulièrement en Espagne, et nous en donnerons tout à l'heure une nouvelle preuve.

---

1 Voir sur Hasday une brochure de M. Luzzato.

Parmi ces notes, de provenance diverse, il en est une série que nous regrettons beaucoup de ne pouvoir rapporter à un nom.

Elles sont précédées de cette indication : De moi. Seraient elles d'Aboul Abbas dit Ennahaty ou l'herboriste, qui fut compatriote et contemporain d'Ebn Beithar, et qui, s'il ne l'égala pas eu érudition, le surpassa peut-être dans la connaissance pratique des plantes.

En somme cette copie arabe de Dioscorides est un monument unique pour l'étude de la nomenclature botanique chez les Arabes. Son état de vétusté en réclamerait une nouvelle transcription.

Ebn Djoldjol, qui vit encore le moine Nicolas, écrivit un livre sur l'explication des noms des Simples de Dioscorides. Il en écrivit un autre consacré à l'exposition des médicaments inconnus à Dioscorides.

Un autre médecin célèbre de l'Espagne et qui vivait au onzième siècle, Ebn Guéfit, dont Wenrich n'a pas reconnu l'identité pour n'avoir pas lu jusqu'au bout la série de ses noms, fit un nouveau travail de critique sur la nomenclature botanique tant de Dioscorides que de Galien.

Ebn Beithar compte parmi ses ouvrages, un commentaire sur Dioscorides.

Abdellatif en composa un abrégé.

Enfin Aboul Abbas ennabaty composa aussi une explication des noms de simples qui se trouvent dans Dioscorides.

Il existe à l'Escurial un exemplaire assez mal exécuté du reste et incomplet de Dioscorides, où les synonymes arabes font défaut dans le tiers environ des cas. En lisant ce manuscrit, on comprend la nécessité du travail de révision dont fut chargé le moine Nicolas.

RUFUS d'EPHESE.

Rufus, dit Ebn Abi Ossaïbiah, naquit à Éphèse et fut lé premier médecin de son temps. Galien l'a cité, et en faisait grand cas. Le Fihrist n'est pas plus explicite, et le Kitab el bokama, suivi par l'auteur des Dynasties, le fait contemporain de Platon. On croit généralement que Rufus vivait au commencement du second siècle de l'ère chrétienne.

Telle est la liste de ses œuvres donnée par Ebn Abi Ossaïbiah :
Traité de la mélancolie, un de ses meilleurs écrits.
Traité en quarante livres ou chapitres.
Des noms des organes.
De la cause de l'hydrophobie.
De l'ictère et de la bile.
Des maladies des articulations.
De la diminution des chairs.
Du régime à suivre en l'absence de médecin.
De l'enrouement.
De la médecine d'Hippocrate.
De l'usage du vin.
Du traitement des femmes stériles.
Préceptes sur la conservation de la santé.
De l'épilepsie.
De la fièvre quarte.
De la pleurésie et de la pneumonie.
Traité du régime.
Du coït.
Traité de médecine.
Des opérations des hôpitaux.
Du lait.
De la distinction ? (ferq) ou du hoquet (fouàq).
Des vierges.
Des marisques.
Du régime en voyage.
De la fétidité de la bouche.
Du vomissement.
Des médicaments mortels.

Des remèdes à employer dans les affections des reins et de la vessie.
S'il est utile d'user largement de remèdes dans les repas. Ici nous différons de Wenrich, dont le texte n'est pas conforme à celui du Ms. de Paris.
Des tumeurs indurées.
De la mémoire.
De la suppuration.
Des blessures.
Du régime des vieillards.
Des préceptes des médecins.
Des lavements.
De la parturition.
De la luxation.
De la suppression des régies.
Des maladies chroniques suivant Hippocrate.
Des classes de médicaments.
Des questions que le médecin doit faire aux malades.
De l'éducation des enfants.
Du vertige.
De l'urine.
Du vin dit d'une nuit ? C'est sous toute réserve que nous donnons ce titre, que l'on ne trouve pas dans Wenrich.
Des fluxions au poumon.
Des affections chroniques du foie.
De la suppression de la respiration.
De l'achat des esclaves.
Du traitement d'un enfant épileptique.
Du régime des femmes enceintes.
De l'indigestion.
De la vue (ou du Peganum, ainsi que traduit Wenrich).
De l'iléus.
De la sueur.
Notre liste donne une dizaine d'écrits dont les titres ne se trouvent pas chez Wenrich.

Si les biographes arabes ne nous fournissent aucun renseignement sur les traductions de Rufus, il n'en est pas moins incontestable que ses ouvrages ont été traduits eu arabe. Nous en avons la preuve dans les nombreuses citations que nous rencontrons dans Sérapion, dans Mésué, dans le Continent de Razès et dans les Simples d'Ebn el Beithar.

Le Continent cite une douzaine de livres de Rufus qui se retrouvent la plupart dans notre liste, à part cependant les suivants :

Livre des poisons.
De l'hypochondrie.
Livre du peuple. Cet écrit pourrait être celui que nolis avons vu désigné sous ce titre : A qui n'a pas de médecin présent.

Il est probable que le livre ainsi désigné par Razès : Du régime à suivre contre l'obésité, n'est autre que celui de la diminution des chairs.

Razès estime que le traité de la colique et des lavements attribué à Galien est bien de Rufus.

GALIEN.

Les Arabes se sont beaucoup occupés de Galien. Son importance nous paraît légitimer les détails dans lesquels nous allons entrer.

Les documents les plus explicites sur les traductions de ses écrits se trouvent dans le Fihrist. Ils ont été reproduits dans le Kitab el hokama.[1]

Ebn Abi Ossaïbiah s'est plus particulièrement occupé de sa personne et de ses écrits. Il cherche d'abord à établir l'époque où il vécut, s'appuyant sur Obéïd Allah ben Djabril, qui paraît avoir traité cette question.

Nous trouvons ici une dissertation en règle où, entre autres autorités, sont cités les Septante et Eusèbe de Césarée.

---

[1] On peut rapprocher la statistique suivante de ce que nous avons dit à propos des traductions d'Aristote. Sur 95 noms de traducteurs, nous voyons figurer Honein 43 fois, Hobeïch 29, Etienne 8, Ishaq 3, etc. tous sachant pertinemment le grec !

Livre II

On remonte jusqu'à la création et l'on donne un intervalle de 5,180 années entre Adam et Darius, Nous trouvons ensuite la série des empereurs romains depuis César jusqu'à l'époque de Galien, dont la naissance est fixée à la 10e année du règne de Trajan. Nous supposons que l'erreur tient à la confusion des noms, particulièrement de celui d'Antonin. Viennent ensuite des synchronismes entre la naissance de J.-C. et son ascension (qui est donnée juste) et la naissance de Galien. Suivant une tradition qui remonte à Jean le Grammairien, Galien aurait vécu 87 ans. Maçoudy, cité par Ebn Abi Ossaïbiah, mettrait un intervalle d'environ deux cents ans entre Jésus-Christ et Galien, ce qui répond à ce que nous lisons dans les Prairies d'or (II. 30(5). Une autre citation de Maçoudy relate que son tombeau se trouve à Farama (Péluse) où il mourut. On lit pareillement dans Ebn Haucal que le tombeau de Galien se trouve à Farama, ce qui rappelle cette autre tradition qui le fait mourir eu Palestine.

Nous trouvons dans Ebn Abi Ossaïbiah une citation curieuse de Galien qu'on peut lire aussi dans la notice du Kitab el hokama, reproduite par Casiri.[1] Le passage serait extrait du commentaire de Galien sur la République de Platon, et il a trait aux chrétiens. Galien y parle avec admiration de la pureté de leurs mœurs et de leurs vertus.

Nous lisons ensuite qu'au récit qu'on lui fit des miracles opérés par le Messie à Jérusalem, Galien s'enquit s'il restait encore de ses disciples, et que s'étant mis en marche pour s'y rendre, il mourut en route.

Nous donnerons encore une anecdote. Djabril fils de Bakhtichou accompagnait Haroun dans son expédition contre les Grecs. S'étant trouvé à deux parasanges de la patrie de Galien, il demanda au Khalife la permission d'aller la visiter et d'y rester quelque temps afin qu'il put dire qu'il avait bu et mangé dans la patrie de son maître. Haroun le fit accompagner par une escorte de mille cavaliers.

De nombreux renseignements sur Galien sont empruntés à l'émir Mobacher ben Fateq, dons nous dirons plus loin la passion pour les livres.

---

1 I, 253.

Galien fut en vénération parmi les Arabes. Ils l'appellent généralement l'éminent Galien.

On trouve dans le Fihrist une liste des principaux ouvrages de Galien avec le nom des traducteurs, liste qui a été reproduite dans le Kitab el hokama et qu'on peut lire dans Casiri.[1]

Nous la reproduirons intégralement, toutefois en l'annotant, mais sans déranger la série.

Wenrich, qui a procédé autrement; ne s'est pas douté de ce qu'étaient les treize livres de Galien, que nous connaissons déjà, et qui figurent en tête de la liste, avec cet énoncé :
« Etat des seize livres de Galien que les médecins lisent aux élèves. »

Ebn Abi Ossaïbiah place également les seize livres en tête de sa liste, mais il parle préalablement du catalogue établi par Galien, qu'il dit divisé en deux parties dont la première comprend les ouvrages relatifs à la médecine, puis il indique le livre de Galien sur l'ordre suivant lequel on doit lire ses livres.

Telle est la liste du Fihrist, que nous comparerons à celle du Kitab el hokama donnée par Casiri:
* « Des sectes, traduction de Honein. »

Casiri s'est trompé en traduisant: De fehrium differentiis. Ce livre existe à Paris, n° 1043, A. F.

Il semblerait que le Ms. fut le commencement d'une collection des seize livres, attendu qu'il en donne quatre et cela dans l'ordre que nous allons suivre.

* « Du petit art, traduction de Honein. » (De l'art médical.) Casiri traduit encore à faux : De constitutione artis medicœ.

* « Petit livre du pouls, à Teuthra. Traduction de Honein et de

---

1 I,254.

Hobeïch. » (Du pouls aux commençants ; de l'usage du pouls).

Cette traduction est attribuée d'autre part à Honein seul.
* « A Glaucon, sur le traitement des maladies, traduction de Honein. »

* « Cinq livres d'anatomie, traduction de Honein. » Wenrich se demande ce que peuvent être ces cinq livres, et parmi les ouvrages d'anatomie de Galien il n'en voit pas qui se divisent en cinq livres.

Ils sont désignés dans Ebn Abi Ossaïbiah et dans un Ms. du British Museum que nous avons déjà cité précédemment.[1] Ce sont les traités des os, des muscles, des nerfs, des veines et des artères.

* « Des éléments, traduction de Honein. »
* « Des tempéraments, traduction de Honein. »
* « Des facultés naturelles, traduction de Honein. »
* « Des causes et des symptômes des maladies, traduction de Hobeïch. »
Le Kitab el hokama donne encore Honein.
* « Des maladies des organes souffrants, traduction de Hobeïch. »
Le Kitab el hokama dit Honein.
« Le grand livre du pouls, dont trois parties traduites par Hobeïch et une par Honein. »
* « Des crises, traduction de Honein. »
* « Des jours critiques, idem. »
* « De la conservation de la santé, traduction de Hobeïch. »
* « De l'art de guérir, traduction de Honein. »

D'après le Kitab el hokama, Hobeïch fit cette traduction dont Honein révisa les six premiers livres.

* « Des fièvres, traduction de Honein. »

Nous lisons ensuite : Livres en dehors des seize livres :
* « Livre de la grande Anatomie ou des Administrations anatomiques, traduction de Hobeïch. »

---
1 N° 1356.

On sait que les six derniers livres sur XV n'existent plus qu'en arabe. La Bibliothèque de Paris en a fait prendre une médiocre copie sur l'exemplaire d'Oxford.

« Des dissidences de l'anatomie, traduction de Hobéïch. »
« De la dissection des animaux morts, idem. »
« De la dissection des animaux vivants, idem. »
« De l'anatomie d'Hippocrate, idem. »
« De l'anatomie d'Aristote, traduction de Hobéïch. »
« De l'anatomie de la matrice, idem. »
« Des mouvements de la poitrine et du poumon, traduction d'Etienne, revue par Honein. »
« Des maladies de l'âme, traduction d'Etienne revue par Honein. »
« De la voix, traduction de Honein. »
« De l'usage du pouls, traduction de Hobéïch. »
« Des mouvements des muscles, traduction d'Etienne. revue pur Honein. »
« De l'usage de la respiration, traduction d'Etienne, revne par Honein. »
« Du bon état du corps, par Hobéïch. »
Le Kitab el hokama dit Honein.
« Des opinions d'Hippocrate et de Platon, traduction de Hobéïch. »
a Des mouvements insensibles, traduction de Honein. »
Le Kitab el hokama dit de Hobéïch.
« De la pléthore, traduction d'Etienne. »
* « De l'usage des organes, traduction de Hobéïch, revue par Honein. »
« De la meilleure constitution, traduction de Honein. »
* « Du mauvais tempérament, traduction de Honein. »
* « Des simples, traduction de Honein. »
« Des tumeurs, traduction d'Ibrahim ben Essalt. »
« Du sperme, traduction de Hobéïch. »
Le Kitab el hokama dit de Honein.
« De l'accouchement à sept mois, traduction de Honein. »
« De la bile, traduction de Honein. »
Le Kitab el hokama dit d'Etienne.

Livre II

« De la dyspnée, traduction de Honein. »
« Du pronostic, traduction d'Issa ben Iahya. »
« De la saignée, traduction d'Issa ben Iahya et d'Etienne. »
« Du marasme, traduction de Honein. » Une lecture vicieuse a fait traduire à Casiri : De Stercore.
« Sur un enfant épileptique, traduction syriaque et arabe, de Honein. »
Le Kitab el hokama, dit d'Ebn Essalt.
* « Des propriétés des aliments, traduction de Honein, » « Du régime atténuant, traduction de Honein. »
Du chyme, traduction de Tsabet, de Chemly et de Hobéïch.
« De la médecine d'Aristote, traduction de Honein. »
Nous ne trouvons pas ce livre mentionné dans le Kitab el hokama.
« Du traitement des maladies aiguës, d'Hippocrate, traduction de Honein. »
« De la composition des médicaments, traduction de Hobéïch. » Voir une note ci-après.
« Des antidotes, traduction d'Issa ben Ali. »
Le Kitab el hokama dit Issa ben Iahya.
« De la thériaque, traduction d'Iahya ben Batbriq. »
« A Thrasybule, traduction de Honein. »
« De l'exercice à la boule, traduction de Hobéïch. »
« Qu'un bon médecin doit être philosophe, traduction de Honein. »
« Des vrais livres d'Hippocrate, traduction de Honein. »
« De l'examen du médecin, traduction de Honein. »
« De la meilleure secte, traduction de Tsabet. »
« De la démonstration, en XV livres, dont il reste seulement quelques-uns. »
« De la connaissance de ses défauts, traduction de Thomas revue par Honein. »[1]
« Des mœurs, traduction de Hobéïch. »
« De l'utilité que les bons peuvent retirer de leurs ennemis, traduction de Hobéïch. »
« Sur le Timée, traduction de Honein et d'Ishaq. »
« Que les facultés de l'âme suivent le tempérament, traduction de Hobéïch. »
« Introduction à la logique, traduction de Hobéïch. »

---

1 Casiri s'est fourvoyé en traduisant : De Tremore. palpitatione et spasmo.

« Que le premier moteur n'est pas mu, traduction de Honein. »
« Des sortes de raisonnements, "traduction d'Etienne et d'Ishaq.» »
« Commentaires d'Aristote, traduction d'Ishaq. »
L'auteur du Kitab el hokama dit aussi qu'il a vu un grand traité de la saignée plus étendu que le traité courant, et qu'il fut traduit par Honein, avec une introduction.

Pour abréger, nous avons cru devoir simplement noter d'une astérisque les traductions qui nous sont restées.
Nous allons poursuivre l'énumération des autres ouvrages de Galien, d'après Ebn Abi Ossaïbiah.
Extrait des livres de Marin sur l'anatomie.
Extrait des livres de Lycus sur l'anatomie. ^,
Des choses que Lycus ignorait en anatomie.
Des erreurs de Lycus en anatomie.
Des différences dans les organes similaires.
De l'anatomie des organes de la voix. Honein le considérait comme apocryphe. Les modernes l'admettent, malgré sa rédaction.
De l'anatomie de l'œil, même réflexion de Honein.
Sur les erreurs relatives à la distinction du sang et de l'urine.
Des propriétés des médicaments laxatifs.
Des habitudes.
De l'organe de l'odorat.
Des signes des affections de l'œil.
Des causes occasionnelles.
Des tremblements, des frissons et des convulsions.
Des parties de la médecine.
De l'atrabile.
Des périodes des fièvres.
Du pouls, en réponse à Archigène.
Des opinions d'Aristote sur la thérapeutique.
Des médicaments faciles à trouver.
De la thériaque, deux traités.
Ici commence une série de commentaires sur Hippocrate.
Commentaires sur le serment, les aphorismes, les fractures, les luxations, le pronostic,[1] le régime des maladies aiguës,[2] les ulcères,

---

1 Il en existe à Oxford une traduction par Honein.
2 Il existe à Paris, traduit par Honein en arabe et en caractères hébreux. F.

les plaies de tête, les épidémies, les humeurs, les prénotions, l'officine du médecin, les airs, les eaux et les lieux, l'aliment, la nature de l'embryon, sur la nature de l'homme, sur le bon médecin qui doit être philosophe, sur les livres authentiques ou non d'Hippocrate, sur les termes d'Hippocrate.

Nous trouverons plus loin d'autres commentaires, mais considérés comme apocryphes par Honein.

Nous ferons quelques observations sur les précédents,

Le commentaire sur les Aphorismes fut traduit par Honein et il en existe un exemplaire à Paris, n° 985. A. F.

Nous avons déjà dit que la traduction de Costa était problématique.

Le commentaire sur les épidémies fut en partie traduit en syriaque et en arabe par Aïoub.

Il en existe à Paris une traduction de Honein, n° 1002 du supplément arabe. Nous avons déjà parlé de la note qui le termine, mal comprise par Casiri en ce qui concerne Mohammed ben Moussa, erreur adoptée de confiance par Wenrich.

Nous continuons l'énumération d'Ebu Abi Ossaïbiah.

On trouve ici un livre de controverse sur les quatre éléments dont nous n'avons pu bien déchiffrer le titre.
Du coma.
De la substance de l'âme.
De l'expérience médicale, (traduit en latin).
De l'enseignement de la médecine,[1]
Sommaire de l'expérience ?

H. 1203
[1] Nous ne comprenons pas comment Wenrich a pu rendre le texte, qu'il donne du reste par De ptisana. p. 259.

Des termes de médecine, dont la première partie fut traduite par Hobéïch.

De la démonstration, en XV livres, Honein ne put en trouver un original complet. Après les recherches de Gabriel, il en fit lui-même dans l'Irak, la Syrie, la Palestine et l'Egypte, et n'en trouva que la moitié à Damas. Aïoub en traduisit ce qu'il trouva. Une traduction en fut faite par Honein, en syriaque, et une autre par Issa ben Iahya, qui fut rendue par Ishaq en arabe. V. p. 247.

Du fondement de l'art.
Commentaire du IIe livre de l'interprétation. V. ci-devant.
De ce qu'il faut faire contre la loquacité.
Des chefs de secte.
De la consolation.
Des prescriptions d'Hippocrate.
Du médecin.
Discours sur la physique.
De la médecine d'après Homère.
Que les attributs sont incorporels.
Si les organes du fœtus se forment tous simultanément,
Si le fœtus dans la matrice est un animal.
Que l'âme ne meurt pas.
Du lait.
Du dessèchement de la chair (ou de son allégement).
De l'urine.
Réponse aux partisans de la troisième secte.
Des causes des maladies.
De l'ictère.
Des humeurs suivant Praxagoras.
Du besoin de la saignée au printemps.
Tels sont les ouvrages qu'Ebn Abi Ossaïbiah, d'après Honein considère comme authentiques. Il donne ensuite la liste d'autres écrits attribués à Galien.
Commentaire des maladies des femmes d'Hippocrate.
Commentaire du régime à l'état de santé.
Commentaire des septénaires, traduit par Honein.

M. Littré, dans son édition d'Hippocrate, a fait sur ce livre une longue et savante dissertation, à laquelle nous renvoyons. Malgré que Galien, comme le dit M. Littré, l'ait regardé comme faussement attribué à Hippocrate, nous n'en possédons pas moins une traduction arabe du commentaire de Galien sur le livre des septénaires. On sait qu'il existe une traduction latine tronquée, n° 7027 du fonds latin.

A l'époque où écrivait M. Littré l'existence de la traduction arabe n'était pas encore connue. Cette traduction existe à la bibliothèque de Munich, n° 802, et elle est donnée comme étant de Honein.

Ce Ms. ancien et d'une exécution soignée est un petit in-8° de soixante-quatre feuilles a la date de 471 de l'hégire.

M. Daremberg ayant obtenu une extradition de ce livre, nous en avons pris une copie que nous traduirons quelque jour si Dieu nous prête vie.

Le Ms. paraît complet, mais le texte d'Hippocrate n'est pas intégralement rendu dans toutes les citations. Galien y parle de plusieurs de ses livres, des causes des maladies et des crises, des fonctions des organes, etc.

Le livre des septénaires pose en principe que le nombre sept domine tout. Il le trouve dans l'univers, les planètes, les vents, les saisons, les plantes et les animaux, l'homme, la tête, l'esprit vital, les voyelles et même la terre, dont la tête est représentée par le Péloponnèse.

On ne saisit pas bien les rapports de cette doctrine avec la théorie des fièvres qui termine le livre.
Commentaire du livré de la médecine des pauvres.
De la réduction. De la mort soudaine.
Des lavements et de la colique (traduit par Honein).
Du sommeil et de la veille.
De l'interdiction d'inhumer avant vingt-quatre heures.
De la providence.
Lettre à la reine sur les secrets des femmes.
Lettre à la reine sur les secrets des hommes.

Lucien Leclerc

Des remèdes secrets.
De l'extraction du suc d'herbes.
Des succédanés.
Sur l'action du soleil, de la lune et des astres. Des couleurs.
Réponse à ceux qui ont écrit sur les types. De la nature de la sensation.
Des plantes. Il s'en fit une traduction latine d'après celle de Honein.
Sur les opinions attribuées à Érasistrate. Des saveurs.
De l'hydrophobie ou de la rage. Des causes adhérentes.
Commentaire du livre de Polybe sur le régime à l'état de santé. Sur les médicaments détersifs.

En somme, ajoute Ebn Abi Ossaïbiah, il est encore d'autres livres de Galien que l'on ne trouve plus, et qui se trouvent mentionnés dans son livre intitulé le Pinax, c'est-à-dire dans son catalogue.

Nous citerons encore quelques autres écrits mentionnés par Wenrich, et dont nous n'avons pas trouvé trace.
Synopsis des dialogues de Platon.
Des époques des maladies.
Des médicaments émétiques.
De l'intellect.
Qu'Hippocrate a dépassé tout le monde sur la connaissance des temps.
Nous devons dire un mot sur deux ouvrages de Galien.

Les Arabes ont réuni, mais en deux parties, les livres de la composition des médicaments suivant les genres et celui de la composition des médicaments suivant les lieux. Ils ont donné au premier le nom de Kata Djanes, et au second celui de Miamir. Ces expressions se sont conservées chez les arabistes du moyen-âge ; ainsi dans Guy de Chauliac on lit le Catageni, le Miamir, le Techni de Galien.

MAGNUS D'EPLESE, OU D'EMESSE.

Magnus d'Éplièse était contemporain de Galien qui le cite à propos du pouls. Serait-il le même que Magnus d'Émesse mentionné par le Fihrist et le Kitab el hokama, qui lui attribuent un livre sur l'urine? Ce livre existe à Paris au fonds hébreu, n° 1202, en arabe et en caractères hébreux. Magnus est cité plusieurs fois, à propos de l'urine, dans le Continent de Razès.

Le Kitab el hokama cite un autre Magnus, d'Alexandrie, qui aurait vécu au VII« siècle de notre ère.

ARCHIGÈNE.

On pense qu'il vécut sous le règne de Trajan. Tous nos historiens parlent de lui, mais sommairement. Ebn Abi Ossaïbiah dit que l'on traduisit en arabe les ouvragées suivants :
Des maladies de la matrice.
De la nature de l'homme.
De la goutte.
Ou eu trouve d'autres cités dans le continent de Kazès :
Des maladies chroniques.
Du diabète.
Du vomissement et du vomissement par l'hellébore.
De la bile.
De l'atrabile.
Son nom se trouve altéré sous plusieurs formes, dans le Continent traduit en latin.

ORIBASE.

Le Kitab el hokama admet deux Oribase, l'un qu'il appelle l'accoucheur et l'autre qu'il dit médecin de l'empereur Julien. Nous n'en trouvons qu'un dans le Fihrist.

Tels sont les ouvrages qu'ils lui attribuent :
Un livre eu IX parties, adressé à son fils Eustuthe, et traduit par Honein. (C'est la synopsis).
Un traité d'anatomie.
Un traité des médicaments usuels, traduit par Etienne fils de Basile.
Un traité en soixante-dix chapitres, traduit en syriaque par Honein et par Issa ben Iahya.
C'est la Collection médicale, dont nous ne possédons qu'une partie.
Un livre à Eunape, en quatre parties, traduit par Honein.
Les Mss. donnent Eunape comme fils ou père d'Oribase, dont il

n'était que l'ami.
Ce dernier écrit n'est mentionné que dans le Fihrist et le Maleky. Wenrich n'en a pas parlé. C'est probablement une répétition du Traité des médicaments usuels ou faciles à se procurer.

Dans la préface du Maleky, Ali ben Abbas passe en revue les médecins qui l'ont précédé, et pour motiver son travail, signale les lacunes de chacun d'eux. Chemin faisant il arrive à Oribase. Nous citerons ce passage: « Quanta Oribase, dans bon livre adressé à Eunape et au public, il a procédé sommairement, ne disant rien des choses naturelles et passant rapidement sur les causes. Il en est de même dans son livre à son fils Eustathe, en IX parties, où il ne dit presque rien des choses naturelles, c'est-à-dire des éléments, des tempéraments, des organes, des humeurs, des forces, des propriétés, des esprits. Dans ces deux écrits il ne dit rien de la chirurgie. Quant à son grand livre en soixante-dix chapitres, je n'en trouve qu'un seul où il soit question de l'anatomie."

Nous ferons quelques réflexions sur ce passage, qui se trouve aussi reproduit dans le Pantechni de Constantin, et que M. Daremberg' a mis en regard du Maleki pour établir le plagiat de Constantin.[1]

Disons d'abord que les Arabes donnent à tort Eunape, comme le fils d'Oribase, dont il fut seulement l'ami.

Le mot Eunapus nous paraît avoir été écrit en arabe de telle sorte qu'on a pu lire Oceanus, et nous pensons que telle peut être l'explication du nom d'Immensus donné par le Pantechni au prétendu fils d'Oribase.

Certains Mss. arabes, ainsi celui de Paris, donnent le livre en soixante-dix chapitres comme dédié h la Reine, et nous trouvons cette particularité dans la traduction latine. M. Daremberg a cherché l'explication de cette dédicace dans ce fait que Suidas mentionne un livre d'Oribase péri basileias. Nous croyons que l'explication est plus simple et qu'il faut lire Malik, roi ou empereur, au lieu de Malika, reine. Il y aurait donc là simplement une petite erreur de copiste. On sait que la grande collection d'Oribase, porte en tête cette dédicace :

---

1 Archives des missions scientifiques, IXe cahier. p. 309.

Dive Juliane Cœsar. Le Ms. de l'Escurial ne porte pas cette dédicace : le mot Malek ne s'y trouve pas.

Il est encore une autre altération, à propos du livre adressé à Eunape et au public. C'est ce livre que le Pantechni appelle L. de Republica.

Oribase a été mis à contribution par les médecins arabes. Il est fréquemment cité dans le Continent de Razès, dans Sérapion, Mésué, Ebn el Beithar, etc. Dans le Morny d'Ebn el Beithar nous trouvons cité un autre livre d'Oribase : A qui n'a pas de médecin présent.[1] Ce livre nous paraît être l'Euporiston, des médicaments faciles à trouver.

PHILAGRIUS.

Il n'est pas mentionné, dit le Fihrist, dans les Annales des médecins d'Ishaq fils de Honein.

Tout ce que nous savons sur l'époque de Philagrius, c'est qu'il est antérieur à Oribase, qui l'a mis à contribution. Aétius nous en a aussi conservé des fragments.

Tels sont les écrits mentionnés par Wenrich :
De l'impetigo, traduit en arabe par Aboul Hassan de Harran.
Des affections des dents et des gencives, traduction du même.
A qui n'a pas de médecin présent.
De la colique.
Des signes des maladies.
De la goute.
Des calculs des reins.
De l'hépatite.
De l'ictère.
Du cancer.
De la morsure des chiens enragés.
Le Ms. du Fihrist que nous avons consulté en porte d'autres que Wenrich n'a pas trouvés dans le sien.
De la sérosité citrine.
De l'hystérie.

---

1 Supplément arabe, n° 1029, folio 204.

De la préparation de la thériaque au sel.
On trouve encore d'autres ouvrages cités dans le Continent de Razès, outre ceux dont nous venons de parler, qui sont cités pour la plupart.
Un grand et un petit compendium, Kounnach.

Le petit compeudium porterait aussi le titre de Livre au peuple.

Livre des trois discours, assez fréquemment cité.
Traité de la phthisie.
Traité du diabète.
Le traité de la goutte et celui de la rage portent chacun une dédicace ; mais ces noms étant dépourvus de points diacritiques nous renonçons à les reconstituer.

Citons encore : Livre du traitement des maladies.

La traduction latine du Haouy ou Continent donne souvent Philaretus quand le texte donne Philagrius. De plus ce dernier nom est fréquemment défiguré.

Ali ben Rodhouan recueillit des recettes du livre de Philagrius sur les boissons utiles et agréables à l'état de maladie.

ALEXANDRE DE THALLES.

Il vivait au VIe siècle de l'ère chrétienne.
On cite de lui :
Traité des maladies des yeux, avec une ancienne version arabe anonyme.
De la pleurésie, traduction d'Ebn el Bathriq.
Des vers intestinaux, avec une ancienne version.

Ebn el Beithar lui attribue un traité des maladies chroniques, et Razès un compendium, un traité de la mélancolie et un livre de l'estomac.

PAUL D'EGINE.

Paul d'Egine, dit le Kitab el hokama, connu sous le surnom

d'Accoucheur, fut un médecin célèbre dans son temps et habile dans la connaissance des maladies des femmes. Aussi les accoucheuses venaient-elles lui demander des conseils. Il survécut à Jean le Grammairien et vit les premiers temps de l'Islamisme. Il habitait Alexandrie. Parmi ses livres sont ses Pandectes de médecine, qui furent traduites par Honein et un traité des maladies des femmes.

Ebn Abi Ossaïbiah ajoute un traité sur le régime et la thérapeutique des enfants.

Après Hippocrate, Galien et Dioscorides, Paul d'Égine est peut-être le médecin grec le plus fréquemment cité par les Arabes. On peut s'en assurer en lisant surtout le Continent de Razès. Abulcasis a mis à contribution son YP livre et parfois il le reproduit textuellement. On peut s'étonner qu'il ne l'ait pas cité ; mais c'est une habitude assez commune chez les Arabes.

Ali ben el Abbas lui reproche, comme à Oribase, de n'avoir pas été complet.

JEAN LE GRAMMAIRIEN OU PHILOPONUS.

Nous l'avons déjà compté parmi les Philosophes : il a droit aussi à prendre place parmi les médecins.

Nous savons qu'il prit part au choix que firent les Alexandrins parmi les œuvres de Galien pour servir à l'enseignement de la médecine. Quelques-uns de ses travaux nous sont arrivés, mais un seul avec le nom de Jean le Grammairien.

Le n° 444 du Musée britannique contient le Recueil des seize livres de Galien coordonnés par Jean le Grammairien et traduits en arabe. Nous avons déjà donné la liste de ces livres et nous n'avons pas à y revenir.

Le n° 1356 contient un autre Recueil des seize livres abrégés par les Alexandrins et traduits par Honein. Ne connaissant ces deux Mss. que par le catalogue, nous ignorons si leur contenu est identique, et si le second appartient aussi à Jean le Grammairien. Ce recueil est incomplet et s'arrêta aux livres d'anatomie dont il nous donne le détail.

Le n° 1117 du fonds hébreu de Paris contient à peu de chose près les seize livres de Galien, dont quelques-uns sont annotés comme exécutés par les Alexandrins.

Le n° 1118 en contient une dizaine et se termine par le traité de la conservation de la santé, qui nous est donné comme le dernier livre du Recueil. Jean n'est pas plus nommé ici qu'au n° 1350 du British Museum.

Dans la liste des ouvrages de médecine de Jean le Grammairien, Ebn Abi Ossaïbiah commence par les seize livres de Galien, puis énumère les suivants :
Livre des fonctions des organes.
De la thériaque.
De la saignée.
Le Continent de Razès mentionne plusieurs fois le commentaire de Jean sur le livre du pouls de Galien.

THEOMNESTUS.

Le n° 1038, A. F. de la Bibliothèque de Paris contient deux ouvragées de médecine vétérinaire.

Le premier nous est donné comme ayant pour auteur Théomnestus et pour traducteur Honein.

Il se compose de 47 feuilles.

C'est moins un traité méthodique qu'une série de recettes données aussi souvent sous le nom d'Absyrte que sous celui de Théomnestus. On trouve encore d'autres noms assez mal écrits que nous n'avons pu mettre en regard d'aucun de ceux qui figurent dans le recueil des vétérinaires grecs.[1]

---

[1] Il est un de ces noms que l'on serait tenté de rendre par Agonothète.

La patrie de Théomnestus nous est donnée sous une forme incorrecte où l'on pourrait voir Nicopolis.

M. Clément Mullet, qui s'est aussi occupé de ce Ms. dans sa traduction dé l'Agriculture d'Ebn el Aouam, n'y voit pas une véritable traduction de l'ouvrage grec, mais plutôt une traduction de morceaux détachés.

La deuxième partie de ce volume, qui contient 123 feuilles, nous est donnée comme une traduction arabe faite d'après le persan, par Tsabet ben Corra. L'auteur n'est pas nommé.

Les Traductions anonymes et les Auteurs cités dans le Continent.

Les citations faites par les Arabes de certains médecins grecs nous autorisent à croire qu'il y eut des traductions dont les historiens de la médecine ont négligé de nous signaler les auteurs.

Sans doute il est de ces citations que l'on peut croire de seconde main. Il en est certainement d'empruntées à Galien. C'est ainsi que dans un Recueil anonyme de thérapeutique de la Bibliothèque de Paris, n° 1024 et 1034, A. F., qui n'est autre que le Tedkirat de Soueidy, nous trouvons plusieurs citations de Cléopâtre, qui viennent évidemment du Traité de la composition des médicaments selon les lieux. On peut en dire autant de celles de Chrysis, de Cratévas, de Diogène, etc., et peut-être même de Criton, qui se trouve cité par un grand nombre d'auteurs.

Cependant il est un passage d'Ebn Abi Ossaïbiah qui nous autorise à croire que quelques-uns de ces auteurs ont été traduits. Après avoir énuméré sommairement les médecins grecs des derniers temps il ajoute: « On rencontre la plupart de leurs livres, et Razès en a inséré beaucoup de passages dans sou Haouy ou Continent. »

Ce qui nous autorise à croire que Razès citait parfois de première main, c'est qu'il lui arrive souvent de citer les livres en même temps que leurs auteurs.

Lucien Leclerc

Il y a donc un certain intérêt à relever ces noms, qui bien que de second ordre, n'accusent pas moins l'extension que la médecine grecque avait prise chez les Arabes, même par ses plus modestes représentants.

Ce qui nous engage encore à les passer eu revue, c'est que beaucoup de noms ont été tronqués ou même fabriqués de toute pièce par les traducteurs du Haouy, au point de les rendre méconnaissables pour qui n'a pas vu les textes.

On pourrait, jusqu'à un certain point, appliquer cette investigation à Sérapion, mais nous nous bornerons à Razès:

>Les Auteurs cités dans le Continent de Razès.

Nous n'avons jusqu'à présent donné place dans notre galerie qu'aux médecins les plus éminents, dont les traductions nous sont formellement dénoncées par les historiens. Il en est beaucoup d'autres dont les œuvres furent traduites, et dont les noms figurent, comme le dit Ebn Abi Ossaïbiah, dans le Haouy ou Continent de Razès. La mise en lumière de ces noms a un grand intérêt: elle prouve quelle extension avait prise en Orient la médecine grecque, même par ses plus modestes représentants. D'autres que nous se sont occupés déjà d'en faire le recensement, mais ce travail devait nécessairement être défectueux, opéré sur la traduction latine. Il faut avoir comparé le texte avec cette traduction pour se faire une idée des transformations que ces noms ont subies en passant à travers le latin. Si quelques-uns pouvaient être suffisamment reconnus, un grand nombre restaient indéchiffrables. Il fallait donc recourir au texte pour la confirmation des premiers et l'établissement des seconds, et c'est pour cela que nous avons fait le voyage de l'Escurial, où l'on trouve la collection la plus complète des copies du Haouy.

Il serait fastidieux d'étaler tous ces travestissements, qui portent non-seulement sur les médecins grecs, mais encore sur les médecins de l'Orient dont les œuvres ont été mises à contribution par Razès, sur les noms des livres et sur les termes techniques. Nous devons cependant en dire quelques mots, d'une manière générale, avant de signaler pour chacun des auteurs dont nous aurons à parler ici, les altérations qu'il a subies sous la plume du traducteur, que ce soit sa faute, que ce soit celle des copistes arabes, ou même des copistes européens, ou enfin des imprimeurs. Nous pensons en effet que les causes d'erreurs sont multiples, mais la principale, à notre avis, est l'ignorance et l'étourderie du traducteur.[1]

Parlons d'abord des médecins dont il a été question précédemment. On sait que certains livres de Galien sont adressés à des personnages. On en a fait l'auteur du livre, et c'est ainsi que nous lisons, à propos du livre à Glaucon, Dixit Galaricon, etc.

Certains titres des œuvres de Galien ont été de même pris pour des noms d'auteurs. Le livre des médicaments selon les genres est appelé par les Arabes Katadjenes. De ce mot, assez souvent répété, on a fait un médecin et même un chirurgien : Catagenisius, ou Catagenisius chirurgiens. Il en a été de même pour le livre des Chymes et nous lisons: Dixit Caymousia.

Nous tairons les formes innombrables sous lesquelles se produit le nom de Philaorius, mais nous devons dire que le latin donne bien souvent et indûment Philaretus, en place de Philagrius.

Polybe se rencontre de même à la place de Paul.

D'un mot mal écrit peut-être, on a fait un auteur et nous rencontrons Platon, dans la traduction latine, là où le texte arabe donne le mot lakin, cependant.

Du mot Hadj, ou Aladj, traitement, on a fait le nom d'un médecin.

A propos de la Pivoine, en arabe Faounya, Razès dit qu'il a vu son nom (dans un tableau synoptique de synonymes) en regard du mot Glukusidè. Là-dessus on lit dans la traduction latine : Pœonia appellatur in libro Aly Fascary, etc.

---

[1] Il ne faut pas trop s'étonner de ces faits. La collation de plusieurs exemplaires n'était pas possible alors comme aujourd'hui.

Lucien Leclerc

Nous allons maintenant donner la liste des médecins cités dans Razès, dont les traductions ne nous sont pas signalées d'autre part.

DIOGÈXE.

Il ne saurait être question du cynique, désigné d'ailleurs par les Arabes sous le nom d'El Kelby, bien qu'il ne soit pas resté étranger à la médecine. Nous pensons qu'il est question de Diogène d'Apollonie, qui fut quelque peu antérieur à Hippocrafe. Il est cité notamment à propos de la paralysie.

DIOCLES.

Parmi ses quelques citations, il en est qui nous semblent d'une lecture facile. D'autres pourraient laisser du doute ; mais, d'après les textes que nous avons eus sous les yeux, nous ne croyons pas qu'on puisse lire Théophile comme l'a fait la traduction latine. De ces citations, il en est de relatives à la paralysie, au rhumatisme, à la sciatique. L'une d'elles, ayant trait à la mélancolie, serait tirée du IIe livre des Organes souffrants. Nous n'avons pu jusqu'à présent tirer parti de cette indication.

CRITON.

Criton est mentionné par nos trois historiens comme auteur d'un Traité de la cosmétique ou de la beauté.

C'est le même livre qui est assez souvent cité dans Razès et qui l'est aussi dans Ebn Beithar. Les citations de Razès sont des recettes contre le larmoiement, contre la chute des cils, contre l'abondance du lait, contre la flaccidité des mamelles, contre les fissures de l'anus, contre les défauts des ongles, etc., enfin pour faire disparaître les traces de la variole.

Nous devons rappeler à ce propos que Razès a cru reconnaître la variole parmi les affections cutanées décrites par Galien. Le nom de Criton est presque toujours défiguré dans la traduction latine. Ainsi on y lit : Cliton, Caritan et Cartaten.

TIMÉE.

Razès paraît en admettre deux, attendu que l'un est souvent cité sous cette forme : Thimaous et Thobby. Il en est question à propos des affections cérébrales, de l'hystérie, etc.

ARTHAMIDES.

Cet auteur, sur le compte duquel nous n'avons pu recueillir aucun renseignement, aurait écrit un Traité sur la culture ou le perfectionnement de la voix. Il est cité deux ou trois fois.

ANAXANDER.

C'est la forme sous laquelle paraît en latin un auteur dont le nom, mal écrit d'ailleurs, pourrait se lire Asalsikon ? et qui est remplacé dans l'autre par la qualification d'inconnu. Il est cité à propos de la strangurie.

LEUCOPHRAGIS ?

Nous lisons à peu près sous cette forme que la chaux vive convient contre les ulcères cancéreux. La traduction latine donne Lucubrachis.

ÉRASISTRATE.

Nous le trouvons cité plusieurs fois, ainsi à propos de la paralysie du foie et de ses abcès. Il est même donné comme auteur d'un livre d'anatomie. Ce nom est quelquefois assez mal écrit pour que la traduction latine ait pu y voir Aristote, mais comme la lecture Érasistrate est forcée dans plusieurs cas, nous l'avons adoptée pour tous.

PHILUMÈNE.

Nous considérons, suivant toute probabilité, ce nom comme l'équivalent de l'arabe Philomou, que la version latine a rendu par

Philomeus. Il en est question à propos des maladies de l'estomac.

ASCLEPIADE, OU ASCLEPIUS.

Il n'est cité qu'une seule fois. D'après Archigène et Asclépiade, lit-on dans le Haouy, les Ethiopiens vieillissent vite.

LISANOUS ?

C'est ainsi que nous croyons pouvoir donner, sous forme dubitative, le nom d'un auteur d'un Traité des Pierres, qui recommande le port de la marcassite contre la lèpre. Vu la nature superstitieuse de ce traitement nous serions tenté de voir ici une altération du nom d'Apollonius de Tyane. La traduction latine a lu Libarius et Lilarus.

PALLADIUS.

Nous ne croyons pas qu'il soit possible de lire autrement le nom que nous trouvons écrit dans l'arabe sous la forme Bladious ou Fladious. La traduction latine a lu Palladius, Baladins et Philarius.

Palladius est cité à propos des ulcères de la vessie et des reins ; des abcès des reins, qu'il dit siéger dans l'enveloppe et non dans la substance rénale ; à propos de la suppression des régies, qu'il dit annoncer la grossesse en l'absence de frissons et de fièvre, proposition qui, soit dit en passant, est relevée par Razès comme contraire à la vérité, etc. Il dit aussi quelque part que les personnes à l'état de santé n'ont pas besoin de médecins. Parmi ses citations nous distinguerons celles-ci : Palladius, dans les Aphorismes ; Palladius dans les Aphorismes où il est question du lait.

ANTYLLUS.

Antyllus est fréquemment cité par Razès. Ainsi à propos de l'opération de la cataracte, des tumeurs, des varices, du cancer, de la hernie, de l'opération de la taille. La description du catéther et de sou mode d'emploi lui est empruntée in extenso. Nous n'avons pas rencontré le titre d'un livre. Nous croyons aussi devoir rapporter à Antyllus une citation mal écrite sous la forme Anthilous.

ATHLAOUS, AÉTIUS?

On trouve ce nom assez fréquemment cité, parfois avec l'addition d'Ebn fils de, soit Ebn Thalaous, et nous trouvons dans le latin tantôt Thalaus, tantôt Filins Thalai. Les citations ont trait aux ophthalmies, aux vomissements, aux hernies, aux squirrhes, aux scrophules, aux tumeurs œdémateuses, etc. A propos de l'affection cholérique, hidha, nous lisons : Du livre attribué aussi à Galien, contre cette affection ; si l'on remarque une altération des aliments dans l'estomac, etc. Nous n'avons pu jusqu'à présent vérifier si ces pages peuvent se retrouver dans Aétius, mais nous inclinerions à croire que ce nom a pu, par une série de dégradations dont nous avons plusieurs exemples dans la technologie arabe, arriver à la forme définitive Athlaous.

Nous pouvons citer, par exemple, Apollonius de Tyane qui s'est converti en Balinas, le Pont-Euxin qui, de Ponthos, s'est transformé en Nithech, etc. Toutefois, il y a certaines mentions d'Aétius où il est plus facile de le reconnaître, d'autant plus qu'il porte souvent l'épithète El Amdy.

Nous le trouvons aussi mentionné par Ebn Abi Ossaïbiah parmi la foule des médecins de l'école d'Alexandrie.[1]

Dans un traité d'oculistique anonyme, qui figure actuellement à l'Escurial sous le n° 894, nous trouvons une citation d'Ebn Thalaous et une autre d'El Amdy. Quoi qu'il en soit, il est positif qu'Aétius a été traduit en arabe. Nous en avons trouvé dernièrement, à l'Escurial, l'assertion formelle dans le Traité des Pierres d'El Birouny.

A propos du diamant il y est dit : Du traité d'Athious el Amdy, qui a été traduit en arabe par.... Le nom de l'auteur se trouve malheureusement mal écrit et indéchiffrable, mais il n'en reste pas moins acquis qu'il s'agit ici d'Aétius d'Amide. D'autres que nous

---

1   Nous devons dire qu'Ebn Abi Ossaïbiah cite Ebn Thalaous ou Barthalaous, quelques lignes avant Aétius : mais cette partie de son livre est bien confuse.

avaient déjà songé sans doute à retrouver Aétius chez Razès, attendu que nous lisons dans l'informe compilation d'Amoreux que Razès a emprunté beaucoup à Aétius : mais nous ignorons à quelle source a puisé Amoreux.

ETIENNE.

Nous le trouvons une fois cité comme auteur d'un livre sur l'urine. Il y a bien encore une autre citation, mais comme il s'agit d'une question de synonymie, nous pensons que cette citation doit être rapportée à Etienne, le traducteur de Dioscoride.

MAXIME.

Ce nom n'est pas parfaitement lisible dans les Mss. de l'Escurial. Peut-être en était-il de même dans le texte traduit, le latin ayant rendu par Mahsafis. Nous croyons notre lecture aussi bonne que possible. Il est question de Maxime à propos du sang de bouc, conseillé pour opérer la maturation des phlegmons.

PYTHAGORE d'ALEXANDRIE.

Il est cité à propos des indications que peut fournir l'urine relativement à la digestion.

PAUL ou POLYBE.

Il est quelques citations que nous croyons devoir attribuer à Paul d'Egine, bien que le nom soit mal écrit, suivant nous, par la faute des copistes arabes. On peut lire Boulbous ou Boulibous. Pour quelques-unes de ces citations, nous avons pu confronter deux manuscrits, et l'un d'eux portait Boulss ou Paul d'Egine. La traduction a même écrit Apollonius.

SEVERUS.

C'est ainsi que nous croyons devoir transcrire, ou bien encore Souarinous, d'après certaines transcriptions de l'arabe, le nom d'un auteur cité à propos de la rage, de l'hellébore et des affections de l'œil.

SIMPLICIUS.

Nous donnons ici pour mémoire ce nom qu'il faudrait écrire Senflious, pour s'en tenir à la lettre de l'arabe. Le latin a rendu par Sterilius. L'auteur aurait commenté le livre des fractures d'Hippocrate.

ATHOURSOQOS.

Telle est la forme la plus généralement reproduite de ce nom que la traduction latine a rendu .sous vingt formes différentes. Cet auteur est cité très fréquemment dans le Haouy. Il est cité un peu moins souvent dans le Traita des Simples d'Ebn Beithar, et ces citations portent généralement sur des remèdes empruntés aux animaux.

Du caractère de ces citations en général, et du caractère particulier de certaines d'entre elles, nous croyons qu'il est possible de voir dans Athoursoqos, dont le nom aura pu se modifier avec le temps, un auteur dont il est question dans Galien. Du reste ce rapprochement avait été fait déjà par Fabricius. Dans le Xe livre des médicaments simples, à propos des aberrations de Xénocrate, qui employait comme médicament la chair humaine, et des prescriptions aussi étranges de certains médecins qui recommandaient l'usage d'animaux fabuleux ou d'un abord impossible, Galien ajoute : a J'ai trouvé qu'un certain Atheuristi conseillait cette sorte de traitement. Mais je crois qu'il n'en a aucune expérience personnelle, et je ne parlerai ni des basilics, ni des éléphants, ni des chevaux du Nil. » Parmi les prescriptions d'Athoursoqos, consignées dans le Haouy, nous trouvons la fiente de canard, l'urine humaine, vieille et puante, etc. Les citations d'Ebn Beithar ont le môme caractère. Dans les tables de synonymies qui terminent le Haouy de Razès, nous trouvons Athoursoqos citant le livre des Pierres de Théophraste.

BADIGORAS.

Badigoras est très fréquemment cité dans le Haouy. Il l'est de même fréquemment dans Ebn Beithar, c'est-à-dire une trentaine de fois. Il l'est moins souvent dans Sérapion. Toutes ces citations prises dans leur ensemble ont un caractère particulièrement accusé dans Ebn Beithar, mais saillant aussi chez les autres, c'est d'avoir trait à des substances tirées de l'extrême Orient, substances qui ne furent pas connues des anciens Grecs. C'est ainsi que les citations d'Ebn Beithar portent sur l'Emblic, l'Andahiman, substance indéterminée, tirée du Kerman, le Kadhy (Pandanus odoratissimus), le Sadrouàn que nous croyons une lichénée tirée de l'Oman, le Bétel, le Kicht ber Kicht qui n'est autre chose que l'Helicteres ixora, etc. Chez Razès nous trouvons cités l'Azéderach, le Bell (Œgle marmelos), le Sell et le Fell.etc. Enfin dans Sérapion nous trouvons cités les Myrobolans, la Zédoaire et l'Arec. Tout cela n'a pas empêché le traducteur allemand d'Ebn Beithar, Sontheimer, de voir dans Badigouras le célèbre Pythagore.

Pour ce qui nous concerne, nous inclinerions à voir dans Badigoras un homonyme de l'illustre philosophe, que les événements auraient conduit, comme plusieurs autres, à la cour du roi de Perse, ou bien à Djondisabour, où il aurait pu prendre connaissance de tant de substances exotiques, dont on ne rencontre pas la mention dans Paul d'Égine.

MAHRARIS.

Nous manquons également de renseignements sur ce personnage, qui se trouve néanmoins cité par divers auteurs arabes. Son nom se rencontre dans le Traité des Simples d'Ebu Beithar, dans l'Agriculture d'Ebn el Aouàm et dans le Fibrist. Razès lui donne la qualification de Hakim, Ebn Beitbar, celle de Roûmy, et Ebn el Aouàm, celle d'Iounàny. Ce serait donc un Grec ? Les citations d'Ebn Beitbar sont au nombre de six. L'une d'elles, relative aux propriétés abortives de la Cannelle, se retrouve dans Razès. Les autres ont trait aux propriétés de l'opium, du stellion, de la taupe, de la pastenague et de l'aloës. Ebn el Aouàm cite Maliraris à propos de la plantation des arbres. Il se serait donc occupé d'agriculture. D'autre part, le Fibrist se borne à mentionner sou nom dans la foule des auteurs qui ont écrit sur l'alchimie. Nous ne croyons pas cependant pouvoir conclure avec Meyer, dans son histoire de la botanique, à l'identité de Mabraris avec Hermès, malgré même que la Bibliothèque Bodléienne semble incliner à cette confusion. I, 3e partie, 1,027.

Traités d'Agriculture.

Ce serait ici le moment de parler des livres d'Agriculture, que l'on trouve, il est vrai, mentionnés ailleurs, mais plus fréquemment cités dans le Continent. Nous réservant de faire de nouvelles recherches sur l'Agriculture grecque, sur Costus et sur Jounious, etc., nous nous bornerons actuellement à une simple mention, sans autre discussion.

On trouve cités dans le Continent, trois traités d'Agriculture, celui de Jounious, que nous admettrons provisoirement comme identique avec Columelle celui de Costus, et l'Agriculture Persane.

Le mot Jounious prêtant beaucoup à des erreurs de copistes, il ne faut pas s'étonner si toutes les traductions latines l'ont altéré. Celle du Haouy le rend quelquefois par Tritus et même par Bonoset. Ces altérations ont engagé Meyer en des discussions stériles. Parfois on pourrait lire aussi Paul, et le latin a rendu par Paulus.

Costus a été souvent méconnu par le traducteur latin qui écrit Costa, au lieu de Costus. Costa ben Luca fut le traducteur en arabe de cette agriculture grecque.

On trouve plusieurs fois citée l'Agriculture persane. Il se pourrait que cet ouvrage fut identique avec le précédent, car nous lisons dans la notice consacrée à Costus par Hadji Khalfa que son ouvrage fut aussi traduit en persan, langue nécessairement connue de Razès.

Citons encore une bévue du traducteur. Il lui est arrivé de rendre le mot Fellaha, Agriculture, par : De libro Fallax. Rien n'accuse l'agriculture nabathéenne. Du reste Ebn Ouahchya, contemporain de Razès, ne mit pas la dernière main à son œuvre.

Les Médecins arabes cités dans Razès.

Nous allons donner ici la liste des médecins de l'Orient cités par

Razès, pour une double raison. La plupart appartiennent au siècle dont nous retraçons l'histoire ; ensuite ce sera le moyen de ne pas scinder notre travail sur le Haouy. Comme nous manquons de renseignements sur un grand nombre d'entre eux, et qu'il nous est impossible de les classer suivant un ordre chronologique, nous avons pris le parti de les classer suivant l'ordre alphabétique.

Nous tairons ici les médecins indiens, dont nous avons fait un article spécial.

ABOU AMROU

Nous le trouvons quelquefois cité avec la qualification d'El Kahhal, c'est-à-dire l'oculiste. Il serait peut-être identique avec l'auteur cité sous le nom d'El Kateb qui s'est pareillement occupé d'oculistique, et le nom complet serait probablement Abou Amrou ben Iouhanna ben Iousef el Kateb, qui est le nom d'un traducteur, dont nous avons parlé. El Kateb est rendu dans la traduction latine par Notarius.

ABOU DAOUD.

Il est cité à propos des affections de la luette.

ABOU DJORREIDJ ERRAHEB.

Abou Djorreidj, dit Erraheb, c'est-à-dire le moine, est simplement cité par Ebn Abi Ossaïbiah dans la foule des petits médecins qui parurent aux confins de l'établissement de l'Islamisme. Razès mentionne un de ses livres. Abou Djorreidj est cité vingt-cinq fois dans Ebn Beithar, et il est une citation que l'on trouve à la fois dans Ebn Beithar et dans Razès, celle relative aux différentes espèces de Dend ou de Croton.

ABOU HILAL EL HOMSY.

Nous l'avons déjà vu comme traducteur. Il est cité plusieurs fois à propos du régime.

ABOUL HASSAN LE CHIRURGIEN.

Plusieurs médecins ont porté le nom d'Aboul Hassan. Parmi eux, il en est même un qui porte le nom de Chirurgien, et qui fut attaché en cette qualité à l'hôpital fondé par Adhad eddhoula ; mais il faudrait lui supposer une bien longue existence pour admettre qu'il ait déjà pu être cité par Razès. Celui dont il est ici question préconise l'iris contre les scrophules.

ABDALLAH DEN IAHYA.

Il écrivit un Kounnach cité plusieurs fois. On lit encore : Iahya ben Abdallah.

Nous pensons qu'il s'agit d'un médecin philosophe, dont nous avons déjà parlé, qui revendique ces deux noms, mais qui est beaucoup plus connu sous le nom de Sarakhsy. Parmi les écrits de Razès, il en est un à l'adresse d'Ahmed ben Thayeb essarakhsy, où il prend la défense de Galien. Ahmed ben Thayeb est cité notamment à propos de l'urine. La traduction latine a rendu son nom par : Laudatus filius Boni, traduisant au lieu de transcrire. On lit encore : Chemec filius Tayp. Nous parlons ailleurs de Sarakhsy.

EL BASRY.

Nous le trouvons cité comme auteur d'une compilation sur l'œil. Il nous est impossible de savoir s'il est identique avec Ebn Sirin el Basry qui écrivit sur l'interprétation des songes, ou bien avec Issa ben Massa, que nous trouvons quelquefois cité dans Ebn Beithar avec la qualification d'El Basry.

AÏOUB EL ABRACH.

Nous ne parlerons ici de ce médecin, dont nous avons déjà parlé à titre de traducteur, que pour signaler la forme étrange que revêt parfois son nom dans la traduction latine. C'est ainsi qu'on lit : Job Lentiginosus, ce qui est une traduction de l'arabe El Ahrach, et Job Pinzolicus, dont l'explication nous échappe.

Lucien Leclerc

EBN FARAS.

Il est cité à propos de la cataracte.

EL FARSY.

Le Kounnach ou Compendium d'Ebn Abi Khaled el Farsy est très souvent cité, soit isolément, soit avec le nom de l'auteur. Nous croyons que la traduction latine a tort de rendre ces mots : Kounnach el Farsy, par : un livre persan. Nous croyons que ce mot el Farsy doit toujours être considéré comme le nom de l'auteur. Ce nom d'El Farsy a même été quelquefois rendu par : Priscianus.

HAKIM BEN HONEIN.

Cet auteur est aussi quelquefois cité par Ebn Beithar. Nous ignorons si c'est un fils de l'illustre Honein.

Les historiens n'en parlent pas. La traduction latine rend quelquefois son nom par : Sapiens filius juheir ou joannis, etc.

HAMDAOUY.

Cet auteur est cité à propos de l'urine. Il y a aussi une autre citation sur le même sujet d'un Ebn Amraouy qui peut être identique avec le premier.

MOHAMMED DEN KHALED.

Il est cité comme auteur d'expériences médicales.

ISRAÏL.

Nous le trouvons cité comme médecin de Soleiman ben Abd el Malek et comme auteur d'une formule de pilules.

IOUSEF ETTELMID.

Il est cité comme auteur d'un Mémorial, et on trouve quelquefois dans la traduction latine son nom sous cette forme : Infusus discipulus.

TERMEDY.

Parmi ses quelques citations, nous relèverons celle d'une pommade contre la variole confluente. La traduction latine l'a quelquefois rendu par : Tamarindi.

ASLIMON ET MEISSOUSEN.

Nous avons réservé ces deux noms pour clore la liste des auteurs cités par Razès, afin d'appeler plus particulièrement sur eux l'attention. Du reste ils se distinguent des précédents sous un double rapport. Ils se sont plus spécialement occupés des maladies des femmes, le dernier surtout, et puis, vu l'importance de leurs citations, nous sommes étonné de n'avoir pu rencontrer autre part aucun renseignement sur leur compte. Quant à la lecture de leurs noms il y a bien quelques variantes, mais nous ne croyons pas qu'il soit possible de les établir autrement. Il est indifférent de lire Achlimon ou Achimoun au lieu d'Aslimon. Le dernier nom, Meissoussen, a bien quelques variantes fautives dans la traduction latine, mais le texte arabe a pris le soin, à plusieurs reprises, d'en régler la lecture sous la forme que nous avons adoptée: Meissoûsen. La traduction latine donne souvent Misus.

ASLIMON.

Aslimon ou Achlimon nous est donné comme auteur d'un Kounnach ou Compendium. Il est cité plusieurs fois à propos de la paralysie et du tétanos, Il conseille la thériaque dans l'épilepsie. Contre le cancer il prescrit les purgatifs, et dans l'éléphantiasis il conseille la saignée de 'la saphène.

Quant aux maladies des femmes, nous le voyons cité à propos de la surabondance du lait, à propos de l'œdème des pieds qui survient chez les femmes enceintes et chez les convalescents, etc. Il donne la recette d'une fumigation propre à faire reconnaître la grossesse, il conseille plusieurs moyens pour faciliter l'accouchement, entre autres l'aristoloche et les bains, il indique ce qu'il faut faire après la sortie de l'arrière-faix.

Pourrait-on voir dans Aslimon une altération de Philumenus, qui écrivit aussi sur les accouchements ?

MEISSOUSEN (MOSCHION).

Les citations de Meissousen portent exclusivement sur les organes génito-urinaires, particulièrement de la femme, et ce n'est sans doute qu'incidemment qu'il s'est occupé des calculs chez l'homme.

Il nous est donné comme auteur d'un livre sur les accouchements ou sur les femmes enceintes, el qouabel. Ce livre est quelquefois cité sans nom d'auteur, comme s'il était inutile de le qualifier davantage.

Les passages cités .sont généralement assez longs, et ils portent sur toutes les questions qui intéressent la femme en dehors ou à l'état de grossesse.

Nous citerons d'abord le traitement qu'il indique dans la défloration : un bain d'huile et de vin, puis des onguents et une canule pour empêcher les adhérences.

Il fixe les limites extrêmes des âges propres à la conception à 15 et à 40 ans.

Il indique les divers traitements emménagogues à employer suivant les divers tempéraments.

Nous citerons textuellement le passage suivant: le fœtus urine par le cordon. Si vous voulez vous en assurer, ne l'en levez pas au nouveau né, et tant qu'il restera, il s'en écoulera de l'urine. Si vous l'enlevez, l'urine reprendra son cours naturel vers la vessie.

Citons encore la métrorrhagie, les divers procédés et les divers médicaments à employer pour l'arrêter, l'inflammation de la matrice et les polypes utérins.

Il s'est aussi occupé des calculs. Il veut préalablement que l'on fasse usage des eaux thermales avant de recourir à l'opération. Les eaux thermales, dit-il, dissolvent les calculs. Là-dessus Razès fait observer que cette proposition est trop absolue. Il parle aussi d'une certaine pince pour l'extraction des calculs. Enfin, il prescrit les injections de lait dans les affections chroniques de la vessie.

Jusqu'à nouvel ordre nous croyons que l'on peut voir dans Meissoussen le nom altéré de Moschion.

Les Livres et Recueils.

Il y a dans le Haouy de nombreuses citations d'œuvres anonymes ou collectives dont nous devons parler.

Le Mokhtàr. Jusqu'à présent nous n'avons pu reconnaître la paternité de ce livre.

Le Mabàl. Nous en dirons autant de celui-ci, qui est plus fréquemment cité. Le titre pourrait faire croire qu'il s'agit du livre bien connu et si souvent commenté de Honein, les Questions. Mais nous ne pouvons nous y arrêter, attendu que nous trouvons citées les Questions sous leur titre naturel, Masaîl. Outre le nom de Mabal, le latin a donné à ce livre ceux de liber problematum, liber de problematibus, etc.

Les Questions naturelles d'Aristote, sont aussi connues sous le nom de Mabal.

Formulaires.

Outre les grand et petit formulaires, qui doivent être rapportés à Sabour ben Sahl, bien qu'ils ne soient pas toujours accompagnés de son nom, nous en trouvons aussi sous la forme de Formulaire moyen, et Formulaire ancien.

Oculistes.

Nous rencontrons plusieurs fois la collection des oculistes et le livre sur l'œil par demandes et par réponses. On trouve pareillement cités dans le Breviarium de Jean fils de Sérapion les Oculistes de Bagdad.

Expériences des hôpitaux.

Ce livre est souvent cité surtout pour les faits de chirurgie ; on trouve aussi bien souvent : les chirurgiens, nos collègues des hôpitaux. Enfin Razès cite beaucoup d'observations qui lui sont propres.

El Khouzy et el Faïk.

Voilà deux noms par lesquels nous terminerons, et nous avouerons humblement n'être pas fixé à leur égard. Faudrait-il voir dans le premier Mésué le père ? Nous inclinerions à voir dans le second Hippocrate, par la raison seule que Galien dans son commentaire sur les Septénaires, lui donne souvent cette qualification.

Nous avons relevé une cinquantaine de citations relatives à El Khouz dans la traduction latine du Continent, mais on en rencontre aussi ailleurs. Sérapion l'ancien nous en a donné 3, Sérapion le jeune 26, Mésué 8, Ebn el Beithàr 44, Avicenne 13 et le Tedkira de Soueïdy un assez g'and nombre.

Le fait de la citation d'El Khouz par Sérapion l'ancien nous reporte aux premiers temps de la médecine arabe, c'est-à-dire au commencement du IX' siècle de notre ère. C'est là ce qu'il y a de plus important et de plus positif. Les citations sont absolument sèches, et en dehors d'elles, nous ne trouvons aucun autre renseignement.

Le nom lui-même a des variantes. Le texte d'Ebn el Beithar et ce que nous avons parcouru de celui du Continent donnent presque toujours El Khouz, mais parfois El Khouzy. Cette dernière forme compte pour un tiers dans la traduction latine de Razès. Chez Avicenneon lit El Khouzy et El Kanzy, mais ici on ne sait pas si Ton a affaire à un qualificatif ou à un substantif. Chez Soueïdy on trouve toujours El Khouz. La traduction hébraïque des Simples de Sérapion donne toujours El Khouzy.[1] Les traductions latines des deux Sérapion et de Mesué donnent constamment El Kanzi, d'où l'on pourrait conclure qu'elles ont été faites sur l'hébreu.

Autre chose. La traduction latine de Razès présente quelquefois dixerunt au lieu de dixit El Khuz, et le texte arabe légitime cette traduction. On lit pareillement chez Ebn el Beithar, et cela assez souvent, qualet, au lieu de quai, ce qui concorde avec la traduction de Razès. Ce fait, la forme dominante El Khouz, l'absence d'indications caractéristiques d'un personnage sembleraient autoriser à voir dans El Khouz les doctrines de l'école de Djondisabour, située dans le Khouzistan.

Les citations portent partout sur la matière médicale. On voit apparaître quelques substances nouvelles, ainsi le Boull, Œgle marmelos; le Thabachir, concrétion du bambou, le Dioudar, le Guilandina bonduc, etc.

Traductions du Persan, du Chaldéen et de l'Indien.

Les Arabes ne s'adressèrent pas seulement à la littérature grecque, mais encore aux littératures de l'Orient. Si la moisson fut moins riche sur ce nouveau terrain, elle eut cependant son importance et mérite d'être signalée. Toutes les sciences profitèrent de ces emprunts, et particulièrement la médecine, les mathématiques et l'astronomie. Les relations rares jusqu'alors et peu connues de l'Orient avec l'Occident, prirent enfin de la consistance et, grâce aux Arabes, enrichirent le domaine de la science. L'Inde et la Perse fournirent un contingent considérable à la médecine, aux mathématiques et à l'astronomie, et la Chaldée livra de curieux documents sur l'histoire naturelle et l'agriculture des époques les plus reculées. Tous ces documents devaient bientôt passer des mains des Arabes aux nations de l'Occident qui, jusqu'alors, n'avaient guère connu de l'Orient que ses produits naturels.

Nous ignorons si les traductions du chaldéen furent provoquées ou spontanées.

---

[1] n° 1187 du fonds hébreu, méconnu par le catalogue.

Quant à celles du persan et de l'indien on ne saurait douter qu'elles n'aient été encouragées. Les Barmécides ne pouvaient oublier leur littérature nationale, et nous savons qu'Iahya ben Kbaled envoya des émissaires dans l'Inde pour étudier les produits du pays et son histoire.

Nous trouvons dans le Continent de Razès bien des citations d'ouvrages persans : rien ne nous force à admettre que Razès les ait lus dans la langue originale et les ait traduits en arabe pour leur donner place dans le Continent: il y a donc présomption qu'ils avaient passé en arabe.

TRADUCTIONS DU PERSAN.

Les notions scientifiques de la Perse lui vinrent de deux sources, l'Orient et l'Occident, l'Inde et la Grèce.

Nous n'avons pas à revenir sur la fondation de l'école de Djondisabour, sur la protection accordée à la science et aux savants grecs par Chosroës dit le Grand, sur les traductions qu'il fit opérer par Sergius, sur la connaissance qu'il avait lui-même de la philosophie grecque, au point qu'il possédait Aristote et que le Timée de Platon n'avait pas de secrets pour lui. Chosroës provoqua donc sous déplus petites proportions le travail entrepris plus tard par les Abbassides.[1]

Quant aux Indiens, nous rappellerons Bourzouih et son voyage dans l'Inde, d'où il rapporta le célèbre roman de Cailla et Dimna; nous dirons aussi que Chosroës avait à sa cour des médecins de divers pays parmi lesquels on cite un Indien.

La science persane, alors qu'elle attira les regards des Arabes manquait donc d'originalité, car rien ne nous fait voir que les greffes étrangères aient pris en Perse le merveilleux et prompt développement qu'elles prirent chez les Arabes.

---

[1] Voyez Agathias. Nous rappellerons tout h l'heure ces traductions en parlant d'Ebn el Mocaffa.

Puisant aux mêmes sources que les Persans et plus largement, les Arabes ne leur firent nécessairement que de faibles emprunts.

Nous avons bien les noms d'un certain nombre de traducteurs du persan en arabe, mais nous n'avons que des renseignements très bornés sur les ouvrages qu'ils firent passer d'une langue dans une autre.

Traducteurs.

ABDALLAH BEN MOCAFFA.

Le plus célèbre est Abdallah ben Mocaffa, qui vivait du temps d'El Mansour. Persan d'origine et de religion, il se convertit à l'Islamisme. On lit dans le Fihrist qu'anciennement les Persans avaient traduit des ouvrages de logique et de médecine, et que ces ouvrages furent traduits en arabe par Ebn el Mocaffa. Nous ignorons si ces traductions portèrent en partie sur les écrits qu'Ebn el Mocaffa fit passer du persan en arabe et qui sont : les Catégories d'Aristote, les Analytiques, l'Interprétation, l'Introduction ou Isagoge de Porphyre. On sait qu'il traduisit aussi Calila et Dimna. Il composa aussi des écrits qui ne rentrent pas dans notre sujet.

Ce qui nous paraît attester la traduction d'ouvrages de médecine du persan en arabe, c'est le grand nombre de mots persans, surtout de matière médicale, qui sont restés dans la langue arabe, les uns conservés intégralement, les autres légèrement modifiés. Nous ne croyons pas que la part prise par les Arabes au commerce des drogues venues de l'Orient puisse rendre suffisamment compte de ces faits.

Tels sont les autres noms de traducteurs donnés par le Fibrist.

Les fils de Noubakht, Moussa et Yousef, qui traduisaient pour Daoud ben Abdallah ben Hamid.

Ali ben Zeyad Ettemimy. Il traduisit de l'astronomie.
El Hassen ben Sahl.

Ahmed ben Iahya ben Djaber El Beladory.
Ben Salem el Kateb.
Ishaq ben Iézid. Il traduisit l'Ikhtiar Nameh.
Mohammed ben Eddjahem el Barmeky.
Hecliam ben Cassem.
Moussa ben Issa el Kourdy.
Dadouïh ben Chabrya d'Ispahan.
Mohammed ben Bahram ben Mathiar d'Ispahan.
Bahram ben Mordanchah.
Omar ben el Farhan.

Nous trouvons plusieurs fois cité chez les écrivains arabes un médecin de Herât, Ebn Hazardar el Haraouy.

Le Continent de Razès parle aussi quelquefois d'un compendium persan, ou d'un auteur persan, Kounnach elfarsy.

TRADUCTIONS DE l'INDIEN.

Ces traductions furent beaucoup plus importantes que celles du persan, aussi avons-nous cru devoir consacrer un article spécial à la médecine des Indiens, autant qu'elle se trouve représentée chez les Arabes.

Nous connaissons les noms de deux traducteurs de l'indien en arabe, Manka, médecin de Haroun Errachid, et Ebn Dehh an attaché à l'hôpital des Barmécides.

Les Indiens paraissent avoir fourni aux Arabes un continrent considérable de connaissances astronomiques. Le livre connu sous le nom de Send hend fut traduit dès l'année 773 par Mohammed ben Ibrahim el Fazary, et plus tard sous le règne de Mâmoun abrégé par Mohammed ben Moussa el Khouarezmy. On a prétendu que les Arabes devaient aux Indiens la connaissance de l'algèbre, opinion qui n'est pas celle de M. Sédillot.

Dans la notice de Kanka, le Kitab el hokama parle aussi de traités de musique et d'arithmétique qui seraient parvenus des Indiens aux

Arabes.

TRADCCTIONS DU CHALDÉEN.

Ebn Ouahchya traduisit du Nabathéen en arabe plusieurs ouvrages, parmi lesquels le célèbre traité d'Agriculture Nabathéene dont nous parlerons plus loin.

De la Médecine et des Médecins de l'Inde.

Après les Grecs, ce sont les Indiens qui apportèrent le plus fort contingent de connaissances médicales aux Arabes. On peut même dire que leur apport, après celui des Grecs, est le seul sur lequel nous ayons des renseignements étendus et précis.

La supériorité des Grecs n'empêcha pas les Arabes de s'adresser aux Indiens, et le cas qu'ils en firent est attesté par les nombreux emprunts consignés dans le Continent de Razès, dans Thabary, dans Ebn el Beithar, dans Sérapion, etc., mais surtout dans le Continent. Ces fragments réunis pourraient déjà nous donner une idée suffisante de la médecine indienne.

Les Arabes ne pouvaient rester étrangers à la médecine des Indiens. Dès la plus haute antiquité, bon nombre d'aromates et de médicaments arrivaient de l'Inde à l'Occident. Les Arabes comptaient parmi les agents de leur transport, et le bénéfice que leur rapportait ce commerce leur fit une réputation de richesse exagérée, en même temps qu'ils passèrent souvent pour producteurs tandis qu'ils n'étaient que courtiers.

On dit que Harets ben Kaladah poussa jusque dans l'Inde ses excursions.

Plus tard Iahya ben Khaled le Barmécide envoya dans l'Inde un émissaire chargé d'en étudier les médicaments. Ce fut peut être à la suite de cette mission que des médecins indiens vinrent se fixer à la cour de Bagdad.

Les relations entre les Arabes et les Indiens devaient bientôt devenir plus intimes et plus fréquentes à la faveur des événements politiques. Nous verrons plus tard Abourrihan el Birouny faire de l'Inde l'objet de ses explorations.

Quant à la médecine indienne, ses origines sont encore peu connues. Ce qui nous importe ici c'est de constater qu'avant l'éducation scientifique des Arabes, les Indiens possédaient sur la médecine de nombreux ouvrages que les Arabes ne crurent pas devoir négliger alors même qu'ils étaient en possession de ceux des Grecs.

Déjà quelques savants se sont occupés de la médecine indienne. On peut lire, dans les Analecta de Dietz, le dépouillement d'une centaine d'ouvrages de médecine dont l'ensemble accuse déjà une science constituée. Malheureusement l'époque de ces monuments est incertaine. Il est cependant permis de croire que la médecine des Indiens, aussi bien que leur littérature, remonte à une haute antiquité. Les traditions médicales, chez les Indiens aussi bien que chez les Grecs, se rattachent aux plus anciens souvenirs mythologiques.

En France les origines de la médecine indienne n'ont encore été étudiées que par MM. Briau et Liétard. Il nous a semblé que l'exhibition des fragments de médecine indienne que nous trouvons chez les Arabes pourrait être un utile complément à ces études. Ces fragments seront encore une date et auront ainsi leur utilité, car il paraît que les documents sanscrits ont pour cachet une absence complète de données chronologiques.

A côté des questions de fait, les origines de la médecine indienne soulèvent des questions de doctrines auxquelles les Arabes ont touché et que nous devons relater.

L'ancienneté de la médecine indienne, ses analogies avec la médecine grecque et certaines traditions autorisent à poser cette question: quelle est la plus ancienne de la science grecque ou de la science indienne, et l'une d'elles procède-t-elle de l'autre ?

Sans avoir la prétention de résoudre cette question, nous ne pouvons la passer sous silence. Les Arabes s'en étant déjà préoccupés, ce sera notre excuse de l'avoir posée.

A propos des origines de la médecine, Ebn Abi Ossaïbiah rapporte ce qui suit : « Abou Soleiman rapporte qu'il tient d'Ebn Ady que les Indiens possèdent des sciences sublimes touchant la philosophie et il pensait que la science avait été transmise par eux aux Grecs. »

Une anecdote curieuse nous a été conservée. Ibrahim hou Mahdy tomba eu léthargie. Le nestorien Djabril le crut mort. L'Indien Saleh ben Bahla le rappela à la vie par un sternutatoire, disent les uns, par l'implantation d'une aiguille sous l'ongle, disent les autres. Haroun Errachid était présent. Prince des Croyants, lui dit Djafar, Djabril suit la médecine des Grecs^ et Saleh celle des Indiens.

Un fait non moins curieux se lit dans l'ouvrage d'Abou Mansour Mouaffeq ben Ali, édité par M. Séligmann. La théorie des éléments se produit chez les Indiens aussi bien que chez les Grecs, avec de légères différences. Comparant les doctrines des uns avec celles des autres, Abou Mansour s'exprime ainsi : « L'humide et le sec procèdent du chaud et du froid. Or, comme l'effet ne saurait être supérieur à sa cause, les médecins grecs se trompent en admettant qu'un médicament peut être chaud au premier degré et sec au second. Les Indiens pensent autrement et je suis de leur avis. »

Si les Grecs eurent quelques notions sur la médecine des Indiens, ainsi que nous le voyons dans Strabon, les Indiens aussi connurent les Grecs, et nous verrons bientôt à l'article Sandjahal qu'un livre indien fut écrit sur les différences qui existent entre la médecine des Indiens et celle des Grecs.

Entre tous les médecins de l'Inde, il en est quatre que nous trouvons particulièrement cités par Razès, Ebn Beithar et Sérapion le jeune, et il est à remarquer que l'on en trouve rarement la trace ailleurs. Ce sont Sendahchar, Quolhoman, Charak et Athra.

Nous trouvons de plus chez Razès des citations fréquentes d'ouvrages anonymes. En dehors de ces citations, quelques autres noms nous ont été conservés par les historiens.

Nous commencerons par les premiers.

SENDAHCHAR.

Que ce nom soit celui d'un livre ou d'un homme, c'est ainsi que nous avons cru devoir le lire d'après l'ensemble des documents que nous avons eus à notre disposition. Dietz et Wüstenfeld ont adopté la lecture Sendhichàn, d'après Ebn Abi Ossaïbiah seulement.

Razès lui fait de fréquents emprunts. Nous en citerons quelques-uns.

L'aloës est l'évacuant de l'atrabile.

La preuve d'un vomissement salutaire est quand il se termine par une émission de bile.

Les vomitifs sont avantageux dans l'incontinence d'urine.

Contre les angines, administrer l'eau chaude et contre le hoquet l'eau salée.

Les vers intestinaux sont annoncés par des accès de fièvres erratiques, de la pâleur, des palpitations et quelquefois de la céphalalgie.

L'usage du coco est salutaire dans les affections de la vessie.

Dans Ebn Beithar on trouve cités le Riz, le Lycium, le Mungo, la Banane, l'Acore, etc.

CHARAK.

C'est l'auteur indien le plus fréquemment cité par Razès. Nous reproduirons quelques citations.

Si les aliments se digèrent mal, si l'estomac est lourd, sachez qu'il y a là un afflux de pituite : faites vomir avec une décoction de noix vomique, de moutarde et de poivre long.

Contre le tic facial, employer les sternutatoires.

Contre le hoquet, faire des affusions froides sur l'estomac.

Contre les calculs, administrer une préparation composée de graines de melon, de carthame, de safran et de lithospermon.

Charak donne le mode de préparation du suc de Lycium.

Il dit la noix métel tonique à la dose d'un mitsqual ; et la traduction latine s'est trompée en rendant par hermodactyle.

Le nom de Charak est parfois écrit de manière à pouvoir se lire Susrud, mais dans la majorité des cas son nom est parfaitement lisible.

Dietz a mentionné dans ses Analecta plusieurs ouvrages de Charaka. Il cite entre autres un livre intitulé: Charaka sanhita, qui n'a pas moins de 480 feuilles, et qui contiendrait l'œuvre entière dé Charaka.[1]

Nous pensons qu'il faut distinguer Charak de Chanak, dont nous parlerons tout à l'heure.

QUOLHOMAN.

C'est après Charak, l'indien le plus fréquemment cité par nos auteurs arabes. Nous avons en vain cherché le nom de Quolhoman dans les Analecta de Dietz.

Il conseille l'ammi comme digestif, et le doronic comme carminatif.

Dans l'hydropisie il donne l'urine de chameau et l'emblic.

Pour accélérer l'accouchement il prescrit des fumigations avec le Costus.

---

1 Ebn Beithar ne donne que trois citations de Charak, A propos de l'emblic, Charak l'appelle le roi des médicaments.

Ebn Beithar le cite à propos du Guilandina bonducella, du Basilic, du Costus, du Musc, de la Banane.

ATHRA.

C'est l'auteur le plus rarement cité.

Il conseille l'usage du lait dans la dysurie.

Il décrit la manière dont il faut s'y prendre pour administrer les lavements.

Nous pensons que cet auteur, qui est généralement cité avec l'épithète d'Indien, n'est pas différent de l'Athreyas, dont nous lisons la merveilleuse histoire dans les Analecta de Dietz. Athreyas aurait reçu d'Indra lui-même l'Ayurveda, ou la science de la vie, puis il aurait institué des écoles et formé des élèves qui recueillirent ses leçons. Elles furent rédigées par Charaka, lequel vivait à l'époque où Vichnou existait sous la forme de poisson.

Ces récits fabuleux attestent au moins la haute antiquité de la médecine chez les Indiens, et rappellent l'Apollon et l'Esculape des Grecs.

Nous mentionnerons aussi quelques emprunts faits à des ouvrages anonymes.

A propos du Cadi (Pandanus odoratissimus) nous trouvons cité un livre des noms indiens, sans doute des noms techniques particuliers à la médecine. On sait, d'après Razès, que le Cadi était, chez les Indiens, le spécifique réputé infaillible de la variole.

Contre le hoquet nous voyons recommandées les onctions sur l'épigastre avec le Castoreum.

Contre l'hémorragie on applique la poudre d'os de sèche.

Contre les calculs administrer la myrrhe.

Contre la diarrhée, chez les enfants, donner de la présure de lièvre : à ceux qui pissent au lit donner de l'extrait de feuilles de cyprès.

Pour compléter nos renseignements sur la médecine des Indiens nous allons maintenant céder la parole à Ebn Abi Ossaïbiah.

KATKA ou KANKA.

Il compte au premier rang parmi les plus anciens et les plus éminents médecins de l'Inde. Il connaissait la médecine et les médicaments tant indigènes qu'exotiques. C'était un des hommes qui connaissaient le mieux l'univers, la disposition des sphères et les mouvements des astres. Abou Machar le dit un des plus grands astronomes de l'Inde. Tels sont ses écrits : Le Nemouzar, traité sur les âges; le Secret des naissances ; le grand et le petit Livre des conjonctions ; Compendium de médecine; Livre du jugement; Livre des origines du monde. — (On trouve aussi dans le Kitab el hokama une notice sur Kanka, reproduite par M. Sédillot.)

SANJAHAL.

Ce fut un des médecins de l'Inde les plus savants et les plus habiles) et en même temps un grand astronome. Il a écrit un grand livre sur les naissances. Quelques-uns prétendent que le nom de Sandjahal est un nom collectif qui représenterait différents auteurs ayant écrit sur la médecine et sur d'autres sujets, tels que Bakhar, Daker, Djablai, Raliak, Ankar, Andi, Sakah, Djari. C'étaient des savants qui cultivaient en même temps la philosophie, la médecine et l'astronomie. Les Indiens recueillirent leurs écrits et on en a traduit beaucoup en arabe. C'est ainsi que j'ai trouvé dans le Haouy de Razès et dans d'autres ouvrages, des emprunts faits aux auteurs indiens, notamment au livre de Chirak (Charak), qui fut traduit du persan en arabe par Abdallah ben Ali, après avoir été traduit de l'indien. J'en ai trouvé d'autres faits au livre de Susrud, qui traite des maladies et de leurs remèdes, livre qui fut traduit par ordre d'Iahya ben Khaled.[1]

---

1 D'après le Fihrist, Manka fut l'auteur de cette traduction.

Parmi les œuvres de Sandjahal sont: Le livre de l'Idan ou Nidan, qui expose les caractères de 404 maladies sans indication de traitement; le livre de Sendhichan et son commentaire; le livre du pronostic?; le livre des divergences entre les médecins de l'Inde et ceux de la Grèce, sur la chaleur et le froid, les propriétés des médicaments et les saisons de l'année; un commentaire sur les médicaments les plus usités ; le livre du traitement des femmes enceintes suivant les Indiens ; le livre de Roussa l'Indienne sur les maladies des femmes; le livre du sucre suivant les Indiens; le livre de Ray l'Indien, sur les serpents et leurs venins ; le livre du diagnostic des maladies par Abou Kahil ; le livre de Noufassal, comprenant cent maladies avec leurs remèdes.

CHANAK.

C'était un médecin habile et expérimenté. Il entendait également les sciences et la philosophie et avait du renom comme astronome. Les grâces de sa parole le faisaient rechercher par les souverains de l'Inde. Il composa plusieurs ouvrages: Traité des poisons en cinq parties, traduit de l'indien en persan par Manka, sous la direction d'Abou Hatsem pour Iahya ben Kbaled le Barmécide, et plus tard pour Màmoun sous la direction d'Abbas ben Saïd eddjouhary, qui fut chargé de le lire au Khalife (traduction mentionnée aussi par Hadji Khalfa) ; le livre de l'art vétérinaire (traduction citée aussi par Hadji Kbalfa) ; traité d'astronomie ; le choix des perles, ouvrage composé pour un roi de l'Inde.

DJOUDER.

Il occupait une place distinguée parmi les savants et les médecins indiens. Il excellait non-seulement dans la médecine, mais aussi dans la connaissance des ouvragées de philosophie. Il composa un livre sur les naissances, qui fut traduit en arabe.
Tel est le récit d'Ebn Abi Ossaïbiah.

On trouve de plus dans le Fihrist la mention de deux traductions opérées par Ebn Dehhan, d'ouvrages dont les titres ne nous apprennent rien sur leur contenu.

Nous en finirons avec les médecins indiens par la notice de deux médecins contemporains de l'époque des traductions et qui contribuèrent chacun de son côté à propager la médecine indienne chez les Arabes.

SALEH BEN BAHLA.

Il était venu de l'Inde, versé dans la médecine de son pays, et passait pour habile dans le pronostic. Il vivait dans l'Irak à l'époque de Haroun Errachid, et ce qui le mit en réputation ce fut la cure d'Ibrahim, oncle du Khalife. Ibrahim était tombé dans une léthargie telle qu'on le croyait mort. Saleh fut aussi appelé en consultation. Ayant fait pénétrer une aiguille sous l'ongle d'un doigt de la main gauche, Ibrahim retira aussitôt la main. Crois-tu, Prince des Croyants, dit Saleh à Haroun qui était présent, qu'un mort sente ainsi? Ibrahim sortit aussitôt de sa léthargie, disant avoir rêvé qu'un chien lui mordait le doigt. Ce fait a été raconté autrement et on a dit que le moyen employé par Saleh était un sternutatoire.

MANKA.

Nous avons déjà cité son nom parmi les traducteurs de l'indien, et nous avons cité notamment sa traduction du livre des poisons de Chanak et le livre de Susroud.

Nous ajouterons qu'il fut aussi attaché comme médecin à la personne du Khalife Haroun Errachid. Il travaillait aussi pour Ishaq ben Soleiman, auquel il dédia une synonymie des médicaments indiens.

A propos de la médecine indienne et comme complément de l'histoire des sciences au IXe siècle, nous rappellerons ici que les Arabes firent d'autres emprunts à la science indienne. Non-seulement ils lui empruntèrent un système de numération, mais c'est encore une question débattue de nos jours de savoir jusqu'à quel point ils leur sont redevables de leurs connaissances en algèbre, qu'ils tinrent d'autre part des Grecs, ce qu'atteste la traduction de Diophante et les traditions arabes. Nous ne pouvons nous engager dans une discussion où les spécialistes ne s'accordent pas, mais nous rappellerons que

Wallis, cité par Montucla, fait observer que les Arabes ont adopté dans leurs dénominations des puissances un système différent de celui de Diophante, opinion réfutée par M. Sédillot, Matériaux, etc., 369.

On peut aussi consulter les travaux récents de Wœpcke publiés dans le Journal asiatique.

Troisième Partie. — LES DERNIERS MÉDECINS.

Nous entendons par là ceux qui, généralement, ne précédèrent pas le mouvement des traductions, ou n'y prirent qu'une faible part.

I. — Médecins de premier ordre.
LES THABARY.

Thabary le père ou Rabban Etthabary.

Sahl, Israélite, né dans le Thabaristan, en reçut le surnom de Thabary. Ses mérites lui valurent aussi, dit son fils, le surnom de Rabban, ce qui veut dire : notre excellent, notre maître. Les noms de Rabb, Rabban ou Rabbin, dit le Kitab el hokama, se donnent à ceux qui excellent dans la jurisprudence des juifs. Il est généralement connu sous le nom de Rabban Etthabary, que l'on écrit aussi vicieusement Zein Etthabary. Il se forma dans la pratique de la médecine, dit encore son fils, d'après l'exemple de ses ancêtres. Après avoir habité le Thabaristan, il vint dans l'Iraq et se fixa à Sorrmenra.

Rabban Etthabary s'occupa non-seulement de médecine, mais encore de mathématiques, d'astronomie et de philosophie. De plus il fit des traductions.

Abou Machar, vulgairement Albumasar, dit qu'il a vu dans la traduction de l'Almageste, faite par Rabban Etthabary, un passage sur la réflexion des rayons lumineux, que l'on ne rencontre pas dans les traductions d'El Kendy, de Tsabet ben Corra et de Honein. Ceci indique une traduction en arabe et probablement d'après le syriaque, qu'il lui était plus facile de savoir que le grec. C'est là tout ce que nous avons des traductions de Thabary. Nous ignorons d'après quelles autorités Wüstenfeld a pu dire que ces traductions étaient faites d'après l'hébreu, et Carmoly qu'il traduisit une foule d'ouvrages. Rien ne nous autorise à admettre qu'il y eut alors des ouvrages de médecine en hébreu, malgré que nous ayons déjà constaté l'existence de quelques médecins juifs.

On rencontre dans le Continent de Razès des citations de Thabary, sous des formes diverses, mais il est assez difficile de dire ce qui peut appartenir au père et ce qui appartient au fils. Si l'on nous parle des traductions de Thabary le père, on ne nous donne le titre d'aucun livre qu'il aurait pu écrire. On rencontre aussi, dans les Simples d'Ebn el Beithar, environ soixante-dix citations, qui pourraient être de Thabary le fils.

ALI BEN RABBAN ETTHABARY.

Aboul Hassan Ali fils de Rabban Ettliabary naquit dans le Thabaristan, où il fit ses études et exerça la médecine. Une guerre l'en fit sortir et il vint se fixer à Rey. Là, il eut l'honneur de former un éminent élève dans la personne de Razès. Il compta aussi parmi ses disciples Ebn el Ain Zerby. Plus tard il vint se fixer à Sorrmenrn, où il commença le Firdous el hikma, qu'il acheva la troisième année du règne de Moutaouakkel, c'est-à-dire en l'année 850.

Il avait d'abord été secrétaire de Maziar ben Khacan. S'étant converti à l'islamisme, le Khalife Motassem le prit en considération et l'admit dans son intimité. C'est la première des conversions du judaïsme à l'islamisme que nous ayons à constater : nous en verrons bien d'autres. Il arrive quelque fois que les historiens ajoutent à propos de ces conversions: et ce fut une conversion solide. On ne nous dit rien de celle de Thabary le jeune.

Ali ben Rabban a laissé plusieurs écrits dont telle est la nomenclature :

Le Paradis de sagesse, Ferdous el hikma, traité de médecine.
Les avantages du don.

Lucien Leclerc

Le cadeau des rois.
Des pandectes.
De l'emploi des aliments, des boissons et des médicaments.
De la conservation de la santé. C'est sans doute par inadvertance que Wüstenfeld traduit: Liber de custodia veri. Nous parlerons tout à l'heure de ce livre.
Livre des charmes.
Livre des ventouses.
De la classification des médicaments.
Le Paradis de sagesse existe au musée britannique sous le n° 445. Le catalogue donne longuement le contenu du livre, qui se divise ou sept parties. Nous allons en donner un aperçu.

I. Cette partie traite des éléments, de leurs transformations, de l'existence, de la corruption, etc., en un mot, des généralités de la science. A propos des éléments, nous trouvons un paragraphe traitant ce sujet: Réponse à ceux qui prétendent qu'il y a cinq éléments. Ceci ne doit pas nous étonner. Thabary était versé dans la médecine indienne, et l'on sait que les Indiens admettaient un cinquième élément.

II. De la génération, des tempéraments, des organes, de l'esprit, des passions, de l'hygiène, etc.

III. Des aliments.

IV. Pathologie et thérapeutique générales et particulières.

V. Des propriétés des corps, des couleurs, de la fusion, de la combustion, de la putréfaction, de la végétation.

VI. Propriétés des fruits, des légumes, des chairs, du laitage, des condiments, des odeurs, des simples, des animaux, des médicaments composés.

VII. Des pays, des eaux, des vents ; de la certitude de la médecine ; des astres ; de la science médicale ; du régime à l'état de santé ; des causes des maladies, etc.

Nous trouvons au début de l'ouvrage quelques renseignements sur Thabary le père.

Il existe à la Bibliothèque Bodléienne, sous le n° 578, un ouvrage dont le titre annonce le contenu : De sanitate tuenda ac conservanda tractatus ex Indorum et Grœcorum scriptis concinnatus, ubi potissimum de potu cibisque sanis disseritur. L'auteur est le Reys Abou Ali ben Rayan (qu'il faut rétablir ben Rabban). Ce livre est évidemment celui que nous avons rencontré au début de l'index bibliographique et sur lequel Wüstenfeld s'est mépris (page 159).

Thabary paraît d'après les citations du Continent de Razès, avoir été versé dans la connaissance de la médecine indienne, et l'on trouve quelquefois cette citation : Thabary d'après les Indiens. On trouve aussi dans le Continent, et ici nous parlerons d'après l'original arabe, les citations formelles d'Ali ben Rabban, ce qui le distingue de son père. On trouve cité Thabary, dans la certitude de la médecine.

SARAKHSY.

Aboul Abbas Ahmed ben Thayeb Essarakhsy fut un disciple d'El Kendy. Profondément versé dans les sciences antiques et dans celles des Arabes, disert et bon écrivain, il avait, dit le Fihrist, et après lui ses copistes, plus de science que de jugement. D'abord précepteur de Motadhed, il devint son commensal et son intime. Le Khalife le consultait sur les affaires de l'Etat. Lui ayant un jour confié un secret intéressant des tiers, Sarakhsy le divulgua, et le Khalife le sacrifia à la vengeance de ses ennemis.

Saraksy a laissé de nombreux écrits qui attestent la variété et l'étendue de ses connaissances. Nous en donnerons la liste intégrale comme un indice de l'état où était arrivée la culture intellectuelle, même chez les écrivains de second ordre. Motadhed régnait de 892 à 902. Sarakhsy vécut donc toute la seconde moitié du neuvième siècle et sa vie se prolongea, comme nous l'apprenons, par un ses livres, de soixante à soixante-dix ans.[1]

---

1 D'Herbelot donne pour la date de sa mort les années 276, 286 et 288

Abrégé de l'Isagoge de Porphyre.
Extrait des catégories d'Aristote.
— de l'interprétation.
— des analytiques. Livre de l'âme.
Des sophistications et du commerce, grand et petit traité.
On lit autrement dans le Fihrist édité par Fluegel.
Récréations des esprits.
Livre de jeux et d'amusements, dédié au Khalife. L'auteur avait soixante et un ans quand il composa cet ouvrage.
Grand et petit traité de politique.
Introduction à l'étude des astres.
Grand et petit traité de musique.
Des routes et des royaumes. (C'était un traité de géographie dans le genre de celui de Khordadbeh, qui porte le même titre.)
De l'arithmétique et de l'algèbre.
Introduction à l'art médical, où il combat Honein.
Livre de questions.
De l'excellence et des annales de Bagdad.
De la coction ou des préparations par coction, à Motadhed.
Provision du voyageur et service des rois.
Livre des sociétés ou associations.
Réponse à Tsabet ben Corra.
De la lèpre et du vilitigo.
De l'utilité des montagnes.
Histoire de la secte des sabéens.
Que les choses créées ne possèdent par elles-mêmes ni le mouvement ni le repos.
De la nature du sommeil et des songes.
De l'intellect.
Du précepte de Pythagore (vers dorés).
Propos de Socrate.
De l'amour.
Du froid des jours dits El adjouz (fin de l'hiver).
Des étoiles nébuleuses '{
De la divination.
Du jeu des échecs.
De l'éducation de l'âme, à Motadhed.
De la différence du nahou des Arabes et de la logique.

Des fondements de la philosophie.
Des phénomènes atmosphériques.
Réponse à Galien.
Réponse à Ebn Maouih.
De la coloration des cheveux.
Que les parties se divisent à l'infini.
Des caractères de l'âme.
De la vie de l'homme.
Sur la dialectique, suivant la doctrine d'Aristote.

On lit dans les Mines d'or de Maçoudy : " Ahmed ben Thayeb, l'ami d'El Motadhed Billah, composa pour ce prince un ouvrage sur le même sujet, et qui traite de l'histoire du monde : il y est presque toujours en contradiction avec Khordadbeh, aussi je serais porté à croire que ce livre lui a été faussement attribué, car sa science était bien supérieure à une pareille œuvre. » Traduction de MM. Barbier de Meynard et Pavet de Courteille, II, 72.

On lit dans Kazouiny {II. 201. Wust.), un mot de Sarakhsy, qui accuse un grossier disciple d'Epicure.

ISSA BEN MASSA.

Nous avons peu de renseignements sur ce médecin. Ebn Abi Ossaïbiah lui donnant une place entre les Mésué et Honein, nous devons croire qu'il fut leur contemporain.[1]

Ebn Beithar nous fournit quelques indications. Il le cite quelquefois sous la forme d'Issa el Basry et d'Ebn Massa el Basry. Nous devons en conclure qu'il naquit à Bassora.

Nous apprenons de plus qu'il exerçait la médecine à l'hôpital de Merou. Ainsi, à propos du Peganum harmala, nous trouvons cette citation : Pour notre part, à l'hôpital de Merou, nous l'administrons pour évacuer l'atrabile et la pituite. Il est excellent contre l'épilepsie. A

---

1 Nous lisons d'autre part, dans la vie d'Ibrahim ben Aioub el Abrach, une anecdote du temps de Motaouakkel, relative à Ibrahim, et rapportée d'après le récit d'Issa ben Massa qui en fut le témoin.

l'article Nymphœa, nous lisons : Il en existe à Merou une espèce qui a de la chaleur, de la pénétration et de la subtilité. Nous remployons quand nous voulons provoquer la chaleur dans les affections froides, et nous nous en sommes bien trouvé. Il cite encore une espèce de melon particulière à Merou.

Les citations d'Ebn Massa dans Ebn Beithar sont généralement courtes, et ont trait aux médicaments aussi bien qu'aux aliments. Un seul article est étendu, celui relatif au miel.

Le Kitab el hokama et Ebn Abi Ossaïbiah s'accordent à nous donner Ebn Massa comme un des bons médecins de son temps et un excellent praticien.

Tels sont les ouvrages qu'ils lui attribuent :
Des propriétés des aliments.
A qui n'a pas de médecin présent.
Questions sur la génération. Cet opuscule de huit feuilles, que nous avons vu à l'Escurial, est plus théorique que pratique.
Des causes pour lesquelles on ne médicamente pas les femmes enceintes.
Du lever des astres.
De la saignée et des scarifications.
De l'emploi des bains.
On trouve de plus cité dans le Continent de Razès le livre du Régime. Il est encore question d'Issa ben Massa dans le Fihrist.qui ne mentionne que les deux premiers ouvrages.

ALI BEN MOUSSA ERRIDHA.

Bien que cet homme ait peu marqué dans l'histoire de la médecine, nous ne pouvons le passer sous silence, tant à cause de son importance politique, que par la preuve qu'il nous donne de la considération qui s'attachait alors à l'étude de la médecine.

Ali était le huitième Imam, et nous avons déjà vu par l'exemple d'un de ses aïeux, Djafar Essadiq, que l'étude de la science était héréditaire dans sa famille.

Il composa et dédia au Khalife El Mâmoan le Livre doré de la médecine, mentionné par Hadji Khalfa sous le n° 6220, et dont la Bibliothèque de Florence possède encore un exemplaire. Il écrivit aussi sur la médecine du Prophète.

Ali était né en 770 de notre ère. On sait que les Alides, écartés du trône, avaient conservé la souveraineté morale et religieuse et comptaient de nombreux et dévoués partisans. Màmoun vit dans ce fait un péril pour l'empire, et crut pouvoir le conjurer en associant Ali ben Moussa au trône. En l'année 810 il le déclara solennellement son successeur. Cependant les Abbassides étaient par trop nombreux. On se révolta et Bagdad élut pour autre Khalife son oncle Ibrahim.

Màmoun et Ali marchèrent contre les rebelles. Mais, à tous, Ali mourut subitement, les uns disent d'une indigestion de raisin, les autres de poison, l'accident ayant trop bien servi la cause des Abbassides.

Ali n'en fut pas moins un objet de vénération. Enterré près de Tous, son tombeau devint un centre de population qui prit dès lors le nom de Mechhed Ali, ou simplement de Mechhed, c'est-à-dire lieu du martyre d'Ali, nom qu'il a conservé, et qui a fait oublier l'ancien ; ce fut dès lors un lieu de pèlerinage plus vénéré même que celui de la Mekke.

Ali mourut en 818. Le surnom d'Erridha, l'agréé, lui fut donné lors de son accession ou trône.

ABOU HANIFA EDDINOURY.

Abou Hanifa Ahmed ben Daoud fut surnommé Eddinoury du nom de sa patrie Dinaouer, localité de l'Iraq persique.

Jusqu'à présent c'est le plus éminent botaniste de l'Orient et nous sommes étonné que l'historien de la médecine l'ait oublié.

Nous savons très peu de chose sur son compte, malgré la considération qui s'attache à son nom. Aboulféda, qui l'appelle l'Auteur du Livre des Plantes, fixe la date de sa mort à l'année 282 de l'hégire, ou 895 de notre ère. Hadji Khalfa, outre cette date, donne celle de 290 et il a été suivi par D'Herbelot et Casiri.

Nous trouvons quelques lignes sur son compte dans un Manuscrit de la Bibliothèque de Paris, n° 1022, supplément arabe. Ce manuscrit est un commentaire de l'Ardjouza d'Avicenne, et l'auteur complète son œuvre par une courte notice sur chacun des auteurs cités. Abou Hanifa, qu'il appelle aussi Abou Abdallah ben Ali el Achchâb, ou l'herboriste, tiendrait le premier rang dans la connaissance des plantes et les propriétés des médicaments. Il aurait constamment voyagé pour connaître leurs lieux de naissance et leurs noms. La date de sa mort est indéchiffrable.

Hadji Khalfa lui attribue des traités sur la logique, les successions, l'algèbre, l'astronomie, un traité de la substance de l'univers, et enfin le Traité des Plantes qui nous intéresse particulièrement. Casiri lui rapporte aussi un traité d'agriculture et d'art vétérinaire que M. de Sacy croit identique avec le Traité des plantes, ce qui est douteux.

C'est dans Ebn Beithar que nous pouvons apprécier le mérite d'Abou Hanifa. Nous y trouvons cent vingt citations.

Il est également cité dans Sérapion le jeune. S'il manque dans le Continent de Razès, cela tient sans doute à ce qu'il fut, ainsi que nous allons le voir, plus botaniste encore que médecin. Il est quelquefois cité par Ebn el Aouâm.

Dans Ebn Beithar, tous les chapitres commencent par la description des plantes: et c'est toujours en tête que figure Abou Hanifa. Nous ne l'avons pas rencontré dans la partie thérapeutique proprement dite. Quelquefois il figure seul.]

Parmi ses citations, il en est une cinquantaine concernant des plantes nouvelles, inconnues des anciens, avec lesquels on ne lui reconnaît pas d'attaches apparentes.

Livre II

Ses articles portent le cachet de l'observation directe. Il a surtout observé dans l'Oman. Il a pris aussi des informations notamment à Sorra. Parmi ses articles originaux nous citerons ceux relatifs à l'Arak, au Bétel, au Tamarin, au Séné, au Cadi, au Mahaleb, au Bananier, au Coco, à l'Ouars (Memecylon tinctorium), etc. Il est à remarquer qu'il ne parle jamais que de plantes, et que son nom ne se rattache à aucun médicament des autres règnes. Il se préoccupe des synonymies, et il en donne souvent surtout tirées du persan.

Parfois il est cité sous le nom d'Ahmed ben Daoud, ainsi aux articles Zerneb, Ouchar (Asclépiade), etc.

D'après ce que nous avons dit d'Abou Hanifa, il semblerait qu'il y eût déjà en Orient un certain mouvement scientifique spontané, indépendant et antérieur à celui récemment provoqué par les Grecs, issu peut-être de Djondisabour. On le croirait d'autant plus volontiers que l'on voit aussi Abou Hanifa citer à quatre reprises un de ses devanciers, un botaniste du nom d'Abou Zeyad, une fois écrit Ebn Zeyad. Ce personnage serait peut être identique avec un certain Abou Abdallah Mohammed ben Zeyad ben el Arabi, cité par Hadji Khalfa comme un polygraphe, et quelquefois aussi par Ebn Beithar. Nous trouvons une fois dans Abou Hanifa la qualification d'El Araby. Dans Ebn Beithar les citations ont plutôt trait à des questions de synonymie qu'à des descriptions, ce qui convient bien à un polygraphe.

Quoi qu'il en soit, nous relèverons un mot d'Abou Hanifa, à propos du mélilot. Il dit l'avoir vu dans l'Irak, où les Nabathéens lui donnaient le nom de Handaqouqua. Le nom de Nabathéens s'était donc encore conservé.

Relevons aussi un autre fait relatif au fameux Perséa, dont les Arabes ont fait le Lehakh. Abou Hanifa dit avoir appris d'un homme sûr qu'aux environs d'Encina, dans le Saïd, il en existait encore quelques échantillons.

Abou Naïm Ali ben Hassan Basry, suivant Hadji Khalfa, releva les fautes du livre d'Abou Hanifa, et le célèbre Abdellatif en rédigea un abrégé.

Abou Hanifa cultiva aussi l'astronomie et à ce sujet on trouve de curieux détails dans un travail de M. Oaussin, Notices et extraits, tome XII.

En 335 de l'hégire on montrait à Dinaouer la maison sur laquelle on l'avait vu observer les astres. Il laissa un écrit sur les constellations.

2e Quelques Médecins de second ordre.

Parmi les médecins dont les noms nous ont été conservés, il en est quelques-uns qui n'ont pas de valeur scientifique, mais auxquels se rattachent certains faits à divers titres intéressants. Nous avons cru devoir leur consacrer une notice sommaire.

D.JABRIL ou GABRIEL, OCULISTE DE MAMOUX.

Rien ne prouve que Djabril appartenait à la famille des Bakhtichou. C'était l'oculiste de Mâmoun qui l'aimait k cause de la légèreté de sa main, et lui faisait une solde de mille drachmes par mois. Djabril pénétrait le premier chaque matin auprès du Khalife et prenait soin de ses yeux. Son indiscrétion lui valut une disgrâce. Comme on lui demandait un jour ce que faisait Mâmoun, il répondit qu'il dormait. Le Khalife en fut piqué et lui dit qu'il l'avait pris comme oculiste et non comme nouvelliste. La pension de Djabril fut réduite à cinquante écus.

MOUSSA BEN ISRAIL, DE KOUFA.

C'était, dit-on, un médecin de valeur moyenne, mais versé dans la littérature et l'astronomie. Il fut attaché au service d'Ibrahim ben el Mahdy. Né en 129 de l'hégire, il mourut en 222 (826 de l'ère chrétienne).

IBRAHIM BEX FEZZAROUN.

Il accompagna dans l'Inde, en qualité de médecin, Gassan ben

Abad. Il fit là quelques observations d'histoire naturelle et recueillit des savants de l'Inde une étrange tradition qui prouve tout au moins que l'on croyait alors la mer des Indes fermée. D'après cette tradition le fleuve indien et le Nil auraient une source commune, de laquelle chacun d'eux s'échapperait, l'un pour arroser l'Inde, et l'autre pour arroser le pays des Noirs et se jeter dans la mer de Roum. (Méditerranée).

GALEB, MÉDECIN DE MOTHADED.

Galeb mourut en accompagnant à Amide le Khalife Mothaded. Il eut un fils du nom de Saïd, qui lui succéda dans la confiance du Khalife.

IEZID BEN IOUHANNA BEN KHALED.

Il nous est donné comme un médecin savant et un excellent praticien. 11 fut attaché à la personne du Khalife el Màmoun, Une cure l'avait déjà recommandé à l'attention de Haroun Errachid. Il fut aussi en relations avec Ibrahim ben Malidy.

ABDOUS BEN IEZID.

Abdous paraît être le fils du précédent. On nous cite de lui la cure d'une violente colique par l'administration de cerfeuil, de fenouil, d'huile de ricin et d'hiera piera.

Il paraît avoir joui d'une certaine considération, attendu qu'un ouvrage de sa composition, intitulé Mémorial de thérapeutique, est fréquemment cité dans le Continent de Razès. Le Kitab el hokama le donne comme habile dans le diagnostic.

IBRAHIM BEN AÏODB EL ABRACH.

C'est le fils du traducteur. Ayant traité avec succès Ismaïl, frère du Khalife Mouattaz, Quabidja mère du prince lui fit parvenir un cadeau de dix mille drachmes (une badra, somme réduite par d'autres à sept mille drachmes). Moutaouakkel en fit parvenir autant, et sa mère crut devoir faire un nouvel envoi. L'émulation se prolongea au point d'aboutir à seize badra. Quabidja crut alors devoir en finir. Si tu avais continué, dit Moutaouakkel, je continuais aussi. Ibrahim devint le médecin de Mouattaz.

ABOU IAHYA EL MEROUAZY.

C'était tin Syrien, savant dans la dialectique et pratiquant avec éclat la médecine à Bagdad. Il eut pour élève Abou Bachar Mattaï.

IOUSEF ESSAHIR.

On lui donne aussi le nom de Iousef el Qass, c'est-à-dire Joseph le prêtre. C'était un chrétien prêtre et médecin.

Quant au nom de Sahir il signifie le veilleur, et ce nom lui fut donné parce qu'il passait la majeure partie de la nuit à travailler. On dit aussi que la cause de son insomnie était un cancer de la tête, et qu'en examinant ses écrits on y découvre qu'il devait être affecté de cette maladie.

Il vivait du temps du Khalife el Moctafy et composa des Pandectes ou Kounnach assez fréquemment citées dans le Continent de Razès. On lit parfois dans la traduction latine du Haouy: Esseher id est vigilans, sive vigilator.

EBN EL KORNIB.

Abou Ahmed el Hossein ben Ishaq ben Ibrahim el Kateb, surnommé Ebn El Kornib, philosophe naturaliste, était très versé dans les sciences naturelles des anciens. Il écrivit une réponse à Tsabet ben Corra sur les repos qui existent entre les battements des artères, et un traité des genres et des espèces.

ISSA BEN ALI.

Wüstenfeld a confondu ce médecin avec le célèbre oculiste arabe. Nous croyons devoir les distinguer.

Voici d'abord ce qu'on lit dans le Fihrist : Issa ben Ali, élève de

Honein, a composé un livre sur les avantages que l'on peut retirer des organes des animaux.

Au huitième chapitre d'Ebn Abi Ossaïbiah, chapitre qui manque dans certains manuscrits, ainsi que l'a remarqué Wüstenfeld dans sa nomenclature, page 134, nous trouvons une notice un peu plus détaillée, et qui se lit ainsi dans le manuscrit de Paris : Issa ben Ali était un médecin distingué, qui s'occupa de philosophie et composa des ouvrages sur cette matière. Il eut pour maître Honein ben Ishaq et fut un de ses meilleurs élèves. Il a composé un ouvrage sur les utilités des animaux, et un sur les poisons.

Nous devons dire que le manuscrit du Kitab el hokama, tel qu'il se trouve à la Bibliothèque de Paris, fait la même confusion que Wüstenfeld, mais nous avons constaté des répétitions et des confusions dans ce manuscrit, et nous préférons nous en rapporter au Fihrist et à Ebn Abi Ossaïbiah. D'autre part ce dernier nous donne, au chapitre dix, la biographie de l'oculiste sous le nom d'Ali ben Issa, et il ajoute qu'on dit aussi Issa ben Ali. Telle est peut-être la cause de la confusion : la communauté des noms.

EL HALLADJY.

Iahya ben Abi Hakim el Halladjy, médecin du Khalife Motadhed, composa un traité du régime à suivre dans l'amaigrissement causé par le fait de la bile, et le dédia à ce prince.

EBN MAHAN.

Ebn Mahan Iakoub Essirafy que nous plaçons à côté du précédent, à l'instar d'Ebn Abi Ossaïbiah, composa un traité de médecine à l'usage des voyageurs et des sédentaires.

EBN ELLAHLADJ.

Ebn Ellahladj vivait à l'époque du Khalife el Mansour, et quand ce Khalife accomplit le voyage de la Mekke, il se fit accompagner par Ebn Ellahladj.

Ebn Ellahladj est l'auteur d'un compendium plusieurs fois cité dans le Continent de Razès, notamment à propos des affections thoraciques. Ainsi que plusieurs autres, ce nom est défiguré dans les traductions latines.

IBRAHIM BEN EL MOHDY.

L'illustre musicien cultivait aussi la médecine. Le Fihrist mentionne deux de ses écrits : un traité de la coction et un livre sur la médecine.

A la suite d'Ibrahim, nous trouvons aussi une courte notice littéraire sur le Khalife el Màmoun et nous nous faisons un devoir de la signaler. Il nous est donné comme le Khalife le plus savant dans la jurisprudence, et nous trouvons de lui trois ouvrages ayant trait à la politique et à la religion.

III. — Les Alchimistes.

Géber eut des disciples qui continuèrent à cultiver l'alchimie et firent eux-mêmes des élèves.

Nous avons précédemment éclairci les origines de l'alchimie chez les Arabes. Nous dirons aussi quelques mots de son état pendant le neuvième siècle. Cette période n'a pas mieux été connue que la précédente par ses historiens.

Il y a dans le Fihrist un curieux chapitre sur cette matière. Mohammed ben Ishaq y donne la liste des adeptes depuis les temps les plus reculés, à partir d'Hermès, la nomenclature des principaux écrits qui en traitent, enfin de courtes notices sur les Arabes qui s'y sont distingués.

Dans la liste des adeptes, il y a malheureusement beaucoup de noms altérés que nous ne pouvons restituer d'après un seul manuscrit. Ou peut cependant y reconnaître la plupart des noms qui figurent dans le manuscrit grec de Paris, n° 2250, dont Lenglet-Dufresnoy, puis M. Hœfer ont reproduit le passage. Quelques noms qui manquent se retrouvent plus loin à propos des écrits. La liste du Fihrist est aussi plus longue, presque du double, attendu qu'elle donne les premiers adeptes arabes.

La nomenclature des écrits est plus explicite, et donne parfois quelques renseignements sur les auteurs. Ils sont au nombre d'une quarantaine. Nous en citerons quelques-uns :
Deux livres de Dioscorus.
Deux livres de Marie la Copte, un grand livre, et un autre où il est question de sa réunion avec les philosophes.
Le livre du soufre rouge.
Le livre d'Etienne.
Le livre d'Eugenius.
Le livre de la reine Cléopâtre.
Le livre de la reine Balkis.
Le livre de Serdjius de Ras el Aïn adressé à Kouïri, évoque d'Edesse.
Le livre de ? adressé à l'empereur Adrien.
Le grand et le petit livre d'Orus.
Le livre du philosophe Théodore.
Le livre d'Andria, d'Ephèse, à Nicéphore.
Le livre de Démocrite.
Le livre de Zosime.
Le livre de Germauus, patriarche de Rome.
Le livre de Sergius le moine.
Le livre de Magnus le philosophe.
Le livre de Bathernus.
Le livre de Djamasb.[1]

Trois élèves de Géber sont cités par le Fihrist. Ce sont : El Kharquy, Ebn Aïadh et Ikhmimy, ces deux derniers égyptiens.

Parmi les auteurs cités, il eu est d'une époque postérieure, tels que Razès lui-même, dont nous ne parlerons pas ici.

On rapporte à Ebn Aïadh un livre intitulé Kitah el Afsâh, que d'autres attribuent à Aboul Abbas Ahmed ben Soleiman.

---

1 A propos de ces livres, l'auteur a soin de nous dire qu'il ne parle que de ceux qu'il a vus, ou sur lesquels il a reçu des renseignements sûrs.

Otsman ben Souïd fut surnommé El Ikhmimy, du nom de sa patrie Ikhmim, ville d'Egypte. C'était un alchimiste éminent, qui entretenait une correspondance avec Ebn Ouahchiah. Il composa plusieurs ouvrages:

Le livre du soufre rouge.
Le livre de l'exposition.
Le livre des rectifications. Un autre des annotations.
Un livre contre D'houlnoun.
Un livre des instruments des anciens.
Un livre de la dissolution et de la concrétion.
Un livre de la sublimation et de la distillation, etc.
D'houlnoun, dont il vient d'être question, était aussi d'Ikhmim.

Il fut disciple de l'Imam Malek, et fut appelé à Bagdad par le Khalife Moutaouakkel. C'était un homme pieux, pratiquant la médecine et l'alchimie. On le considère comme le chef des Soufis. Il laissa des écrits sur l'alchimie dont il existe encore des exemplaires dans nos bibliothèques.

Abou Karan était un alchimiste ayant foi dans son art, dit le Fihrist, et considéré par les adeptes. Il commenta le Traité de la miséricorde de Géber, et composa plusieurs ouvrages, entre autres un traité du pouls.

Etienne le moine, de Mossoul, écrivit plusieurs ouvrages de chimie qui ne parurent qu'après sa mort.

Abouhekr Ali ben Mohammed el Alaouy, du Khorassan, voyagea pour se mettre à l'abri de la persécution. Il écrivit plusieurs livres sur l'alchimie.

Mohammed ben Iézid surnommé Dinas écrivit un livre sur la préparation des teintures et de l'encre.

Passons sur Aboul Abbas Ahmed ben Soleiman, Ishaq ben Nasir, Abou Djafar Mohammed ben Ali, et finissons par Aboul Hassen

Ahmed el Hachalil. Ce dernier était un ami de l'auteur du Fihrist. Il avait foi dans son art, dit Mohammed ben Ishaq, mais je ne m'en suis pas aperçu, car je l'ai toujours vu pauvre et malpropre.

IV. — Naturalistes.

Abou Bekr Ahmed ben Ali ben Kis, dit Ebn Ouahchyah, fut aussi l'un des coryphées de la science hermétique. M. Quatremère ne s'en est pas douté, car il cite comme une curiosité un traité de magie nabathéenne traduit par Ebn Ouahchiah, et mentionné par Hadji Khalfa.

Le célèbre chaldéen cultiva tout ce qui touche au merveilleux, les secrets, les charmes, l'astrologie, la prestidigitation, de même que l'alchimie. Nous nous abstiendrons de citer tous les livres que lui attribue le Fihrist, et qui se montent à une vingtaine.

Nous en citerons seulement quelques-uns d'un ordre plus élevé :

Du culte des idoles chez les Chaldéens.
De la vie et de la mort et du traitement des maladies, par Raoutha ben Samouthan le chaldéen, traduit par Ebn Ouahchiah.
Traité des poisons, qui est aussi une traduction.
Traité des médicaments, suivant les Nabatliéens.
Traité des sacrifices.

Ce qui recommande Ebn Ouahchiah, c'est la traduction du célèbre traité d'Agriculture nabathéenne.

L'Agriculture Nabathéenne.

Tout n'est pas encore dit sur l'Agriculture nabathéenne, après les travaux de savants orientalistes français et étrangers, en tête desquels il faut placer M. Quatremère. Malheureusement les Manuscrits sont rares, ce qui en rend l'étude difficile, et cependant une étude sérieuse et complète de ce curieux monument serait du plus grand intérêt, non seulement pour l'agriculture et les sciences naturelles, mais encore pour la philologie, l'ethnographie et l'histoire. L'exhumation des caractères cunéiformes lui donnerait encore un intérêt de plus.

Jusqu'à présent nous n'avons pu consulter que les manuscrits de Paris. Il n'en existe à proprement parler que deux, les autres n'étant que des imitations. Nous y reviendrons.

Le premier, n° 882, supplément arabe, nous est donné comme un abrégé et ne contient qu'une centaine de pages. Tout ce que nous en dirons, c'est qu'il est aussi une imitation plutôt qu'un abrégé.

Le n° 913, ancien fonds, est le texte même de l'Agriculture nabathéenne, mais il ne comprend que deux livres sur neuf, le deuxième et le troisième : encore a-t-il une lacune d'une cinquantaine de pages. Il contient trois cents feuilles.

Ebn Ouahchiah n'eut pas le temps de mettre la dernière main à son œuvre. C'est ce qui résulte surtout de ce qu'on lit à la feuille 285, verso. Par disposition testamentaire, il chargea de sa mise au net Abou Thaleb Ahmed ben el Hossein ben Ali ben Ahmed bon Mohammed ben Abd el Malek Ezzeyât, à qui sa veuve remit le manuscrit dans un certain désordre. Il y avait notamment des blancs, ainsi à l'article de la vigne vingt pages restaient en blanc. L'éditeur se demande si l'original était tel, ou si le traducteur recula devant l'article consacré au vin, car 11 passait pour être affilié à la secte des Soufis.

La langue dans laquelle était écrit le traité d'Agriculture est dite tantôt nabathéenne, tantôt chaldéenne ; mais on fait observer que les Nabathéens occupaient le territoire de Babylone avant les Chaldéens.

Koutsami est l'auteur du livre ; mais la composition primitive est comme noyée dans une foule de suppléments empruntés à divers auteurs subséquents, ou introduits par le traducteur lui-même, Ebn Ouahchiah, qui prend souvent la parole en son propre nom. Il y a un article sur le Rh. Ribes, que l'éditeur croit avoir été surajouté.

Les auteurs qui ont le plus ajouté à l'œuvre primitive de Koutsami sont Sagrit et Iambouchad. Celui-ci, le dernier venu, était antérieur à Abraham.

Livre II

On invoque aussi le témoignage d'Adam, de Seth et d'Hénoch.

On cite même comme antérieur à Adam, et comme ayant écrit sur l'agriculture Douaïabi, le Prince des sages, qui aurait adressé son livre au syrien Merdaïad.

Viennent ensuite Thamiry le chananéen, Machy ennahry qui écrivit un livre adressé à Thamiry, Machy le syrien, Kamach ennahry, Rouahtha le médecin.

Les Nabathéens nous sont donnés comme versés plus que tous les autres peuples dans la connaissance des plantes. Il est un fait qui semblerait infirmer l'antiquité de l'Agriculture nabathéenne, c'est que les qualités élémentaires des plantes sont données, même dans les livres attribués à Adam, au point de vue de la chaleur, du froid, de l'humidité et de la sécheresse. Mais ne peut-on pas admettre que la théorie des éléments précéda la science des Grecs, qui, du reste, vinrent de bonne heure en Orient puiser une partie de leur science. Nous avons vu d'ailleurs les Indiens en possession de la théorie des éléments.

L'agriculture était aussi en honneur, et dans le IIe livre nous rencontrons une éloquente invective contre les fainéants de toutes les religions, qui, méprisant le monde, se retirent dans la solitude. Dieu, est-il dit, veut que la terre soit cultivée et qu'elle favorise ainsi la propagation de l'espèce humaine. Négliger l'agriculture, c'est ouvrir la porte au mal et à la corruption. Le corps a besoin d'aliments et d'habitation, et la meilleure occupation de l'esprit est la recherche de ces choses. Pour cela le laboureur fatigue et sue, tandis que ces imposteurs viennent lui demander l'aumône. Les Nabathéens nous sont donnés comme usant volontiers d'un langage énigmatique et figuré.

Telles sont les matières traitées dans les deux seuls livres que contient le Manuscrit de Paris.

Dans le IIe livre, il est question des phénomènes et des variations atmosphériques, de l'influence de la lune et des astres, des saisons, du climat, des qualités diverses de la terre et des engrais.

A propos des mois, il est dit qu'ils tirent leurs noms d'anciens personnages éminents et vertueux, qui vivaient dans les premiers temps. Ainsi le mois de Tamouz (juillet) n'est autre que celui d'un sage qui n'était ni Chaldéen, ni Chananéen, ni Irakien, ni Djeramka, mais appartenait à la race qui, la première, occupa le sol. Les deux Tisrin prirent ce nom de deux frères éminents dans les sciences.

Nous lisons au commencement du IIe livre qu'Ebn Ouahchiah le composait en l'année 291 de l'hégire, qui répond en majeure partie à l'année 004 de l'ère chrétienne. Ce livre est consacré aux plantes potagères, à la vigne et à quelques arbres et arbustes.

Un curieux passage nous donne la synonymie d'un certain nombre d'expressions techniques nabathéennes. On en cite même de particulières à des fractions nabathéennes, tels que les Djeramka. Meyer, dans son histoire de la botanique, a recueilli une liste déjà longue de ces termes nabathéens, puisés surtout dans Ebn Beithar : mais il faudrait consulter plusieurs manuscrits pour en établir définitivement la lecture.

Telles sont les principales plantes mentionnées :

Le girofle, l'estragon, la citronnelle, le Rh. Ribes, les marum, la coriandre, le pourpier, l'épinard, l'arroche, la blette, les rumex, la corète, le taraxacum, le fénu-grec, le fumeterre, le chou, le fenouil, l'aneth, la luzerne, le chou-fleur, l'aubergine, les courges, le concombre, le melon, le porreau, etc.

Beaucoup d'autres plantes sont mentionnées aussi, mais sous des noms nabathéens. Comme leur détermination nous entraînerait à des détails déplacés ici, nous remettons ce travail à notre traduction d'Ebn Beithar, où nous avons déjà traité plusieurs de ces questions.

Nous allons relever sur quelques-uns de ces végétaux ce qui nous a semblé le mériter.

Livre II

A propos du girofle, Ebn Ouahchiah dit qu'on l'emploie pour tuer le ver des dents, et il fait cette réflexion qu'à son âge, 60 ans, il n'a jamais vu de ver dans les dents, et qu'en réalité il n'y a que des humeurs putrides.

Il dit la citronnelle importée de l'Inde à Babylone.

Au dire d'Iambouchad, l'épinard ne serait autre chose que l'arroche cultivée.

Le chou compte plusieurs espèces. Le médecin Rouahtha signale dans son usage plusieurs inconvénients.

Le chou-fleur est cultivé pour sa tête.

La luzerne est cultivée comme fourrage, particulièrement par les gens de Nivive. A propos de Nivive nous ajouterons que nous avons rencontré deux autres citations de cette ville, ainsi à propos de l'épinard. Cette citation a été relevée par M. de Candolle dans sa Géographie botanique, et elle a été pour M. Quatremère une des preuves de l'antiquité de l'Agriculture nabathéenne.

L'aubergine est dite d'origine persane.

Un article d'une douzaine de pages est consacré au melon, Battikh. Tous les auteurs d'agriculture en ont parlé. Sa culture exige de grands soins. Il est beaucoup d'espèces qui diffèrent pour le volume, la forme, la couleur, l'état de la surface et la douceur plus ou moins prononcée.

Après les plantes alimentaires vient la vigne qui n'occupe pas moins de cent quarante feuilles. Outre les autres autorités que nous avons déjà citées, on voit paraître en plus Sardana le chananéen et Siahy le djeramka.

Une large place est occupée par la vigne dite thériaque. Tous les auteurs en ont parlé, depuis l'antique Douïaby, qui lui reconnaissait plus de cent vertus, jusqu'à Adam, Sagfrit, lambouchad et les autres. Cette vigne est caractérisée par des dimensions restreintes dans son ensemble et dans ses parties, qui lui avaient fait donner le nom de Djada, crépue ou rabougrie, et par des graines petites, arrondies, d'un rouge clair, d'une saveur douce amère, ramassées en un point de la grappe.

Nous chercherons maintenant à compléter l'histoire de l'Agriculture nabathéenne par les ouvrages qui l'ont imitée ou qui l'ont mise à contribution.

Le manuscrit 882 nous paraît plutôt une imitation libre qu'un abrégé. L'ordre n'est pas le même de tout point. Après des généralités de culture, il est question des arbres puis des plantes alimentaires et autres. Nous relèverons ses conseils hygiéniques relatifs aux personnes, à l'eau et aux habitations. Ces derniers semblent une réminiscence d'Hippocrate. Du reste la seule autorité citée est celle de Démocrite. Chaque localité, dit l'auteur, doit avoir un médecin, un vétérinaire, des bains, etc., et, à défaut de médecin, un homme expérimenté. Nous ajouterons que la plupart des recommandations des plantes ont trait à la médecine.

Le manuscrit 883 contient 84 feuilles. L'ordre suivi n'est pas non plus celui d'Ebn Ouahchiah, mais ici il est assez fréquemment cité. Le compilateur est un certain Taibogha. La citation d'Ebn Beithar prouve qu'il est postérieur au XIIIe siècle.

Le manuscrit 884 est supérieur aux précédents. Le nom de l'auteur n'est pas très lisible, mais les citations d'Ebn Beithar et d'Abdellatif reportent la composition du livre au moins au XIIIe siècle. C'est donc encore ici une compilation : mais la forme aune certaine originalité. Tel est le plan de l'ouvrage. Il se divise en neuf parties: I. Description des plantes; II. Des terres et des engrais ; III. Des grains ; IV. Des légumes; V. Des végétaux dont le fruit a une écorce; VI. De ceux qui ont nu noyau ; VII. De ceux qui n'ont ni écorce ni noyau ; VIII. Des plantes odorantes ; IX. Des arbres à manne et à gomme.

Tous les auteurs qui ont écrit sur l'agriculture et la botanique sont mis à contribution et, au premier rang, Ebn Ouahchiah. Il est un livre cité qui soulève quelques observations. Il porte le nom (l'Agriculture égyptienne. Jusqu'alors nous avions cru que le titre d'Agriculture copte était une altération d'Agriculture nabathéenne, altération qu'explique l'écriture arabe, mais ici il n'y a pas de doute. On ne lit pas Agriculture copte, mais égyptienne, fellaha mesrya. Serait-ce une erreur de l'auteur? Nous inclinons à le croire, attendu que nous ne connaissons pas d'autre part d'agriculture égyptienne. Nous trouvons une Agriculture romaine, fellaha roumya, sous le nom d'Ebn Bassal l'Andalou. Un autre auteur espagnol est quelquefois cité : Aboul Kheir.

Nous trouvons cité un livre des secrets d'Ebn Ouabchiah. Ce traité d'Agriculture est d'une bonne rédaction et bien rempli. Nous en citerons quelques traits. Il en est, dit l'auteur, qui accordent aux plantes le sentiment, le mouvement et le sommeil. Ailleurs il leur accorde les sexes et il cite pour preuve le palmier. Le palmier, dit-il, a les passions de l'homme, il a des soucis, du chagrin, de l'amour: on voit la femelle se tourner du côté du mâle, et s'il est absent, dépérir et ne pas donner de fruit.

Il est encore un ouvrage qui peut servir à compléter nos renseignements sur l'Agriculture nabathéenne, en tant que représentée par les deux livres du manuscrit de Paris, c'est le traité d'Agriculture de l'espagnol Ebn el Aouam, récemment traduit par M. Cl. Mullet, et déjà publié en texte et en traduction espagnole par Banqueri. L'Agriculture nabathéenne y est citée environ trois cents fois, et ces citations portent tant sur le titre du livre que sur les auteurs qui en font le fonds. C'est à la publication de Banqueri que l'on a du d'abord de comprendre toute l'importance de l'Agriculture nabathéenne.

De graves questions se sont élevées à propos de ce livre et l'on s'est particulièrement demandé quelle pouvait en être la date. Telle est la conclusion des recherches auxquelles s'est livré M, Quatremère : « On peut donc, si je ne me trompe, regarder comme très vraisemblable que ce livre fut écrit dans l'espace de temps qui s'écoula entre l'époque où Bélésis affranchit la Babylonie du joug des Mèdes et la prise de Babylone par Cyrus. Peut-être, dans ce laps de temps, pourrait-on s'arrêter au règne de Nabuchodonosor II du nom. »

Cette haute antiquité a été niée d'une part, et reculée de l'autre.

Telles sont les principales raisons de M. Quatremère. Un monument tel que l'Agriculture nabathéenne implique une civilisation puissante et autonome. Le fait qu'il n'y est pas question ni du christianisme ni de certaines grandes cités dont la fondation nous est connue, le rejette nécessairement au-delà de l'ère chrétienne. Il y voit même un certain cachet officiel.

Sans adopter la date précise donnée par M. Quatremère, nous croyons avec lui à la haute antiquité de l'Agriculture nabathéenne. Les traditions historiques sont unanimes sur les Chaldéens. De très bonne heure de grands empires furent fondés dans la Chaldée, et les sciences y furent cultivées. Que les traditions consignées dans l'Agriculture nabathéenne ne puissent pas être admises intégralement et sans contrôle, nous l'admettons, mais nous croyons que, derrière elles, est un fonds de vérité, et nous ne pouvons rejeter parmi les fables tant de personnages et tant de travaux mentionnés. Nous ne pensons pas que le livre, dans la forme où il nous est arrivé, remonte à la date de M. Quatremère. Nous pensons plutôt qu'il est le développement d'ouvrages antérieurs.

Quoi qu'il en soit, l'importance de l'Agriculture nabathéenne est hors de doute, et nous appelons de tous nos vœux une étude complète et sérieuse, une traduction même, car ce n'est qu'en traduisant un ouvrage qu'on arrive à bien le posséder, tant en lui-même que dans ses tenants et aboutissants. Un tel travail rendrait les plus grands services à l'histoire, à la philologie, à l'ethnographie, à la géographie et aux sciences naturelles. Le peu que nous en connaissons nous a déjà permis de relever quelques opinions émises par M. de Candolle, dans sa Géographie botanique.

Le n° 1093 de la bibliothèque de Paris, ancien fonds arabe, contient un abrégé de l'Agriculture nabathéenne, qui n'a pas été reconnu par le catalogue.

EDDJAHIDH.

Abou Otsman Amr ben Balir ben Mahboub el Kinany Elleithy el Basry, fut surnommé Eddjahidh, k cause de la saillie de ses yeux. Comme l'indique un de ses surnoms, il naquit à Bassora.

Djahidh était d'une laideur repoussante, à ce point qu'une femme le fit un jour, à son insu, poser pour le portrait du diable, et que le Khalife Moutaouakkel qui, sur sa réputation, voulait en faire le précepteur de son fils, le renvoya avec un cadeau de dix mille dinars, aussitôt qu'il l'eût vu.

Djahidh mourut à Bassora en l'année 255 de l'hégire, 868 de l'ère chrétienne, à l'âge de quatre-vingt-seize ans.

Il écrivit plusieurs ouvrages, entre autres un sur les sectes musulmanes, et fut lui-même chef de secte. Mais le seul qui nous intéresse ici est son livre sur les Animaux qui a fourni quelques citations à Ebn Beithar. S'il faut en croire Hadji Khalfa, cet ouvragée ne doit pas avoir d'originalité, Djahidh étant plutôt un littérateur qu'un naturaliste.

Il composa aussi un traité sur le Garum, qui n'est pas cité par Wüstenfeld, et auquel Ebn Beithar a emprunté un passage. Il est encore cité à propos de l'ours, du loup et du tigre.

Le n° 897 de l'Escurial contient un abrégé du livre des animaux de Djahidh. C'est un ouvrage farci de citations, de poésies et d'anecdotes, où l'histoire naturelle tient peu de place. A l'article chien, des faits de bestialité, par trop complaisamment racontés, ne présentent pas l'auteur sous un jour bien sérieux.

V. — Des Sciences physiques et mathématiques chez les Arabes au IXe Siècle.

Bien que ces sciences ne soient pas comprises dans le cadre que nous nous sommes imposé, nous n'en croyons pas moins à propos de les passer sommairement en revue.

Ayant fait l'inventaire général des traductions du grec en arabe, il convient d'exposer comment les semences diverses recueillies par les Arabes depuis la Grèce jusqu'à l'Inde ont fructifié chez eux, avec une merveilleuse précocité. D'ailleurs sur ce terrain nous rencontrons un certain nombre de médecins. Et puis c'est le moment opportun non-seulement de compléter l'histoire du siècle d'El Mâmoun, ce siècle si grand et si peu connu, mais encore de montrer l'enthousiasme et l'aptitude des Arabes pour toutes les branches des sciences humaines, aptitude que l'ignorance leur a contestée.

PHYSIQUE.

Sur ce terrain les quelques noms que nous allons rencontrer sont des noms de médecins, ou de philosophes revendiqués aussi par la médecine.

Dans cette longue liste des écrits d'El Kendy, que nous avons donnée presque in extenso, nous en trouvons plusieurs ayant trait à des questions qui relèvent de la physique. Tels sont ces écrits:

Des météores. — De la formation des nuages. — Un traité des pierres, mis à profit par El Birouny et Tifachy. — Pourquoi les parties élevées de l'atmosphère sont plus froides que celles qui touchent à la terre. — Des vapeurs qui se forment dans l'intérieur de la terre et d'où résultent des tremblements. — Des variations de température suivant les saisons. — De la construction d'un instrument pour apprécier les distances, etc. Son livre des pluies a été traduit en latin et imprimé.

Honein s'occupa aussi des sciences physiques. Il écrivit les ouvrages qui suivent: Des couleurs. — Des météores. — De l'arc-en-ciel. — Du flux de la mer. — Pourquoi l'eau de la mer est salée.

Enfin dans la liste des écrits de Sarakhsy nous rencontrons ceux-ci: Des phénomènes atmosphériques. — De l'utilité des montagnes, sujet traité aussi par Tsabet ben Corra.

GÉOGRAPHIE ET MATHEMATIQUES.

La science géographique chez les Arabes, dit Reinaud, s'appuya, presque dès l'origine, sur les principes mathématiques.

On lit dans M. Sédillot (Histoire des Arabes) : « En 820 après J.-C, Al Mamoun ordonne que de nouvelles observations soient faites à Bagdad, et la Table vérifiée corrige l'Almageste: il veut aussi que les longitudes terrestres soient déterminées avec plus de précision et le Resm el Ardh (description de la terre) reproduit le système grec mais avec de notables améliorations... Ou peut croire qu'une partie de ces améliorations était due aux savants nestoriens qui avaient conservé intact le dépôt des connaissances des derniers temps de l'école d'Alexandrie, et dont les Khalifes s'assurèrent l'utile coopération par leurs bienfaits. »

Nous croyons devoir faire ici quelques observations. Et d'abord, que les traditions de l'école d'Alexandrie aient été soigneusement et particulièrement conservées par les Nestoriens, c'est ce qui ne nous est pas démontré, bien que cette assertion se soit fréquemment reproduite. Les Nestoriens et les Arabes succédèrent, dans le temps, à l'école d'Alexandrie, mais les uns et les autres héritèrent de la Grèce toute entière et non pas seulement de l'école d'Alexandrie.

Ensuite il est un fait très curieux à propos des mathématiques et des sciences qui en relèvent.

Quelle qu'ait été la compétence des Syriens traducteurs, quel qu'ait été leur rôle dans l'initiation des Arabes, il n'en est pas moins vrai que les Arabes, une fois les traductions terminées, entrèrent résolument, et restèrent à peu près seuls dans les voies de la science que leur avaient ouvertes certains Syriens. Nous l'avons déjà fait remarquer, parmi toutes les traductions qui se rattachent aux sciences mathématiques, il en est extrêmement peu qui se soient faites en syriaque. Sur une soixantaine, on n'en peut compter que six en syriaque.[1] Parmi les traducteurs en arabe, nous voyons figurer 20 fois Tsabet ben Corra, 9 fois Costa ben Luca, 6 fois Honein, 5 fois son fils Ishaq, puis

---

[1] Nous en comptons trois sur lesquelles dut opérer El Kendy, auquel nous ne pouvons encore définitivement accorder la connaissance du grec.

Hadjadj ben Mather, Eddimackhy, etc. Cette statistique nous paraît éloquente. Du reste les Arabes avaient aussi fait appel à d'autres civilisations que celle de la Grèce, et ils avaient mis à contribution la Chaldée, la Perse et l'Inde, et ces diverses traductions s'étaient faites par d'autres mains que celles des Syriens.

Nous ne pensons pas que M. Sédillot nous sache mauvais gré de ces observations, qui sont à l'avantage de la race arabe dont il a constamment cherché à démontrer l'aptitude et la valeur scientifiques. Ajoutons encore une dernière observation. C'est particulièrement sur le terrain des sciences mathématiques que les historiens nous parlent de traductions ayant été revues par des Arabes. Ils opéraient sans doute un travail de critique plutôt qu'une véritable traduction.

ASTRONOMIE.

Parmi les savants qui la cultivèrent avec succès nous citerons en première ligne deux hommes éminents qui nous sont déjà connus, El Kendy et Tsabet ben Corra, le premier arabe de race princière, et le second d'origine et de religion sabienne.

El Kendy est un de ces génies encyclopédiques dont nous avons vu de nos jours un spécimen dans M. de Humboldt.

El Kendy nous étonne par la précocité, la hauteur et l'étendue de ses connaissances : on peut dire de lui qu'il est le neuvième siècle fait homme. Ayant donné précédemment et à peu près complètement la longue liste de ses ouvrages, nous y renverrons pour tout ce qui se rapporte aux mathématiques et à l'astronomie.

N'ayant donné qu'une liste restreinte des écrits de Tsabet ben Corra, nous allons produire ici la plupart de ceux qui ont trait aux sciences dont nous nous occupons actuellement.

Introduction à l'Almageste. Cet ouvrage fut tniduit en latin sous le titre : De iis quœindig-entexpositioue antequam legatur Almagestum. Il fut connu de Bacon.

De la division de la terre.
De la sphère. De la sphère en mouvement.
Des sphères, de leurs nombres et de leurs mouvements.
De l'année solaire.
De l'immobilité du Zodiaque.
Du triangle rectangle.
Des figures sécantes. Du cône et du cylindre.
Des figures d'Euclide et de l'Almageste.
Résolution de problèmes mathématiques, etc.

Au IXe siècle appartient encore un médecin qui cultiva l'astronomie, et dont l'époque a été indûment rapportée au XIIIe, par M. Sédillot. Nous roulons parler d'Abou Hanifa Eddinoury, qui nous est déjà connu comme botaniste. Il écrivit un traité des Constellations, Anoua, et à ce propos nous citerons un passage d'Abderrahman Essoufy : « J'ai trouvé sur les Anoua beaucoup de livres dont le meilleur est celui d'Abou Hanifa Eddinoury. Me trouvant à Dinaouer en 355 (946 de J.-C.) je logeai dans la chambre qu'avait habitée Abou Hanifa, et plusieurs personnes respectables me dirent que pendant nombre d'années il avait observé les étoiles au-dessus de cette chambre. » (Notices et Extraits, tome XII, Caussin).

Déjà même sur la fin du VIIIe siècle, nous voyons les Arabes écrire sur l'astronomie.

Machalla, dit M. Sédillot, écrivit un traité sur l'astrolabe et l'armille.

El Fezzari, dit l'auteur du Fihrist, fut le premier, dans l'Islam, qui construisit un astrolabe.

Au IXe siècle appartiennent plusieurs astronomes, qui ont écrit des ouvrages, dont la plupart ont eu l'iionneur d'une traduction latine.

Ce sont El Batany, vulgairement Albatenius ; Alfargan ; Albumasar, élève d'El Kendy ; Mohammed ben Moussa el Khouarezmy, qui fut le bibliothécaire d'El Mâmoun ; les fils de Moussa ben Chaker, etc.

Enfin ce fut vers le milieu du IXe siècle qu'un degré du méridien fut mesuré dans la plaine de Sennaar par Send ben Ali, Khaled ben Abd el Malek, Ali ben Issa et Ali ben el Bahtary.

MATHEMATIQUES.

Ici nous laisserons la parole à deux spécialités, MM. Sédillot et Chasles.

« On a longtemps prétendu, dit le premier, que les Arabes n'avaient fait que copier les Grecs. On ne peut plus maintenant soutenir une semblable thèse sans être taxé d'ignorance et d'erreur. Les Arabes introduisirent les tangentes dans les calculs, et substituèrent aux méthodes anciennes des solutions plus simples en proposant trois ou quatre théorèmes qui sont le fondement de notre trigonométrie moderne. »

« Montucla, dit M. Chasles, pensait que les Arabes avaient eu l'idée heureuse d'appliquer l'algèbre à la géométrie. Cette conjecture est devenue un fait certain par la publication de l'ouvrage de Mohammed ben Moussa (en 1836, par Rosen) et par celle d'un fragment d'algèbre, où les équations du troisième degré sont résolues géométriquement. La trigonométrie est une des parties des mathématiques que les Arabes cultivèrent avec le plus de soin, à cause de ses applications à l'astronomie. Les premiers progrès datent d'El Bategni.

Les Arabes attachèrent une grande importance à la construction des cadrans. Dès le IXe siècle, des géomètres célèbres s'en occupaient. C'est à cet art que se rapportaient sans doute deux ouvrages d'Alkindi, intitulés : De horolog. sciathericorum descriptione et De horolog. horisontali prœstmitiore, et les deux suivants de Tliébit ben Corail : De horometria seu horis diurnis acnocturnis, et de figura linearum quas gnomometrum (Styli apicis umhra) percurrit. Ce dernier titre semble annoncer que Thébit se servait de la considération des sections coniques dans la construction des cadrans. »
On a souvent agité deux questions : l'une de savoir à qui des Grecs ou des Indiens les Arabes sont le plus redevables de leurs connaissances en algèbre, la seconde de savoir quelle part leur revient et à quelle époque se fit la transmission du système de numération qui porte

leur nom. Il nous suffit d'indiquer ces questions pour rappeler les titres scientifiques des Arabes. Outre les savants dont nous avons invoqué les témoignages, on peut aussi consulter entre autres, les travaux récemment publiés par M. Voepke, dans le Journal asiatique.

Parmi les ouvrages d'El Kendy, nous en trouvons une dizaine sur la science des nombres.

Sarakhsy écrivit aussi sur l'arithmétique et sur l'algèbre.

VI. — La Philosophie arabe au IXe Siècle.

Nous ne pouvons passer sous silence la philosophie. Elle est surtout représentée par un homme, mais cet homme est un esprit d'élite, que nous avons déjà rencontré au premier rang sur toutes les voies ouvertes à l'activité intellectuelle des Arabes, cet homme est El Kendy.

Il publia de nombreux écrits dont on peut voir la liste complète dans Casiri, sous la double rubrique philosophie et logique. Nous n'en rappellerons qu'un seul, qui représente bien l'esprit de celui que les Arabes appelèrent le Philosophe par excellence ; tel en est le titre : Que l'on ne peut acquérir la science de la philosophie sans une étude préalable des mathématiques.

Aucun philosophe musulman, dit Ebn Djoldjol, ne suivit de plus près les traces d'Aristote.

Il composa, dit M. Munk, un grand nombre d'ouvrages philosophiques qui devaient répandre parmi les Arabes la connaissance de la philosophie péripatéticienne, mais que les travaux plus importants d'Elfaraby firent tomber dans l'oubli.

Quoi qu'il en soit, c'est encore assez pour El Kendy d'avoir ainsi débuté en maître dans la carrière philosophique.

El Kendy avait formé un disciple, qui malheureusement ne vécut peut-être pas assez pour pouvoir donner la mesure de ce dont il était capable. Nous voulons parler de Sarakhsy, dont nous avons déjà plusieurs fois rencontré le nom. Ses écrits philosophiques sont presque aussi nombreux que ceux de son maître et s'inspirent des mêmes doctrines.

A côté d'El Kendy nous citerons encore Costa ben Luca, dont le Traité de la différence entre l'âme et l'esprit fut traduit en latin, et jouit d'une certaine vogue au moyen âge.

Avant de quitter le IXe siècle, nous ne pouvons nous empêcher de nous retourner en arrière, et d'y arrêter un instant notre regard.

Ce siècle, dont nous ne séparons pas les règnes d'El Mansour et de Haroun Errachid, est un des plus grands siècles dont l'histoire nous ait conservé le souvenir.

Il est grand non-seulement par son élévation relative au milieu de la décadence contemporaine, mais aussi par l'originalité de l'œuvre entreprise, la ferveur et la promptitude avec laquelle elle fut conduite, l'emploi généreux des agents et la grandeur des résultats. C'est à ce siècle que le nom arabe devra de vivre éternellement sur la terre et dans les cieux.

Quelque grande que soit la part de gloire qui revient aux Abbassides et à leurs ministres, l'empressement avec lequel la race arabe répondit à leur appel, malgré les antipathies politiques et religieuses, sa persistance à marcher résolument dans la voie tracée, accusent de nobles instincts et des aptitudes auxquelles on était loin de s'attendre, qui méritent l'admiration de la postérité.

Cette admiration sera plus vive encore si l'on jette un coup d'œil sur ce qui se passait en Occident en des circonstances analogues.

Une invasion s'y était faite aussi chez des peuples d'une intelligence cultivée, mais une invasion de barbares étrangers aux choses de l'esprit, persistant à les dédaigner et à les abandonner aux peuplades vaincues, se complaisant dans leur ignorance et même s'en faisant un titre pour établir des distinctions de castes que nous voyons survivre à toutes les révolutions et à tous les progrès. Un homme supérieur à sa race, mais n'en ayant pas dépouillé tous les instincts, Charlemagne, contemporain de Haroun Errachid, usa sa longue existence autant à protéger son vaste empire qu'à le policer. Sa mort fut le commencement d'une ère nouvelle de ténèbres, de troubles et d'anarchie.

Il ne pouvait en être de même en Orient.

Entre tous les conquérants du monde romain, les Arabes seuls avaient l'heureux privilège d'une culture intellectuelle. Cette culture était ce qu'elle fut toujours dans l'adolescence des nations comme dans celle des individus, essentiellement poétique. Le siècle qui précéda l'Islam est l'âge d'or de la poésie arabe.

La possession de l'empire devait murir cette race intelligente. Prenant pour maîtres leurs vaincus, les Arabes entrèrent résolument dans les œuvres de la virilité: leurs maîtres furent bientôt dépassés.

Trois ordres de faits résument le IXe siècle.

Les Arabes fout sortir des hommes éminents d'une obscurité stérile, ils revendiquent l'héritage de la science grecque, ils s'en montrent les dignes héritiers.

Si la famille des Bakhtichou, qui fut la cause occasionnelle de la Renaissance arabe, ne compta pas d'hommes réellement supérieurs, elle contribua du moins à les faire éclore, et produisit pendant plusieurs siècles des médecins distingués. A côté d'elle se placent les Mésué et les Sérapion.

C'est particulièrement chez les traducteurs que nous rencontrons des hommes d'élite. Le contact immédiat avec la science grecque féconda leur intelligence.

Honein, Costa ben Luca, Tsabet ben Corra furent des savants de premier ordre. Leurs traductions, qui embrassèrent tant de sujets divers, ne témoignent pas seulement de leurs connaissances, mais leur perfection en accuse la sûreté.

Lucien Leclerc

A quelque distance d'eux viennent se placer le fils et le neveu de Honein.

Dans la foule des traducteurs, qui se montent à une centaine, on compte bien des noms éminents, ainsi Abou Otsman de Damas, Basile et son fils Etienne, Ebn Naëma, Hedjadj ben Mather, Jean fils d'El Bathriq, Ibrahim ben Essalt, Abou Bacher Mattaï, Iahya ben Adi, Ibrahim ben Baks, Issa ben Zérâ, Aboulfaradj ben Thaïeb.

Quatremère dit à propos des traductions : Il faut pourtant avouer que ces emprunts faits aux autres peuples ne furent pas toujours judicieusement choisis.

Cette manière de voir nous paraît contredite par les faits.

D'une part, on ne saurait refuser la compétence aux hommes qui dirigèrent le travail des traductions ; de l'autre, il suffit de jeter un coup d'œil sur la liste des traductions que nous avons donnée aussi complète qu'il nous a été possible de le faire, pour s'assurer du choix judicieux qui fut fait entre les originaux grecs.

Nous comptons une trentaine de philosophes, parmi lesquels Platon, Aristote largement représenté, Théophraste, Nicolas de Damas, Alexandre d'Aphrodisias, Plotin, Porphyre, Thémistius, Jamblique, Proclus, etc.

Les mathématiques sont représentées par Euclide, Archimède, Apollonius de Perge, Diophante, Pappus, Eutocius, etc.

L'astronomie et la géographie le sont par Hypsiclès, Hipparque, Théodose, Ménélaus, Ptolémée, etc.

La médecine par Hippocrate, Dioscoride, Galien plus complet que nous ne le possédons, Rufus, Archigène, Oribase, Philagrius, Alexandre de Tralles et Paul d'Egine.

Parmi une soixantaine de noms, il en est trois seulement dont une censure austère pourrait discuter l'opportunité, ceux d'Hermès, d'Apollonius de Tyane et d'Artémidore. Pour notre part, nous avouons que leur absence serait non-seulement inexplicable mais regrettable.

En somme il nous semble que les grands noms de la science grecque sont bien représentés, et qu'il était difficile de faire un meilleur choix parmi les écrivains de second ordre.

Quant à la valeur des traductions, ce que nous avons déjà dit de la compétence de leurs principaux auteurs nous dispense d'y revenir.

Mais les traducteurs ne se bornèrent pas à traduire. Ils composèrent dans toutes les brandies des sciences de nombreux écrits, où la vulgarisation devait se faire plus facilement encore que dans la simple reproduction d'écrits composés dans une langue étrangère.

Parmi les traducteurs écrivains nous citerons particulièrement Honein, son fils Ishaq, Costa ben Luca et Tsabet ben Corra.

A côté des traductions du grec, il faut rappeler aussi celles faites de l'Indien, du Chaldéen et du Persan.

L'Inde paraît avoir, en matière de mathématiques et d'astronomie, fourni un contingent presque égal à celui de la Grèce. Nos savants sont encore à discuter aujourd'hui si c'est à la Grèce ou à l'Inde que les mathématiciens arabes doivent le plus.

Quant à la Chaldée, nous citerons l'Agriculture nabathéenne, dont l'importance ne peut que grandir, aujourd'hui qu'une partie du voile qui recouvrait cette antique civilisation est déjà soulevé.

Ce ne furent pas seulement les traducteurs qui enrichirent déjà d'écrits originaux la littérature arabe, leurs élèves entrèrent aussi dans la lice.

Nous nous bornerons à citer sans commentaire le nom d'El Kendy, qui se rencontre partout avec un ample cortège d'écrits et souvent avec une supériorité qui fut naturellement éclipsée par ses successeurs.

Son disciple Es Sarakhsy marcha dignement sur ses traces.

La science fut cultivée jusque sur les marches du trône. L'Imam Moussa, Khalife désigné, plus malheureux encore que Khaled ben Yézid, écrivit sur la médecine.

Nous ne reproduirons pas les noms des nombreux médecins de second ordre que nous avons donnés précédemment. Il en est d'autres encore qui se produisent dans le Continent de Razès : ce qui atteste que la science grecque avait déjà pénétré l'Orient, que les traductions avaient déjà porté leurs fruits.

Au moment où se fermait le IXe siècle, Razès était dans toute la plénitude de son talent.

Nous ne voulons pas répéter ici ce que nous avons dit, il y a quelques pages seulement, des travaux accomplis en physique, en géographie, en astronomie, en mathématiques et en philosophie. Nous signalerons seulement la part à peu près exclusive que prit la race arabe dans cette culture des sciences exactes, et nous rappellerons les noms des fils de Moussa ben Chaker, Mohammed, Ahmed et Hassan, qui ne se bornaient pas à encourager la culture des sciences, mais les cultivaient eux-mêmes, ainsi que nous l'avons vu de nos jours chez le duc de Luynes.

Le IXe siècle vit donc la science grecque, non seulement importée, mais déjà naturalisée sur le sol arabe.

Nous verrons cette culture se continuer avec ferveur pendant quatre siècles et ne faiblir qu'à la suite des grandes commotions qui bouleversèrent l'Asie.

C'est là un événement dont il nous semble que l'on n'a pas suffisamment apprécié l'importance.

Nous avons déjà fait remarquer cette heureuse coïncidence des musulmans vainqueurs initiés à la science par les chrétiens vaincus, et ses conséquences pour l'harmonie des races.

Les conséquences ne furent pas moindres au point de vue scientifique. Les Arabes seuls étaient alors capables de recueillir l'héritage de la Grèce, et ils remplirent dignement ce rôle providentiel.

On sait généralement, et nous le dirons plus tard en détail, combien leur fut redevable notre moyen âge. Effacez les Arabes de l'histoire, a dit Libri, et la renaissance des lettres sera retardée de plusieurs siècles en Europe.

Les Arabes, a dit Humboldt, font reculer en partie la barbarie qui déjà, depuis deux siècles a couvert l'Europe ébranlée par les invasions des peuples ; ils remontent aux sources éternelles de la philosophie grecque; ils ne se bornent pas à sauvegarder le trésor des connaissances acquises, ils l'agrandissent et ouvrent de nouvelles voies à l'étude de la nature.

LIVRE III

Xe SIECLE

REVIE SOMMAIRE DU DIXIÈME SIÈCLE

Le IXe siècle nous a présenté ce spectacle, unique dans l'histoire, d'un peuple de pasteurs que l'enthousiasme religieux avait rendus maîtres du plus vaste empire qui se soit jamais vu, se préoccuper tout aussitôt d'acquérir la grandeur intellectuelle qui leur manquait, et transporter la science de la Grèce dans leur langue, étonnée de ces nouveautés. Nous avons vu le zèle de ces néophytes se produire sur le terrain de la science avec autant de ferveur qu'ils en avaient montrée dans leur prosélytisme religieux. Au Xe siècle nous allons voir que cette passion pour la science n'était pas un caprice passager, mais répondait à des besoins et à des aptitudes. La greffe importée de la Grèce a grandi; elle produit déjà des fruits merveilleux.[1]

Le mouvement intellectuel au X" siècle .se résume en deux ordres de faits. D'une part, l'initiation scientifique, en même temps qu'elle se complète, se propage à tous les membres de la vaste famille musulmane. De l'autre les Arabes, non-seulement s'émancipent de leurs initiateurs désormais impuissants à les suivre dans les voies qu'ils leur ont ouvertes, mais s'engagent déjà dans des voies inconnues des Grecs, soit en fécondant les notions qu'ils en ont reçues, soit en systématisant l'ensemble des connaissances dont ils sont les possesseurs.

Le travail des traductions se prolonge encore, tantôt il exploite de nouveaux filons, tantôt il reprend en sous-œuvre des travaux défectueux ou inachevés. Il se complète aussi par les commentaires, rendus parfois nécessaires par le génie différent des langues.

Le IXe siècle ne nous avait guère présenté chez les Arabes qu'une personnalité hors ligne, El Kendy. Au Xe siècle les rôles sont changés. Les chrétiens ne produisent plus que des savants de second ordre, et c'est chez les Arabes qu'il faut chercher les hommes supérieurs, tels que Razès, Alfaraby, Ali ben el Abbas, Abulcasis, autour desquels se pressent une foule de médecins, de mathématiciens, d'astronomes et

---

1 Miraturque novas frondes et non sua poma.

de géographes.

Non-seulement les rôles sont changés, mais la scène s'est prodigieusement agrandie. Restreinte pendant le IXe siècle à peu près à l'Irak, elle s'étend au Xe de l'Oxus à l'Atlantique et du Nil au Caucase.

Nous manquons de renseignements pour suivre pas à pas durant le IXe siècle les progrès de l'infiltration scientifique à travers l'empire musulman, mais les faits constatés au Xe siècle accusent partout son existence. Indépendamment de quelques voyages individuels à nous connus, le pèlerinage de la Mekke en fut probablement le plus puissant véhicule. C'est ainsi que le fanatisme trouvait dans la science un dérivatif et un calmant.

Telle était la puissance de l'impulsion primitive, que les révolutions politiques, les dissensions intestines, le morcellement du Khalifat ne purent en arrêter le cours.

Si les Khalifes subalternisés n'ont plus la même influence, nous les voyons cependant encore intervenir en faveur de la science. L'un d'eux réglementa la pratique de la médecine. Le fils du Khalife El Moktafy, Djafar, était profondément versé dans la connaissance des philosophes anciens et modernes, et cultivait lui-même l'astronomie.

Un fait arrivé en l'année 931 de l'ère chrétienne prouve l'extension qu'avait déjà prise la médecine à Bagdad, en même temps qu'il fut l'occasion d'une loi de police médicale. Un malade ayant succombé par la faute d'un médecin, le Khalife décida que désormais personne n'exercerait la médecine, à moins d'avoir été examiné par Sinan ben Tsabet.

Le nombre des médecins qui se présentèrent de Bagdad et des environs dépassa le chiffre de huit cents, et encore on dispensa de l'examen les médecins attachés à la cour et ceux qu'une habileté notoire semblait mettre au-dessus des épreuves.

Adhad eddoula, qui régnait effectivement à Bagdad comme nos

anciens maires du Palais, fit revivre un instant les traditions des premiers Abbassides. Il protégea les savants et fonda des mosquées, des écoles et des hôpitaux. L'hôpital el Adhedy, ainsi nommé du nom de son fondateur, fut immédiatement pourvu de vingt-quatre médecins répartis en des services divers, et dont un certain nombre nous sont connus. Nous dirons plus tard le moyen imaginé pour s'assurer de l'emplacement le plus salubre de la grande ville.

Deux familles conservaient encore à Bagdad les traditions de leurs ancêtres : celle des Bakhtichou qui avait présidé à l'initiation scientifique des Arabes, et celle de Tsabet qui l'avait puissamment secondée.

C'est à l'émir Adhad eddoula qu'Ali ben el Abbas dédia son Maleky, le premier ouvrage qui ait réuni dans un faisceau méthodique et complet toutes les branches de la médecine, entreprise hardie que l'antiquité grecque n'avait pas encore tentée. Déjà un essai plus modeste avait été fait par Abou Sahl el Messihy dans le Meya.

Ce que nous constatons à Bagdad se reproduit ailleurs.

En Perse, Razès était protégé par les souverains, auxquels il dédiait ses ouvrages. En même temps qu'il écrivait le Continent, vaste répertoire de la médecine ancienne et moderne, enrichi de sa propre expérience et sans prétention dogmatique, il donnait ses leçons à de nombreux élèves qui eux-mêmes en donnaient à d'autres. La philosophie était encore à cette époque représentée en Perse par Alfaraby.

En Syrie, les savants trouvaient un protecteur dans l'émir Seif eddoula.

En Egypte, nonobstant le caractère violent du chef des Toulonides, les sciences furent encouragées par lui et par ses successeurs. Ahmed ben Touloun fit construire un hôpital et la mosquée qui porte encore aujourd'hui son nom. A cette mosquée était annexée une école dont les cours s'ouvrirent en sa présence.

Les Fathmides suivirent les mêmes traditions. Le célèbre astronome

Ebn Iounis était encouragé dans ses travaux par les Khalifes El Aziz et El Hakem. D'autre part le vizir Djouhar faisait construire la célèbre mosquée El Azhar, qui fut pendant de longs siècles une pépinière de savants et se montre encore aujourd'hui digne de son passé.

Dans le Magreb, la médecine brilla pendant le Xe siècle d'un éclat malheureusement passager.

En Espagne, les sciences et les arts n'étaient pas moins encouragés par les Ommiades qu'en Orient par les Abbassides.

Le trône fut occupé pendant un demi-siècle par un prince intelligent, Abderrahman, troisième du nom, dignement remplacé par El Hakem.

C'est l'époque la plus brillante du Khalifat de Cordoue. Si les sciences brillèrent alors d'un moindre éclat que les arts, on leur posait les solides assises d'un édifice futur.

Partout on fonda des écoles et des bibliothèques d'une richesse inouïe. S'il faut en croire les historiens, la Bibliothèque royale de Cordoue ne contenait pas moins de 600,000 volumes, et son catalogue en avait exigé quarante-quatre.[1]

El Hakem n'était pas seulement un protecteur des savants, il était savant lui-même et ne lisait pas un ouvrage qu'il ne l'enrichît de ses annotations.

Telle était la splendeur des écoles de l'Espagne, qu'elles attirèrent l'attention de l'Europe ignorante et barbare, et que Gerbert passa pour y être venu puiser sa science. Il paraît bien avéré cependant qu'il ne les visita pas, n'ayant pas dépassé Barcelone et s'étant contenté de quelques livres traduits en latin.

Au milieu d'une foule de savants modestes, dont les noms nous ont été conservés, deux hommes seulement se détachent de la foute. L'un est Moslama, de Madrid, savant mathématicien et astronome, qui

---

1 Casiri, II, 38.

fit de nombreux et illustres élèves. L'autre est Abulcasis, le plus haut représentant de la chirurgie dans l'école arabe.

Il faut citer aussi un fait de l'histoire scientifique de l'Espagne, l'envoi, par l'empereur de Byzance, du texte grec de Dioscorides, dont la traduction fut revue avec une certaine solennité.

Non-seulement la médecine et la philosophie, mais aussi les sciences mathématiques étaient cultivées partout avec ardeur. C'était l'époque d'El Batany, d'Aboul Ouéfa, d'Abderrahman Essoufy, d'Ebn Iounis, dont les noms ont retenti dans notre Occident.

Les observations astronomiques se poursuivaient partout avec zèle et ténacité. Les Béni Amadjour en continuèrent pendant près d'un demi-siècle.

La géographie de l'Asie, peu connue des anciens, s'enrichissait par les travaux d'Ebn Haukal et d'Istakary. Abou Zéïd publiait une relation de l'Inde à la Chine.

Alors vivaient aussi le savant polygraphe Massoudy, et l'auteur du Fihrist, Mohammed ben Ishaq, dont l'ouvrage étonne par la somme de documents qu'il renferme sur les savants de la Grèce.[1]

En résumé le Xe siècle accuse la prise de possession et la mise en culture par les Arabes de la science de la Grèce.
Si l'on jette un coup d'œil sur la liste que nous avons donnée des savants au Xe siècle, on verra que le nombre des chrétiens s'amoindrit. En même temps apparaissent quelques juifs, qui deviendront plus nombreux aux siècles suivants.

La multiplicité des centres de lumières et le besoin de méthode et de clarté nous font maintenant un devoir de diviser l'histoire de la

---

[1] Il est encore un ouvrage que nous devons mentionner, c'est le célèbre Recueil connu sous le nom de Présent des Frères de la pureté, que l'on pourrait appeler l'Encyclopédie des Arabes. Il rappelle en effet, sous plus d'un rapport, l'Encyclopédie du XVIIIe siècle. Sous prétexte de rendre à la religion musulmane sa pureté primitive, par son alliance avec la philosophie, il ne tendait pas moins qu'à la renverser.

médecine par contrées. Nous la suivrons d'Orient en Occident.

I. — PERSE

Si dès à présent nous traitons à part des médecins persans, ce n'est pas qu'il y eût déjà en Perse une école distincte et un centre permanent de lumières comme dans l'Irak. Les médecins dont nous allons parler vinrent puiser leur science à Bagdad, avant de la répandre dans leur pays.

Ces germes ne tardèrent pas à grandir et à fructifier, et si la Perse ne compte pas comme d'autres contrées de l'Islam un cortège nombreux de savants, un ensemble imposant d'institutions scientifiques, pendant deux siècles elle eut l'honneur de fournir à l'Orient ses deux plus grands médecins.

Le plus illustre des médecins persans au Xe siècle et même de toute l'école arabe, Razès, étudia la médecine à Bagdad, puis revint à Rey, sa patrie, où il passa une bonne partie de son existence, et y termina ses jours. Il y enseigna la médecine à de nombreux élèves, qui eux-mêmes en instruisaient d'autres. La présence de Razès en Perse ne pouvait manquer de provoquer l'étude et la diffusion de la médecine, et elle dut être une des principales causes de ses destinées ultérieures dans cette contrée et dans les contrées voisines.

A côté de ce grand nom il en est deux autres assez recommandables, ceux d'El Messihy et d'El Comri qui tous deux eurent l'honneur de compter Avicenne parmi leurs disciples. Le premier habitait le Khorassan et fut eu grand crédit auprès du prince du pays.

Parmi les illustrations de ce siècle nous ne pouvons oublier le philosophe El Faraby, qui est aussi revendiqué par la médecine.

Nous rappellerons enfin l'existence d'hôpitaux, à Rey, tenu par Razès ; à Merou, que nous avons cité à propos d'Ebn Massah, et probablement à Ispahan.

RAZES
(Ahou Becr Mohammed ben Zakarya).

Si nous avons dit d'El Kendy qu'il fut le premier philosophe qui ait paru chez les Arabes, nous pouvons dire de Razès qu'il fut leur premier grand médecin. On peut faire un autre rapprochement entre ces deux hommes. De même qu'El Kendy nous étonne par l'étendue et la précocité de ses connaissances en matière de philosophie, Razès n'est pas moins remarquable par la connaissance approfondie des travaux de ses devanciers en matière de médecine, et c'est à juste titre que nous avons donné son nom au Xe siècle.

Razès naquit à Rey, d'où lui vint son nom de Razy. Nous ignorons la date de sa naissance, mais ce fut probablement au commencement de la seconde moitié du IXe siècle. Il passa les trente premières années de son existence étranger à la médecine, ce qui doit faire supposer une longue existence, vu l'étendue de ses connaissances et le grand nombre de ses écrits.

Il se passionna d'abord pour la musique, puis il se livra à l'étude de la philosophie et de la littérature et cultiva la poésie. Il exerça même la profession de changeur.

On raconte qu'une visite, qu'il fit à l'hôpital de Bagdad, détermina sa vocation. On rapporte même les faits observés dans cette visite. Ce que l'on raconte au sujet de la fondation du grand hôpital de Bagdad par Adhad Eddoulah, et de la part que prit Razès à son installation, ne résiste pas à la critique. Il aurait été choisi parmi beaucoup d'autres médecins et après des éliminations successives pour choisir l'emplacement de l'hôpital, aurait suspendu en divers endroits (le la ville, des morceaux de viande, et aurait considéré comme le plus salubre l'endroit où la putréfaction en aurait été la plus lente. Ainsi que le fait observer Ebn Abi Ossaïbiah, Razès était antérieur à Adhad Eddoulah ; et s'il fut attaché à cet hôpital, ce fut avant sa restauration par le prince Bouïde. Déjà il avait été chargé de celui de Rey.

C'est entre ces deux villes surtout qu'il partagea son existence, et c'est à Rey qu'il paraît avoir terminé ses jours. Il fit aussi quelques voyages, et à ce propos nous devons parler de ceux qui lui sont indûment attribués.

Léon l'Africain, dont les vies des Philosophes et des Médecins fourmillent d'erreurs, fait aller Razès au Caire, puis en Espagne, où il aurait fait une œuvre merveilleuse et dédié son livre, dit El Mansoury, à El Mansour, ministre du Khalife Ommiade.[1] Nous savons pertinemment que le prince auquel Razès dédia le Mansoury était El Mansour ben Ismaïl ben Ishaq fils du prince de Khorassan. Le fait est mentionné pour la première fois par l'auteur du Fihrist, qui recueillit ses renseignements à Rey de la bouche d'un vieillard qui avait connu Razès. El Ouarraq[2] apprit du même vieillard que Razès avait une forte tête, qu'il était généreux, bon conseiller, ne faisant aucune distinction de personnes, doux avec les pauvres, constamment occupé, suivi par de nombreux élèves lesquels en avaient d'autres à leur tour.

Quant au livre de la Médecine royale, Razès le dédia au prince Aly fils du souverain du Thabarestan.

A propos d'El Mansour, on raconte aussi une anecdote que nous relaterons, sans lui accorder toutefois plus d'importance qu'elle n'en mérite. On sait que Razès cultiva l'alchimie, et ce n'est pas nous qui lui en ferons un reproche. Il nous semble que les alchimistes, surtout ceux de la taille de Razès, devaient rencontrer dans la pratique de leur art bien des séductions. Ils durent souvent faire des découvertes merveilleuses, qui les délassaient de leurs labeurs, mais que l'état imparfait de la science et des moyens d'expérimentation condamnaient à une stérilité relative. Ils semaient, et les chimistes ont récolté. Razès, dit-on, fit hommage à El Mansour de son livre sur la Certitude de l'Alchimie et reçut un présent de mille pièces d'or. Cependant le prince voulut voir Razès à l'œuvre. Il se mit en frais pour des expériences qui, malheureusement, ne réussirent pas. Là-

1 Ce voyage est mentionné par Wüstenfeld. Avant de recourir aux sources, nous l'avions admis d'après lui, dans une courte notice sur Razès, mise en tête de la traduction de son traité de la variole, mais le silence des auteurs orientaux nous le fait rejeter comme une de ces erreurs si communes chez Léon.
2 Surnom de l'auteur du Fihrist.

Lucien Leclerc

dessus, El Mansour se serait emporté jusqu'à frapper à la tête Razès, qui, à la suite de ce mauvais traitement, aurait contracté la cataracte qui affligea ses vieux jours. Suivant une autre tradition la cataracte serait venue à Razès pour avoir trop mangé de fèves.

On rapporte aussi que Razès, ayant fait venir un oculiste pour l'opérer, lui demanda combien il y avait de tuniques dans l'œil. L'oculiste n'ayant pu répondre, Razès aurait refusé de se confier à un praticien aussi ignorant. D'autres disent que Razès, invité à se faire opérer aurait répondu : j'ai tant vu le monde que je ne tiens plus à le voir.

L'historien de la médecine prétend que Razès ne cultiva l'alchimie que dans sa jeunesse. Il est sûr toutefois qu'il s'y adonna sérieusement car il y a consacré de nombreux ouvrages, dont quelques-uns ont été traduits en latin, et se trouvent imprimés dans les recueils hermétiques. Le même historien rapporte que Razès avait une cuisine excellente, ce qui tenait à ce que ses ustensiles étaient dorés; que des pièces d'or, venues de lui, perdirent avec le temps leur couleur primitive, etc.

Quoi qu'il en soit de ces dires, les travaux de Razès se portèrent surtout sur la médecine et la philosophie.

Son premier maître à Bagdad, pour la médecine, fut le jeune Thabary. El Balkhy lui enseigna la philosophie.

Razès était également zélé pour l'étude et pour la pratique de son art. On vantait son expérience, l'habileté de son diagnostic, la sûreté de sa thérapeutique. Il a consigné plusieurs faits de sa pratique dans ses écrits, notamment dans le Continent, où il ne manque jamais d'apporter son contingent après avoir cité ses devanciers. Il a même des écrits qui ne sont autre chose que des recueils d'observations.

Nous rapporterons un fait mentionné par Ettenoukhy.

Un jeune homme de Bagdad vint à Rey le consulter. Il crachait le sang. Après l'avoir examiné, Razès écartant l'idée de phthisie et d'abcès, lui demanda s'il n'avait pas bu en route. Le malade répondit qu'il avait un jour bu dans une mare. Razès songea aussitôt à une sangsue. Il se procura une grande quantité de lentilles d'eau, en ingéra de force dans les voies digestives du malade, qui finit par vomir, et rendre au milieu des lentilles d'eau une sangsue.

Razès jouissait d'une grande considération tant à Rey que dans le Djebal. Les grands du pays avaient recours à lui, et les savants les plus éminents de son époque entretenaient avec lui une correspondance attestée par plusieurs écrits de Razès, rédigés sous forme de lettres.

La date de sa mort est controversée. On la fixe généralement à l'année 320 de l'hégire, 932 de notre ère, et c'est celle qu'ont adoptée Ebn Djoldjol et Hadji Khalfa.

Quelque temps auparavant, il était venu à Rey un certain Ebn el Hamid, qui, h la mort de Razès, acheta de sa sœur, pour une forte somme, le manuscrit du Haouy, qui était resté inachevé, et auquel ses élèves donnèrent la forme sous laquelle il nous est parvenu.

Razès a beaucoup écrit. On le trouvait toujours chez lui, dit-on, occupé h composer ou à mettre au net. Le nombre de ses ouvrages dépasse deux cents. Quelques-uns ne sont que des opuscules, des lettres, des monographies, mais il en est d'une étendue considérable, tels que le Mansoury et surtout le Haouy ou Continent. La liste la plus complète et la plus explicite nous a été conservée par Ebn Abi Ossaïbiah. Son défaut est de nous donner les ouvrages pêle-mêle et sans ordre de matières : aussi la lecture en est fastidieuse. Voilà pourquoi sans doute Wüstenfeld s'est abstenu de la reproduire, ce qui l'a fait tomber dans des erreurs et des répétitions que nous devons relever, parce qu'elles portent également sur le catalogue de l'Escurial.

Wüstenfeld a commencé par énumérer les ouvrages traduits et imprimés, puis les ouvrages conservés dans nos bibliothèques, dont il a consulté les catalogues, notamment celui de Casiri. Mais le catalogue de Casiri est défectueux à l'endroit de la médecine. Certains titres sont erronés. Wüstenfeld les a reproduits, et en achevant sa liste au moyen du Kitah el hokama et de l'Aïoun el Anba il a reproduit les mêmes ouvrages sous des titres nouveaux. C'est ce que nous ferons remarquer plus tard.

Au lieu de suivre pas à pas les listes des écrivains arabes, nous classerons les écrits de Razès par ordre de matières, donnant d'abord les plus importants en médecine, et glissant parfois sur ceux d'une faible importance, nous réservant d'en donner plus tard une liste complète.

A l'instar de Galien, Razès a composé de nombreuses monographies, mais il a composé aussi plusieurs ouvrages embrassant toute la médecine pratique ou l'ensemble des connaissances médicales.

De ces ouvrages, le plus considérable et le plus important est sans contredit le Haouy ou Continent. Il lui donna ce titre parce qu'il contient tout un corps de médecine pratique. Il y a condensé les opinions de tous les médecins anciens et modernes, contrôlées et complétées par son expérience personnelle. C'est donc autre chose qu'une simple compilation, car il prend souvent la parole, et ne craint pas de contredire parfois les princes de la médecine grecque.

Il commence par les maladies locales, à partir de la tête, puis il traite des maladies générales, ensuite des venins et des poisons, des médicaments et de leurs synonymies. On comprend, et Razès le fait ressortir, combien ce dernier article avait de l'intérêt, la médecine arabe se trouvant encombrée d'une foule de termes exotiques venus de la Grèce, de la Perse et de l'Inde. Le tout est distribué en vingt-deux livres, mais il paraît que la distribution n'est pas identique dans toutes les copies.

Outre sa valeur intrinsèque, ce qui donne au Continent un mérite et un cachet particulier, c'est précisément cette mention de tous les médecins qui ont précédé Razès.

Parmi les anciens nous en trouvons dont les ouvrages sont perdus, et à propos des modernes, nous sommes étonné de la grande quantité d'écrits sur la médecine déjà publiés avant lui.

Les noms de ces médecins ont été la plupart singulièrement travestis

; dans la traduction latine. Quelques-uns ne sont pas reconnaissables. On en a fait le recensement, mais ce travail ne pouvait être fait d'une façon fructueuse qu'en opérant sur le texte arabe, et c'est pour cela que nous avons entrepris le voyage de l'Escurial. Nous donnerons ici un résumé des découvertes auxquelles nous ont conduit nos recherches, nous réservant d'en traiter l'ensemble dans un travail spécial.

Nous commencerons par les Grecs, On ne pouvait guère s'attendre à trouver du neuf relativement à Hippocrate et à Galien, mais nous trouvons des documents curieux relatifs à des médecins de second ordre. Quelques nouveaux écrits apparaissent, et parmi ceux qui nous sont connus, il en est que nous ne savions pas avoir été traduits, ce qui agrandit d'autant le champ des traductions.

A côté d'ouvrages d'Aristote relatifs à la médecine, nous rencontrons les noms de Démocrate, de Diogène, de Criton l'auteur d'un traité de Cosmétique, d'Érasistrate, d'un Arthémide qui aurait composé un livre sur la culture ou l'embellissement de la voix.

Dans les âges suivants on trouve Nicolas de Damas, Rufus avec une douzaine d'écrits mentionnés ; Archigène avec une escorte moindre ; Philagrius, avec une liste plus considérable, Antillus, Palladius, Oribase, Alexandre, Paul d'Égine, Magnus, Etienne, .Jean le Grammairien, sans compter quelques noms d'une lecture douteuse.

A l'époque de transition nous trouvons Siméon, Ahroun, Tiadouk ou Théodocus, Masserdjouïh, Nous placerons ici le nom de deux auteurs sur le compte desquels nous sommes jusqu'à présent dénué de renseignements positifs, Aslimon, peut-être Philumène, et Misoussen (probablement Moschion). Ce dernier est l'auteur d'un traité des Accouchements fréquemment cité par Razès.

Parmi les noms illustres chez les Arabes nous citerons Gabriel, Georges et Bakhtichoua ; la famille de Honein, lui, son fils Ishaq, un autre du nom de Hakim, et son neveu Hobéïch ; El Kendy ; Mésué et Sérapion ; Thabary père et fils ; Costa ben Luca, Massih de Damas, Tsabet ben Corra, Ebn Massa, Ahmed ben Thayeb (Essarakhsy).

Parmi les noms moins brillants on compte Abdous, l'auteur du Mémorial, Salmouïh, Aïoub el Abrach, Abou Djorreih Erraheb, Ebn el Lahladj, El Bathriq, Abou Hilal d'Émesse, El Basry, Sabour, Iousef Essahir. Quelques-uns ont été négligés par les biographes, tels que Termedy, Iousef Ettelmid, Abdalla ben Iahya.

De la Perse, nous voyons citer l'Agriculture persane et le Compendium d'Ebn Abi Khaled el Farsy.

Les Indiens fournissent un contingent considérable et nous rencontrons les noms fréquemment cités de Charak, de Sendahchar et de Quolhoman. On lit aussi parfois le nom d'Athra l'Indien, et même nous avons cru découvrir, à travers les incorrections du texte, le nom de Susruta. Souvent on lit, sans autre qualification: un livre indien. Aux Indiens se rattache aussi le nom de Mohraris.

Les sources chaldéennes sont représentées par l'Agriculture, assez souvent citée, et que pour plusieurs citations nous regardons avec certitude pour être l'Agriculture chaldéenne. On trouve aussi le livre des Talismans qui peut être rapporté au traducteur de l'Agriculture chaldéenne, Ebn Ouhchyah, ou bien peut-être à Apollonius de Tyane. Quelques citations paraissent aussi devoir être rapportées à ce dernier. C'est ici le moment d'ajouter que certaines citations sont empruntées à un livre attribué à Hermès.

Il est une autre Agriculture, l'Agriculture grecque de Costhus, bien connue des Arabes, dont un exemplaire existe à la Bibliothèque Bodléienne, mais sur laquelle nous ne saurions encore nous prononcer, qui se trouve aussi quelquefois mise à contribution. Enfin nous ajouterons ici que l'on trouve deux ou trois citations avec le nom plus ou moins altéré d'Iounious, que l'on est convenu jusqu'à nouvel ordre, de considérer comme identique avec Columelle, Junius.

Parmi les noms mystérieux, il en est un que nous serions tenté (le considérer comme représentant Mésué le père, c'est celui d'El Khouz ou d'El Khouzy, à moins qu'il ne représente l'école de Djondisabour. Il en est encore deux pour lesquels nous sommes réduit à des conjectures, malgré qu'ils reviennent très souvent, ce sont ceux d'Athoursoqos et de Badigoras. Leurs noms ont une physionomie grecque, mais ils ne sauraient être bien anciens, car ils parlent de substances de provenance indienne, que les anciens Grecs n'ont pas connues. Le dernier se trouve aussi qualifié d'Alexandrin.

A côté de ces noms, il faut citer quelques ouvrages anonymes fréquemment invoqués par Razès. Ce sont d'abord des formulaires, puis des compendiums, deux au moins relatifs à l'oculistique, ensuite un recueil d'observations faites dans les hôpitaux, Tedjareb el Marestan. Il y a dans ce dernier recueil des procédés thérapeutiques et des observations intéressantes. On trouve aussi dans Razès bien des faits empruntés directement à la pratique des hôpitaux.

Il est encore deux ou trois noms, peut-être plus, sur lesquels nous ne pouvons actuellement nous prononcer. D'ailleurs, les manuscrits de l'Escurial, bien que nombreux, ne représentent pas tout à fait intégralement le Haouy, et nous éprouvons encore le besoin d'en consulter d'autres avant de nous prononcer définitivement. On comprend aussi que ces noms, surtout les noms étrangers, se trouvant défigurés par leur passage à travers l'arabe, il faut consulter plusieurs documents avant de les restituer.

Ce n'est pas ici le lieu de traiter in extenso des transformations qu'ont subies les noms propres et les termes techniques sous la plume des Arabes, et surtout du traducteur en latin ; mais nous devons cependant en dire quelques mots.

On sait que les mots arabes, avec des points diacritiques absents ou mal placés, peuvent subir une foule de lectures. Le traducteur n'y a pas fait défaut, ce qui prouve qu'il manquait de moyens de contrôle et même qu'il ne s'est pas relu. Quelques noms sont écrits sous des formes très variées, où l'on ne rencontre la bonne que rarement. Ainsi Tiadouk, Abou Djorreidj, Bakhtichou, Archigène, etc. Il en est qui sont complètement méconnaissables, ainsi dans Job Pinzolicus, il est difficile de reconnaître Aioub el Abrach. Parfois au lieu du nom véritable on trouve celui d'un autre médecin. Par exemple, on lit fréquemment Philaretus au lieu de Philagrius, et Costus au lieu de Costa. Il arrive aussi que les noms arabes sont traduits au lieu d'être simplement transcrits. Au lieu de Salier, nous lisons Vigilans ; au lieu de Massih nous lisons Christianellus. D'autres fois, d'un nom de livre on fait un nom d'auteur, ce qui arrive maintes fois pour le livre de Galien, des Médicaments selon les genres, Katadjenes ; ce qui arrive aussi pour le livre des Chymes : dixit Chamousia.

Les mêmes confusions se reproduisent à propos des termes techniques. A propos du Dryopteris, on lit qu'il ressemble à la fougère, ce que le traducteur a rendu par : Duruantalaus quod assimilatur narcisso. La pivoine est dite se trouver (dans une table de synonymesj en regard du mot Glucuside, et le traducteur a rendu cela par: Pœonia appellatur in libro Ali Fascari. On a même trouvé des noms d'auteurs dans une particule, ainsi du mot Lakin, mal lu, on a fait le mot Platon, ce qui peut faire tourner la tête à un érudit qui ne peut recourir au texte arabe.

De ces travestissements, il en est qui sont incontestablement du fait du traducteur, mais il est aussi des variantes que nous croyons devoir mettre sur le compte des copistes ou des imprimeurs.

Relativement aux transcriptions du grec en arabe nous citerons un fait qui a un certain intérêt philologique. Le mot Archigène est rendu de trois manières, en supposant bien entendu les points diacritiques à leur place respective. On pourrait les rendre ainsi avec nos caractères latins: Arkhidjanes, la forme la plus commune, Arkidjanes et Archidjanes. Ceci nous semble prouver que le X des Grecs ne sonnait pas de la même manière à toutes les oreilles. En résumé le Haouy n'est, si l'on veut, qu'une mosaïque, mais faite de morceaux précieux, tant ceux empruntés par l'auteur que ceux qu'il a tirés de son propre fonds. On a fait des abrégés du Haouy et nous en avons rencontré un à l'Escurial, qui prouve que l'original fut transporté de bonne heure en Espagne, cari) est l'œuvre du savant médecin Ben Ishaq, dit le Vizir, Abderrahman en Nacer lui ayant conféré cette dignité. Nous en parlerons ailleurs. Un autre abrégé composé au XII" siècle existe à Florence.

Quant aux manuscrits du Haouy il en existe à la Bibliothèque Bodléienne et à celle de l'Escurial, ceux-ci à peu près complets. Paris n'en a qu'un fragment qui était inconnu, quand nous en fîmes la découverte dans le n° 1050, ancien fonds. Il traite des fièvres.

Au XIIIe siècle Farragntli faisait du Haouy, sous le nom de Continent, une traduction latine qui a été plusieurs fois imprimée, et qui contient deux volumes in-folio.

Après le Continent, l'ouvrage le plus connu de Razès est le Mansoury, dont nous avons déjà raconté l'origine.

Il n'a pas l'étendue ni l'importance du Continent, mais il embrasse, sous des proportions restreintes, la généralité de la science. Il se divise en dix livres. Le premier traite de l'anatomie, le 2° des tempéraments, le 3° des aliments et des médicaments, le 4° de l'hygiène, le 5° de la cosmétique, le 6° du régime en voyage, le 7° de la chirurgie, le 8° des poisons, le 9° des maladies eu général, et le 10° des fièvres. Le Mansoury a été traduit en latin par Gérard de Crémone et plusieurs fois imprimé. Le 3° livre se rencontre aussi imprimé avec Sérapion, et le 9° fut souvent commenté.

Tels sont les deux ouvrages les plus importants de Razès. Ali ben Abbas, dans sa préface du Maleki, exposant que les motifs qui l'ont conduit à écrire son livre sont l'absence d'un livre complet, embrassant la médecine en des proportions suffisamment étendues, arrive à ces deux écrits de Razès. Au Mansoury, il reproche sa brièveté, qui n'en fait qu'un abrégé. Au Continent, il reproche sa méthode un peu décousue, de s'être restreint à la médecine proprement dite, et encore d'avoir négligé la chirurgie. Il reconnaît du reste que le fonds est excellent, et que c'est le résumé de tout ce qu'ont écrit les médecins de tous les temps et de tous les pays.

Une autre grande composition de Razès est le Djami, ou Recueil, qui embrasse, à la façon du Continent, non pas seulement la médecine pratique, mais toutes les branches de l'art. Il y a même un chapitre, le dernier, qui traite des écrits de Galien oubliés dans le catalogue donné par Honein.

Un autre livre se rapprochant du précédent est le Fakhir.[1]

Avec le Mansoury, on a imprimé plusieurs opuscules de Razès sous le titre collectif de Opera parva Ahuhetri. Ce sont : les divisions, les antidotes, les maladies des articulations, les maladies des enfants, les aphorismes, les pronostics, les faits d'expérience, les observations médicales, le régime, les propos d'Hippocrate, ce que doit être un médecin, un formulaire, la prophylaxie des calculs, les cautères et les ventouses, les propriétés des animaux.

Un des ouvrages de Razès, qui restera dans les annales de la médecine comme le premier ouvrage sur la matière, est son traité de la variole et de la rougeole. Avant lui déjà, la variole avait été mentionnée par Haroun, et dans une traduction française que nous avons donné de ce traité, nous avons fait voir que la légende des oiseaux ababils représentait probablement une épidémie de variole, et qu'en tout cas, la première mention positive remontait au célèbre Rabiah ben Mocaddem, qui en était affecté au moment de son héroïque trépas, en l'année 602 de notre ère. Le traité de la variole, de bonne heure traduit et imprimé sous le titre de pestilentiel, a été publié dans le siècle dernier par Channing, en texte et en traduction latine. M. Grenhill en a donné une traduction anglaise.

Un des bons ouvrages de Razès, qui se trouve dans plusieurs bibliothèques européennes, est son traité des Correctifs des aliments. Il est question dans ce livre non-seulement des aliments à l'état naturel, mais aussi de toutes les préparations culinaires et des boissons. En raison de cette variété d'aliments et de boissons, il serait à désirer que cet ouvrage fût traduit et accompagné d'un commentaire, car les aliments et les boissons ne sont que rarement décrits, mais appréciés

---

1 Le Fakhif ou le Précieux, est aussi un traité de médecine pratique, exécuté dans des proportions beaucoup plus restreintes que le Continent. Les maladies y sont exposées, suivant la même méthode, des pieds à la tête. Les devanciers de l'auteur y sont également mis à contribution, seulement nous ne les trouvons pas en aussi grand nombre que dans le Continent, et les attaches de l'ouvrage avec les Grecs sont beaucoup plus étroites. L'auteur apporte aussi son contingent. La B. de Paris, possède sous le n° 1004 de l'ancien fonds, la 1e partie de cet ouvrage, qui s'arrête aux affections de l'estomac.

au point de vue de leur action sur l'économie, de leurs inconvénients et des moyens de les neutraliser.

Il existe à l'Escurial, n° 887 du nouveau catalogue, deux opuscules de Razès dont Casiri a complètement méconnu le titre et le contenu. Le titre sommaire du premier signifie qu'il faut user de souplesse et de condescendance quand il s'agit de supprimer les goûts ou les appétits des malades. On a pris le mot appétit, chahoua, dans le sens d'appétit vénérien, La première note que nous rencontrons sur les pages de garde, porte, même en espagnol : Del dano que procede del coïto por la salud. Une note qui suit porte en latin ; De exacta et exquisita diligentia adhibenda in curatione affectus quo quis impotens est seu ineptus ad venerein. En vrai mouton de Panurge, Casiri a catalogué cet opuscule sous ce titre: De viris frigidis et ad venerem ineptis corum que curatione. Ce qui est étrange, c'est que l'un des annotateurs s'appuye sur ce qu'il a lu dans le corps de l'ouvrage pour appuyer sa traduction du titre. Il suffirait, pour établir la fausseté de cette version, de la formule plus explicite du titre dans la liste donnée par Ebn Abi Ossaïbiah : Que les médecins ignorants aggravent l'état des malades en contrariant leurs appétits. C'est à peu près ce qu'on lit au début de l'ouvrage, et Razès ajoute que l'on commet aussi la même faute au sujet des hommes bien portants.

Cette idée est reproduite sous une autre forme dans un opuscule inséré à la suite du premier dans le même volume. Casiri a traduit le titre par: De immoderata calore, ne comprenant pas le sens du mot hommya, qui veut dire diète, régime. Ici encore il suffirait de lire attentivement le commencement de l'opuscule. En voici le début : Un régime excessif, une alimentation trop restreinte, un usage abusif des médecines ne conservent pas la santé, tout au contraire, etc.

Wüstenfeld, au lieu de comparer avec la liste d'Ebn Abi Ossaîbiah, s'en est tenu de confiance à l'interprétation de Casiri, ce qui l'a fait non-seulement endosser une erreur, mais tomber dans une répétition. Le même ouvrage est reproduit au n° 32, cette fois sous le couvert d'Assemani, dans cette forme : Quod nimis thermarum usus noceat.

Ce qu'il a fait pour le deuxième ouvrage, il l'a fait pour le premier.

Lucien Leclerc

Après avoir reproduit le titre de Casiri : De viris frigidis et ad venerem ineptis eorum que curatione, nous retrouvons au n° 125 le titre véritable : Quod medicus non solumprudens esse deheat, sed œgrotorum desideriis indulgens.

Il est encore un autre manuscrit de l'Escurial que l'auteur du catalogue, avec une étourderie dont nous avons constaté bien des exemples, attribue à Razès. Un mauvais petit fragment de médecine, où Casiri a rencontré par hasard les tumeurs, à côté d'une foule d'autres maladies, où l'on trouve cité Avenzoar, voilà ce qu'il a pris pour un Traité des Tumeurs de Razès, et Wûstenfeld a inscrit ce titre dans sa liste.

Le n° 887 de l'Escurial contient un autre opuscule de Razès sur l'usage des fruits avant ou après le repas. L'auteur, écartant une conclusion générale, énumère les fruits les uns après les autres, et conclut pour chacun d'eux eu particulier. C'est ainsi qu'il proscrit l'usage du coing avant le repas, et qu'il le considère comme salutaire à la fin et comme aidant à la digestion par son action tonique sur l'estomac.

Cette fois Casiri ne s'est pas trompé non plus que Wüstenfeld en le produisant, mais Wüstenfeld n'en a pas moins donné une seconde fois le même livre au n° 51. Il en a fait de même pour la saignée qui figure sous ces deux formes : De venœ sectione et de sanguinis missione, etc.

Nous avons parcouru à l'Escurial un petit traité de Razès sous le titre de Secrets de l'Art médical, qui ne justifie pas son titre. L'opuscule est assez court et ne contient que des propositions aphoristiques ou des recettes.

Il en est une relative à l'auteur, qui accuse avoir éprouvé sur ses vieux jours un affaiblissement de la vue et des facultés génitales. Cet ouvrage se ressent de la vieillesse de Razès.

Ce qui rend fastidieuse la lecture des listes des écrits de Razès, que nous ont données le Kitab el hokama et l'Ouioùn el amba, c'est que les ouvrages y sont exposés pêle-mêle et sans ordre de matière. Nous

Livre III

avons pensé qu'il valait mieux, après avoir donné les principaux, grouper les autres, et en passer sous silence quelques-uns des moins importants^, sauf à donner plus tard et sous forme de note la liste in extenso d'Ebn Abi Ossaïbiah.

Nous commencerons par les ouvrages de médecine.

Que l'organisation de l'homme est bien entendue.
Du plaisir.
De l'habitude.
De la soif.
Des saveurs.
Différentes descriptions: du cœur, du foie, de l'œil, de l'oreille, des testicules, des articulations.
De la vision, qu'elle ne se fait pas par des rayons émanés de l'œil.
De la prééminence du sens de la vue.
Des paupières et de l'utilité de leurs mouvements.
Pourquoi l'œil se resserre à la lumière et se dilate dans l'obscurité.
Des fonctions des organes.
Comment s'opère la nutrition.
Des causes qui relient le cœur aux viscères.
Du coït.
Pourquoi les émanations du semoum tuent les animaux^
Pourquoi l'automne engendre des maladies.
Introduction à la médecine.
A qui n'a pas de médecin présent, connu aussi sous ce titre :
De la médecine des pauvres.
Examen du médecin (dans les opéra parva).
Qu'un médecin ne peut guérir toutes les maladies;
Que des maladies légères peuvent être difficiles à guérir.
Des maladies obscures.
Des maladies mortelles.
De la goutte et de la sciatique.
Des calculs.
De la colique.
Des hémorroïdes.
Des maladies cutanées.
De la lèpre.

Lucien Leclerc

De la paralysie.
Du tic facial.
Du coryza.
De la saignée.
Du régime alimentaire dans les maladies.
Des opérations chirurgicales.
De la réduction des fractures.
Pourquoi les parties excisées ne s'agglutinent plus.
Des vins qui enivrent.
Des vins qui n'enivrent pas.
Du lait.
De la neige. De l'eau refroidie par la neige.
De l'argile.
Des médicaments.
De la préparation des médicaments, à son élève Iousef ben Iakoub.
Des purgatifs chez les tempéraments chauds.
Des succédanés.
Formulaire.
Pourquoi si peu de gens arrivent à un âge avancé.
Pourquoi tant de gens s'adressent aux mauvais médecins plutôt qu'aux bons.
De la médecine royale ; traitement des maladies, particulièrement par les aliments.
Des hôpitaux.
A ces livres nous ajouterons plusieurs extraits ou commentaires de Galien, et des lettres adressées à divers contemporains, tant sur des questions de doctrine que sur des questions de fait.
Alchimie.
Quelle que soit l'époque de son existence à laquelle Razès cultiva l'Alchimie, ce qui est certain c'est qu'il a composé plusieurs livres sur l'Art.

Nous citerons d'abord un livre en douze chapitres où il traite de toutes les questions afférentes à l'alchimie. Nous en trouvons encore beaucoup d'autres dans la liste de ses œuvres.

Ainsi un livre sur la probabilité de l'alchimie, un autre sur sa certitude, un livre sur la pierre jaune, un autre sur l'or et l'argent, une réponse à El Kendy qui avait écrit sur la futilité de l'alchimie, un livre sur l'As de Géber.

Enfin il en est plusieurs sur le contenu desquels nous ne saurions actuellement nous prononcer, le mot hikma pouvant avoir une double acception : celle d'alchimie ou celle de philosophie.

Le nom de Razès figure dans les recueils hermétiques, et quelques productions sous le nom d'Abubetri lui doivent être attribuées.

Philosophie.

Ces écrits sont nombreux : nous citerons les plus importants.

Divers écrits sur la logique et la métaphysique, dont quelques-uns en vers.

Plusieurs écrits sur l'Organon d'Aristote ou sur les matières qui y sont traitées.
Quelques écrits sur l'âme, et son incorporéité.
Du libre arbitre.
De la matière.
Du vide et du plein, du temps et de l'espace.
Plusieurs écrits contre l'éternité du monde.
Que le monde a été créé avec sagesse.
Des propriétés des choses.
Pourquoi les bêtes et les reptiles ont été créés.
Quelques écrits sur certains ouvrages de Libanius, de Produs et de Plutarque.
Plusieurs écrits en réponse aux matérialistes.
Sur la métaphysique de Platon, et sur celle d'Aristote.
De la médecine spirituelle.
Des songes.
Des qualités que doivent avoir les élèves.
Quelques ouvragées ont particulièrement un caractère religieux, ainsi :
Des anges.
De la foi.

Lucien Leclerc

De la bonne voie.
Nécessité de la prière.
Des fautes imputées aux saints.
Dos prodigues et des prophéties.
De ce qu'ont ignoré les philosophes.
Quant aux ouvrages relatifs aux sciences naturelles et mathématiques, nous citerons :
Du mouvement : qu'il est spontané ou naturel.
Des opinions fausses en physique.
Pourquoi l'aimant attire le fer.
Plusieurs ouvrages sur la sphéricité de la terre, entre autres celui qui a pour titre :
De la forme du monde, que la terre est sphérique, qu'elle est placée au milieu des sphères, qu'elle a deux pôles sur lesquels elle tourne, qu'elle est plus petite que le soleil et plus grande que la lune.
Que ce que nous voyons en haut dans ce monde ne saurait être admis ainsi.
Que le coucher du soleil et des astres est indépendant du mouvement de la terre.
Contre ceux qui prétendent que les astres ne sont pas ronds.
Du degré de confiance à accorder à l'astrologie.
Livre sur les mathématiques.
Razès laissa un Compendium sur la musique, qui avait été la passion de sa jeunesse.
Il écrivit enfin son autobiographie.

En résumé Razès fui le premier grand médecin qu'aient produit les Arabes, et l'on peut même dire qu'il ne fut surpassé ni peut-être égalé par aucun de ceux qui vinrent après lui. On ne saurait lui comparer qu'Avicenne et Avenzoar ou bien encore Ali ben el Abbas. Comme praticien, le premier lui est incontestablement inférieur.

Quant au second, s'il l'égale à ce point de vue, Razès lui est supérieur pour l'étendue de ses connaissances et de ses travaux. Le Continent de Razès n'a pas la savante ordonnance du canon d'Avicenne, mais on doit savoir gré de sa réserve à Razès. 11 comprit que le moment n'était pas encore venu de faire un traité complet et dogmatique de la médecine ; mais il ne se borna pas à faire un simple inventaire de la science de ses devanciers, il la soumit au contrôle de sa longue et vaste expérience.

Le temps lui manqua pour donner à ce vaste répertoire une forme véritablement scientifique, et en élaguer les répétitions et les longueurs, qui lui ont été justement reprochées par Ali ben el Abbas, dont le Malcki a pour caractéristique l'ordre et la mesure.

ABOUL KHEIR HASSAN BEN SAOUAR BEN EL KHAMMAR.

Aboul Kheir el Hassan ben Saouar ben Baba ben Bahnam, dit aussi Ebn el Khammar, naquit en l'année 331 de l'hégire, 942 de notre ère. C'est par erreur que le texte arabe d'Ebn Abi Ossaïbiah donne l'année 381, comme le fait remarquer Wüstenfeld, qui en prouve la fausseté par des synchronismes. Mais Wüstenfeld aurait pu voir que la date de 331 est donnée par le Kitab el hokama et le Fihrist. Celle de 381 serait probablement celle de sa mort, qui ne nous est pas donnée.

Aboul Kheir était chrétien. C'était aussi un homme intelligent, versé dans les sciences antiques et médecin consommé. L'exercice de son art l'éleva au plus haut degré de considération, et son mérite lui fit pardonner sa hauteur. Etait-il appelé par des gens modestes et honnêtes, il s'y rendait à pied en disant: Je fais cette course en expiation de celles que j'ai faites pour des gens malhonnêtes et puissants. Était-il appelé par un prince, il s'y rendait à cheval, en grand appareil, escorté parfois d'une troupe de trois cents cavaliers.

C'est ainsi, dit Ebn Rodhouan, qui nous a conservé ces faits, qu'agissaient Hippocrate et Galien et d'autres savants médecins.

Aboul Kjeir avait eu pour maître en philosophie le savant traducteur Iahya ben Adi.

Il fut lui-même traducteur et traduisit plusieurs ouvrages du syriaque en arabe.

Lucien Leclerc

Tels sont d'autre part les ouvrages de son cru :
De l'examen des médecins.
De la constitution de l'homme et de son organisation.
Du régime des vieillards. Nous pensons que c'est ainsi qu'il faut traduire ce que Wüstenfeld a rendu par De institutione prœceptorum.
De la maladie sacrée ou épilepsie.
Des femmes enceintes.
Des phénomènes qui sont produits dans l'atmosphère par les vapeurs, tels que le halo, l'arc-en-ciel, etc.
Des concordances entre les opinions des philosophes et celles des chrétiens.
De la vie des philosophes. Le Fihrist donne cet ouvrage comme lui appartenant, et le Kitab el hokama comme une traduction.
De la prospérité.
Des amis et de l'amitié.
Abrégé de l'Isagoge de Porphyre.
Commentaire de l'Isagoge.
De la discussion survenue entre Iahya ben Adi et Ibrahim ben Baks sur la nature du feu.
Telles sont ses traductions, qui sont nettement distinguées par le Fihrist et le Kitab el hokama :
Des météores, d'Aristote.
De l'éthique, du même.
Questions de Théophraste.
Nous avons déjà parlé de la vie des philosophes.
L'autre traduction est diversement indiquée. On lit dans Ebn Abi Ossaïbiah: Division de l'Isagoge et des Catégories d'Elien d'Alexandrie.

Le Fihrist et le Kitab el hokama disent : Traduction des quatre livres qui se trouvent sur la logique.

Mais ils ne s'accordent pas sur le nom de l'auteur, du moins leurs manuscrits. Le premier donne Lakis et le deuxième Lebes.

Nous ne savons de quel auteur il peut être question.

Wenrich n'a parlé ni de ce dernier ouvrage ni de la vie des philosophes.

Livre III

ABOU SAHL EL MESSIHY.

Abou Sahl Issa ben Iahya el Messiliy el Djordjany était originaire du Djordjan et chrétien de religion, comme l'indiquent ses surnoms. On dit aussi qu'il habita le Khorassan et qu'il fut en faveur auprès des souverains.

On nous vante ses connaissances théoriques et pratiques, son éloquence, son habileté dans la composition et l'esprit excellent de ses écrits. Ce qui le recommande encore c'est d'avoir compté parmi ses disciples Avicenne et d'avoir influé sur sa vocation médicale. Avicenne lui dédia quelques-uns de ses ouvrages.

Abou Sahl el Messihy mourut en l'année 1000 de notre ère à l'âge de 40 ans.

Le plus important de ses écrits nous est parvenu. Il porte le titre de Kitab el Meya,[1] ce qui ne veut pas dire les cent livres, comme on l'a traduit abusivement et en particulier Pococke dans sa traduction des Dynasties d'Aboulfarage, p. 233, mais le livre en cent chapitres. Telle est en effet sa distribution.

Le Meya est un traité sommaire et complet de médecine, divisé en cent chapitres et contenant de cinq à six cents pages. C'est le premier ouvrage en ce genre que nous ayons rencontré jusqu'à présent, c'est le premier essai d'encyclopédie médicale tenté par l'école arabe, et en quelques sorte le programme du Canon d'Avicenne.

On pourrait dire que le premier tiers de cet ouvrage est consacré aux généralités qui servent d'introduction à la médecine proprement dite, à l'hygiène, aux aliments, aux médicaments; le deuxième à la médecine générale, et le troisième à la médecine spéciale et pratique.

C'est dans son cadre un ouvrage bien conçu et bien exécuté. Amin

---

1 Le Meya se trouve à Oxford sous le n° 582. La bibliothèque de Paris en possède deux exemplaires, sous les n° 1009 et 1010 de l'ancien fonds. Le premier ne contient que les trente premiers chapitres.

Lucien Leclerc

eddoula en fit l'objet d'annotations et le recommandait comme un excellent et substantiel résumé. Il le fut aussi de la part de Noman ben Abirrdha el Israïly, qui avait pris cet ouvrage à cœur sur les recommandations de ses maîtres. La bibliothèque de Paris possède cet ouvrage sous le n° 1024 du supplément.

Tels sont les autres écrits d'Abou Sabl el Messihy :
Exposition de la sagesse dont Dieu a fait preuve dans la création de l'homme. Ce livre faisait l'admiration d'Ebn Abi Ossaïbiah.
De la science de la nature.
Traité de médecine générale en deux parties.
Traité de la variole.
Traité de la peste, dédié au roi Malek el Adel Khouaresmchah ben Màmoun.
Extrait de l'Almageste.
De l'interprétation des songes.
On cite encore un traité du pouls.

ABOU SOLEIMAN ESSEDJESTAXY.

Abou Soleiman Mohammed ben Dhaher ben Bahram fut surnommé Essedjestany du Sedjestan, sa patrie. On le nomme encore El Mantaky, ou le Dialecticien.

Ami et élève d'Iahya ben Ady, il cultiva aussi la philosophie et la littérature. Il écrivit un traité sur l'organisation des facultés humaines ; un traité sur la dialectique ; des réponses à des demandes qui lui étaient adressées; des notes sur la Philosophie et les curiosités; que les corps célestes ont une nature spéciale et sont doués d'une âme raisonnable.

Ebn Abi Ossaïbiah, dans son livre 1er, fait deux citations de Sodjestany. Telle est la première : « Ebn Ady m'a assuré que les Indiens possèdent des sciences sublimes touchant la philosophie, et il pensait que la science avait été par eux transmise aux Grecs. Je ne sais d'où lui est venue cette opinion. » La seconde a trait à Esculape et contient des erreurs historiques.

ABOUL HASSAN AHMED ETTHABARY.

Aboul Hassan Ahmed ben Mohammed, natif du Thabaristan, reçut le surnom d'Etthabary.

Il était au service de l'émir Rokn eddoula ben Bouïh, et mourut en l'année 970.

Il écrivit un compendium de médecine, connu sous le titre de Traitements hippocratiques, dont il existe trois exemplaires à Oxford. Il semblerait que cet ouvrage ait traité d'une façon toute particulière de l'œil et de sa thérapeutique. Un autre Ms. à Munich, n° 810.

Il est bien souvent cité sous ce même titre dans un Traité d'oculistique de Khalifa ben Abil Mahassen, qui existe à Paris sous le n° 1043 du supplément.

Quelques-unes de ces citations semblent avoir été intercalées après coup.

EL COMRY.

Abou Mansour el Hassen ben Nouh el Comri nous est donné par Ebn Abi Ossaïbiah comme le médecin le plus distingué de son temps pour son excellence dans la pratique de la médecine, son excellente méthode, sa connaissance des principes de la médecine, et son habileté dans la pratique de l'art. Il était en faveur auprès des souverains.

Chems eddin Abd el Hamid ben Issa rapporte qu'Avicenne assistait avec profit aux leçons d'El Comry, déjà avancé en âge. Les relations d'El Comry avec le jeune Avicenne, établissent qu'il prolongea sa carrière jusque vers la fin du Xe siècle.

El Comry composa sous le titre R'any ou Many un compendium de médecine, où il traite parfaitement de toutes les maladies et de leur traitement, et passe en revue les opinions des anciens et des modernes et particulièrement celles de Razès. Cet ouvrage se trouve à la Bibliothèque Bodléienne, sous le n° 642. Il se divise en trois parties : des maladies internes, des maladies externes et des fièvres. B. de Florence, n° 247.

Il écrivit aussi un traité des causes des maladies.

ALFARABY.

Abou Nasr Mohammed ben Mohammed ben Tarkhan, que les Musulmans considèrent comme le prince de leurs philosophes, reçut le surnom d'Alfaraby du nom de sa ville natale, Farab dans le Turkestan, ou suivant d'autres, Fariab dans le Khorassan. Il se rendit à Bagdad, où il étudia d'abord la langue arabe, puis la philosophie.

Il eut pour maîtres Abou Bachar Matta et Iahya ou Jean fils de Djilân (dit Djelabad par Casiri et Pococke). Ses débuts furent laborieux, car il était pauvre, et il lui arriva parfois de se retirer le soir dans les corps de garde pour y profiter de leur lumière. Bientôt il professa lui-même à Bagdad et compta de nombreux et éminents élèves. Il se retira plus tard h la cour de Seif eddoula, prince d'Alep, qui le reçut avec distinction.

Ayant accompagné ce prince à Damas, il y mourut en l'année 950 de l'ère chrétienne.

Alfaraby compte plutôt parmi les philosophes que parmi les médecins. Il se passionna pour Aristote, dont ses écrits reproduisent les doctrines. Il rapporte lui-même avoir lu deux cents fois le traité de l'âme, et cinquante fois la physique d'Aristote. Avicenne déclare qu'il a puisé toute sa science dans les ouvrages d'Elfaraby, et Munk pense que l'usage fait par Avicenne des écrits d'Alfaraby, est peut-être la cause de leur grande rareté. On lit aussi, dans les Mélanges de philosophie juive et arabe, que Ebn Tophaïl ne faisait pas un très-grand cas de la philosophie d'Alfaraby, que sa doctrine n'était pas orthodoxe, qu'il ne paraissait pas admettre l'immortalité de l'âme, et que d'autre part Maimonide estimait beaucoup son livre de la politique.

Les autres sciences ne lui étaient pas étrangères, et parmi une centaine d'ouvrages que lui attribue Ebn Abi Ossaïbiah, on remarque des commentaires sur Porphyre, Alexandre d'Aphrodisée, Euclide et Ptolémée.

Le même biographe nous a conservé un curieux fragment d'Alfaraby sur l'école d'Alexandrie. On y lit, entre autres choses, qu'Auguste fit traduire les œuvres d'Aristote, qu'il chargea Andronicus de les prendre pour base de son enseignement à Alexandrie, et qu'il en fit porter des copies à Rome. Quand le christianisme domina dans Alexandrie, les évêques se concertèrent pour faire dans les œuvres d'Aristote, un choix de ce qui pouvait être enseigné. A l'avènement de l'islamisme, l'enseignement finit à Alexandrie et fut transporté à Antioche.

Nous ne pouvons entrer dans le détail des œuvres d'Alfaraby. Nous dirons seulement qu'outre la philosophie, il cultiva aussi l'astronomie, les mathématiques et même la musique.

Cependant nous devons parler de son ouvrage intitulé : Ihça el Ouloum, sorte d'encyclopédie où il traite sommairement de la classification des sciences et de leur objet. Munk pense que nous avons un abrégé de cet ouvrage dans la traduction latine imprimée sous le titre Compendium omnium scientiarum, dont il existerait à Paris une meilleure traduction manuscrite.

Quant aux ouvrages de médecine nous trouvons une médecine théorique et pratique traduite en hébreu et existant à la Bibliothèque de Paris, des objections à Galien, des objections à Razès, des traités sur les organes des animaux, sur les concordances entre Hippocrate et Platon, ainsi que entre Aristote et Galien, sur la physique et sur les météores.

Enfin nous devons citer un traité sur la certitude de l'alchimie.

Malgré l'assertion de Munck, il existe cependant un nombre assez considérable de manuscrits d'Alfaraby dans nos bibliothèques, ainsi qu'on peut s'en assurer.

Lucien Leclerc

La Bibliothèque de Paris en contient plusieurs tant en hébreu qu'eu arabe. V. le cat. des Mss. hébreux rédigé par M. Zotenberg. Plusieurs ouvrages nous sont restés en traduction latine.

ABOU MANSOUR MOUAFFEQ BEN ALI.

Abou Mansour vivait dans le courant du Xe siècle de notre ère. Il habitait Hérat, et porta le surnom de Haraouy.

Il écrivit en langue persane,[1] sous forme alphabétique, un traité de matière médicale, dédié au prince Nouh ben Mansour, le Samanide, qui nous est connu comme ayant protégé les savants, et mourut en 987.

L'auteur et son livre ne nous sont connus que par un travail de M. Seligman, exécuté d'après un manuscrit unique.

D'après ce qu'en dit l'éditeur, l'ouvrage ne paraît pas d'une grande importance. Au milieu d'emprunts faits à ses devanciers, l'auteur a cependant quelques parties originales. Son intérêt est surtout historique, ainsi que nous l'avons déjà fait observer précédemment.

Les citations portent sur des médecins grecs, syriens, arabes et indiens. La position de l'auteur le mettait en quelque sorte au confluent de ces divers courants scientifique.

Les médecins grecs figurent au nombre d'une dizaine, parmi lesquels Dienchès, et Philotimus que nous n'avons pas vu cité autre part. Ont-ils été traduits ou bien les citations sont-elles empruntées à d'autres écrivains ?

Les médecins syro-arabes sont un peu plus nombreux.

Les Indiens sont au nombre de quatre ou cinq.

Ces dernières citations sont particulièrement intéressantes. A propos

---

[1] Les traditions persanes se réveillaient à mesure que le Khalifat déclinait, et notre auteur paraît avoir un faible pour le parsisme.

Livre III

de la théorie des éléments, l'auteur met en comparaison les doctrines des Grecs et celles des Indiens et il se prononce pour ces dernières.

Nous en avons déjà parlé à propos de la médecine des Indiens. Abou Mansour avait voyagé dans l'Inde et y avait étudié la médecine du pays.

II. — L'IRAK

Le travail des traductions opéré, Bagdad perdit nécessairement un peu de son importance comme centre de lumières. Toutes les fractions du vaste empire musulman étaient venues faire leurs provisions de science, et de nouveaux foyers s'étaient partout allumés, bien qu'elle eu restât le principal. D'autre part le Khalifat était en pleine décadence, et démembré : le mouvement scientifique procédait surtout de l'impulsion primitive.

C'est à l'émir Adhad eddoula que les lettres et les sciences furent le plus redevables au Xe siècle, et c'est à peine si nous rencontrons quelquefois la main des Khalifes subalternisés. Adhad eddoula, sur la fin du Xe siècle, fit revivre un instant les beaux jours des premiers Khalifes Abbassides. Ami des arts et des sciences, il protégea ceux qui les cultivaient. Il fit construire des mosquées, des écoles, des hôpitaux, des bibliothèques. L'hôpital, qui de son nom porta celui d'El Adhedy, fut construit avec grandeur, et immédiatement pourvu de vingt-quatre médecins traitants, les services y étaient distingués par catégories de malades. Il y avait des fiévreux, des blessés, des ophtalmiques, et les médecins y étaient répartis suivant leurs aptitudes. Nous entrerons dans plus de détails sur cet établissement, quand nous ferons l'histoire des hôpitaux, et nous nous bornerons maintenant à ajouter que la fondation de cet hôpital parut un assez grand événement pour que son anniversaire fût plus tard célébré par des fêtes annuelles.

C'est à l'émir Adhad eddoula qu'Ali ben Abbas dédia le Maleky.

Nous avons déjà vu la dignité de chef des médecins conférée notamment à Honein. Mais chez Sinan ben Tsabet, ce ne fut pas seulement un titre honorifique. Nous raconterons dans sa biographie comment il procéda à l'examen de tous les individus exerçant la profession médicale.

Pendant ce siècle se prolongea le travail des traductions.

La médecine fut surtout représentée dans l'Irak par deux familles de médecins avec lesquelles nous avons déjà fait connaissance, celle de Tsabet et celle des Bakhtichou qui conserva des représentants notables au-delà des limites du Xe siècle.

Cependant nous comptons déjà quelques noms parmi les Arabes, et dans ce groupe de médecins attachés à l'hôpital fondé par Adhad eddoula, parmi ceux qui nous ont été conservés, presque tous sont des noms arabes. Toutefois, à Bagdad, nous verrons longtemps encore le nombre des médecins chrétiens balancer celui des musulmans.

Ce fut surtout dans la culture des sciences mathématiques que le génie arabe se donna carrière.

Ajoutons que le Xe siècle fut celui du polygraphe Massoudy.

En somme l'Irak, au Xe siècle, se maintint digne de la hauteur où il s'était élevé pendant le siècle précédent, autant par les institutions que par les hommes. Si peu d'hommes réellement supérieurs fleurirent à Bagdad, ce fut encore là surtout que l'Asie vint s'instruire, et ce fut à Bagdad que se forma le plus grand médecin de l'école arabe, l'illustre Razès, puis Ali ben Abbas, dont le Maleky est le premier corps complet et méthodique de médecine composé par un Arabe, livre dont la vogue ne céda qu'au Canon d'Avicenne.

I. — Les Sabiens.

ABOU SAÏD SINAN BEN TSABET.

Sinan se montra digne de son père Tsabet ben Corra. Si dans la liste de ses ouvrages nous ne rencontrons pas d'écrits relatifs à la médecine, ses importantes fonctions annoncent un médecin distingué. Sa biographie est une des plus intéressantes que nous ayons à enregistrer.

Nous ignorons la date de sa naissance, mais nous connaissons celle de sa mort, qui eut lieu en 331 de l'hégire, 942 de notre ère.

Il servit les Khalifes Moctader Billah, Kaher et Radhy. Le premier lui conféra la charge de chef des médecins. Kaher voulut qu'il se fit mulsuman. Sinan résista d'abord, puis céda. Cependant, peu confiant dans le Khalife, il s'enfuit dans le Khorassan, d'où il revint ensuite à Bagdad, qu'il habita jusqu'à sa mort. Son fils Tsabet écrivit des Annales, où il a consigné deux faits de la vie de son père, qui sont des dates dans l'histoire de la médecine. Nous lui céderons la parole, mais en l'abrégeant.

« Mon père était chargé non-seulement de l'hôpital de Bagdad, mais encore des autres hôpitaux. Or, une année d'épidémie, le vizir Ali ben Issa lui écrivit une lettre où il disait: J'ai réfléchi sur la situation des troupes. En raison de leur nombre et de l'éloignement de leurs habitations, il doit y avoir beaucoup de malades manquant du nécessaire. Il fuit que des médecins leur soient spécialement affectés, qu'ils les visitent chaque jour pour leur distribuer des médicaments et des boissons, qu'ils aillent dans tous les corps de troupes soigner les malades et se rentre compte de leurs besoins. Mon père se conforma toute sa. vie à ces prescriptions. Le vizir lui écrivit une seconde lettre : J'ai pensé que les campagnes devaient aussi avoir des malades et manquer de médecins pour les soigner. Il faut leur en envoyer avec des provisions de médicaments; qu'ils séjournent dans chaque localité le temps nécessaire et qu'ils se transportent partout. Mon père obéit encore.

« Des médecins lui arrivèrent. On lui écrivit aussi des campagnes que les malades étaient nombreux, qu'aux environs de Nahr el Malek les juifs étaient en majorité et réclamaient aussi des soins. Mon père en informa le vizir et lui demanda ce qu'il fallait faire, l'informant toutefois que le régiment des hôpitaux accordait des secours aux Zimmis (sujets non musulmans) tout aussi bien qu'aux Croyants. Le vizir répondit : J'ai compris ce que tu m'as écrit, et ton avis est le mien. Il faut traiter les zimmis et même les animaux. Les hommes d'abord, puis les animaux ; les musulmans les premiers, puis les zimmis. Ce qui reste après les dépenses faites pour les musulmans doit être employé pour les autres malades. Fais-le savoir à tes collègues: qu'ils se rendent dans les campagnes et dans les localités infestées par l'épidémie autant que la sécurité des routes le leur permettra.

« Les dépenses de l'hôpital étaient assurées par un immeuble engagé par la mère de Moutaouakkel, et une partie des revenus de cet immeuble appartenait aux Béni Hachem. L'administrateur, Abou Salir, favorisait les Béni Hachem au détriment de l'hôpital. Mon père en informa le vizir Ali ben Issa, et lui apprit que les malades manquaient de charbon, de vêtements et d'approvisionnements. Une lettre sévère fut adressée à Abou Salir, et il lui fut enjoint de donner à l'hôpital la part qui lui revenait et d'assurer l'exécution de ce service.

« En l'année 306 mon père ouvrait l'hôpital dit Esseyda pour lequel on dépensait chaque mois six cents pièces d'or.

« La même année il engageait le Khalife Moctader à fonder un hôpital qui porterait son nom. Le Khalife Moctader y dépensait chaque mois, de ses revenus, deux cents pièces d'or.

« En l'année 319 (931 de l'ère chrétienne) il arriva qu'un homme mourut par la faute d'un médecin. Il fut dès lors interdit à tout médecin d'exercer, avant d'avoir été examiné par mon père et d'en avoir reçu un diplôme. Il s'en présenta de Bagdad et des environs plus de huit cents (le Kitab el Hokama dit huit cent soixante) sans compter ceux que leur notoriété dans l'art de guérir dispensait de cet examen, et ceux qui étaient attachés au service du sultan. »

Nous n'avons rien rencontré qui nous autorise à admettre que ces examens officiels se continuèrent par la suite et que Sinan ait eu des successeurs, dans ces fonctions d'examinateur.

Dans le nombre des examens faits par Sinan, il y en eut un que sa singularité a fait relever par les écrivains étrangers à la médecine. Un vieillard se présenta à Sinan, bien mis et d'un aspect imposant. Il fut reçu avec tous les égards que semblait commander un extérieur aussi recommandable. Je désirerais, lui dit Sinan, entendre quelques propos du docteur, afin d'en faire mon profit. Le vénérable candidat tira alors de sa manche un papier contenant des pièces d'or, et les offrit à Sinan, en lui disant : Je ne sais ni lire ni écrire, mais j'ai une famille à nourrir, et je te prie de ne pas m'enlever ce qui nous fait vivre. Sinan sourit, et lui répondit : A une condition, c'est que tu n'entreprendras jamais le traitement d'un malade que tu ne connaisses parfaitement sa maladie, et que tu n'emploies jamais la saignée ni les purgatifs que dans des cas bien évidents. C'est ce que j'ai fait jusqu'alors, répondit le vieillard, et je n'ai jamais administré que de l'oxymel et des juleps. Sinan le congédia.

Sinan composa plusieurs ouvrages d'histoire, de mathématiques et d'astronomie. 11 fut aussi traducteur.

Dans la première catégorie, nous citerons les annales des rois de Syrie, les annales de sa famille, la religion des Sabiens, une traduction arabe de leurs rites et de leurs prières.

Dans la seconde, des commentaires sur des éléments de géométrie ; des lignes tracées dans un cercle, dédié à Adhad eddoula; des commentaires sur les ouvrages d'El Kouhy, des commentaires sur le livre des triangles d'Archimède dont une traduction du syriaque en arabe avait été faite par le prêtre Yousef, traduction qui fut revue par Sinan.

Enfin dans la troisième nous citerons Un traité de l'équinoxe, de la division des jours de la semaine suivant les planètes des sciences astronomiques.

Il traduisit aussi le traité des lois d'Hermès.

Un catalogue de ses ouvrages avait été établi par un de ses anciens coreligionnaires, le sabien Ibrahim ben Hilal.

ABOU L HASSAN TSABET BEN SINAN.

Ainsi que son père, il fut médecin des Khalifes, et il servit Mottaquy,

Mostacfy et Mouty. En l'année 313 il fut chargé du service d'un hôpital, où il enseignait la médecine, prenant pour base de ses leçons Hippocrate et Galien.

Il n'a pas laissé d'écrits sur la médecine, et ce qui le recommande à notre attention, c'est qu'il fut chargé de soigner le malheureux Ebn Mocla. On sait que ce célèbre calligraphe, qui passe pour avoir donné aux caractères arabes leur forme définitive, devint aussi vizir, et qu'ayant encouru, pour divers motifs, plusieurs disgrâces successives, il fut condamné à avoir la main, et plus tard la langue coupée. Tsabet fut chargé d'aller le panser. Je le trouvai, raconte-t-il, dans ses annales, livide comme du plomb, affaibli et agité par la souffrance. A ma vue il se mit à pleurer. Son bras était gonflé. Sur le lieu de l'amputation était de la fiente maintenue par un linge grossier. Sur l'extrémité du membre était une ligature qui entrait dans les chairs. Je l'enlevai et fis remplacer la fiente par du camphre. Un autre jour il se mit à pleurer en disant : cette main qui a servi trois Khalifes et qui a copié deux fois le Coran, on l'a coupée comme on fait pour un voleur. Quand plus tard on lui coupa la langue, il tomba dans un tel abandon, que n'ayant plus personne pour le servir, il puisait de l'eau lui-même, s'aidant de sa main gauche et tenant la corde entre ses dents.

Tsabet a laissé des annales où il raconte les événements survenus depuis l'année 295 jusqu'à l'époque de sa mort, dont nous ignorons la date.

Tsabet eut un frère du nom d'Ibrahim qui cultiva l'astronomie, et laissa un fils du nom d'Ishaq qui s'adonna à la médecine.

Autres Médecins Sabiens.

A côté de la famille de Tsabet, nous trouvons encore quelques Sabiens qui se firent un nom dans la médecine.

Le plus marquant est Aboul Hassan Tsabet ben Ibrahim ben Zahroun. Son père Ibrahim était aussi médecin, et habitait Harran, l'ancienne Carrhes. Aboul Hassan était un médecin expérimenté, judicieux, n'acceptant la tradition que sous bénéfice d'inventaire. Ebn Bothlan le cite dans son livre où il parle du traitement récemment institué contre certaines maladies telles que la paralysie, que l'on avait antérieurement l'habitude de combattre au moyen de médicaments excitants. Un jour l'émir Abou Daher fut frappé d'apoplexie, et tous les médecins le croyaient mort. S'il en est ainsi, dit Aboul Hassan, une saignée ne saurait lui faire de tort. On lui permit de la faire, et le malade revint à la santé. Aboul Hassan expliqua la maladie par la suppression de pertes hémorroïdaires, et sa cure par leur remplacement par la saignée.

Obéid Allah ben Djabril cite encore des faits de la pratique d'Aboul Hassan, qui témoignent de son expérience médicale. On en trouve dans Aboulfarage qui annoncent plutôt de la hardiesse que de l'instinct médical.

Aboul Hassan commenta le compendium de Jean fils de Sérapion et mourut en 365 de l'hégire, 975 de notre ère.

n eut un frère, Hilal ben Ibrahim, qui pratiqua la médecine à Bagdad avec succès et distinction. H fut attaché à la personne de Touzoun, Emir el Omra, qui, pour une médecine active le récompensa si généreusement que Hilal en fut soucieux. Si cet ignorant, dit-il à son fils Ibrahim, me récompense de la sorte pour un purgatif dont j'ai dû combattre l'intensité, pour une cause futile je puis encourir sa disgrâce.

EBN OUACIF ESSABY OU LE SABIEN.

Il vivait au milieu du Xe siècle, et jouissait à Bagdad d'une grande réputation comme oculiste. Ben Younes rapporte qu'un jour qu'il allait le voir, il vit à sa porte sept malades attendant leur tour d'opération (de la cataracte). L'un deux lui offrit 80 drachmes, lui affirmant que c'était là toute sa fortune. Mais un geste le trahit et fit voir une ceinture pleine de dinars. Ebn Ouacif le renvoya comme menteur et ne voulut pas l'opérer.

II. — La Famille des Bakhtichou.

Nous sommes restés au livre précédent sur Bakhtichou ben Djabril, médecin de Moutaouakkel, mort en 870, laissant un fils du nom d'Obéid Allah.

Pendant un siècle et demi nous rencontrons encore des médecins issus de cette famille.

Meyer, dans son histoire de la botanique, a dressé un tableau de la race, d'après ce qu'il a trouvé dans Wüstenfeld. Cet arbre généalogique ne nous paraît pas irréprochable, certaines filiations n'étant pas bien établies.

Nous allons voir bientôt que certaines filiations admises par Wüstenfeld reposent sur des hypothèses.

IAHYA BËN BAKHTICHOU
Jean, fils de Bakhtichou

Nous ne le connaissons que par quelques mots d'Ebn Abi Ossaïbiah, qui le donne comme ayant traduit plusieurs ouvragées en syriaque, sans qu'il sache s'il en a traduit en arabe. Wüstenfeld a supposé que cet Iahya ou Jean était le fils de ce Bakhtichou ben Djabril ; mais nous avons vu que Bakhtichou n'avait laissé en fait de postérité mâle, qu'un fils du nom d'Obéid Allah, et puis l'époque de notre traducteur ne nous est pas donnée. D'ailleurs il faut bien admettre que cette famille fut nombreuse et que nous n'en connaissons pas tous les membres. Nous verrons tout h l'heure, à propos d'un Djabril ben Obéid Allah, qu'il avait des oncles à Bagdad, dont l'historien de la médecine a tu les noms.

BAKHTICHOU BEN Iahya
Bakhtichou fils de Jean.

Celui-ci pourrait être fils du précédent. Le Kitab el Hokama, et après lui Aboulfarage, nous donnent ce Bakhtichou comme étant attaché à la personne du Khalife Moctader, qui régna de 908 à 932, et jouissant auprès de lui, en même temps que Sinan ben Tsabet, d'une grande considération.

OBÉID ALLAH BEN DJABRIL BEN BAKHTICHOU.

Wüstenfeld a supposé qu'il était un petit-fils du Bakhtichou, médecin de Moutaouakkel : cela est possible, mais ce que Wüstenfeld affirme à tort, c'est qu'il est l'auteur du Parterre de médecine, Raoudhat Etthobb, que nous dirons bientôt être l'œuvre d'un homonyme, son petit-fils. Tout ce que nous savons de cet Obéid Allah, c'est qu'il laissa un fils du nom de Djabril, dont nous allons parler.

DJABRIL BEN OBEID ALLAH
Gabriel fils d'Obéid Allah.

Laissé orphelin par son père, il s'en vint pauvre à Bagdad et se mit à étudier la médecine sous différents maîtres, notamment sous El Ouassithy.

En même temps il suivait les hôpitaux. Ses oncles l'avaient recueilli, mais ils le traitaient un peu rudement, lui trouvant l'esprit lourd et paresseux. Cependant un envoyé du Bouïde Moëz Eddoula était venu à Bagdad, apportant au Khalife des présents, parmi lesquels on nous cite des nains et un âne rayé, probablement un zèbre. Il avait avec lui une femme affectée d'hémorragie que les médecins du Kerman, de la Perse et de l'Irak avaient inutilement traitée. Djabril la guérit et fut comblé de présents. Dès lors ses oncles le tinrent en honneur. L'ambassadeur, à son retour, raconta le fait, et Djabril fut mandé auprès d'Adhad eddoula, dont on connaît le goût pour les choses et les gens d'esprit. Gabriel composa, à son intention, un traité sur les nerfs ou les muscles de l'œil. Gabriel fut encore envoyé soigner un autre prince malade. Ceci se passait en 357 de l'hégire, 967 de notre ère.

Cependant Adhad eddoula entrait dans Bagdad et avec lui Gabriel, qui fut attaché au grand hôpital fondé par l'émir. Il touchait, à ce titre, une pension mensuelle de trois cents drachmes, et autant comme médecin particulier du prince. Il passait deux jours par semaine au palais.

Saheb ben Abad se trouvant affecté à Rey d'une maladie de l'estomac, Adhad eddoula lui envoya Gabriel, qui composa pour ce personnage un compendium de médecine, où il traitait de toutes les maladies, de la tête aux pieds.

Gabriel était depuis plus de trois ans de retour à Bagdad quand un prince du Dilem, Khosrouchah se trouvant malade, Gabriel lui fut envoyé. Là, sur l'invitation de Khosrouchah, il composa deux traités, l'un sur la céphalalgie sympathique d'une affection du diaphragme, et l'autre sur cette question que le sang" est l'élément le plus précieux du corps.

A son retour à Bagdad il se mit à composer un grand traité de médecine dédié à Saheb ben Abad et intitulé El Kafy, ou le suffisant. Il composa de plus un livre sur les concordances entre les prophètes et les philosophes, un livre contre les Juifs, et un autre sur l'emploi du vin dans le sacrifice.

Après un voyage à Jérusalem il fut encore demandé à Rey, puis à Mossoul, enfin à Meyafarikin où il mourut en 1005 à l'âge de 85 ans.

Pour compléter l'histoire de la famille, nous allons donner la biographie du dernier membre connu, Obéid Allah ben Djabril, bien qu'il appartienne au XIe siècle.

Il habitait Meyafarikin où nous avons vu que son père était mort, et passait pour un éminent médecin et versé dans toutes les sciences cultivées par les chrétiens. Ebn Botlan fut un de ses amis. Il cessa de vivre en 1058. Il composa plusieurs ouvrages. Des différentes sortes de lait. — Des beaux faits des médecins. — Comment on peut arriver à conserver sa descendance. — De la nécessité des mouvements respiratoires. — Curiosités tirées des Anciens. — Mémorial du résident' et provision du voyageur. — Livre des Propriétés. — Le Parterre de médecine.

Wüstenfeld nous paraît s'être mépris en traduisant l'antépénultième titre par: Liber memorialis Cogitantis, etc. Le mot Hadhir, sédentaire, nous paraît être ici mis en opposition avec Moçafir, voyageur.

Nous croyons encore que Wüstenfeld s'est mépris en attribuant le Parterre de médecine à un autre Obéid Allah, dont nous avons parlé précédemment.

Le Parterre de médecine, Raoudhat etthehh, existe à l'Escurial et à Paris. Nous avons vu les deux Manuscrits et ils sont identiques à peu de choses près ; le nombre et le titre des chapitres étant absolument le même. Le premier répond au n° 889 ancien 884, et le second au n° 1066, ancien fonds. L'un contient 40 feuilles et l'autre 32. Nous avons lu dans le Ms. de Paris : On m'a prié de composer un abrégé de mon livre connu sous le titre de Mémorial du résident et Provision du voyageur ; et je lui ai donné le nom de Parterre de médecine. Cet ouvrage contient 50 chapitres consacrés aux généralités de la philosophie et de la médecine. Ainsi : Qu'est-ce que le genre, l'espèce, la différence, la propriété, l'accident, la substance, la quantité, la qualité, l'élément, la complexion, l'humeur, l'organe, la force, l'action, l'âme, l'esprit, l'intellect, le désir, la sensation, l'imagination, la pensée, la mémoire, le mouvement, le temps, l'espace, l'existence et la corruption, la maladie, le sommeil, les songes, le pouls, la crise, la maladie, la cause, le signe, la santé, l'aliment, le médicament, etc.

Il existe à Paris, sous le n° 1077 de l'ancien fonds, un traité des Propriétés des animaux par Obéid Allah ben Djabril.

La forme, le caractère, les habitudes de chaque animal sont brièvement exposés avant d'en venir aux propriétés. Il existe chez les Arabes plusieurs ouvrages de ce genre, qui portent tous le cachet du merveilleux et de la crédulité, tout comme celui dont nous parlons.

Le manuscrit de Paris a cela de particulier qu'il est accompagné de la représentation des animaux. Ces figures sont généralement assez mal réussies.

III. Médecins traducteurs.

Parmi les traducteurs de second ordre, dont nous avons donné la liste en son lieu, il en est quelques-uns qui se distinguèrent aussi comme médecins. Pour ne pas ouvrir une digression, nous ne les avons alors considérés que comme traducteurs. Nous allons maintenant en parler sommairement à titre de médecins.

ABOU OSTMAN SAÏD BEN IAKOUB EDDIMACHQDY OU DE DAMAS.

Cet auteur ayant vécu pendant le premier quart du dixième siècle, nous le placerons ici avec ses congénères.

Tsabet ben Sinan rapporte qu'Ali ben Issa le vizir, en l'année 302 de l'hégire (914 de l'ère chrétienne) fonda un hôpital qu'il dota de ses biens, et qu'il y attacha Abou Otsman Saïd, ainsi qu'aux autres hôpitaux de Bagdad, de Médine et de la Mekke. Abou Otsman publia des Questions tirées du livre de Galien sur les mœurs. Nous le croyons auteur d'un traité de Géométrie qui existe en traduction latine à Paris, n° 7266 et 9335.

ABOU ALI ISSA BEN ZERAA.

Abou Ali Issa ben Ishaq ben Zeraa ben Marcous fut un traducteur et un philosophe plutôt qu'un médecin. Parmi ses traductions, deux seulement se rattachent à la médecine, le livre, des Animaux, et le traité des [Organes des animaux d'Aristote. C'est pour un autre motif que nous le mentionnons ici. D'après Ebn Botlan il fut le premier auquel ou fit application d'idées nouvelles en thérapeutique.

Et d'abord les historiens ne s'accordent pas sur les dates de sa naissance et de sa mort. Le Kitab el hokama donne les années de l'hégire 381 et 398, tandis que nous trouvons dans Ebn Abi Ossaïbiah 381 et 448.

Quoiqu'il eu soit, Issa ben Zerâ était un homme sec, vif, sédentaire, occupé constamment à lire, à traduire et à composer. Il aimait les aliments épicés et les salaisons, et particulièrement la moutarde. Sur ses vieux jours il travaillait jour et nuit à la composition d'un traité sur l'immortalité de l'âme. D'autre part il s'occupait de commerce, et il avait des concurrents qui le desservirent auprès du sultan. Ces occupations et ces contrariétés aboutirent à de la fièvre, du délire et une attaque d'apoplexie. Comme il était tenu en grande estime, les principaux médecins, tels que Ebn Baks, Ebn Kachkeraya, Abou Mansour Saad ben Bachar, etc., se réunirent en consultation pour le traiter. Or on avait jusqu'alors l'habitude de traiter la paralysie, le tic facial et autres affections de ce genre par des médicaments chauds et excitants. Abou Mansour fit observer que ces maladies provenaient de causes excitantes, et qu'il fallait, contrairement à l'opinion des anciens, les traiter par des moyens contraires. Il fit donc usage d'émollients et le malade revint à la santé.

Issa ben Zeraa était chrétien jacobite.

IBRAHIM BEN BAKS OU BEN BAKOUS.

Ibrahim était aussi habile médecin que savant traducteur. Ayant perdu la vue, il n'en continua pas moins l'exercice de la médecine. Il fit partie des vingt-quatre médecins qu'Adhad eddoula attacha à l'hôpital fondé à Bagdad vers l'année 980 et qui de son nom prit celui d'El Adhedy. Il composa un compendium de médecine et un formulaire y faisant suite, un traité pour prouver que l'eau pure est plus fraîche que l'eau d'orge, un traité sur la variole.

ABOUL HASSAN ALI BEN IBRAHIM BEN BAKS.

Ainsi que son père, il fut aussi éminent médecin que traducteur. Il était très adonné à sa profession, et il fut également attaché à l'hôpital El Adhedy. Il composa peu, et ne laissa que des opuscules dont nous ne connaissons pas les titres. Il mourut en l'année de l'hégire 394, 1003 de l'ère chrétienne.

C'est donc à tort que Wüstenfeld, page 26, a placé ces deux médecins dans le neuvième siècle.

IAHYA BEN ADY.

Abou Zacharya Iahya ben Adi, chrétien jacobite, natif de Takrit, fut un philosophe et un dialecticien aussi éminent que traducteur. Cependant, bien qu'il soit compris par Ebn Abi Ossaïbiah parmi les médecins, on ne trouve aucun ouvrage de médecine parmi ses écrits, non plus que dans ses traductions. Il avait eu pour maîtres Abou Bachar Matta et Alfaraby. Telle était son assiduité à la composition qu'il remplissait cent pages dans vingt-quatre heures.

NEDHIF ERROUMY.

Nedhif el qass erroumy, c'est-à-dire le prêtre grec, se fit une réputation surtout par ses traductions du grec en arabe. Il fut du nombre des vingt-quatre médecins chargés par Adhad eddoula du service de l'hôpital El Adhedy. On rapporte que Nedhif ne fut pas aussi [heureux dans ses cures que dans ses traductions.

IV. — Autres Médecins.

ERROQQUY.

Abou Bekr ben Mohammed ben Khelil, dit Erroqquy sans doute parce qu'il naquit à Rocca, nous est donné comme un savant médecin et un bon praticien et comme ayant formé des élèves. Il fut le premier à commenter les 'questions de Honein. Obéid Allah ben Djabril rapporte qu'Erroqquy ne composait qu'excité par le vin. Il mourut en l'année 330 de l'hégire, 942 de notre ère.

MOUSSA BEN SAYAR.

Abou Maher Moussa ben Yousef ben Sayar était un savant et un bon praticien. Il écrivit un traité de la saignée comme complément du compendium d'Ishaq ben Honein. Le Kitab el hokama lui attribue aussi des commentaires sur Jean fils de Sérapion.

Moussa ben Sayar compta parmi ses disciples l'illustre AU ben el Abbas qui se glorifiait de l'avoir eu pour maître.

ABOUL HOSSEIN BEN OMAR.

Aboul Hossein ben Omar Eddakhely ne nous est connu que comme ayant été le médecin du Khalife el Moty.

FOUNOUN.

Au dire d'Ebn Abi Ossaïbiah, Founoun était médecin de Bakhtiar, qui en faisait grand cas. Nous pensons qu'il est identique avec Abou Nasr Finoun, que le Kitab el hokama nous donne comme un médecin distingué attaché au service de l'émir Azz eddoula Bakhtiar.

EL MEROUAZY.

Abou Iahya Ibrahim el Merouazy professait avec distinction la médecine à Bagdad. Il était aussi versé dans la philosophie, et il commenta les Analytiques d'Aristote. Il eut pour élève le célèbre traducteur Abou Bachar Mattaï.

ABOUL HASSAN BEN KACHKERAYA.

C'était un médecin renommé pour la sûreté de sa pratique. Il fut attaché à l'émir Seif eddoula ben Hamdan. Il comptait aussi parmi les médecins attachés à l'hôpital El Adhedy.

Il écrivit deux ouvrages de médecine, dont un compendium intitulé le Haouy.

Il avait un frère moine, qui se fit une notoriété pour un lavement contre la diarrhée.

ABOU IAKOUB EL AHOUAZY.

Il compta parmi les médecins de l'hôpital El Adhedy et écrivit pour prouver que l'oxymel aromatique est plus chaud que la thériaque.

ABOU SAÏD EL IAMANY.

Renommé comme médecin savant et bon écrivain, il composa des commentaires sur les questions de Honein et un discours sur l'examen des médecins.

ABOU MANSOUR SAAD BEN BACHER.

Abou Mansour est cité par Ebn Bothlan comme le premier qui ait inauguré, dans l'hôpital de Bagdad, la substitution des saignées et des réfrigérants aux médicaments excitants que l'on employait dans les affections cérébrales d'origine congestive.

Il fit enlever les médicaments chauds et excitants et les remplaça par l'eau d'orge et les tisanes. Certaines cures le mirent en crédit. Il guérit entre autres, par une saignée, un vizir affecté de congestion sanguine que les médecins de Bagdad réunis en consultation, avaient cru mort. Un autre vizir, pris de violentes coliques, fut guéri par le même traitement.

ABOULFARADJ IAHYA BEN SAID.

C'était, dit-on, un médecin savant et un bon praticien. Il est aussi noté par Ebn Bothlan comme partisan de la méthode nouvelle.

DANIEL.

Il ne nous est connu que par un acte de brutalité dont il fut la victime. Il était médecin de Moëz eddoula, qui lui dit un jour : Selon toi le coing pris avant le repas constipe, et pris après il relâche. — Cela est la vérité. — Cependant j'en ai pris après le repas et il m'a resserré. — Il n'en est pas généralement ainsi. Là-dessus Moëz eddoula lui donna un coup de poing dans la poitrine en lui disant : Vas apprendre comment on se comporte avec les rois. Daniel se retira, pris d'un crachement de sang à la suite duquel il succomba quelque temps après.

Livre III

EBN ABIL ACHATS.

Abou Djafar Ahmed ben Mohammed ben Ahmed ben Abil Achats, originaire de Perse, quitta son pays dans le dénuement et vint se fixer à Mossoul où il mourut dans un âge avancé vers l'année 970. La guérison d'un enfant de Nasser eddoulah fut le point de départ de sa réputation et de sa fortune.

C'était un homme d'un esprit distingué et judicieux, versé dans les sciences médicales et philosophiques. Il forma de nombreux élèves, et l'un de ses fils, Mohammed, fut un médecin renommé de son temps.

Il laissa plusieurs écrits. L'un d'eux sur la métaphysique nous est donné comme excellent.
Tels sont les autres relatifs à la médecine.
Des médicaments simples et des médicaments composés.
De l'aliment et du nourri.
De l'estomac et de ses maladies.
Delà phrénésie et de la pleurésie.
De l'épilepsie.
De la mélancolie.
De l'hydropisie.
De l'éruption du sang.
De la variole et de la rougeole.
De la colique.
De la lèpre et de l'impétigo.
Du sommeil et de la veille.
Des animaux ; il en existe un Ms. à Oxford.

Ebn Abil Achats avait une connaissance approfondie de Galien. Il commenta les Sectes et les Fièvres, et nous avons de lui à Paris, n° 987 du supplément, un commentaire sur les Éléments et les Tempéraments.

Ce fut lui qui établit les divisions et subdivisions des seize livres de Galien.

Lucien Leclerc

EL QUOUSAÏN.

C'était un médecin juif de Mossoul, qui se fit musulman et qui écrivit, selon l'habitude, une réfutation de la religion qu'il venait d'abandonner. Il est inscrit, sans date, à la suite d'Ebn el Achats.

ALI BEN ERRAHBA.

Il était en grande faveur auprès du Khalife El Motaky, dont il était le médecin, concurremment avec Bakhttichou et Sinan ben Tsabet.

ABOUL HOSSEIN EDDJARRAÏDY, OU LE CHIRURGIEN.

Nous connaissons deux médecins de ce nom, renommés tous deux pour leur habileté dans la pratique chirurgicale, auxquels Adhad eddoula confia la direction de l'hôpital El Adhedy qu'il venait de fonder.

Nous connaissons aussi deux chirurgiens de ce nom. L'un d'eux, renommé à Bagdad, naquit en 966 et mourut en 1051. L'autre fut attaché par Adhad eddoula au service de l'hôpital El Adhedy.

ABOUL KHEIR EDDJERRAÏDJY.

Abou Saïd et Abou Sahl, tous deux surnommés El Ardjany, sont donnés par le Kitab el hokama comme ayant servi la dynastie Bouïde.

EBN DILEM.

C'était un médecin chrétien qui vivait à Bagdad au commencement du Xe siècle.

ABOU ALI HASSEN BEN ABI NAÏM.

C'était un médecin renommé de son temps à Jérusalem, où il enseigna la médecine à Témimy.

ALI BEN EL ABBAS EL MADJOUSSY.

On peut s'étonner qu'il nous soit resté si peu de renseignements sur la personne d'Ali ben el Abbas, l'un des plus grands médecins de l'Orient.

Généralement, on lui donne le surnom d'El Madjoussy, le mage, ce qui indique une origine persane, mais quelquefois on le dit fils de mage. Quoi qu'il eh soit, nous savons qu'il était originaire de l'Ahouaz.

Il eut pour maître un médecin distingué, Abou Maher ben Saïar, mais il paraît qu'il dut à l'étude autant qu'aux leçons du professeur. Frappé de ce fait, que parmi tous les ouvrages anciens et modernes, aucun n'embrasse la médecine dans la totalité de ses parties, il se proposa de remplir cette lacune par un livre auquel il donna le nom de Maleky, livre royal, et de Kamel, livre complet. Il en fit la dédicace à l'homme de son siècle qui protégea le plus les travaux de l'esprit, Adhad eddoula. On ne nous dit pas cependant qu'il ait pris du service dans le célèbre hôpital fondé par l'émir à Bagdad. Il vécut jusqu'en 994.

Le Maleky, dit l'auteur du Kitab el hokama, jouit d'une grande vogue jusqu'à l'apparition du Canon d'Avicenne, qui le fit un peu négliger. Le Canon est supérieur par la théorie, mais le Maleky l'est par la pratique.

A ce jugement nous pourrions ajouter que le Maleky nous paraît aussi bien ordonné que le Canon : si les proportions en sont moins vastes, le tissu en est plus homogène et plus serré.

Ce livre marque un grand pas fait par la médecine en Orient. Un Arabe ose faire ce qu'il n'avait pas trouvé chez les Grecs, enfermer toute la médecine dans un seul ouvrage.

Il ne s'agit plus ici, comme dans le Continent de Razès, de l'inventaire de tous les faits légués à la médecine pratique par les anciens et les modernes. La science est embrassée dans sa généralité, toutes ses parties coordonnées ; les faits que chacune revendique, soumis au contrôle de la critique et de l'expérience, viennent se ranger dans leurs cadres respectif.

Le Maleky, traduit en latin en 1127, a été plusieurs fois imprimé. Au lieu d'en donner l'analyse, nous croyons ne pouvoir mieux le faire connaître qu'en reproduisant à peu près intégralement son introduction. Cette préface, qui rend parfaitement le caractère et le but du livre et qui atteste le grand sens de l'auteur, restera comme une des plus belles pages dans l'histoire de la médecine.

Ali ben Abbas passe en revue les plus éminents médecins, tant anciens que modernes. Il constate qu'Hippocrate et Galien n'ont pas écrit d'ouvrage d'ensemble ; que le défaut de l'un est la concision, et celui de l'autre, la prolixité. Il signale les lacunes d'Oribase, de Paul d'Egine, puis d'Ahroun, de Jean fils de Mésué, et de Jean fils de Sérapion. C'est à Razès, le plus éminent des modernes, qu'il s'arrête le plus longuement. Il fait voir que le Continent, restreint d'ailleurs à la médecine pratique, n'est qu'une compilation dont les parties sont mal ordonnées et sans liaison, que les citations, par cela même qu'elles visent à être complètes, entraînent des répétitions et des longueurs qui rendent l'ouvrage inabordable au commun des médecins. En somme, il constate qu'il n'existe pas de livre complet, et qu'une saine méthode ne se rencontre nulle part. Voilà, ce nous semble, une preuve que le génie de la science n'a pas fait défaut à la médecine arabe, car il ne consiste pas seulement à en reculer les bornes, mais aussi à porter la lumière et l'ordre dans un ensemble de faits connus.

LE MALEKY.

« En toutes choses il faut commencer par louer Dieu...(Suivent des éloges et des vœux à l'adresse d'Adhad eddoula....)

« La science de l'art médical étant la plus éminente de toutes les sciences, la plus importante par sa puissance et ses dangers, la plus utile de toutes parce que tous en ont besoin, j'ai voulu la renfermer dans un livre complet sur l'art médical, contenant tout ce qui est nécessaire au médecin et à tout le monde pour conserver la santé à ceux qui la possèdent et la rendre aux malades, n'ayant trouvé chez aucun des médecins anciens ou modernes de livre complet, qui contienne tout ce qui est relatif à la pratique et à la science médicale.

« Hippocrate, qui est le prince de l'art et le premier qui en ait écrit, a composé de nombreux ouvrages sur toutes les branches de la médecine. L'un d'eux est un grand recueil comprenant tout ce qui est nécessaire à celui qui veut posséder cet art, et c'est le livre des Aphorismes. Il serait facile (le réunir tous ces livres et d'en composer un seul qui renfermerait tout ce qui est nécessaire pour la perfection de cet art. Mais Hippocrate a fait usage dans ses écrits d'une telle concision, que beaucoup de ses paroles sont obscures et ont besoin pour le lecteur d'un commentaire.

« Quant à Galien, si grand et si excellent, il a composé de nombreux ouvrages, dont chacun n'embrasse qu'une des parties de la science. Mais il a des longueurs et des répétitions dans l'établissement de ses démonstrations et de ses preuves en réponse à ceux qui suivent la voie des sophistes. Je ne trouve aucun de ses livres complet au point de vue que j'ai exposé précédemment.

«   Oribase et Paul d'Egine ont aussi écrit des livres, où chacun d'eux s'est efforcé d'être complet. Pour ma part, j'ai trouvé Oribase incomplet dans le petit livre qu'il a adressé à son fils Eunape et au public. Il n'y parle pas des choses naturelles et il est très-bref sur les causes.[1] Il en est de même pour le livre qu'il a dédié à son fils Eustathe et qui contient sept chapitres. Il n'y a parlé des choses naturelles, des tempéraments et des organes que très-sommairement. Dans ces deux ouvrages, il ne traite aucunement de la chirurgie. Quant à son grand ouvrage, en soixante-dix chapitres, je n'y en ai trouvé qu'un seul où il soit question de l'anatomie des viscères.

«   Quant à Paul d'Epine son livre ne mentionne que très peu les choses naturelles. Les causes, les signes, les diverses espèces de traitement sont bien exposées avec développement mais non avec méthode.

---

1 Voyez plus loin ; vojez aussi l'article Oribase, à propos de ses écrits.

« Quant aux modernes je ne trouve chez eux aucun livre qui traite la matière complètement.

« Ahroun a composé un ouvrage où il décrit les maladies et leur traitement, leurs causes, leurs signes et autres choses de ce genre, mais il le fait d'une manière brève et sans développement ; de plus la traduction est mauvaise et peut égarer le lecteur ; bien des passages ont besoin d'explications, surtout quand ou ne possède pas la traduction de Honein ou de son école.

« Quant à Jean fils de Sérapion, il a composé un livre où il ne mentionne, en fait de traitement des maladies, que la thérapeutique par les médicaments et le régime, sans s'occuper de la chirurgie. De plus, il a passé sous silence beaucoup de maladies. C'est ainsi que parmi les maladies du cerveau il ne parle pas de la lycantropie, de l'amour, de la résolution des membres par suite de coliques. Parmi les maladies de l'œil il ne parle pas du traitement de la suppuration qui se produit sans ulcération, du traitement des taies et de l'albugo, ni du traitement de l'exophthalmie d'une façon convenable. Il ne parle pas du traitement du cancer de l'œil, de l'œdème, du chémosis, des indurations, du grêlon, du squirrhe, de l'exubérance des cils, de l'orgeolet, de l'ectropion, de l'adhérence des paupières ni des autres maladies des paupières, ni de la mydriase.

« Parmi les affections de l'estomac, il ne parle pas du traitement du lait caillé dans l'estomac, ni du sang. Il ne parle pas du traitement des tumeurs noueuses, des glandes, de l'éléphantiasis, des tumeurs anévrismales produites par la déchirure des artères. Parmi les maladies de la matrice, il ne parle pas de celle dite el quoub, de la môle, des polypes, des fissures, des ulcères, du gonflement et des vapeurs utérines. Parmi les maladies de la verge, il ne parle pas de l'érection qui ne s'accompagne pas de désir du coït. Dans les affections de la surface cutanée, il ne parle pas des verrues, du ver de Médine, des varices des jambes, de celles du testicule, des gerçures des poignets et des pieds, du gonflement des doigts dit chamlis ?[1] du panaris, de la blancheur

---

[1] Nous lisons à Paris samlis et à l'Escurial chamlis. Il y a là sans doute une altération que nous n'avons pu jusqu'à présent déterminer.

des ongles, des framboises de la face. Il ne parle pas du traitement des piqûres venimeuses. Il ne parle pas du traitement des poisons, des médicaments toxiques, des piqûres faites par les scorpions, du pou de vautour. Il no parle pas non plus des ulcères pour lesquels on emploie les banis ! ni des abcès. De plus, son exposition des maladies n'a pas d'ordre. Beaucoup de maladies qui auraient dû être rattachées aux organes qui en sont le siège, sont exposées à propos de la surface cutanée : c'est ainsi qu'il y rapporte les maladies de la matrice, le traitement de l'anaplirodisie et la spermatorrhée. C'est encore dans ce même chapitre qu'il parle de la mauvaise odeur de la bouche et du nez et de l'expulsion des sangsues (introduites dans la gorge), tandis qu'il aurait dû les ranger suivant l'ordre des organes. En somme, son exposition manque de méthode. Cependant il est complet dans ce qui a trait au traitement des maladies, à leur description, à l'exposé de leurs causes et de leurs symptômes.

" Quant à Massih, il a suivi les errements de Haroun. Il s'étend peu sur les choses naturelles et non naturelles. La partie théorique de son livre est vicieuse et prouve qu'il ne savait pas composer un livre. C'est ainsi qu'il donne les règles de la préparation des médicaments au septième chapitre de son livre, suivies de l'exposition des choses naturelles. 11 parle ensuite des affections et des maladies à partir de la tête, commençant par où il devrait finir et finissant par où il devrait commencer.

« Quant à Mohammed ben Zakarya Errazy (Razès), dans son livre dit El Mansoury il traite sommairement de tout ce qui regarde l'art médical et ne néglige rien de tous les sujets qu'il aborde, mais il est concis et abrégé, et c'est du reste le but qu'il s'était proposé. Dans son livre connu sous le nom de Haouy (Continent), j'ai trouvé qu'il parle de tout ce qui importe aux médecins pour la conservation de la santé et le traitement des maladies par l'emploi des médicaments et des aliments. Il expose les signes des maladies et ne néglige rien de ce qui est nécessaire à qui veut apprendre cet art pour le traitement des maladies. Mais il ne parle pas des choses naturelles, ainsi de la science des éléments, des tempéraments, des humeurs, non plus que de la structure des organes et de la chirurgie ; la matière de son livre est disposée sans ordre ni enchaînement, sans caractère scientifique ;

il ne la divise pas par discours, sections, chapitres, ainsi qu'on devrait l'attendre de sa science, de ses connaissances en médecine, et de son talent d'écrivain. Certes, je ne nie pas son mérite, sa science, ses connaissances dans l'art médical et dans l'art d'écrire. »

Ali cherche ensuite quelles purent être les causes des défectuosités du Haouy. Peut-être Razès ne voulut-il faire qu'un aide-mémoire pour sa vieillesse. Le destina-t-il au publie? on sait que la mort l'empêcha d'y mettre la dernière main. Sa rareté tient à ces défauts.

« Dans sa description de chaque maladie, de ses causes, de ses signes, de son traitement, il rapporte ce qu'en ont dit tous les médecins anciens et modernes depuis Hippocrate et Galien jusqu'à Ishaq ben Honein et tous ceux qui vécurent dans cet intervalle, ne laissant passer rien de ce que chacun a écrit sans le consigner dans son livre, de sorte que tous les ouvragées de médecine s'y trouvent contenus. C'est un fait que les grands médecins s'accordent dans leurs descriptions des maladies, leur nature, leurs causes, leurs symptômes, leur traitement : il n'y a chez eux que des différences du plus au moins, leurs procédés étant les mêmes dans cette voie. Les choses donc étant telles, il n'y avait pas besoin d'exhiber les propos des anciens et des modernes, ce qui entraîne des répétitions qui se ressemblent et différent à peine les unes des autres. S'il y a chez eux quelques divergences elles portent .sur l'emploi de médicaments d'espèces différentes, mais se ressemblant par leurs propriétés et leurs actions, comme par exemple le coing, la poire, la nèfle, ou bien le gingembre, le poivre et le poivre long, médicaments qui, bien que d'espèce différente, n'eu ont pas moins des propriétés et des actions pareilles, seulement plus ou moins prononcées. Il fallait réduire le nombre des citations des anciens, se borner aux témoignages des savants les plus sérieux, les plus complets, les plus autorisés, dans la mesure du nécessaire, par ce moyen le livre aurait acquis plus de valeur; en perdant une longueur démesurée, il, aurait été recherché et transcrit et se trouverait dans toutes les mains, tandis qu'on ne le rencontre que chez un petit nombre de savants.

Quant à moi, j'exposerai dans mon livre tout ce qui est nécessaire pour la conservation de la santé et la guérison des maladies et dont un habile médecin ne saurait se passer. »

M. Daremberg a publié la préface du Maleky en regard de celle du Pantegni, dans son travail sur le Viatique, afin d'en établir l'identité.

Nous ferons à ce sujet quelques observations.

Les ouvrages de Galien cités dans le Pantegni et dont il n'est pas question dans le Maleky, sont précisément ceux que les Arabes appellent les seize livres. Nous en avons parlé.

Quant aux livres d'Oribase, le premier est adressé à son fils Eunape et au public. Voilà le livre De republica du Pantegni. Quant au mot Immensus, nous ne voyons guère qu'une hypothèse. On aurait peut-être lu le mot Eunape Oceanous. Une variante marginale du Ms. de l'Escurial se prêterait encore à cette interprétation. Le second livre est dédié à son fils Eustathe.

Dans la traduction latine du Maleky, nous avons reconnu quelques erreurs. Au lieu de: Magnus autem hypocras qui ante hanc artem fuisse perhibetur, il faut lire : qui princeps, imam, hujus artis fuisse perhibetur.

Un peu plus haut, le mot camere accosté d'un point d'interrogation, est représenté dans l'arabe par ce mot : Khazna, qui signifie trésor, dépôt, magasin, lieu de garde, etc. Le sens est donc : J'ai voulu renfermer la science dans un livre complet.

Dans la suite, dont nous avons omis la traduction, on voit Harac et Feresic représenter assez mal l'Irak et la Perse, et Charhitu au lieu de Kharheq représenter l'hellébore, etc.

Ali ben el Abbas est cité une trentaine de fois dans le Traité des Simples d'Ebn Beithar, sous le nom d'El Madjoussy.

TÉMIMY.

Mohammed ben Ahmed ben Saïd Ettemimy vivait au dixième siècle de l'ère chrétienne. Il habitait Jérusalem, d'où le surnom d'El

Moqaddessy, qui lui fut donné. Son aïeul Saïd était aussi médecin et fut un de ses maîtres. Témimy fut attaché au service du gouverneur de Ramla, et suivit en Égypte Iakoub, vizir des Khalifes el Moëz et El Aziz, auquel il dédia son livre connu sous le nom de Madat el Baqa. Ebn Ahi Ossaïbiah ne lui consacre que quelques lignes, complétées par le Kitab el hokama, et le dit très versé dans la connaissance des médicaments simples et bon praticien.

Témimy a laissé plusieurs ouvrages.

Wüstenfeld a commis une légère erreur sur le titre du premier, le Madat el Baqa, qu'il rend ainsi : Augfmentum durationis vitae restauratione corrupti appetitus et cautio a noxa pestis. D'après la version du Kitab el hokama, version dont un peu de réflexion fait comprendre la rectitude, bi aslah fassedel haoua, il faut lire : Par la purification de l'air corrompu, et non : Par la restauration de l'appétit dépravé, attendu qu'il s'agit de peste.

Ses autres ouvrages sont :

Un traité détaillé .sur la thériaque, adressé à son fils Ali. D'après le Kitab el hokama, Témimy aurait composé sur la thériaque plusieurs traités d'étendue diverse.

Un traité sur l'ophthalmie purulente.

Un traité intitulé : El Fahs ou el Akhbar dont nous ignorons le contenu.

Le Morched, oublié par Ebn Abi Ossaïbiah, et qui est cependant un ouvrage d'une grande valeur, où il est traité des aliments et des médicaments simples. Il n'en existe malheureusement que la moitié à la Bibliothèque de Paris, n° 1088, ancien fonds.

Le manuscrit de Paris commence au chapitre XI et se termine par le chapitre XIV.

D'après ce qui nous reste, le Morched est un ouvrage remarquable par un essai de classification et par l'abondance et l'originalité des renseignements.

Le chapitre XI traite des mannes et des bitumes. Aux mannes sont annexées les substances sucrées. Les mannes sont des rosées, des vapeurs qui tombent du ciel, variables suivant l'air, les lieux, la terre et les plantes sur lesquelles elles tombent. Parmi elles figure la laque, qui ne saurait être prise pour une gomme par la raison qu'elle n'a aucune attache vasculaire avec la branche sur laquelle elle repose. On y voit aussi figurer l'Ouars, qui serait un cryptogramme dans le genre des Lecanora, et que l'auteur recommande comme un spécifique de l'héméralopie.

La section des Bitumes est curieuse. Elle comprend les Momies, et l'auteur en relate une espèce recueillie sur le rivage des Ketama dans le Magreb, et qui se récolte encore de nos jours de Bône à Djidjelly sous le nom de Bellima. C'est une substance de la consistance et de la nature de la poix, que les femmes emploient comme masticatoire et dont l'origine est encore un mystère pour nous. Est-ce une épave ou un produit naturel dans le genre de l'ambre ?

Le bitume de Judée nous vaut un long et curieux article sur la Mer morte et la nature de ses eaux, où l'on voit que l'auteur a longtemps observé et parle d'abondance.

Toute cette section mériterait d'être reproduite intégralement.
Le chapitre XII traite des terres et des sels.

Parmi les terres figure le Djouz djoundoum, que l'auteur confond avec le lichen des rochers des anciens.

Dans la biographie d'Ishaq ben Soleiman nous avons rapporté une intéressante anecdote à ce propos.

Le Djouz djoundoum portait aussi le nom de Tabachir. Témimy saisit l'occasion de nous parler du véritable Tabachir. Bien qu'il provienne du liquide concrète des bambous encore verts, il ne compte pas moins parmi les substances terreuses. Témimy contredit l'opinion de Galien qui prétend que l'on ne peut tirer de sel de l'eau de la Mer morte. Les riverains, dit-il, n'en usent pas d'autre, seulement celui des berges orientales est bon parce que les terres y sont bonnes, et celui de la rive opposée est mauvais parce que les terres y sont mauvaises.

Dans le chapitre XIII il est question des métaux.

Le XIVe traite des pierres. Nous y voyons invoquer l'autorité d'Ebn Djezzar, ce qui prouve deux choses: que cet auteur aurait écrit un traité sur les pierres, que les biographes ont oublié de mentionner, et qu'il y avait alors des relations suivies entre l'Occident et l'Orient, Ebn Djezzar étant un contemporain de Témimy.

Nous possédons ainsi deux dates pour fixer approximativement l'époque de Témimy. Il fut attaché au vizir d'El Moëz et d'El Aziz. Or ce dernier cessa de vivre en 975 de l'ère chrétienne. Il cite Ebn Djezzar. Or celui-ci mourut vers l'année 1009. Témimy vécut ainsi probablement jusque vers la fin du dixième siècle de l'ère chrétienne. Le Kitab el hokama place son séjour en Egypte vers l'année 376 (986).

Témimy est cité soixante-dix fois par Ebn Beithar, et bien souvent à propos des huiles composées.

La plupart de ces extraits portent le cachet que nous avons signalé comme étant celui du Morched, c'est-à-dire qu'ils sont le fruit de l'observation.

Témimy n'est pas étranger aux Grecs, mais il ne les accepte que sous bénéfice d'inventaire et nous avons déjà dit qu'il relevait une assertion de Galien.

Un certain nombre de passages ont un intérêt particulier pour la Palestine, ainsi les articles relatifs à l'huile de Zaqqoum, au Sylibum, au Bitume des Juifs, etc. Il y a là des renseignements toujours bons à consulter.

Parmi les autres articles remarquables nous citerons ceux relatifs au sycomore, au caroubier, au saule, à l'huile de roses, au scinque, à la bière, etc.

M. de Sacy dans Abdellatif, après avoir cité le long article de Témimy sur le bitume, donne sa biographie d'après le manuscrit d'Ebn Abi Ossaïbiah de la bibliothèque de Leyde. Il y a là quelques détails intéressants que nous n'avons pas rencontrés dans le manuscrit de Paris, " Ce médecin s'est particulièrement occupé de la composition des antidotes et contre-poisons, et a composé divers ouvrages sur la matière. Il avait beaucoup profité à Jérusalem des leçons d'un moine chrétien, nommé l'abbé Zacharie, fils de Thaouaba. »

M. de Sacy lui reproche d'avoir confondu ce que Galien dit du Persea avec ce qui concerne le sycomore.

D'après ce qu'on lit dans Témimy, notamment à l'article Sylibum, on peut conclure qu'il y avait de son temps un certain nombre de chrétiens résidant en Palestine.

MAÇOUDY.

Aboul Hassan Ali ben el Hossein ben Ali fut surnommé El Maçoudy, du nom d'un de ses ancêtres Maçoud, contemporain de Mahomet.

Il naquit sur la fin du IIIe siècle de l'hégire. Dès l'année 300, il se mit à voyager, visita la Perse, l'Inde, Madagascar, l'Arabie, et habita tour à tour l'Egypte et la Syrie. On fixe l'époque de sa mort en 340 ou 957 de l'ère chrétienne.

Les études et les voyages de Maçoudy lui acquirent une somme incomparable de connaissances et de documents qu'il a consignés dans un grand nombre d'ouvrages. M. de Sacy nous a relaté le titre d'une vingtaine, dont quelques-uns n'ont pas moins de vingt à trente tomes.

Le plus connu est celui qui porte le titre de Mouroudj eddeheb oua maden eddjouhar, Prairies d'or et mines de pierres précieuses. Il en a déjà paru la plus grande partie, c'est-à-dire sept volumes, texte et traduction, par MM. Pavet de Courteille et Barbier de Meynard. Il y a de tout dans cet ouvrage, qui est en quelque sorte le résumé des nombreux écrits de l'auteur. Si la méthode est absente, l'intérêt ne fait jamais défaut. L'histoire naturelle, la physique et même la médecine y occupent une assez large place.

On s'étonne aujourd'hui du jugement de Reiske, qui n'avait vu dans les Prairies d'Or qu'un tissu de divagations.

Nous n'avons pas ici à parler des autres ouvrages de Maçoudy. Pour cela, on peut consulter l'intéressante notice de M. de Sacy, à propos du Kitab ettenbih, ou livre de l'avertissement, publiée dans les Notices et extraits des manuscrits.

Nous trouvons cinq citations de Maçoudy dans Ebn Beithar, à propos du Guilandina bonduc, du bétel, du mercure, du Kesmouta, plante que nous n'avons pu déterminer et qui serait mentionnée dans le livre des Poisons, lequel n'est pas compris dans la liste bibliographique de M. de Sacy, enfin à propos du musc.

L'article du musc, reproduit aussi par Avicenne et Sérapion, est peut-être encore aujourd'hui ce que l'un peut lire de plus complet sur la matière. Nous relèverons ici deux petites erreurs des traducteurs de Maçoudy. La première c'est d'avoir pris le nard pour la lavande. La seconde c'est d'avoir donné deux incisives à chaque mâchoire, tandis que le texte n'en porte réellement qu'à la mâchoire supérieure, ce qui est du reste conforme à la vérité.

Les ouvrages de Maçoudy ont un intérêt tout particulier au point de vue de la somme des connaissances que possédèrent les Arabes sur l'histoire ancienne de l'Occident. Les Prairies d'or en contiennent beaucoup, mais les autres ouvrages, auxquels il renvoie et que nous n'avons pas, en promettent une masse encore plus considérable, dont les traductions à nous connues, ne rendent pas suffisamment raison. Il est probable qu'ils les puisèrent dans les ouvrages des Syriens écrits en arabe. C'est ainsi que nous voyons citer par Djemal eddin, Mohammed ben Ishaq et Ebn Abi Ossaïbiah, les noms d'Eusèbe, d'Orose, ceux d'Obéid Allah, de Honein, de son fils, d'Ishaq ben

Ali Errohaouy, d'Obéid Allah ben Djabril, d'Ebn Botlan, à l'appui de leurs renseignements. L'avenir lèvera sans doute quelques-uns de ces voiles.

Les Frères de la Pureté.

Parmi les productions du Xe siècle, il est un écrit anonyme sur lequel nous devons nous arrêter, à savoir la célèbre encyclopédie des Frères de la pureté (ou de la sincérité).

Cet écrit nous intéresse d'abord au point de vue des sciences naturelles, qui sont comprises dans son cadre.

Mais il a surtout de l'intérêt en ce qu'il représente bien la situation actuelle de l'esprit arabe, épris de la science grecque mais entravé par les croyances religieuses, et rêvant l'accord de la raison et de la foi. C'est à ce double point de vue que nous l'étudierons, et cela d'autant plus volontiers qu'il est trop peu connu, du moins en France, où l'on n'a sur son compte que des idées générales et sommaires. Il serait à désirer que l'on en fît une traduction, qui aurait certainement pour effet de détruire des préjugés.

Ce ne sont pas précisément les sciences cultivées par les Arabes qui gagneraient à cette exposition ; nous les connaissons d'autre part, et ici on s'occupe plutôt de la théorie que des détails : mais on verrait un côté curieux de leur philosophie.

Le but avoué des Frères de la pureté était l'alliance de la philosophie avec l'Islam. Nous verrons bientôt ce qu'il faut penser de cette alliance, sur laquelle, du reste, l'orthodoxie musulmane ne pouvait se méprendre. Quant à la philosophie en question, elle est elle-même un mélange de celle d'Aristote et de celle de Platon, la première pour la forme, la deuxième pour le fonds.

C'est à Bassora, dans le courant du X^ siècle que cette œuvre fut composée. Elle porte le titre de : Tohfat akhouan essafa, présent des Frères de la pureté ou de la sincérité. Il en existe à Paris un exemplaire, n° 1845 du supplément, qui compte 530 feuilles in-folio d'une écriture fine et serrée.

C'est donc plutôt une esquisse qu'une véritable encyclopédie.

Les Frères de la pureté formaient une société secrète qui paraît s'être recrutée particulièrement chez les Motazélites : ce qui en indique le caractère et les tendances. Leur encyclopédie parut sous le voile de l'anonyme, ce qui était prudent ; aussi ne sait-on pas encore positivement quels en furent les auteurs. Le Kitab el hokama met cependant quelques noms en avant. Ils prétendaient, lit-on dans la curieuse notice de Djemal eddin, que la loi, souillée par l'ignorance et altérée par l'erreur, ne pouvait être rendue à sou état de pureté que par la philosophie; que l'on atteindrait ce but par l'alliance de la loi et de la philosophie grecque.

Les sciences sont divisées en quatre catégories, dans lesquelles sont répartis les 51 traités.
I. Sciences mathématiques et logiques, 13 traités.
II. Sciences naturelles, y compris celle de l'homme, 17 traités.
III. Métaphysique, 10 traités.
IV. Théologie, 11 traités.

Dans la première partie, sur laquelle nous ne ferons que passer, nous voyons d'abord l'arithmétique, la géométrie, l'astronomie, la musique, la géographie, puis la Logique, les Catégories, l'Interprétation et les Analytiques d'Aristote. Tels sont les chapitres de la deuxième partie, où nous rencontrons encore Aristote au premier rang:

1° De la matière et de la forme, du temps et de l'espace,
2° Du ciel et du monde.
3° De l'existence et de la corruption.
4° Des météores ou faits atmosphériques.
5° Des minéraux.
6° De la nature et des éléments et de leur action.
7° Des végétaux.
8° Des animaux.
9° De la constitution du corps humain.
10° De sa physiologie. Des sens et des notions.

11° De la génération.
12° Du microcosme.
13° De l'âme individuelle.
14° De la faculté de connaître et de ses limites.
15° De la vie et de la mort.
16° Du plaisir et de la douleur.
17° De la diversité des langues.

Tel est le titre développé du quatrième traité : Des météores, Atsar alouya, où l'on se propose d'exposer l'origine des phénomènes de l'atmosphère, des changements survenus dans l'air parle fait de la lumière et des ténèbres, du chaud et du froid ; de la répartition des vents ; des émanations et des vapeurs qui s'élèvent dans l'air de la mer et des fleuves, etc.

Les minéraux sont divisés en trois classes, en raison de leur plus ou moins de promptitude à se constituer à l'état parfait ou définitif. Ils sont aussi considérés au point de vue de leur consistance et de leur aptitude à la fusion. Ils proviennent de vapeurs et de liquides souterrains, inégalement soumis à l'action du chaud et du froid. Les montagnes, soulevées au sein des eaux par des vapeurs intestines, se fragmentent, et les eaux repoussées se nivellent et dessinent les contours des contrées. Aussi bien que les végétaux et les animaux, les minéraux sont inégalement répartis. Le feu est l'agent universel auquel les minéraux sont soumis.

Ici nous voyons déjà se produire les doctrines philosophiques du livre. Tous les phénomènes qui se manifestent dans les corps sont le fait de l'Ame universelle, que l'on appelle aussi Nature. Dieu n'intervient que pour les tirer du néant. Il en abandonne ensuite le gouvernement aux Anges, qui sont ses ministres, et il ne s'en occupe pas personnellement et directement.

Un peu plus loin, nous lisons à propos des végétaux que ce que l'on appelle Forces ou agents naturels en philosophie, est ce que l'on appelle les Anges en religion.

Nous voyons encore ici, par anticipation, se produire cette allocution : Sache, ô mon frère, que ton âme est une partie de l'âme universelle, qu'elle est une force d'entre les forces universelles.

Les végétaux sont étudiés sous bien des points de vue mais sans originalité. La sensibilité leur est accordée, et la preuve c'est que leurs racines prennent une direction déterminée. Ils ne connaissent pas la douleur, impuissants qu'ils seraient à en écarter les agents.

Les végétaux ont été créés avant les animaux, auxquels ils fournissent leur nourriture.

Par la même raison les animaux ont été créés avant l'homme, car tout s'enchaîne et c'est un axiome qui n'a pas besoin de démonstration. Les trois règnes s'enchaînent aussi en série linéaire, de telle sorte que leurs extrêmes se touchent mutuellement.

Ce qu'il y a de plus remarquable dans le Traité des Animaux, que nous nous dispenserons d'analyser, est un conte philosophique où se trahit aussi l'esprit du livre. Tel en est le sujet: Les animaux lassés de la tyrannie de l'homme prennent pour arbitre le roi des Génies, qui écoute leurs longues doléances.[1]

Nous voudrions pouvoir donner ici le discours de la Grenouille, en réponse à celui d'un prince indien, qui avait fait de la nombreuse population de son pays un titre à la suprématie de l'homme.

La grenouille lui oppose l'infinie variété des habitants des eaux douces et salées, qui échappent à la connaissance de l'homme.

Du reste M. Garcin de Tassy a publié la traduction, d'après l'Indoustany, du livre des Animaux.

Malgré les accusations multiples et plus ou moins méritées portées contre l'homme, le roi des Génies lui conserve la suprématie, parce que la science est un de ses attributs. Vient ensuite la physiologie de l'homme, qui est le microcosme, et l'exposition de ses analogies avec le macrocosme.

---

1 Elles sont exprimées surtout par les animaux domestiques.

Livre III

Un chapitre intéressant est celui de la croissance des âmes, qui se nourrissent de science et de sagesse, comme les corps se nourrissent d'aliments et de boissons. L'âme particulière a, comme le corps, ses maladies, son régime et sa thérapeutique, ses douleurs et ses plaisirs à elle. Tels sont les chapitres de la troisième série :
1° De la création des esprits, suivant Pythagore.
2° De la création des esprits, suivant les Frères.
3° Du macrocosme.
4° De l'intellect et de l'intelligible.
5° De la cosmogonie.
6° De l'amour et de l'amitié.
7° De la résurrection.
8° Des sortes de mouvements.
9° Des causes et des effets.
10° Des définitions et des descriptions.

Quatrième série :
1° Des croyances et des sectes religieuses.
2° De la voie qui conduit à Dieu.
3° De la doctrine des Frères et de l'immortalité de l'âme.
4° De l'association des Frères de la pureté.
5° De la foi.
6° De la loi divine et du prophétisme.
7° De la prière.
8° Des forces ou agents spirituels, et qu'il en est dans le inonde d'immatériels.
9° De la Providence.
10° Organisation de l'univers et enchaînement des êtres.
11° De la magie, de la divination, des sorts, etc.

L'exposé de ces chapitres suffit pour faire voir la distance qui sépare la doctrine des Frères de la pureté, de celle du Coran. La combinaison de ces deux éléments était impossible, et l'un ne pouvait jouer à l'égard de l'autre que le rôle de dissolvant. La doctrine des Frères de la pureté, malgré de nombreuses concessions, malgré un système habile d'interprétation, était la négation du Coran. On le comprit bien ainsi de part et d'autre.

Lucien Leclerc

Quelle qu'ait été la pensée intime des Frères de la pureté, qu'ils aient voulu tenter le mariage de la raison et de la foi, revendiquer simplement l'indépendance de la pensée, battre sourdement en brèche un dogme qui les tenait à la gêne, qu'ils aient voulu tout cela à la fois, ils ne se trompèrent pas sur la portée de leur œuvre, sur les colères qu'elle allait soulever, et ils se cachèrent prudemment sous le voile de l'anonyme.

Un jugement sévère est porté sur cette œuvre dans le Kitab el hokama, et suivant son habitude, Aboulfarage se l'est approprié dans ses Dynasties. Telle en est la conclusion dans la version de Pococke : In summa, discursus sunt qui affectum quidem moveant, sed et ad metam neutiquam pertingant, nec probationes et argumenta manifesta adhibcant.

Nous savions déjà que chacun des traités de ce livre est plutôt une esquisse, une philosophie de la science, ou une introduction, conçue d'après un but déterminé, plutôt qu'un traité substantiel. Jusqu'à présent nous n'avons rencontré chez les médecins qu'une seule citation des Frères de la pureté. Elle se trouve dans l'Oculistique d'Ebn Abil Mahassen, n° 1043 du supplément de Paris, f° 162, et a trait à l'or.

Quoi qu'il en soit, il nous a semblé que cette œuvre méritait d'être mise au jour.

III. — L'EGYPTE

Nous avons raconté précédemment les efforts dépensés par Khaled ben Iézid pour faire revivre à Alexandrie la science grecque et transmettre aux Arabes ce qui était resté de sa célèbre école. De l'œuvre de Khaled il ne resta guère que la culture de l'Alchimie, que les Alides et Géber transportèrent ailleurs, mais qui conserva toujours des adeptes en Égypte.

Les traditions scientifiques n'étaient pas cependant complètement effacées en Egypte, où les Jacobites conservèrent toujours une certaine culture intellectuelle, mais les sciences ne reparurent véritablement qu'à la suite du grand travail opéré à Bagdad.

Ce qui nous semble attester l'existence de cette culture intellectuelle, c'est que parmi les quelques médecins que nous voyons apparaître en Egypte, sur la fin du IXe siècle, la plupart étaient chrétiens.

Ce fut surtout quand l'Egypte, cessant d'être une simple province de l'empire musulman, recouvra son indépendance et vécut de sa vie propre, qu'elle rentra dans ces voies où elle avait jadis marché si glorieusement, où elle devait bientôt encore, pendant un siècle ou deux, tenir le sceptre de la science en Orient, alors que les Abbassides le laissaient tomber de leurs mains débiles à Bagdad.

Ce fut vers la fin du IXe siècle que les liens qui rattachaient l'Egypte à l'Irak se relâchèrent ou se rompirent. Nous avons passé sous silence les noms de quelques médecins qui appartiennent déjà à ce siècle, pour en donner l'histoire au dixième, afin de donner à notre récit plus d'unité.

Malgré certains actes de violence, dont nous parlerons bientôt, les lettres et les sciences furent redevables aux Toulonides. Leur chef, Ahmed ben Touloun, était fils d'un esclave turc. S'il ne dépouilla pas complètement la barbarie de sa race, il n'en fit pas moins preuve d'activité et d'intelligence. Il dota Fostath d'un riche hôpital, et fit construire la mosquée qui porte son nom et qui s'est conservée jusqu'à nos jours. A cette mosquée était annexée une école, et il assista en personne à la première leçon qui y fut donnée. Tous les vendredis des consultations gratuites y étaient données aux pauvres.

Son fils Khomarouyah marcha sur ses traces. Parmi toutes ses fondations on cite une sorte de musée zoologique où l'on conservait des animaux vivants.

Après la courte domination des Toulonides, vint celle aussi courte des Ikhchidites;, qui furent bientôt remplacés par les Fathmides de Caïrouan.

En l'année 972, Moëz eddoula entrait au Caire.

Lucien Leclerc

L'Egypte allait être, pour deux siècles, à l'abri des révolutions. C'est à partir de ce moment que les sciences y prirent une marche ascendante.

Cette même année, le vizir Djouhar faisait construire la célèbre mosquée dite El Azhar, à laquelle fut annexée une école, sorte d'université où l'on enseignait toutes les sciences, et qui devint une véritable pépinière de savants, où l'on accourait de toutes les parties de l'empire musulman.

Si le dixième siècle fut en Egypte assez pauvre en hommes remarquables, car parmi les quelques noms que nous aurons h relater, un seul a de l'importance, celui de Saïd ben Bathrik, autrement dit Eutychius, c'est à ses institutions que l'Egypte dut de faire revivre aux onzième, douzième et treizième siècles, les beaux jours de l'Ecole d'Alexandrie.

SAID BEN NOUFEL ET HASSAN BEN ZIREK.

Au lieu de Saïd ben Noufel, Marcel, dans son Histoire de l'Egypte, écrit Saïd Théophile. Cette lecture peut être bonne, les caractères arabes s'y prêtant ; mais nous sommes obligés de conserver Noufel, que nous avons trouvé dans tous nos manuscrits, bien qu'il s'agisse d'un chrétien.

Saïd ben Noufel, médecin habile, était attaché à la personne d'Ahmed ben Touloun, mais il ne prenait le service qu'autant que l'émir quittait sa résidence pour voyager ou entrer eu campagne. En résidence, le service était fait par un autre médecin, Hassan ben Zirek.

En l'année 209 de l'hégire, 882 de notre ère, Ahmed, qui régnait sur la Syrie aussi bien que sur l'Egypte, était allé la défendre contre les attaques de Mouaffeq, frère du Khalife abbasside El Motamed. S'étant arrêté à Antioche, il y fut pris d'une diarrhée bilieuse, pour avoir abusé, disent les historiens, du lait de buffle. Saïd était alors à sa campagne, aux environs d'Antioche. l'émir le fit appeler et lui reprocha mal à propos sa lenteur, impatient et violent qu'il était. Saïd lui prescrivit la diète, mais l'émir ne voulant pas se soumettre à ce régime, sa maladie empira, ses forces tombèrent et il songea à s'en retourner en Egypte, se faisant d'abord porter en litière, puis transporter sur une barque. A son arrivée, il se souvint de Saïd ben Noufel et de sa prudence et lui dépêcha son secrétaire. Celui-ci lui fit observer que l'émir bien qu'instruit et disert, avait du sang de barbare dans les veines, qu'il fallait user de ménagements à son endroit, et que d'ailleurs il avait songé à se défaire de lui ; en un mot, il fit comprendre à Saïd que s'il était bon médecin il ne comprenait pas la position de médecin de l'émir. Ma position, répliqua Saïd, est celle de la souris avec le chat, mais autant vaut la mort qu'un pareil commerce. Il proposa une consultation. Les médecins se rendirent au Palais, et parmi eux le vieil Hassan ben Zirek. En les recevant, Ahmed les prévint qu'ils aient à se mettre d'accord, sous peine de perdre leurs têtes. Le pauvre Zirek fut tellement effrayé qu'il s'enfuit tout tremblant, et mourut le lendemain. Ahmed fit comparaître Saïd et lui dit: Sache que la seule campagne que tu aies à exploiter est ma santé. Saïd lui demanda combien il avait mangé de coings. Deux, répondit Ahmed. Tu les as mangés pour ton appétit, répondit Saïd, mais non pour ton traitement. A ces mots Ahmed s'emporta contre lui et commanda qu'on lui administra deux cents coups de fouet. Saïd ne survécut que deux jours à ces violences.

Nous avons du raconter ces faits, dont certains auteurs contemporains se sont emparés pour montrer, sous un faux jour, la position des médecins en Orient. Il faut remarquer d'abord qu'il s'agit ici d'un fils d'esclave turc qui, malgré la culture de son esprit, avait conservé, comme le disait son secrétaire, quelque chose du barbare. On ne trouverait qu'un autre fait de ce genre, celui d'Ishaq ben Amran, et encore fut-il la victime d'un prince qui ne respecta pas même sa famille. Quant à quelques autres médecins, qui moururent de mort violente, ce fut sous l'imputation de crimes. Jamais la médecine et ses représentants ne furent aussi honorés et aussi magnifiquement récompensés que chez les Arabes.

KHALEF EL THOULQUNY.

Abou Ali Khalef, affranchi de Touloun, le servit en qualité de médecin. Il était très versé dans la connaissance des maladies de l'œil et de leur traitement, et il composa sur ce sujet un livre intitulé El Kefaya, commencé en 264 de l'hégire et achevé en 302 (914). Nous croyons que c'est lui qui est mentionné dans Ebn Beithar, sous le nom altéré de Khalef el Thobny.

NESTHAS BEN DJORREÏDJ.

Il était chrétien et vivait sous le règne d'Ichkhid. Il composa un compendium de médecine, et une lettre à Zéid ben Rouman l'Andalous, sur l'urine.

ISHAQ BEN IBRAHIM BEN NESTHAS.

C'était apparemment le petit-fils du précédent. Il était aussi chrétien et médecin distingué. Le Khalife El Hakem avait confiance en lui, le nomma chef des médecins et l'attacha à sa personne. Il mourut sous le règne de Hakem et fut remplacé dans son poste par Ali ben Rodhouan.

EL BALSY.

D'après Ebn Abi Ossaïbiah, c'était un médecin versé dans la connaissance des médicaments simples, et qui composa sur ce sujet un livre intitulé Ettekmil, dédié à Kafour el Ichkhidy.

Kafour mourut en 966 de notre ère, après avoir été régent sous deux princes, puis lui-même souverain de l'Égypte. El Balsy vivait donc sur la fin du dixième siècle.

Ebn Beithar cite le Tekmil une quinzaine de fois. Il est à remarquer que ces citations ne portent jamais sur des médicaments d'origine grecque, mais souvent de provenance indienne. Il en est quelques-uns que nous n'avons pu déterminer. En somme les citations d'El Balsy prouvent un observateur. Nous signalerons entre autres sa citation relative à la martre, qu'il dit venir du pays des Turcs.

MOUSSA BEN EL R'AZZAN (El AÏZAR) ?

Son nom patronymique se trouve encore écrit El Azar ou El Aïzar. C'était un Israélite. Le Khalife Fathmide Moëz Lidinallah se l'attacha dès son arrivée en Égypte. En même temps, il s'attachait son fils Ishaq ben Moussa, et, à la mort de ce dernier, eu l'année 363 de l'hégire. Il le remplaça par son frère Ismaïl ben Moussa, et son neveu Iakoubben Ishaq. La mort d'Ishaq avait été précédée de celle d'un frère, qui se fit musulman et porta dès lors le nom d'Aoun Allah ben Moussa. Le chef de la famille vivait encore.

Moussa était renommé pour sa science et sou habileté. Il avait aussi une grande connaissance des médicaments, et il composa une préparation qui jouissait de propriétés apéritives et carminatives, qui calmait les douleurs de l'état menstruel et favorisait l'écoulement des règles. Il composa un livre sur les préparations pharmaceutiques dédié à Moëz, un autre sur la toux, et un troisième sur les subtilités de la science.[1]

IOUSEF KNNESRANY.

Comme l'indique son surnom, il était chrétien. C'était un médecin instruit et un savant. Iahya ben Saïd rapporte dans ses Annales que la cinquième année du règne d'El Moëz, Yousef fut nommé patriarche de Jérusalem, et qu'il exerça cette fonction trois ans et huit mois. Il revint en Egypte où il mourut, et fut enterré dans l'église de Saint-Théodore.

SAÏD BEN BATHRIQ OU EUTYCHIUS.

Il naquit à Fostath en l'année 876 de l'ère chrétienne, le dimanche 27 de Doulhadja de l'année 203 de l'hégire. Ebn Abi Ossaïbiah, qui nous donne ces détails, dit que la première année du Khalifat de Caher billah, il fut nommé patriarche d'Alexandrie, et il ajoute qu'on l'appelait Outoquious, nom légèrement altéré dans l'original. Il garda cette dignité sept ans et sept mois, et il eut des difficultés avec ses administrés. Se trouvant au Caire pris d'une grave dysenterie, il

---

1 On lit dans le Kitab el hokama : Moussa ben El Aïzar ou El Aïzan.
Il prépara aussi pour Moëz un sirop de tamarin dont la formule serait donnée par Témimy dans son livre intitulé Madat el baqa.

comprit que sa fin était prochaine, et retourna à Alexandrie où il ne tarda pas à mourir, en l'année 328 de l'hégire, 940 de notre ère.

Il avait un frère qui fut aussi renommé comme médecin et qui s'appelait Issa ben Bathriq.

Saïd ben Bathriq, dit Ebn Abi Ossaïbiah, était très instruit dans les sciences cultivées par les chrétiens et dans leur religion. Nous sommes étonnés de n'en trouver aucune mention dans les Annales d'Aboulfaradje.

Eutychius composa un traité de médecine, mais ce qui l'a fait connaître en Orient ce sont ses compositions historiques et polémiques. Tels sont ceux que lui attribue son biographe : Discussion entre un chrétien et un dissident; — Collier de perles en trois livres, dédié à son frère Issa, où il traité du jeune des chrétiens, de leurs annales, de leurs fêtes; livre qui fut continué sons le nom d'Annales supplémentaires par un de ses parents Iahya ben Saïd ben Iahya. Le Collier de perles a été publié sous le titre d'Annales par Selden et Pococke. Selden a aussi publié les Annales de l'église d'Alexandrie.

On cite encore d'Eutychius des Annales de Sicile et une lettre qui se trouve à la Bibliothèque de Paris.

Eutychius, d'après Ebn el Beithar et Sérapion le jeune, paraît avoir traduit en arabe les Simples de Dioscorides et de Galien. Voyez, dans Sérapion, les chapitres 194 et 374. On pourrait toutefois rapporter ces traductions à un autre Ebn Bathriq, son contemporain, dont nous parlons au chapitre des traducteurs.

KISSAN.

Abou Sahl Kissan ben Otsman, médecin chrétien, vivait eu Égypte du temps de Moëz, et mourut en 378 de l'hégire, 988 de l'ère chrétienne. C'est tout ce qu'en dit l'auteur du Kitab el hokama.

ABOUL FATEH MANSOUR BEN CHEMFAN BEN MOQUACHER.

Aboul fateh était chrétien. Il fut d'abord médecin du Khalife el Aziz qui le tenait en grand honneur. Etant un jour malade et ne pouvant se rendre auprès du Khalife, celui-ci ayant appris qu'il se portait mieux lui écrivit cette lettre : « Au nom du Dieu clément et miséricordieux, que Dieu accorde à notre médecin la santé et ses grâces ! Nous avons appris l'heureuse nouvelle que Dieu t'avait rendu la santé. Or la santé que Dieu accorde à notre médecin nous est aussi chère que la nôtre. Nous le prions maintenant qu'il te conserve le corps et l'âme toujours dispos. »

Aboul fateh jouit auprès d'El Hakem de la même faveur.

Cependant il ne put le guérir d'une tumeur chronique du pied, et le Khalife fut obligé d'avoir recours à un pauvre chirurgien juif qui le guérit au bout de trois jours. Hakem le combla de largesses, l'admit au nombre de ses médecins privés et lui donna le surnom d'El Fakir ennafi, ou du pauvre bienfaisant. Aboul fateh mourut sous le règne d'El Hakem et fut remplacé par Ishaq ben Ibrahim ben Nestas.

Il est question un peu plus loin, dans Ebn Abi Ossaïbiah, d'un autre médecin du nom d'Ebn Machar ou Ebn Mokacher dont la mention nous paraît une faute de copiste, et que nous croyons identique avec le précédent.

AYAN BEN AYAN L'ÉGYPTIEN.

Il est mentionné dans certaines copies d'Ebn Abi Ossaïbiah, et dans Hadji Khalfa comme auteur d'un compendium. Il mourut en 995.

IV. — LE MAGREB

De tous les états musulmans, le Magreb fut le seul où la science ne prit pas définitivement racine et ne brilla que d'un éclat passager. Et encore l'apôtre de la médecine dans cette contrée en fut le martyr.

Dès le commencement du Xe siècle, Ishaq ben Amran quittait l'Orient pour se rendre dans le Magreb sur l'initiation de Zyadet Allah, prince aglabite de Caïrouan. Nous dirons bientôt sa fin déplorable.

Isbaq ben Amran eut pour disciple Ishaq ben Soleiman l'Israélite, qui lui-même fut le maître d'Ebn Djezzàr. Nous devons en passant faire remarquer cette preuve de la tolérance arabe, cette transmission de la science qui ne fait pas acception de religion, dont nous verrons partout de consolants exemples.

Après ces trois médecins éminents, recommandables tous les trois, le premier pour son malheureux apostolat, les deux autres pour avoir fourni des éléments d'instruction à notre moyen âge, nous n'aurons plus guère à parler de cette terre inhospitalière qu'à propos de Constantin l'Africain, dont elle fut la patrie.

C'est à peine si, plus tard, on recueille sous les Hafsides quelque nom de savant.

Quant au reste du Magreb nous en parlerons sommairement plus tard pour constater une fois de plus que de toutes les contrées envahies par l'Islamisme, le Magreb fut la plus stérile.

ISHAQ BEN AMRAN.

Ishaq ben Amran appartient plutôt au IXe siècle, mais nous l'avons réservé pour le X", afin de ne pas le distraire des deux médecins qui continuèrent son œuvre dans le Magreb. Il y apporta la science et y périt misérablement, victime de la brutalité du prince imbécile qui l'avait appelé dans ses états.

Ce prince nous est donné sous le nom de Zyadet Allah ben Aglab. La dynastie des Aglabites en compta trois de ce nom. Il ne saurait être question que du dernier. En l'année 903 de l'ère chrétienne, il se frayait le chemin du trône en faisant assassiner son père par ses eunuques, puis aussitôt il faisait crucifier ces eunuques et déporter une trentaine de ses parents qui ne tardèrent pas à être mis à mort. En 909, obligé de fuir devant le Mohdy victorieux, il se retira en Égypte,

Livre III

puis à Jérusalem, où il périt dans la misère et la débauche.

Tel est le prince qui fit venir de l'Orient Ishaq ben Amran originaire de Bagdad, s'engageant à le laisser repartir quand il lui conviendrait. Ishaq fixa .sa résidence à Caïrouan, où Soleiman el Israïly vint le rejoindre et se constitua son disciple.

Cependant Ishaq ne put s'accorder avec Zyadet Allah, tant par le fait du caractère de ce prince que par l'arrivée d'un médecin juif d'Espagne. Ishaq était chargé de vérifier les aliments de Zyadet Allah, mais quand il en admettait un, le juif le refusait, et quand il en repoussait, le juif en autorisait l'usage. Ishaq voulait s'en retourner, mais Zyadet Allah ne le voulut pas et décida la mort d'Ishaq. Il ordonna qu'on lui ouvrît les veines des bras et qu'on laissât le sang couler jusqu'à ce qu'il mourut. Telle fut la fin de l'apôtre de la médecine dans le Magreb ! Le corps d'Ishaq fut ensuite mis en croix et laissé en pâture aux oiseaux !

Ishaq ben Amran a laissé plusieurs ouvrages. Il les écrivit probablement sinon tous, en partie du moins, avant son arrivée dans le Magreb, où il ne résida qu'un petit nombre d'années.

Des médicaments simples.
Lettre à Saïd ben Noufel sur les médicaments réputés cura tifs.
Recueil de passages d'Hippocrate et de Galien sur le vin.
Le principe et le complément de la médecine.
De la saignée.
De la mélancolie.[1]
Dc l'hydropisie.
De la blancheur du pus, des dépôts de l'urine et du sperme.
Du pouls.
Des causes de la colique et de son traitement.
Le plaisir de l'esprit.

Aucun de ces écrits ne nous est parvenu, que nous sachions, mais nous trouvons l'auteur fréquemment cité par les écrivains postérieurs. C'est ainsi que Ishaq ben Amran est cité plus de cent cinquante fois

---

[1] Le texte arabe se trouve à Munich, n° 8036 en 30 feuilles

dans Ebn el Beithar. Parmi ces citations, il en est une relative au schœnanthe récolté à Cafsa, ce qui prouve qu'Ishaq avait déjà étudié le pays ; mais Ishaq est bien plus pénétré de la matière médicale de l'Orient.

ISHAQ BEN SOLEIMAN EL ISRAILY.

Abou Iakoub Lshaq ben Soleiman était Israélite, ainsi que l'indique le surnom d'Israïly qui lui est plus particulièrement affecté qu'à ses coreligionnaires et sous lequel il est cité.

Il naquit en Égypte, probablement vers le milieu du Xe siècle, et vécut dit-on plus d'un siècle. Nous aurons plus tard à discuter l'époque de sa mort.

Il exerçait la profession d'oculiste quand il fut invité à se rendre dans le Magreb par le prince Aglabite Zyadet Allah, qui lui envoya cinq cents pièces d'or. Il accepta et se rendit à Caïrouan, où il trouva Ishaq ben Amran qu'il adopta comme son maître.[1]

A la chute des Aglabites, Ishaq ben Soleiman passa au service du Fathmide el Mohdy. Témimy, dans le Morched, nous a conservé une anecdote que nous allons rapporter, a Un jour, le docteur Zeyad ben Khalfoun entra chez le Mohdy qui lui demanda ce qu'était le Djouzdjoundoum. — C'est, lui répondit Zeyad, une drogue qui nous vient de l'Inde. Peu après entra Ishaq, et le Mohdy lui demanda son avis sur le Djouzdjoundoum. — As-tu demandé celui de Zeyad, répliqua Ishaq? — Oui. — Et qu'a-t-il dit? — Que c'était une drogue de l'Inde. Ishaq se mit à rire et dit: Il s'est trompé. — Qu'est-ce donc ? — C'est la terre de Barca.[2]

[1] M. Je Sacy, dans son Abdellatif, a donné la biographie d'Ishaq ben Soleiman, d'après Ebn Abi Ossaïbiah. On peut la lire pour y trouver quelques détails insignifiants et un échantillon de la manière un peu décousue du biographe arabe. Il est dit que la rencontre d'Ishaq avec Zyadet Allah se fit au camp d'el Orbus ce que M. de Sacy a rendu vicieusement par Alaris. On y voit aussi que le nouveau venu ne tarda pas à juger le mauvais esprit de la cour Aglabite.
[2] Témimy ajoute: «La terre de Barca est la terre d'Andalousie, dont les Espagnols font dans l'espace d'un jour du vin qu'ils boivent et qui les

Ishaq vécut dans le célibat. Comme on lui demandait un jour s'il ne serait pas heureux de laisser après lui des enfants. Mais, répondit-il, je laisse mon traité des Fièvres. — D'autres disent qu'il énuméra quatre de ses ouvrages.

Ishaq fut encore attaché à la personne d'El Mansour, deuxième successeur du Mohdy. Les relations et la mort d'El Mansour nous sont racontées avec plus ou moins de détail par Ebn Khaldoun, Ebn Khallican et l'historien des Hafsides, El Keirouany. Ces renseignements, tout en nous faisant connaître la position d'Ishaq, nous serviront à établir la date controversée de sa mort.

Tel est le récit d'Ebn Khallican, que nous abrégeons: « Abou Dhaher Ismaïl ben Mansour, après avoir été assailli par une pluie violente et un vent froid se rendit à Mansourya, où il mourut en l'année 341, et voici comment. En entrant dans la ville, des frissons le prirent et il voulut aller au bain. Ishaq le lui défendit, mais le sultan n'en fit rien. De l'insomnie survint, et Mansour demanda s'il n'y avait pas à Kaïrouan un médecin qui pût le soulager. On lui amena un jeune homme du nom d'Ibrahim, qui lui administra des narcotiques et le sultan s'assoupit. Ishaq vint alors et voulut entrer, mais on lui objecta que le sultan dormait. Si ce sommeil est l'effet de médicaments, dit Ishaq, ce sommeil est mortel. Mansour en effet succomba et on voulait mettre à mort Ibrahim. Il n'y a pas de sa faute, dit Ishaq. Il a fait ce que prescrivent les médecins, mais vous ne l'avez pas renseigné sur la nature de la maladie. On a donné au prince des remèdes qui éteignent la chaleur naturelle, et il est mort. »

Ebn Abi Ossaïbiah fixe la mort d'Ishaq ben Soleiman à l'année 320 de l'hégire, date adoptée par Hadji Khalfa. Nous ne saurions souscrire à cette date, en présence des témoignages unanimes des historiens arabes sur l'intervention d'Ishaq ben Soleiman lors du décès d'El Mansour. Nous croyons donc qu'Ishaq ben Soleiman vivait encore en l'année 341 de l'hégire, 953 de notre ère, ce qui du reste s'accorde

---

enivre. Ishaq parle de cette terre dans son livre des Aliments à l'article vin. »
Peur nous, le Djouzdjoundoum est une hecanora.

Lucien Leclerc

avec ce que l'on nous raconte de sa longévité.

Ishaq laissa plusieurs écrits, dont nous allons donner la liste d'après Ebn Abi Ossaïbiah :

« Le traité des Fièvres, ouvrage qui n'est inférieur à rien de ce qui a été composé sur cette matière. J'ai vu le témoignage suivant écrit de la main d'Ali ben Rodhouan : Je déclare, moi Ali ben Rodhouan, que ce livre est très utile, et que c'est l'ouvrage d'un homme d'un rare mérite. J'ai mis en pratique la plus grande partie des choses prescrites dans ce livre et je n'ai rien trouvé à y ajouter.[1]
Traité des médicaments simples et des aliments.
Traité des urines, abrégé d'un plus grand.
Traité des éléments.
Traité des définitions et des prescriptions.
Jardin de la philosophie, où se trouvent aussi traitées des questions de théologie.
Introduction à la logique.
Introduction à la médecine.
Traité du pouls.
Traité de la thériaque.
Traité de philosophie.
Très-peu de ces ouvrages nous sont parvenus en texte arabe et l'on peut s'en étonner quand on pense aux traductions latines qui en ont été faites.
Le livre de l'urine existe à Oxford, celui des fièvres à Leyde et celui des aliments à Munich. Ces trois ouvrages, le Traité des éléments et celui de l'hydropisie, non mentionné par Ebn Abi Ossaïbiah, se trouvent à Paris en traduction hébraïque. D'autres Mss. hébreux se trouvent aussi dans diverses collections.

On a traduit en latin et imprimé les ouvrages suivants, sous le titre : Opéra omnia Isaac, israelitœ — Salomonis Arabiae régis fihi adoptivi: Liber de definitionibus.
— de elementis.
— dietarum universalium.
— — particularium.

---

[1] Le texte existe à Constantinople. V. Hadji Khalfa, VII B. Kopril Zadeh

— de urinis.
— de febribus.
Liber Pantegni Isaac ysraelitae fihi adoptivi Salomonis régis Arabiœ, quem Constantinus aphricanus monacus montis Cassinensis sibi vindicavit. — Nous savons que le Pantegni n'est pas d'Isaac.

Ici nous ferons une réflexion.
Le titre du livre des aliments et des médicaments a été mal rendu par Dietae générales et D. particulares. Il valait mieux dire : Generaliter et particulariter.

En effet, il est question d'abord des aliments et de quelques médicaments en général dans la première partie, et en particulier dans la seconde.

EBN EDDJEZZAR.

Abou Djafar Ahmed ben Ibrahim ben Ali ben Abi Khaled, dit Ebn Eddjezzâr (le fils du boucher), naquit à Caïrouan au commencement du Xe siècle de l'ère chrétienne. Il eut pour maître Ishaq ben Soleiman el Israïly.

Ebn Eddjezzâr était un homme sobre, austère, méthodique, tout entier à l'étude de la médecine et de sa pratique, qu'il exerçait généreusement. Indépendant de caractère, il ne voulut pas, comme ses prédécesseurs dans le Magreb, être attaché à la personne des princes. Il dépassa l'âge de quatre-vingt ans. Hadji Khalfa place la date de sa mort vers l'année 400 de l'hégire, autrement en l'année 1009 de notre ère.

M. de Slane, d'après Eddeheby, la fixe en l'année 350 de l'hégire, 961 de l'ère chrétienne, Ebn Khallican ayant sans doute oublié de la donner. Pour notre part nous repoussons cette date et voici pourquoi. Nous avons déjà vu, dans la notice d'Ishaq ben Soleiman, qu'il vivait encore en 341 de l'hégire, 952 de J.-C, date de la mort de son client, le prince Fathmide El Mansour, et qu'il vécut, à ce que l'on dit, plus d'un siècle. Quoi qu'il en soit de cette longévité nous pouvons très bien admettre qu'Ishaq ben Soleiman survécut de quelques années au Khalife El Mansouret qu'il atteignit au moins l'année 961 (350 de l'hégire). D'autre part il nous semble raisonnable d'admettre qu'Ebn Eddjezzâr, disciple d'Ishaq, dut survivre à son maître environ la valeur d'une génération. Il nous semble donc qu'il vaut mieux s'en tenir à la date donnée par Hadji Khalfa.

Wüstenfeld a donné la date 1004, nous ne savons d'après quelle autorité.

Ebn Eddjezzâr laissa, à sa mort, une collection d'ouvrages de médecine qui fut trouvée du poids de vingt-cinq quintaux.

Il écrivit plusieurs ouvrages, dont le plus célèbre est le Zad el Moçafir, Provision du voyageur, qui fut traduit par Constantin sous le titre de Viaticum, et plus tard en grec, sous celui (VEphodes. Il a été récemment l'objet d'un double travail de la part (le MM. Daremberg et Dugat, où ces deux savants ont apporté chacun leur contingent de connaissances pour élucider la question du Viatique.[1]

M. Daremberg s'est attaché surtout à démontrer que le moine Constantin, cru longtemps l'auteur du Viatique, n'en est que le traducteur de mauvaise foi, un plagiaire, attendu qu'il en a tu l'origine, et que cette traduction a été faite sur l'arabe et non sur le grec. M. Dugat a donné la biographie d'Ebn Eddjezzâr d'après Ebn Abi Ossaïbiah, deux chapitres, texte et traduction, la table des matières et des notes sur les médecins grecs et arabes cités par l'auteur. Ces deux études nous dispensent d'entrer dans de nouveaux détails.

Nous parlerons seulement d'un Ms. de l'Escurial, dont Casiri a fait un compte-rendu inexact, le n° 857. Tel est le titre que lui a donné Casiri : Peregrinantium commeatus, autore Ahmed ben Ibrahim, medico hispano, vulgo Ebn et Hozar el Caruni. Wüstenfeld a pris ce Ms. pour un exemplaire du Viatique. Voici les réflexions que nous a inspirées sa lecture. Ce n'est pas une reproduction fidèle du Viatique, c'en est tout au plus une refonte ou une copie de fantaisie. Quelques chapitres se trouvent avec des titres identiques, mais ils sont au nombre de 70, au lieu de 155. Les quelques lignes arabes qui

---

[1] Dugat, J. asiatique, 1853. Daremberg, Archives des Missions IXe cahier.

se trouvent en tête indiquent du reste un abrégé. Quant au nom de l'auteur, il a été mal lu par Casiri.

Nous croyons que dans ces caractères incorrects on peut très bien lire Ebn Eddjezzàr el Quirouany au lieu de Ebn el hozar el Carouny. Enfin la qualité d'Espagnol, medico hispano, est tout à fait de l'invention de Casiri. Cela ne doit pas surprendre quand on a comparé les Mss. de l'Escurial au catalogue. Casiri en a fait tout autant pour le n° 892, ancien 887. Son Iahya ben Mohammed ben el Maudy, Espagnol, n'est autre que Iahya ben Mohammed ben Elloboudy, syrien et non pas espagnol, qui vivait au VIIe siècle de l'hégire, et non pas au IVe.

Il est généralement connu sous le nom de Sahib Nedjem eddin ebn Ellohoudy. La Bibliothèque de Paris possède de lui, sous le u» 1056, ancien fonds, un abrégé du Canon d Avicenne.

Tels sont les autres ouvrages d'Ebn Eddjezzâr:
L'Itimad, ou des médicaments simples.
Le Bourya, ou des médicaments composés.
Des moyens de prolonger l'existence.
Un livre d'histoire dont le titre répond à celui bien connu de l'Art de vérifier les dates
De l'âme, suivant les diverses opinions des anciens.
De l'estomac, ses maladies et leurs traitements.
De la médecine des pauvres.
Des succédanés.[1]
Des maladies qui proviennent de causes identiques avec des symptômes différents.
Du danger de saigner sans nécessité.
Du coryza et de son traitement.
Du sommeil et de la veille.
Observations ou expériences de médecine.[2]
Delà lèpre tuberculeuse, ses causes et son traitement.
Livre des propriétés.

---

[1] Casiri s'est encore ici trompé, n°891, en donnant l'auteur comme Espagnol et du VIe siècle, Wüstenfeld, qui a reconnu Ebn Eddjezzar, n'en a pas moins fait un double emploi.
[2] Cet ouvrage existe à Constantinople.

Livre de nouvelles.

Des causes de la peste en Egypte, de ses préservatifs et de son traitement.

Lettres à quelques frères sur le mépris de la mort.

Des maladies du rectum.

De l'éducation ou préceptes de conduite.

Des fièvres.

De la conservation de la santé.

Histoire de la dynastie, où il raconte l'apparition du Mohdy dans le Maghreb.[1]

Ebn Eddjezzâr est cité par Ettémimy et par Tifachy comme auteur d'un traité des Pierres, tantôt sous la forme d'Ahmed ben Abi Khaled, tantôt sous celle d'Ebn Eddjezzâr.

Ebn el Beithar, qui le cite une trentaine de fois, lui attribue aussi un livre des poisons. Ces citations n'ont du reste pas de cachet, à part une qui a trait à la manne qui tombe à Castilya, dans la régence de Tunis, ce qui prouve qu'Ebn Eddjezzâr connaissait les produits du pays.

La B. Bodléienne contient, sous le n° 579, des fragments qui appartiennent peut-être au Zad el Moçafir. La B. Nationale a une copie faite par M. Dugat, d'après un Ms. de Dresde.

DOUNACH BEN TEMIM.

Nous nous en rapporterons pour ce personnage, du reste assez obscur, à ce qu'en a dit Munk dans sa notice d'Ebn Djanah, Journal asiatique, 1850.

Dounach est aussi connu sous le nom d'Adonim, et porte le surnom d'Abou Sahl. C'était un juif de Caïrouan, d'une famille originaire de Bagdad, qui naquit au commencement du Xe siècle. Il fut le disciple et l'ami du célèbre Ishaq ben Soleiman el Israïly, avec lequel

---

[1] M. Dugat donne cet ouvrage comme découvert par M. de Slane, cependant il se trouve mentionné dans le texte consulté par Wüstenfeld, et reproduit à la fin de son histoire des médecins arabes, p. 12.

on l'a confondu, parce qu'ils écrivirent tous deux un commentaire de l'Iecira. Il fut aussi, pour la même raison, confondu avec Jacob ben Nessim.

Dounach compte parmi les premiers Juifs qui s'occupèrent de leur grammaire. Il s'occupa aussi de l'écriture, de mathématiques, de philosophie et de médecine.

Dans le commentaire susdit il cite, entre autres ouvrages qu'il a composés, un traité sur le calcul indien et un traité d'astronomie dédié au Khalife Fathmide El Mansour.

Il paraît avoir écrit sur les simples, attendu que nous le trouvons cité trois fois dans Ebn el Beithar. La première citation n'est qu'une question de synonymie, à propos de la gentiane. La deuxième est relative au gingembre et il recommande de choisir celui qui est récent. La troisième a trait à la rose. « Il en est, dit-il, de jaunes, et j'ai entendu dire qu'il y en avait de noires dans l'Irak. La meilleure est celle de Perse, qu'on dit ne pas s'ouvrir. Il faut choisir celle qui a le plus d'odeur, d'un rouge prononcé, à pétales serrés. » Voici pourquoi Munk n'a connu que cette dernière citation. Il s'en est rapporté à Sontheimer, qui, pour les deux autres, écrit Rufus, au lieu de Dounach. Dans les manuscrits que nous avons consultés, on peut lire quelquefois Douïs au lieu de Dounach, ce qui est une faute de copiste, mais nous avons rencontré constamment ben Temim.

V. ESPAGNE.

Les Arabes ne trouvèrent pas d'initiateurs en Espagne, et ils (lurent emprunter à l'Orient la semence qui devait porter chez eux de si beaux fruits. Nous rencontrons bien dès l'abord quelques noms de médecins chrétiens, mais nous ne croyons pas qu'ils aient pu puiser à d'autres sources que les Arabes, dont la langue leur fut bientôt familière.

Le pèlerinage de la Mekke fut sans doute pour la science un puissant véhicule, mais, en dehors du voyage religieux, nous en connaissons d'autres qui avaient la science pour objet.

Lucien Leclerc

Mohammed ben Abdoun se rendit en Orient, fut chargé quelque temps du service de l'hôpital de Fostath, et s'en revint en Andalousie.

Iounes de Harran quitta son pays pour s'établir en Espagne. Ses deux fils, Ahmed et Omar, allèrent passer dix années en Orient et étudièrent la médecine à Bagdad sous Tsabet ben Sinan, et l'oculistique sous Ebn el Ouacif, tous les deux d'origine sabienne. Amrou ben Hafs allait à Caïrouan du temps d'Ebn Eddjezzar et en rapportait le Viatique.

Makkari a consacré un chapitre aux Espagnols qui se rendirent en Orient (n° 704, ancien fonds arabe).

D'autre part des orientaux furent attirés en Espagne par les souverains du pays.

Le IXe siècle avait déjà compté un prince ami des savants, et qui lui-même était un poète, Abderrahman, deuxième du nom. Mais ce fut surtout au dixième siècle que les Omméïades d'Espagne se montrèrent les dignes émules des Abbassides.

Le Xe siècle fut le plus brillant pour l'Espagne musulmane. Il fut presque rempli tout entier par les règnes de deux princes qui, sur un trône solidement établi, encouragèrent les lettres, les sciences et les arts.

Abderrahman, troisième du nom, dit Ennasser, était en relation d'amitié avec plusieurs princes chrétiens. On connaît la célèbre ambassade qui lui fut envoyée par l'empereur d'Allemagne Othon-le-Grand, et qui était conduite par Jean de Gorze, dont le fanatisme ne put troubler la sérénité et la courtoisie d'Abderrahman.

Une autre ambassade, qui fut un événement heureux pour la science, lui vint de Constantinople.

Parmi les présents que l'empereur Romain adressait au Khalife, se trouvait un exemplaire grec de Dioscorides avec les figures des plantes merveilleusement peintes. « Pour profiter de Dioscorides, disait

Livre III

Romain dans sa lettre, il faut un homme qui possède parfaitement le grec. Quant à Orose (dont un exemplaire était aussi envoyé) vous pouvez trouver chez vous des latins qui peuvent le lire. » Or, personne à Cordoue ne savait le grec. Ennasser pria donc Romain de lui envoyer un homme sachant le grec et le latin, et en l'année 951 arriva le moine Nicolas.

Il y avait alors à Cordoue un certain nombre de médecins qui s'occupaient activement à reconnaître les médicaments cités par Dioscorides et restés inconnus.

Parmi eux on comptait surtout le juif Hasdaï ben Chaprout, le même qui reçut Jean de Gorze, Abou Othman Djezzùr, le médecin Mohammed ben Saïd, Abderrahman ben Heitam, Abou Abdallah Sakaly qui parlait le grec. Par leurs soins on parvint à reconnaître les noms de tous les simples de Dioscorides, à part une dizaine.[1]

Le moine Nicolas fut le premier qui composa à Cordoue la grande thériaque, dite El Farouk. Il s'était lié d'amitié avec le juif Uasdaï ben Chaprout qui était aussi eu faveur auprès du prince et que l'on dit même avoir été son ministre.[2] Ces laits témoignent de l'esprit de tolérance qui régnait à la cour d'Abderrahman Ennasser.

Nous n'avons pas à raconter ici les travaux commandés par Abderrahman, mais nous ne pouvons passer sous silence la construction d'Ezzahra, dont il fit sa résidence, et d'où le célèbre Abulcasis tira son surnom d'Ezzahraouy.

Hakem fut le digne continuateur de l'œuvre de son père. Il envoyait par tous les pays des émissaires pour lui recruter des livres et particulièrement en Orient. Il adressa mille pièces d'or à son parent Aboulfarage el Ispahany, l'auteur du célèbre recueil de chants arabes connu sous le nom de Kilah el Agany, et il en obtint un exemplaire avant que l'ouvrage n'ait paru dans l'Irak. Il entretenait des copistes

---

1 Pour d'autres renseignements sur ce fait, voir les articles Dioscorides et Ebn Djoldjol.
2 Voir aussi la notice de M. Philoxene Luzzato sur Abou Yousouf Hasdaï Ebn Schaprout.

et des relieurs, et il institua dans l'Espagne des bibliothèques telles que l'on n'en avait jamais vues de pareilles ni avant ni après lui. (Makkari).

Le catalogue de sa bibliothèque ne contenait pas moins de quarante-quatre volumes, et on rapporte que le nombre des volumes se montait à six cent mille (Casiri, II, 38).

Le fameux général El Mansour, qui gouverna de fait sous le règne de Hecham, protégeait aussi les savants et se plaisait dans leur société. S'il faut en croire Léon l'Africain et Conde, Abulcasis aurait été attaché à sa personne en qualité de médecin.

Ces encouragements ne tardèrent pas à porter leurs fruits. A travers une foule de savants obscurs nous voyons apparaître déjà quelques hommes éminents.

Le plus illustre de tous est Abulcasis, qui embrassa dans ses écrits, publiés sous le titre collectif de Tesrif, la totalité de la science médicale, mais qui s'est fait un nom surtout comme chirurgien. A côté de lui nous pouvons encore citer Ebn Djoldjol qui s'adonna particulièrement à l'histoire naturelle médicale et compléta Dioscorides.

La plupart des médecins de second ordre dont nous aurons à parler étaient attacliés à la personne des Khalifes Abderrahman Eunasser, et de Hakem el Mostaucer. Le premier en admit plusieurs dans son intimité, leur confia des charges importantes ou leur conféra la dignité de vizir. Nous avons déjà parlé du juif Hasdaï ben Chaprout qui comptait parmi ses ministres.

Les sciences mathématiques et astronomiques brillèrent aussi d'un vif éclat dans la personne de Moslema, qui fit plusieurs bons élèves, dont nous parlerons au siècle suivant. A cette époque, Gerbert habitait Barcelone, qu'il ne paraît pas avoir dépassée. Nous savons positivement qu'il réclama plus tard la traduction de deux livres arabes, l'un d'arithmétique et l'autre d'astronomie. Ces écrits sortaient sans doute de l'école de Moslema. Gerbert a passé pour un magicien. Il est

Livre III

probable que ses connaissances hermétiques provenaient de la même source, Moslema ayant aussi cultivé l'alchimie. Nous ne pouvons oublier ici le célèbre calendrier de Cordoue.

En somme, c'est à la grandeur et à la solidité des assises posées au Xe siècle que l'édifice scientifique de l'Espagne musulmane dut de pouvoir s'élever et se maintenir pendant les guerres civiles qui désolèrent les siècles suivants et de produire enfin son magnifique couronnement au XIIe siècle, au milieu de la double invasion chrétienne et berbère.

Observations générales sur les Médecins de cette période.

Nous n'avons que d'assez maigres renseignements sur les médecins espagnols du Xe siècle. Ce qui fait surtout défaut, ce sont les dates : nous ne pouvons en assigner qu'à un petit nombre d'entre eux. De plus, Ebn Abi Ossaïbiah, qui est à peu près notre seul guide, a dans sa nomenclature fréquemment interverti l'ordre des temps. Il met côte à côte des médecins distants l'un de l'autre de plus d'un siècle. C'est ainsi qu'il place après des médecins du VIe siècle de l'hégire Ebn Samadjoun, qui appartient au IVe d'après la date donnée par l'historien lui-même dans la notice de ce médecin.

Nous n'en avons pas moins recueilli tous ces noms en suivant la nomenclature d'Ebn Abi Ossaïbiah toutes les fois qu'il ne se mettait pas en contradiction avec lui-même. Le nombre considérable de médecins, si obscurs qu'ils soient, accuse au moins un grand développement de la médecine en Espagne.

ABD EL MALEK BEN HABIB ESSALAMY.

Nous ne le connaissons que par les extraits d'Ebn el Khatib donnés par Casiri. C'était un fécond polygraphe, qui aurait, nous dit-on, écrit plus de mille ouvrages sur toutes sortes de sujets, et soixante sur la médecine seulement. Il mourut à Cordoue en l'année 289 de l'hégire, 901 de l'ère chrétienne (II, 107).

ABDALLAH BEN MOHAMMED EL CHAKEFY.

C'était un philosophe et un médecin éminent, qui mourut à Cordoue en 1012, laissant un livre intitulé : Observations confirmées par l'expérience (Casiri, II, 130).

IAHYA BEN IAHYA.

Iahya ben Yahya ben Essmina, de Cordoue, nous est donné comme instruit dans les mathématiques, l'astronomie, la médecine, la logique, la jurisprudence, les hadits, l'histoire et la poésie. Il voyagea dans l'Orient et mourut en l'année 315 de l'hégire, 927 de l'ère chrétienne.

ABOUL CASSEM MOSLAMA BEN AHMED EL MADJRITHY.

Il habitait Cordoue et vivait du temps d'El Hakem. C'était plutôt un mathématicien et un astronome qu'un médecin. Cependant il ne dut pas être étranger à la médecine, attendu qu'il compte des médecins parmi ses disciples. Il surpassa, dit-on, les astronomes qui l'avaient précédé en Espagne, ce qui suppose que cette science était déjà cultivée bien que l'histoire n'en dise rien. Il étudia l'Almageste de Ptolémée, composa un traité sommaire comprenant les tables d'Albatani, commenta celles de Mohammed ben Moussa et réduisit ses années persanes en années arabes ; enfin un traité de l'astrolabe. Les Bibliothèques de Paris et de l'Escurial ont de lui un traité d'alchimie, et la Bodléienne un traité des pierres précieuses. Il existe aussi à l'Escurial un traité de la génération des animaux. Il vécut jusqu'en l'année 1007 de notre ère.

Moslama fut sans doute un de ceux qui secondèrent le plus efficacement les efforts d'Abderrahman et surtout d'El Hakem. Il fut en tout cas le premier grand nom de l'Espagne savante et compta parmi ses disciples Ebn Samedj, Ebn Soffar, Ezzahraouy, El Kermany, Ebn Khaldoun, dont nous n'aurons à parler que dans le siècle suivant.

ABOU DJAFAR AHMED BEN KHAMIS.

Il était de Tolède, et tout ce que nous savons sur son compte, c'est qu'il cultiva les mathématiques, l'astronomie et la médecine.

HAMED BEN BERRACHA.

Il vivait SOUS l'émir Mohammed ben Abderrahman, et c'était un habile médecin de Cordoue.

DJOUAD.

C'était un chrétien. Il vivait au temps de l'émir Mohammed et il laissa son nom attaché à un looch et à un sirop.

KHALED BEN IÉZID.

Khaled ben Iézid ben Rouman était chrétien. Ce fut un médecin renommé de son temps, et il excellait dans la chirurgie. Nesthas, médecin du Caire, lui adressa une lettre sur l'urine.

Khaled laissa un fils aussi médecin, mais qui fut inférieur à son père.

EBN MELOUKA.

C'était aussi un chrétien. Il vivait sous l'émir Obéid Allah et au commencement du règne d'Abderrahman Ennasser. Il pratiquait la chirurgie et on voyait, dit-on, trente sièges à sa porte pour l'usage des clients.

AMRAN BEN ABI AMR.

C'était un médecin intelligent, qui fut attaché à l'émir Abderrahman. Il a écrit un compendium.

MOHAMMED BEN FATEH BEN THEMLOUN.

Il nous est donné comme le médecin le plus renommé de son temps.

Ebn Djoldjol relate une cure qu'il fit sur le fils du vizir Abdallah ben Bedr, affecté d'un ulcère.

Lucien Leclerc

IOUNES EL HARRANY.

Iounes vint de l'Orient s'établir en Espagne sous le règne de Mohammed ben Abderrahman. Il était habile médecin et se fit une réputation à Cordoue. On nous a conservé sur son compte une curieuse anecdote. Il avait apporté un remède secret, un électuaire contre les coliques, et il ne le délivrait qu'au prix de cinquante dinars. Il fit fortune avec son remède. Cependant cinq médecins, parmi lesquels Hamed et Djouad, se concertèrent et se cotisèrent pour l'acheter. Chacun d'eux en emporta un fragment et le soumit à l'analyse. Ayant mis par écrit ce qu'ils en pensaient, ils vinrent chez Iounes lui faire part de leurs conjectures et lui dirent: Si nous avons rencontré juste, ton remède est connu; sinon en qualité de médecins nous te prions de livrer ton secret. Iounes avoua qu'il ne leur manquait que de connaître les doses et il leur donna la formule de ce remède, qui fut depuis vulgaire en Espagne, sous le nom de Marits el Kehir. Ebn Ouafed (Eben Guefith) paraît en avoir fait le sujet d'un traité.

AHMED ET OMAR, FILS DE IOUNES.

Sous le règne de Nasser, en l'année 330 (912 de notre ère), ils s'en furent dans l'Orient, où ils restèrent dix années.

Ils étudièrent à Bagdad sous Tsabet ben Sinan ben Tsabet les livres de Galien, et l'oculistique sous Ebn Ouassif. Ils ne rentrèrent en Espagne qu'en 351 et se fixèrent à Zalira où ils furent attachés au service de Mostancer billah, qui les préférait à tous autres. A la mort de son frère, Ahmed resta au service de Mostancer qui le tenait en grande considération. C'était un homme affable et d'un esprit solide. Il connaissait parfaitement les médicaments simples et composés.

Ebn Djoldjol rapporte qu'il y avait chez lui douze garçons occupés à la préparation des médicaments. Il avait obtenu d'en délivrer gratuitement aux pauvres. Il employait sa science, dit son biographe, à consoler ses amis, ses voisins et les pauvres. Il laissa à Cordoue la réputation d'un habile oculiste. C'est peut-être lui qui apprit à

Abulcasis que, dans l'Irak, on pratiquait l'opération de la cataracte avec une aiguille creuse.

ISHAQ, DIT LE PERE DU VIZIR.

C'était un médecin chrétien, expérimenté et bienfaisant. Il vivait sous l'émir Abdallah.

Iahya EEN ISHAQ.

Il vivait sous l'émir Abderrahman Ennacer Lidinillah,[1] qui avait eu lui la plus grande confiance, le tenait en grande considération, en fit un vizir et lui confia pendant quelque temps le gouvernement de la ville de ?

Iahya quitta la religion de son père et se fit musulman. C'était un médecin intelligent et savant, et un habile chirurgien. Il composa un traité de médecine en cinq volumes, d'après la doctrine des Grecs, dit Ebn Abi Ossaïbiah, ce qui prouve que les traductions avaient pénétré dans l'Occident.

Ebn Djoldjol rapporte un fait de sa pratique. Un homme de la campagne vint un jour le réclamer à grands cris s'écriant qu'il allait mourir de douleur. Le vizir lui demanda ce qu'il avait. J'ai la verge enflammée et gonflée, dit le malade, et je n'en puis dormir. Le vizir lui fit chercher une pierre lisse, lui fit placer l'organe malade par dessus, et appuyant avec la main il en fit sortir du pus et au milieu de ce pus un grain d'orge. Tu es un homme dépravé, dit-il au campagnard : tu as abusé de ta monture, et tu as rencontré un grain d'orge qui t'est resté dans la verge et que voilà. Vas-t'en, tu es guéri. Le campagnard avoua le fait. L'anecdote se trouve aussi dans le Kitab el hokama.

C'est bien à tort que Reiske (Mon. med.) a voulu trouver dans ce fait un cas de syphilis.

SOLEIMAN ABOU BEKR BEN SADJ.

---

[1] Ebn el Khatib (dans Casiri) le rapporte au premier Abderrahman, et le fait auteur d'un traité de médecine intitulé harisam, la Soie.

Il vécut du temps de Nacer, qui le prit à son service, et même lui confia le gouvernement de Sadouna. Soleiman était un médecin habile et connaissant les secrets de son art.

EBN OUM EL BENNIN, DIT EL ARIF.

Il était de Cordoue. L'émir Nasser se l'attacha en qualité de médecin, et en raison de sa sagacité, il le consultait fréquemment et l'admettait dans son intimité. C'était un médecin distingué.

SAÏD BEN ABD RABBIHI.

Affranchi de l'émir Hecham, Saïd était neveu du poète Ahmed ben Mohammed ben Abd Rabbihi, auteur du livre dit El Aquad. Ayant un jour demandé une audience à son oncle il fut repoussé. Comme il était aussi poète, il fit parvenir à son oncle un quatrain que nous traduirons de cette manière :

Si vous me refusez un moment d'entretien, J'ai pour me consoler Hippocrate et Galien. Dans mon isolement ils me viennent en aide: Leurs écrits à tout mal apportent un remède.
L'oncle répliqua sur le même ton :
Voilà donc tes amis : Hippocrate et Galien,
Ce sont des invités qui ne dépensent rien.
Pour eux dédaigne tout : mais crains qu'il ne t'arrive,
De trouver un beau jour le diable pour convive.
Saïd était un médecin distingué. Il avait une méthode particulière de traitement pour les fièvres.
Il écrivit un poème sur la médecine qui prouve la connaissance qu'il avait des doctrines anciennes. Il écrivit aussi des observations de médecine et un dispensaire cité par Ebn Beithar.
Il excellait dans le pronostic et dans la connaissance des faits atmosphériques.

AMROU BEN HAFS BEN BARIQ.

Il alla passer six mois à Caïrouan auprès d'Ebn Djezzar, et rapporta en Espagne le Zad el Moçafir.

Il fut attaché au service de Nasser, ainsi qu'à la personne du grand fauconnier et mourut jeune.

ASBAR BEN IAHYA.

Il était au service de Nasser. C'est le premier que nous voyons mentionné comme ayant préparé pour le prince les pilules OU pastilles d'anis, préparation dont nous ignorons la formule.

MOHAMMED BEN TEMLIH.

C'était un médecin savant et versé dans la littérature. Il fut attaché au service de Nasser et fut aussi le médecin et l'intime de Mostancer Hakem, qui le chargea de surveiller les constructions ajoutées au sud de la mosquée de Cordoue. Cette construction fut achevée en 398 (1008). Le nom de Mohammed était inscrit sur le Mihrab en lettres d'or. Il écrivit un livre de médecine.

ABOUL OUALID MOHAMMED BEN EL HOSSEIN BEN EL KINANI.

Il servit Nacer et Mostancer. C'était un médecin savant, bienfaisant et désintéressé.

ABOU ABDALLAH BEN EL KINANY.

C'est le neveu du précédent, qui fut aussi son maître en médecine. Abou Abdallah fut, dit-on, un esprit délié, une intelligence facile, un médecin instruit et versé dans les sciences. Outre son oncle, il eut plusieurs maîtres dont on nous a conservé les noms, que nous donnerons ici à titre de curiosité.

Ce furent Mohammed ben Abdoun eddjily, Omar ben Iounes el harrany, Ahmed ben Hafsoun le philosophe, Abou Abdallah Mohammed ben Ibrahim Ennahouy, Abou Abdallah Mohammed ben Mesaoud ennahry, Mohammed ben Mimoum dit Marcous, Aboulcassem ben Nedjem, Saïd de Sarragosse, Aboul Ilarets l'évêque, élève de Raby ben Zaïd l'évêque et le philosophe, Abou Merin ennahry, Moslama el Madjrity.

Quelques-uns de ces noms nous sont déjà connus : d'autres sont intéressants à divers titres. Abou Abdallah fut médecin d'Abou Mausour ben Abi Amr et de sou fils el Modhaffer. Il mourut vers l'aunée 420 (1028) à près de 80 ans.

Ebn Beithar cite un Ebn Kinany qui recueillit l'Aconit Authora à Sarragosse. Abou Abdallah s'y était retiré et y mourut peut-être.

AHMED BEN HAKAM BEN HAFSOUN.

Médecin instruit et versé dans les sciences philosophiques, il fut attaché au Hadjeb Djafar et servit el Mostancer jusqu'à la mort de Djafar, où il cessa de faire partie du conseil des médecins.

Nous relèverons ces derniers mots, qui ont une grande importance bien que peu explicites.

ABOU BEKR AIDIED BEN DJABER.

C'était un médecin éminent, au service d'El Mostancer. La famille de Nacer le tenait en grande considération.

ABOD ABD EL MALEK ELTHAQUIFY.

Outre la médecine il s'occupa de littérature et de mathématiques et étudia les livres d'Euclide.
Il fut médecin de Nacer et de Mostaucer et fut aussi attaché à l'arsenal. Sur ses vieux jours il fut pris de cataracte.

HAROUN BEN MOUSSA EL ASDY.

C'était un éminent chirurgien. 11 servit Nacer et Mostancer. (Wüstenfeld écrit El Adouy).

MOHAMMED BEN HAMDOUN EDDJILY EL ADAOUY.

En l'année 340 (9G0) il se rendit en Orient, habita Bassora, puis vint à Fostath, où il fut chargé de l'hôpital, position dans laquelle il fit preuve d'habileté. Sedjestany lui enseigna la logique.

En l'année 360 (970) il revint en Espagne où il servit Mostancer et Mouyed. Il passait pour le médecin le plus éminent de Cordoue. Il a laissé un livre intitulé Elteksir. Il s'était aussi occupé de mathématiques. (Il est dit aussi ben Abdoun.)

ABDHERRAHMAN BEN ISHAQ BEN EL HEITHAM.

Il naquit à Cordoue et fut un des grands médecins de l'Espagne. En l'année 951 de notre ère, il faisait partie des médecins chargés d'aider le moine Nicolas à la détermination des plantes mentionnées dans l'ouvrage de Dioscorides, dont un exemplaire original avait été envoyé au Khalife Nasser, par Romain empereur de Constantinople.

Il écrivit aussi un traité de médecine sous le nom d'Iktifa ou le livre suffisant ; le complément et la perfection des médicaments purgatifs; un relevé des erreurs contenues dans l'Ittimad d'Ebn Djezzâr.

Ebn Beithar cite quelquefois Ebn el Heitsam et notamment son livre dit el Iktifa, à propos du Stellion.

EBN BJOLDJOL.

La notice d'Ebn Abi Ossaïbiah sur Ebn Djoldjol a été donnée in extenso par M. de Sacy dans son Abdellatif. Nous en reproduirons le résumé.

Ebn Djoldjol était le surnom d'Abou Daoud Soleiman ben Hassan. Nous ignorons les dates de sa naissance et de sa mort, mais son nom se rattache à des événements connus. C'est ainsi que nous savons qu'il fut le médecin du Khalife Ommeyade Hecham qui régnait dans la seconde moitié du Xe siècle.

Son nom se rattache aussi à un événement important^ dont il nous a conservé le souvenir, dont nous avons déjà parlé précédemment^ mais que nous devons rappeler ici;

Nous croyons que cet événement fut la cause qui détermina la direction qu'Ebn Djoldjol imprima à ses travaux scientifiques.

En l'année 948 de l'ère chrétienne, le Khalife Nasser Abderrahman reçut des présents de l'empereur byzantin Romanus, et parmi ces présents se trouvait un exemplaire de Dioscorides enrichi de figures. Ce livre était en grec et personne ne pouvait le lire à Cordoue, Abderrahman écrivit à l'empereur de lui envoyer un homme capable de déchiffrer le manuscrit, et Romain désigna le moine Nicolas, qui arriva à Cordoue en 951.

Nicolas se mit en relations avec quelques médecins, qui s'étaient déjà préoccupés de la détermination des termes techniques de Dioscorides. Parmi eux se trouvait un savant juif Hasdaï ou Khachda ben Chaprout, qui jouissait à la cour d'une grande considération, et le même qui reçut Jean de Gorze envoyé à Cordoue par l'empereur Othon. On cite cinq autres noms, qui ne nous sont pas connus d'ailleurs, à part Ebn el Heitham. Le travail commun de ces hommes aboutit à la connaissance des médicaments et à la rectification des termes grecs, dont il ne reste plus qu'une dizaine, dit le narrateur, sur lesquels on conserve des doutes. Nous avons vu à l'Escurial une copie assez mauvaise de Dioscorides, incomplète, où les synonymes arabes font défaut dans le tiers environ des cas. Eu lisant ce manuscrit, on comprend la nécessité du travail de révision dont nous parlons.

Ebn Djoldjol vit le moine Nicolas, et il écrivit lui-même sur le sujet en question. Un de ses livres est l'explication des noms de médicaments simples mentionnés dans l'ouvrage de Dioscorides, écrit à Cordoue en 982. Un autre livre est le supplément des médicaments simples inconnus à Dioscorides. Dietz l'a reproduit dans son travail sur Ebn Beithar. Ebn Djoldjol écrivit aussi un traité de la thériaque; une exposition des erreurs commises par quelques médecins enfin une histoire des médecins qui fleurirent sous le règne de Hecham.[1] Ebn Abi Ossaïbiah cite souvent Ebn Djoldjol. Nous pensons qu'il a du écrire encore autre chose, en raison des citations faites par le même Ebn Abi Ossaïbiah et par Ebn Beithar, citations qui ne paraissent pas directement provenir des ouvrages susdits. Ebn Beithar le cite une trentaine de fois dans son traité des simples, tantôt sous son surnom, tantôt sous le nom de Soleiman ben Hassan.

Le travail biographique d'Ebn Djoldjol prouve que la science avait déjà, au Xe siècle, de nombreux représentants en Espagne.

ARIB BEN SAID EL KATEB.

Nous connaissons ce médecin d'abord par un livre de sa composition qui existe à la Bibliothèque de l'Escurial. Casiri l'appelle Garib : cependant nous avons lu constamment Arib.

Il vivait sous le règne de Mostancer, au milieu et vers la fin du dixième siècle de notre ère.

Son livre, qui porte le titre de Génération du fœtus et traitement des femmes enceintes et des nouveau-nés, est un véritable et complet traité d'accouchement, où il traite de tout ce qui s'y rapporte, et poursuit l'enfant jusqu'à la puberté.

Il est divisé en quinze chapitres et contient quatre-vingt-six pages. Les cinq premiers traitent de la semence, des organes génitaux et de la procréation des sexes, le sixième de la gestation et de sa durée, le septième du régime des femmes enceintes, le huitième de l'accouchement, le neuvième de l'allaitement, le dixième de la dentition, les suivants du régime des enfants dans leurs âges successifs, le quinzième de la puberté.

Le fonds de cet ouvrage est tiré d'Hippocrate et de Galien. On y trouve encore cités Aristote et Archigène. Il reproduit aussi les opinions ayant cours chez les Arabes, mais sans leur accorder une

---

[1] On lit dans Djemal eddin : Il composa un petit ouvrage sur les Annales des savants, Tarikh el hokma.

entière confiance. Il cite même les Indiens comme ayant la prétention de posséder des recettes pour la procréation des jumeaux.

On sait que chez les Arabes la durée légale de la gestation est de quatre ans. L'auteur rapporte un propos de Ouafedy suivant lequel les femmes de l'Iémen prétendraient que la durée de leur grossesse n'est pas inférieure à deux ans, et à ce propos il s'écrie : Dieu est tout puissant.

Dans ce chapitre, le sixième, il rapporte deux faits intéressants d'inhumation précipitée, dont l'un arriva de sou temps en l'année 340 de l'hégire, 951 de notre ère.

Dans le chapitre de l'accouchement, il dit que la sage-femme doit être expérimentée, habile et munie d'instruments.

Les causes de dystocie sont de trois provenances, de la part de la mère, de la part de l'enfant, d'accidents extérieurs.[1]

Il mentionne comme présentations vicieuses celle du côté (et celle de la tête avec un des membres supérieurs ou inférieurs.

Dans ces cas, la sage-femme doit introduire la main dans la matrice et remettre l'enfant eu position convenable avant de chercher à l'extraire.

A propos du choix d'une nourrice, il rappelle que les Arabes ont une expression pour désigner le lait d'une femme enceinte, et que, suivant une tradition du Prophète, les femmes enceintes chez les Grecs et les Persans donnaient le sein sans inconvénient.

Pour la division des périodes de l'enfance, il s'appuie sur Hippocrate. Il en fait de même pour les âges pu général, et il cite l'ouvrage des Septénaires, ouvrage perdu, dont nous ne possédons plus qu'une traduction arabe, dont nous avons pris copie sur le Ms. de Munich, et que nous ferons quelque jour passer en français, si Dieu nous prête

---

1 Ajoutez l'arrière-faix et ce sera une citation de Paul d'Egiac. Son nom ne se rencontre pas dans Arib.

Livre III

vie.

Toutes les maladies particulières à l'enfance sont traitées successivement dans les chapitres consacrés aux différents âges. Il entre dans quelques détails à propos de la variole. Dès son apparition, dit-il, on doit appliquer une ventouse à la nuque. Durant la maladie on doit tenir le ventre libre.

Il s'occupe aussi de la parole et de la marche, enfin il traite de la circoncision, de l'époque où l'on doit la faire, c'est-à-dire de huit à dix ans, et du procédé opératoire. Le plus avantageux lui paraît l'incision pratiquée avec un rasoir, après avoir préalablement appliqué une ligature sur le prépuce, afin d'éviter de blesser le gland.

Dans le dernier chapitre, celui de la puberté, il en cite plusieurs faits de précocité. C'est ainsi qu'on vit à Sana une femme de dix ans être mère. L'illustre Amrou ben el As aurait été père à douze ans.[1] Il poursuit ensuite l'homme dans ses différents âges jusqu'à la décrépitude.

Le Traité d'Arib est inscrit dans le catalogue de l'Escurial sous le n° 828, aujourd'hui 833. Casiri donne à l'auteur le nom de Garibaï.

Arib ben Saïd paraît avoir écrit un traité d'Hippiatrique. Nous le trouvons en effet cité deux fois à propos des chevaux dans le traité d'Agriculture d'Ebn el Aouam (II, 31 et 33 de la traduction de M. Clément Mullet) et aucune de ces citations ne se rencontre dans un autre ouvrage dont nous allons parler. Elles appartiennent donc à un traité spécial.

Ce qui, dans ces derniers temps, a donné surtout de la notoriété au nom d'Arib est un calendrier dont il est l'auteur, qui est vulgairement connu sous le nom de Calendrier de Cordoue, et qui porte en arabe le titre de Kitah el Anoua, livre des anouas. Par anouas, les Arabes entendent certaines étoiles, dont le lever et le coucher sont des indices de temps, et ils donnent le nom de Kitab el Anoua à leurs

---

1 Dans un autre chapitre, il mentionne un cas de monstruosité : Deux bustes sur un même tronc.

Almanachs.

Ce livre existe en arabe avec caractères hébreux sous le n° 1082 du fonds hébreu de Paris, et en latin sous le n° 9335 du fonds latin. Il est dédié au Khalife el Hakem, surnommé Mostancer, dont l'avènement au trône date de l'année 061. Libri qui, le premier, le publia dans son Histoire des sciences mathématiques en Italie, s'était d'abord mépris sur Mostancer, dont il avait fait un Khalife de Bagdad, qui régna trois siècles plus tard.

L'objet du livre est annoncé dans une introduction. En tête de chaque mois, sont des généralités qui en indiquent le caractère, l'humeur prédominante, les moyens de la neutraliser, la convenance du mois avec certains tempéraments, l'opportunité ou l'inopportunité des saignées et des évacuations.

A la fin, ce sont des indications qui touchent plus particulièrement à l'agriculture, mais aussi à la récolte des simples et à des préparations domestiques et officinales. Outre les faits d'astronomie et de météorologie, on trouve dans le courant du mois les fêtes célébrées par les chrétiens d'Espagne. On y rencontre aussi des faits relatifs à la médecine. Ainsi le 5 juin est le jour où l'on chasse les vipères pour la thériaque. Le 8 juillet, les purgatifs sont proscrits dix jours avant la canicule. En octobre, on change de vêtements. Le commencement des saisons est aussi noté.

Nous avons dit que le calendrier se rencontre sous les deux formes, arabe et latine. Ces deux formes ne diffèrent pas seulement par quelques détails, mais aussi par le nom de l'auteur. Tandis que l'arabe donne Arib ben Saïd le secrétaire, le latin donne Arib fils de Zeid l'évêque.

M. Dozy qui a publié dernièrement les deux textes en regard, malheureusement sans annotation, ce qui enlève du prix à sa publication, incline à croire que la rédaction, telle que nous la possédons actuellement, est une compilation faite postérieurement. Pour notre part, nous admettrions volontiers que le travail primitif fut l'œuvre du secrétaire, et qu'il fut plus tard accommodé par l'évêque.[1]

Le texte arabe donne un grand nombre de fêtes chrétiennes, mais il en est quelques-unes qu'il ne pouvait guère donner. Telle est celle de Pelage, qui subit le martyre sous le règne d'Abderrahman, père de Hachem, ce qui. a fait le sujet d'un poème de Hrosvita.

Le mot adjem qui représente constamment les chrétiens dans le texte arabe, est rendu quelquefois en latin par le mot latini, mais plus souvent par le mot christiani.

Le livre d'Arib est plusieurs fois cité dans l'Agriculture d'Ebu el Aouam.

EBN SAMADJOUN.

Ebn Samadjoun est un sujet de controverse relativement à l'époque où il vécut. Ebn Abi Ossaïbiah, dans son chapitre des médecins espagnols, le relègue au milieu des médecins du VIe siècle de l'hégire. Malgré cela, dans sa notice, il le dit contemporain du Hadjib Mohammed ben Abi Amr surnommé Elmansour,[2] (que M. de Sacy dans son Abdellatif et d'après Casiri dit être mort en 392), et il affirme qu'Ebn Samadjoun est mort en cette même année, 1001 de notre ère. Dans un recueil de notices qui accompagne un commentaire de l'Ardjouza d'Avicenne, n° 1022 du supplément arabe de Paris, l'auteur adopte la même date, 392 de l'hégire. Ebn Abi Ossaïbiah nous donne Ebn Samadjoun comme un médecin distingué, ayant une connaissance toute particulière des médicaments simples, et possédant tout ce que les anciens et ses devanciers ont écrit sur la matière. Il considère son traité des Simples comme un livre excellent.

Outre le traité des Simples, il cite aussi d'Ebn Samadjoun un Formulaire.

---

1 Nous avons vu plus haut, dans la notice d'Abou Abdallah ben el Kinani, citer parmi ses maîtres un élève de Rabi fils de Zaïd l'évêque et le philosophe. Aurions-nous ici le véritable nom de l'auteur du calendrier ?
2 C'est le fameux capitaine qui aimait aussi les savants et les lettrés, et que Léon dit avoir eu Abulcasis pour médecin.

Nous ne possédons pas le traité des Simples, mais les citations qui en sont faites accusent sa valeur. Elles sont dans Ebn Beithar, au nombre d'une quarantaine et elles accusent effectivement chez Ebn Samadjoun l'érudition plutôt que l'observation directe.

C'est ainsi qu'il parle de l'Azéderach, de l'Aconit Napel, de la Roqua, du Zerneb, des Myrobolans, d'après Honein, Hobéïch, Abou Hanifa, etc.

Nous le trouvons encore cité fréquemment dans le Tedkirat de Soueidy et ailleurs, notamment dans Abdellatif.

ABDLCASIS
Aboul Cassem Khalef ben Abbas Ezzahraouy.

Abulcasis est resté dans l'histoire de la médecine comme la plus haute expression de la chirurgie chez les Arabes. C'est aussi l'autorité la plus fréquemment invoquée par les chirurgiens du moyen âge.

Malgré le bruit qui s'est fait autour de son nom, il nous reste bien peu de renseignements sur son compte. L'opinion qui le fait vivre en Orient ne vaut pas la peine d'être discutée. Nous savons positivement qu'il naquit à Zahra, localité voisine de Cordoue, fondée en l'honneur de la favorite Zahra par Abderrahman, troisième du nom, en l'année 936 de notre ère. Telle est l'origine du surnom d'Ezzahraouy.

L'époque de son existence a été un sujet de controverse. On s'en rapporta d'abord à Léon l'Africain, qui lui consacre une courte notice dans ses biographies. Léon le donne comme médecin du grand capitaine Elmansour, et le fait mourir en l'année de la guerre de Cordoue, 404 de l'hégire, 1013 de l'ère chrétienne. Nous verrons tout à l'heure que cette date ne doit guère s'écarter de la vérité.

Vint ensuite Casiri, qui fit passer Abulcasis du Xe au XIe siècle de notre ère. Il affirme d'abord, dans le premier volume de son catalogue, page 173, que tous les historiens espagnols le font mourir en l'année 500 de l'hégire ; puis dans le deuxième volume, page 130, il donne la traduction libre d'un passage d'Eddhobby et reproduit la même date.

Livre III

Ce passage est le même qu'on lit en tête de l'édition d'Abulcasis, dans la lettre adressée par Casiri à Channing, éditeur du chirurgien arabe, A la suite d'Eddhobby, Casiri cite comme faisant l'éloge d'Abulcasis un historien des médecins espagnols, Abou Mohammed Ali, qui ne nous est pas autrement connu.

Nous avons voulu vérifier la citation d'Eddhobby dans l'original, c'est-à-dire dans le n° 1076 de l'Escurial. Après avoir fait l'éloge d'Abuleasis, de sa science et de son livre intitulé Ettesrif, Eddhobby ajoute qu'il mourut après l'année 400. Voilà ce que Casiri a rendu par l'année 500 de l'hégire. Cela peut sembler étrange à qui n'a pu contrôler Casiri, mais non pas à nous, qui l'avons trouvé souvent en défaut en comparant son catalogue avec les Mss. de l'Escurial. C'est ainsi que lui, qui donnait à Channing des renseignements sur Abulcasis, n'a pas reconnu sa Chirurgie dans le n° 871-6, qui en contient la bonne moitié avec les figures si caractéristiques des instruments. Anonymi opus satis amplum, écrit-il simplement.

Le Tesrif d'Abulcasis est mentionné par Hadji Khalfa sous le n° 3034. Suivant son habitude, Hadji Khalfa donne la date de la mort de l'auteur, et de même que chez Eddhobby nous lisons chez Hadji Khalfa que l'auteur du Tesrif mourut après l'année 400 de l'hégire.

Certaines copies d'Ebn Abi Ossaïbiah mentionnent Abulcasis, mais nous ignorons si elles donnent une date. Wüstenfeld adopte la date de 500, probablement d'après Casiri.

La date donnée par Eddhobby et par Hadji Khalfa, bien que vague, est dans le vrai. Déjà cette question avait attiré l'attention des éditeurs du British Muséum, qui rappellent, d'après Makkary, que Ebn Hazm, né en 994 de notre ère, se dit le contemporain d'Abulcasis. M. Dozy a eu la bonté de nous transmettre le passage de Makkary et de nous apprendre de plus que Ebn Hazm était mort en 436 de l'hégire, 1063 de notre ère. Les expressions sommaires employées dans ce passage, je l'ai vu, je l'ai connu, nous semblent signifier que Ebn Hazm, tout en étant contemporain d'Abulcasis, était moins âgé que lui.

Nous trouvons dans Conde un renseignement dont nous ignorons la source, mais qui nous paraît bon à recueillir : « Dans la maison du vizir Issa ben Ishaq et de Calef ben Abès elzahrawi, deux médecins célèbres par leurs connaissances dans toutes les sciences et en particulier pour leurs savants ouvrages de médecine, se tenaient des conférences d'hommes appliqués aux sciences physiques, astronomiques et mathématiques. Tous deux étaient médecins d'Abderrahman, et d'autre part si vertueux et si bienfaisants que leur maisons étaient ouvertes le jour et la nuit, et leurs cours remplies de pauvres qui attendaient leurs consultations. »

Abderrahman est mort en 961 de notre ère, et Abulcasis était un de ses médecins. En rapprochant ce fait du récit d'Ebn Hazm on est conduit à regarder comme vraisemblable les dates données par Léon l'Africain, qui fait mourir Ezzaliraouy en l'année 1013, à l'âge de 101 ans.

Nous avons encore un moyen de reconnaître approximativement l'époque d'un auteur, c'est de relever les citations des écrivains postérieurs. C'est ce que nous allons faire, et cela pour une double raison.

Contrairement à l'opinion de Freind, qui avança qu'Abulcasis n'a été mentionné par aucun auteur arabe, nous le trouvons cité par un grand nombre de médecins, tant de l'Occident que de l'Orient.

Parmi les premiers, nous citerons ses compatriotes Errafequy, auteur d'un traité d'oculistique existant à l'Escurial, qui vivait sur la fin du XIe siècle, et l'auteur de l'Agriculture, Ebn el Aouam, qui vivait dans le courant du XIIe.

Les seconds sont en beaucoup plus grand nombre. Ainsi, nous trouvons des mentions d'Ezzahraouy dans le Nihyat el Idrac, formulaire du XIIe siècle (103(5, A. F.) ; dans les Simples et le Morny d'Ebn el Beithar (1029, sup., etc.); dans le Menhadj Eddokkan de Cohen el Attâr (1086, A. F.); dans le Tedkirat el Mohdya de Soueidy, qui date de la même époque (1024-34, A. F.) ; dans les traités d'oculistique de Salah eddin ben Yousef (1042, sup., et 1043) et d'Aboul mahassan ; dans la Chirurgie d'Ebn el Koff (1023, sup.), et enfin dans les Simples de Sérapion. Quelques-unes de ces citations ont de l'importance, et nous aurons à y revenir.

Il semblerait donc qu'Abulcasis a joui d'une plus grande réputation en Orient qu'en Occident. Cela tient probablement à plusieurs raisons. Abulcasis a une importance bien accusée, surtout comme chirurgien. Or, nous savons que la pratique chirurgicale n'était pas en honneur en Espagne. C'est Abulcasis lui-même qui nous l'apprena, et nous savons d'autre part qu'Avenzoar la dédaignait. Nous savons aussi que l'Espagne ne produisit qu'au XIIe siècle ses grands médecins, et que la science s'y alimentait des produits de l'Orient. Enfin, nous avons entre les mains beaucoup plus de monuments de la médecine arabe de provenance orientale que de provenance espagnole.

Les écrits d'Abulcasis ne soulevèrent pas moins de controverses que sa personne, et les discussions furent plus stériles encore. Ce n'est pas cependant que les éléments de la question fissent défaut. Ils existaient sous plus d'une forme. Le moyen âge en eut pleine possession ; puis la tradition disparut, et les historiens même les plus éminents ne surent pas la retrouver. Il y a quinze ans, quand nous publiâmes la traduction de la Chirurgie d'Abulcasis, nous lui consacrâmes une maigre notice.

Il nous semblait qu'après Casiri et Channing il ne restait plus guère à glaner. Nous étions dans une profonde erreur. Par des recherches multiples et continues, par l'étude surtout que nous avons du faire des manuscrits hébreux, nous sommes parvenu, non sans une certaine satisfaction, à reconstituer l'œuvre complète d'Abulcasis.

Il serait trop long et peut-être de peu d'utilité de relever toutes les méprises des historiens qui nous ont précédés. L'exposition que nous allons faire de documents aussi copieux que nouveaux permettra, par la comparaison, d'apprécier l'inanité des notices consacrées jusqu'à présent à notre auteur. On s'étonnera que le jour ne se soit pas plus tôt fait, même avec les documents depuis longtemps tombés dans le domaine public et que l'on oubliait d'exhumer.

Abulcasis publia l'ensemble de ses œuvres en un corps d'ouvrage qu'il divisa eu trente livres et auquel il donna le titre de Tesrif.

Tel est le titre en entier: Ettesrif limen'adjaz'an Ettalif, ce que l'on a diversement interprété. Le désaccord éclate surtout à propos du mot tesrif, que d'aucuns ont envisagé isolément ; et cela devait être. Ce mot ne saurait être compris si on le détache de ce qui le suit. Mais il y a plus : le titre entier lui-même ne saurait être bien compris si l'on n'a la parfaite connaissance du contenu de l'ouvrage, ce qui jusqu'à présent n'était arrivé à personne ; d'autant plus que le mot tesrif et sa racine ont des acceptions multiples et variées. Il semblerait qu'un des traducteurs hébreux lui-même, Mechoulam, s'est trouvé embarrassé, car il reproduit le titra arabe, Kitab ettesrif, que Chem Tob a rendu par l'hébreu Chimouch, qui répond au latin servitor. Tel est l'ensemble des interprétations diverses du titre que nous avons recueillies :

1° Pétis de la Croix, la Pratique, pour ceux qui ne savent pas composer les remèdes :
2° Channing, Collectio, in illius usum cui desunt aliœ compositiones.
3° Wüstenfeld et Fluegel, Concessio ci data qui componere non valet.
4° Catalogue hébreu, le livre des manipulations, pour celui qui est incapable de composer des recettes.

Quant au mot tesrif isolé, la B. Bodléienne, l'a rendu par praxis, Carmoly par service ou pratique, et Rossi par méthode.

Si le Tesrif n'était qu'un formulaire, les titres cotés n° 1 et n°4 pourraient être admis ; mais l'antidotaire n'est qu'une partie de l'œuvre. Le Tesrif est une véritable encyclopédie médicale, et on doit se le rappeler pour comprendre son titre. Nous adopterions volontiers celui-ci : La Pratique (ou bien Présent), à qui ne peut recueillir (une collection médicale complète).

La collection complète fut traduite en latin, mais nous ignorons à quelle date et par qui. Dans le courant du XIIe siècle, Gérard de Crémone traduisit la Chirurgie, et rien ne nous autorise à le considérer comme ayant traduit les œuvres complètes. Dans la longue liste de ses traductions donnée dans le manuscrit 14,390 du fonds latin de Paris, la même qui avait été déjà donnée par M. Boncompagni, nous lisons seulement : Liber Açaragui de Cirurgia, Tractatus III. On détacha aussi de l'ensemble des trente livres le premier et le deuxième sous le titre Liber Theoricae nec non Practicae Asaharavii, et le vingt-huitième sous le titre Liber Servitoris. Nous aurons à revenir en particulier sur chacun de ces trois fragments détachés du Tesrif, qui furent plusieurs fois imprimés à part, les seuls que l'on considère vulgairement comme représentant l'œuvre d'Abulcasis, et dont le premier a été souvent et à tort pris comme représentant le Tesrif. Nous dirons seulement ici que la critique historique s'est bornée jusqu'à présent à discuter l'identité par la comparaison de la Chirurgie avec la Théorie et la Pratique, sans remonter à la collection dont ils ne sont que des fragments.

Quel qu'en ait été l'auteur, la traduction des œuvres complètes d'Abulcasis se fit de bonne heure en latin et se produisit sous le titre d'Alsaharavius ou Açaravius. Il est possible que l'on ait détaché et transcrit à part les livres consacrés à la thérapeutique, à l'instar de ce que l'on a fait pour la chirurgie par exemple. En effet, à propos de thérapeutique, nous voyons aussi les auteurs du moyen âge renvoyer, non pas au livre d'Alsaharavius, mais à l'Antidotaire ou au Grand Antidotaire.

Quoi qu'il en soit, il est incontestable que les œuvres complètes d'Abulcasis ont paru intégralement réunies sous le titre d'Alsaharavius, et divisées en trente parties. Les preuves en sont multiples, et nous allons passer en revue les documents qui les fournissent.

Le n° 7016 du fonds latin de Paris contient un opuscule qui porte pour titre : Liber de calculo compilatiis ex pluribus libris. On y lit :

« De libro Zahravi. Cibaria eoruin qui lapidem patiuntur hœc sunt. Panis frumenti levioris et rarioris quod possit inveniri, mundatiab omni arenaetpulvere, etc. »

Le livre XXVI du Tesrif est celui qui traite spécialement des aliments dans les diverses maladies.

Que l'extrait ci-dessus soit tiré du Tesrif, nous en avons la preuve en ce que nous trouvons la même citation dans le Morny d'Ebn el Beithar, à propos de l'alimentation des calculeux : « Extrait de Zahraouy et d'autres. Du pain fermenté de froment, poreux, léger, net de toute partie terreuse et de graines, etc. » n° 1029 du supplément arabe, folio 291.

Au XIV siècle, nous trouvons dans Guy de Chauliac environ deux cents citations d'Abulcasis. Il paraît que le morcellement dont nous avons parlé tout à l'heure existait déjà de son temps. Nous le voyons, en effet, mettre en question l'identité d'Abulcasis et d'Açaravi et renvoyer à l'Antidotaire, au Grand Antidotaire, dont il cite nominativement les vingt-et-unième et vingt-troisième parties. Cependant la collection complète du Tesrif ou d'Asaharavius existait indivise, ainsi que nous allons le voir.

Au XVe siècle, nous trouvons une dizaine de citations de l'œuvre d'Abulcasis chez un médecin italien, Ferrari, autrement dit Mathieu de Gradibus. En raison de la nature de son sujet, il ne renvoie génère qu'à un livre, le vingt-sixième, qui traite du régime alimentaire, et il le fait sous cette double forme : Azaravius in particula XXVI, Abulcasis in XXVI particula Azaravii {Consilia secundum vias Avicennœ, Lugd., 1535).

Vers la même époque, un autre médecin italien, Santés de Ardoynis de Pesaro, publiait un Traité des poisons (Liber de venenis, Venet., 1492), où l'on rencontre à chaque page le nom d'Abulcasis : nous n'avons pas moins de cent vingt citations. Il semblerait ici que l'on s'est mépris sur la valeur du mot Alsaharavius, attendu que les citations se font constamment sous cette forme : Ahidcasis in secunda particula Azaraviij Abulcasis in septima particula Açaravii, etc. Santés paraît voir dans le mot Açaravius un titre du livre plutôt qu'un surnom de l'auteur. Le livre des poisons n'en est pas moins, pour la question qui nous occupe, d'une importance capitale. Il nous fournit un double renseignement ; il prouve que son auteur possédait la traduction complète et intégrale du Tesrif ; il nous fournit des renseignements sur le contenu de la moitié de ses trente livres. Ce qui prouve que Santés possédait le Tesrif en entier, c'est que bon nombre de citations renvoient à ces livres qui en ont été depuis détachés, à savoir le trentième, le vingt-huitième et le deuxième. Nous ne possédons pas moins de soixante-dix citations empruntées au deuxième livre, c'est-à-dire au livre de la Pratique.

Les citations por   tent sur quinze livres, dont tels sont les numéros d'ordre : 2, 3, 4, 5, 7, 9, 13, 15, 17, 18, 23, 24, 25, 28, 30. On pourrait donc, avec ces renseignements, reconstituer à peu près l'œuvre d'Abulcasis. Nous croyons inutile de relater ici la matière de chacun de ces emprunts, ayant bientôt à revenir sur l'économie distributive du Tesrif. Nous dirons cependant que du livre III au livre XXV, il n'est question que de médicaments composés, ce qui explique pourquoi le Tesrif est cité sous le nom d'Antidotaire, et l'observation de Hadji Khalfa, que les médicaments composés on occupent la majeure partie.[1]

En 1000, Schenck publiait la Biblia iatrica, où nous lisons ce qui suit, à propos d'Abulcasis : « Ejusdem Alsaharavii Antidotarius ms. inf' paginis 310 et sectionibus 23 exstat in medica Bihliotheca schenkiana. Sed et Ahulcasis Antidotarium apud Matheum Bresserwn exstare fertur. Unde diligenti Alsaharavii Theoricœ et Praticœ nec non Ahulcascœ atque Galaf librorum coUatione et lectione facile apparehit unius auctoris esse hœc omnia ; nec maie de re medica promeriturum quisquis ea publiée faceret. Desiderantur hujus auctoris 3 libri alii, idque ex proœmio Antidotarii constat, quorum. I De ratione victus sanorum et œgrorum ; II De Alimentis et apparatu eorum ; III Explicatio vocabulorum medicorum, Antïballomenon, Fondera et mensurœ. »

Nous ferons quelques observations sur ce passage.

Il existait donc encore, au commencement du XVIIe siècle, deux <u>exemplaires plus</u> ou moins complets de la traduction latine du

[1] Dans la dédicace de son édition de la Théorie et de la Pratique, Riccius s'écrie avec emphase qu'il ne comprend pas quelle noire destinée, quelle influence fatale a tenu dans un obscur cachot le nom d'un homme qui ne le cède qu'à Hippocrate et à Galien, et qui fut connu du seul Mathieu de Gradibus. Riccius oubliait Guy de Chauliac et Santés. Freind n'en a pas moins adopté les déclamations de Riccius.

Lucien Leclerc

Tesrif. Qu'étaient-ce que ces vingt-trois sections dont se composait le manuscrit de Schenck? étaient-ce les vingt-trois derniers livres, comme dans le numéro 415 du fonds hébreu de la Bibliothèque Bodléienne ? ou bien étaient-ce les vingt-trois livres qui traitent des médicaments composés, car tel est précisément leur nombre, et que l'on aurait pu réunir à part, ainsi que nous l'avons déjà dit précédemment. Quant aux trois autres livres, le premier répond au livre XXVI du Tesrif, et le troisième au livre XXIX. Le second nous paraît une méprise ou le dédoublement du premier.

On voit que Schenck se prononce pour l'identité d'Albucasis et d'Alsaharavius, identité dont on a fait honneur à Freind.

Ce qu'il y a de plus étonnant, c'est qu'un manuscrit de l'Alsaliaravius paraît devoir exister encore en Angleterre. Dans sa Chirurgie, Abulcasis fait de nombreux renvois à ce qu'il appelle la Division des maladies, ce qui n'est autre que le livre de la Théorie et de la Pratique, renvois qui ont été vérifiés tant par Freind que par Channing, et que nous-même avons trouvés exacts. Il en fait d'autres encore à ce qu'il a écrit précédemment, et notamment une fois au dix-huitième livre, où il traite des caustiques. Channing a signalé les folios où se trouvaient des renvois dans l'Antidotaire. Il l'avait donc à sa disposition. Les recherches que nous avons faites dans le Catalogue de la Bibliothèque Bodléienne n'ont pu nous faire retrouver l'Antidotaire.

Il résulte des documents que nous venons de passer en revue que le Tesrif a été exploité par plusieurs médecins du moyen âge, que du temps de Schenk il en existait encore deux exemplaires connus, et qu'il en existe peut-être encore un en Angleterre. Avec ces documents, on peut reconstituer un peu plus de la moitié du Tesrif.

Les auteurs arabes que nous avons signalés comme ayant parlé d'Abulcasis, nous citent bien le Tesrif, mais ne nous donnent aucun renseignement sur ses divisions. .Ils ne citent que le trentième livre, qui traite de la chirurgie. Et encore rencontre-t-on chez quelques-uns une variante qui se produit aussi dans certaines traductions latines, où la chirurgie porte le numéro 10 ou 11. M. Perron nous a communiqué un manuscrit qui n'est qu'un abrégé, où la chirurgie porte le numéro 10.

On en serait peut-être autorisé à conclure que, dans les abrégés, le nombre des livres était réduit au tiers. Ebn el Beithar, dans le Morny, fait de nombreux emprunts au livre qui traite du Régime dans les maladies, le livre XXVI, mais il ne donne pas le numéro de ce livre.

Nous étions en possession de ces documents quand nous nous mîmes à l'étude de l'hébreu, espérant trouver de nouveaux renseignements dans les manuscrits de la Bibliothèque nationale. Notre espoir n'a pas été déçu. Le peu de connaissance que nous avons pu acquérir de la langue hébraïque nous a suffi pour confirmer nos précédentes acquisitions et en faire de nouvelles. Malheureusement, tous ces manuscrits ne contiennent que des fragments du Tesrif. En les réunissant tous, on n'arrive qu'à la moitié des trente livres. Les livres III à XVII inclus font défaut. Tel est le contenu de chacun de ces manuscrits.

Les numéros 951, 1162, 1167 et 1108, contiennent les deux premiers livres, autrement dit la Théorie et la Pratique.

Le numéro 1163 contient les livres XVIII à XXX.

Le numéro 1164 contient les livres XXI à XXVI. Une note donne la traduction latine de leur contenu. Cette note a été prise ou reprise par Carmoly.

Le numéro 1165 contient le livre XXV. Le numéro 1166 contient le livre XXX ou la Chirurgie. Le numéro 1162 fournit en outre la liste des trente livres avec leur contenu, mais dans un caractère si fin et si difficile à lire, que nous avons eu de la peine à en tirer quelque parti. En somme, la Bibliothèque nationale possède en traduction hébraïque les livres I et II, et les livres XVIII à XXX. La Bibliothèque Bodléienne est plus heureuse ; elle possède l'ouvrage entier sous les numéros 414 et 415.

Le contenu des trente livres justifie pleinement ce qu'on lit dans Hadji Khalfa à savoir qu'il est surtout question dans le Tesrif des médicaments composés. En effet, il en est question dans vingt-trois livres sur trente.

La répartition des médicaments composés dans chacun de ces vingt-trois livres n'étant pas faite suivant une méthode régulière, nous pensons qu'il serait sans intérêt d'en donner la nomenclature.

Quant aux autres livres, nous allons en donner le contenu en laissant d'abord de côté ceux qui ont été imprimés, sur lesquels nous reviendrons plus tard.

Le livre XXVI traite du régime alimentaire dans les divers états de maladie et de santé. Nous avons déjà signalé les nombreux emprunts faits à ce livre par Mathieu de Gradibus et par Ebn el Beithar.

Le livre XXVII traite des médicaments simples et des aliments, rangés par ordre alphabétique. Ce livre est intéressant à plus d'un titre. Il peut d'abord éclairer sur la véritable transcription de certains mots arabes à points diacritiques douteux. Il peut encore aider à la détermination des Simples. Enfin, les synonymies vulgaires qui sont données ont un intérêt tout particulier. Nous les considérons comme du fait du traducteur ; elles ont un cachet tel qu'on ne saurait les rapporter à Abulcasis, malgré qu'il écrivit quelque temps après la célèbre révision de Dioscorides. C'est du reste ce qu'affirme Steinschneider dans le Catalogue du British Museum, numéro 7125. Les synonymies vulgaires données aussi par Ebn el Beithar ne portent pas une livrée aussi moderne. La traduction hébraïque était faite à Marseille par Chem Thobb dans le milieu du XIIIe siècle.

Nous allons en présenter quelques échantillons.

Noms arabes.	Noms vulgaires.	Noms modernes.
Adhfar ettheib.	Blaqti bisanti.	Blattes de Byzance.
Boundouq.	Aouillanous.	Avellana.
Holba.	Finougrik.	Fenugrec.
Halazoun.	Limassa.	Limace.
Kkall.	Ouinagri.	Vinaigre.
Kharbek asoud.	Alibourous nigra.	Ellébore noir.
Dar felfel.	Fifari loung.	Poivre long.
Rasianedj.	Finoulii.	Fenouil.
Zibaq.	Bibardjenth.	Vif argent.
Zadj.	Ouitrioul.	Vitriol.
Thabachir.	Asfoudioum.	Spodium.
Kousbouret elbir.	Kafilous ouiniris	Capillus veneris.
Kourats boustany.	Fourous doumestikous	Poireau cultivé.
Kourkoum.	Tirra merita (1).	Curcuma.
Sadaf.	Couquila.	Coquillage.
Dafdha.	Garnoulia.	Grenouille.
Ounnab.	Djoudjoubes.	Jujubes.
Aneb ettsaleb	Mourilla.	Morelle.
Ousfour.	Safran ourtoulan.	Safran.
Assa erraay.	Ouirdja fachtoura.	Virga pastoris.
Quanfoud.	Arissoun.	Hérisson.
Sous.	Riglissa.	Réglisse.
Soult.	Sigl.	Seigle.
Chahtaradj.	Foumous tirra.	Fumeterre.

Le livre XXIX traite des synonymies, des succédanés, des poids et mesures.

A propos des synonymies, nous ferons les mêmes réflexions qu'à propos des simples. Nous rencontrons ici des synonymes à physionomie latine, qui ne nous semblent pas remonter à l'époque d'Abulcasis. Nous en citerons quelques-uns :

Noms arabes.	Noms vulgaires.	Noms modernes.
Bassal el far.	Cepa marina.	Scille.
Behmen abiodh.	Ben Album.	Behen blanc.
Thin Makhtoum.	Tira Sigillata.	Terre sigillée.
Iklil eddjebel.	Rous Marinous.	Romarin.

L'ordre alphabétique suivi est l'ordre hébreu.

Nous retrouvons, à propos des succédanés, les mêmes expressions. Ainsi Djouskiamoun, Laouisticum, fastinadja, Cassia fistoula, etc.

Lucien Leclerc

Il y aurait là, ce nous semble, quelques études intéressantes à faire pour la philologie.

Nous allons maintenant aborder les parties du Tesrif qui ont été imprimées.

I. Livre de la Théorie et de la Pratique, Liber Theoricœ necnon Practicae. Nous avons déjà dit que c'étaient les deux premiers livres du Tesrif. Nous avons dit aussi que l'on ignorait qui les avait traduits. C'est à tort que l'on en a fait honneur à Riccius, qui n'en fut que l'éditeur. Cette édition parut en 1519. Il semblerait qu'elle avait été déjà précédée par une autre, car nous lisons dans Haller : Alteram editionem video citari. Aug. Vind. 1490.

Le titre du livre en indique l'ordonnance et le contenu.

La première partie, première du Tesrif, contient la Théorie ou les généralités de la médecine. C'est quelque chose comme le Mansoury de Razès, le premier livre du Canon d'Avicenne, le Colliget d'Averroès. Dès les premières pages, l'auteur rappelle qu'il avait eu des devanciers dans ce genre d'écrits: « Lihri vero introductorii plures sunt, scilicet liber introductorius honen, L. introductorius Razis, L. introductorius hen Algezar, L. introductorius Galeni et L. introductorius Isahac hen Amran qui dicitur Kethab Aluazha (sans doute le Kitah Nozhat ennefs, les Délices de l'esprit). »

C'était donc une introduction à la médecine qu'Abulcasis a voulu composer et c'est à ce point de vue qu'il faut se placer pour juger son œuvre. Ce livre est divisé en seize traités.

La deuxième partie, la Pratique, deuxième livre du Tesrif, traite des maladies en particulier, de la tête aux pieds ; seulement, les derniers chapitres s'écartent de cette règle, et tel en est l'objet:
Traité XXVI. Du régime des enfants.
Traité XXVII. Du régime des vieillards.
Traité XXVIII. De la goutte et du rhumatisme.
Traité XXIX. Des abcès et des plaies.
Traité XXX. Des poisons et des venims.

Traité XXXI. Des affections externes (de la peau).
Traité XXXII. Des fièvres.

C'est par inadvertance que plusieurs écrivains ont répété que chacune des deux parties contenait seize chapitres et en tout trente-deux. Le total serait de quarante-huit.

Dans son Traité de chirurgie, Abulcasis renvoie souvent au livre de la Pratique, et il le désigne ainsi : Livre des divisions des maladies, Teqàsim el amrâdh.

Dans le livre de la Pratique, il renvoie pareillement au livre de la Chirurgie, quand la maladie comporte un traitement chirurgical et que l'on a épuisé le traitement par les médicaments sans succès.

Nous trouvons au vingt et unième Traité un passage qui mérite d'être relevé et qui, jusqu'à présent, nous avait échappé. Il s'agit des affections de la vessie, et le paragraphe porte pour titre : Du calcul de la vessie. Tel est ce passage:

" Et si cum hoc regimine non exierit, studeat implere ipsam (vesicam) cum instrumenta quod nominatur alnul, apud viam transitus, vel accipiatur instrum,entwn subtile quod nominatur mashabarebilia, et suaviter intromittatur in virgam, et volve lapidem in medio vesicœ, et si fuerit mollis frangetur et exibit ; si vero non exiverit, oportet incidi, ut in cirurgia determinatur. »

Voilà donc de la lithotritie. Malheureusement, nous n'avons pu déterminer ni le vrai nom ni la forme des deux instruments cités, et le procédé n'est pas relaté dans la Chirurgie. Nous avions dans le temps signalé le broiement pour les calculs arrêtés dans l'urètlire au chapitre LX de la Chirurgie ; mais ici nous nous trouvons en pleine vessie.

Freind, tout en admettant que ce livre est écrit avec beaucoup d'ordre et de méthode, fait remarquer que beaucoup de passages des derniers livres, et particulièrement à propos de la variole, sont empruntés à Razès. Dezeimeris, après avoir cité l'observation de Freind, dit qu'il y a plus ici qu'une imitation de Razès, et signale les parties originales de l'ouvrage. On lit aussi dans Haller : Adparet librum non esse indignum qui sit Alhucasis opus.

Terminons en disant que la traduction latine est très mauvaise, et qu'un très grand nombre de mots techniques sont simplement transcrits de l'arabe au lieu d'être traduits par des équivalents latins.

Nous avons indiqué les manuscrits hébreux de Paris qui contiennent les deux premiers livres du Tesrif. La traduction n'est pas identique. L'une est faite par Chem Tob et l'autre par Mechoulam. Nous ferons à ce sujet quelques observations. On lit chez Mechoulam (dont nous n'avons que les deux premiers livres) : et je lui ai donné le nom de Tesrif, Kitab ettesrif, titre transcrit de l'arabe. Ce passage nous a échappé dans Chem Tob, mais nous lisons à l'explicit du trentième livre, manuscrit 1163 : Fin de la chirurgie qui termine le livre dit Sefer hechemouch; ce qui répond à Liber seroitoris. Comme nous l'avons déjà dit, cette différence de traduction a son importance pour l'interprétation du mot Tesrif.

Autre différence : dans les deux manuscrits de Mechoulam nous trouvons en tête les mots hébreux hafets he chelem, que le catalogue de Paris a rendu par Bijou parfait. Nous pensons qu'il faudrait peut-être les rendre par : De la conservation de la santé.

II. Livre XXVIII ou Liber servitoris. Préparation des simples.[1] Ce livre fut traduit en latin vers la fin du XIIIe siècle par le juif Abraham et Simon de Gênes. Des traductions à deux se faisaient fréquemment en Espagne. Un juif ou un musulman rendait le texte arabe en langue vulgaire et un lettré le transcrivait en latin.[2]

---

1 Ces mots terminent l'argument du livre XXVIII donné par le manuscrit hébreu n° 1162.
2 Stein Schneider, dans le Catalogue du British Muséum, n° 7406, incline à croire que la traduction latine s'est faite d'après l'hébreu, ou tout au moins en présence de l'hébreu, et il se fonde tant sur la concordance des traductions hébraïque et latine, que sur l'emploi du mot chemous qui répond à servitor, ce dernier mot ne pouvant guère procéder de l'arabe tesrif. Ni l'une ni l'autre de ces deux raisons ne nous a convaincu. La première nous paraît faible ; quant à la seconde, on sait que, sous l'impulsion d'Alphonse, les traductions d'après l'arabe fleurirent au XIIIe siècle.

Nous allons reproduire le début de ce livre. Cette citation nous montrera d'abord quel en est l'objet, puis nous verrons que c'est indûment qu'on lui a donné le titre dé Liher servitoris.

Dixitaggregatorhujus operis. Postquamegocollegi librum hune magnum in medidnis com.positis qui est Liber m,agni juvamenti quem nom.inam Lihrum servitoris, et complevi libros suos omnes secundum voluntatem meam., inveni in wultis medidnis com.positis l'ibri hujus medicinas multos simplices quœ indigent preparatione... Previdi igitur aggrcgare omne quod est necessarium in hoc, etc.

L'auteur a donc voulu consacrer ce livre à la préparation des médicaments simples, à leur mise en état. Mais ce n'est pas à ce livre que revient le titre de Liber servitoris, c'est aux précédents livres, qui traitent des médicaments composés, que le moyen âge appelait l'Antidotaire. Il serait intéressant d'avoir un texte arabe en main. Nous croyons que l'on trouverait ici le mot Tesrif. La traduction hébraïque de Chem Tob a donné le mot Chemouch, que nous avons déjà vu correspondre au mot Tesrif donné par Mechoulam.

Le Liber servitoris fut plusieurs fois imprimé. Tel est le titre de l'édition de 1471, qui se trouve à la réserve de Paris : Liber servitoris Liber XXVIII Buchasi Benaberaserin translatus à Simoè janu'ese interprète Abraà judeo tortuosiesi. Le titre n'a pas toujours été aussi défiguré. Ainsi, nous lisons le nom d'Abulcasis sons cette forme plus correcte dans le manuscrit 10,236 du fonds latin : Bulcasin hen Chelef ben abes azarui.

L'auteur divise les médicaments simples en trois classes, suivant leur origine minérale, végétale ou animale. Son livre porte un profond cachet d'originalité, et il abonde en renseignements curieux non-seulement pour l'histoire de la matière médicale, mais aussi pour l'histoire de la chimie et de certains arts industriels. Ebn el Aouâm, dans son Traité d'agriculture, a pensé qu'il n'avait rien de mieux à faire que d'emprunter de toutes pièces la préparation de l'eau de roses au livre d'Ezzahraouy. On peut comparer le Liber servitoris avec l'édition arabe espagnole de l'Agriculture par Banqueri (II, 30), ou avec la traduction française de M. Clément Mullet (II, 380 et 392), et l'on verra qu'il y a parfaite conformité.

Un passage assez étendu du vingt-huitième livre du Tesrif a été reproduit par Ebn el Beithar dans son Traité des simples, Kitab el Moufridat, à savoir la préparation de l'huile de briques.

Nous signalerons encore un paragraphe qui rappelle les célèbres cachets d'oculistes. Tel en est le titre : Modus faciendi sigillum quo sigillantur trochisci. L'auteur décrit minutieusement la manière de préparer, avec de l'ébène, du buis ou de l'ivoire, un cachet sur lequel on grave en creux et en sens inverse le nom des tablettes. Le manuscrit de Paris, n° 10,236, reproduit la figure du cachet que nous n'avons pas rencontrée dans les éditions imprimées. On trouve encore dans ce manuscrit, sous la rubrique forma colandi potiones et decoctiones, des figures de filtres que nous n'avons pas rencontrées non plus dans les éditions imprimées. Ce n'est donc pas seulement dans sa Chirurgie qu'Abulcasis a inauguré l'ère, aujourd'hui si florissante, des illustrations.

Ajoutons, enfin, qu'Abulcasis ne se borne pas à décrire la préparation des médicaments simples, mais qu'il s'occupe aussi tout particulièrement de leur conservation, et qu'il indique la matière des récipients qui conviennent à chacun d'eux.

En somme, le Liber servitoris est l'œuvre la plus originale d'Abulcasis et méritera d'être toujours consulté.[1] Nous croyons qu'il en existe un exemplaire arabe au British Museum ; nous lisons, en effet, sous le n° 985, le titre d'un ouvrage attribué à Zahraouy, sur la pratique ou l'entretien des drogues, et qui commence précisément de la même manière que le Liber servitoris : " Sachez que les médicaments sont de trois sortes : minéraux, animaux et végétaux. »

Ce début se lit aussi dans un manuscrit arabe-hébreu de Paris, le n° 1213 ; mais ici le doute n'est pas permis. Nous avons pris pleine

---

1 Il y a certes lieu de s'étonner que Wüstenfeld mette on doute l'attribution du Liber servitoris à Abulcasis (Geschichte, n° 147). On s'étonnera moins que ce doute ait été reproduit dans la Biographie Didot.

connaissance de ce manuscrit, écrit en langue arabe et en caractères hébreux ; il s'agit bien d'abord des médicaments simples, mais c'est pour arriver aux médicaments composés et à la thérapeutique. On pourrait admettre que l'auteur, qui n'est pas nommé, s'est inspiré du Tesrif.

III. Livre XXX ou Chirurgie. — De tous les ouvrages d'Abulcasis, la chirurgie est celui qui a popularisé son nom et qui tient la place la plus importante dans l'histoire de la médecine.

Nous avons déjà dit que dans le Tesrif il occupe la trentième et dernière place, mais que certains documents lui en assignent une différente. Ainsi, des deux manuscrits arabes de la Bodléienne, l'un lui donne le n° X et l'autre le n° XI. Le manuscrit de M. Perron, qui n'est d'ailleurs qu'un abrégé, l'intitule dixième livre. Dans le Nour el ouyoun, n° 1042 du supplément arabe de Paris, il est donné généralement comme le trentième et une fois comme le dixième.

Le manuscrit arabe de Paris lui assigne le n° XXX. Dans les traductions latines, tant manuscrites qu'imprimées, il occupe le même rang. L'explicit du n° 7127 du fonds latin de Paris se termine ainsi : et est tricesima particula libri açaragui quem composuit Albucasim. C'est encore ce qu'on lit dans l'édition de Strasbourg, 1532, et dans celle de Venise, 1520. Haller cite un manuscrit qui portait liber decimus.

Le titre des imprimés varie. Ainsi on trouve Liber chirurgicæ ; Alhulcasæ de chirurgia libri très; methodus medendi præcipue quæ ad chirurgiam requiruntur libris III exponens.

Vers le milieu du XIIe siècle, à Tolède, Gérard de Crémone traduisit en latin la Chirurgie d'Abulcasis. Un siècle plus tard, Chem Tob la traduisit en hébreu. On la traduisit même en provençal, et il en existe un exemplaire à la bibliothèque de Montpellier.

Ces traductions contribuèrent puissamment aux progrès de la chirurgie au moyen âge. Parmi les écrivains de cette époque, les uns avouèrent hautement ce qu'ils devaient au chirurgien arabe, les autres se parèrent de ses dépouilles anonymes.

Lucien Leclerc

Nous ne pouvons mieux faire que de placer ici un passage emprunté à l'Histoire littéraire de la France.

« Il y a un fait digne d'attention dans l'histoire de la chirurgie en France dans la seconde moitié du XIIIe siècle : plusieurs docteurs italiens abandonnèrent leur patrie à la suite des troubles suscités par les Guelfes et les Gibelins, se réfugièrent sur le sol français et y importèrent les doctrines et les ouvrages d'Abulcasis, de ce célèbre médecin arabe d'Espagne qui passe pour avoir été le restaurateur de la science médicale. Cette importation semble dater de l'arrivée à Paris d'un docteur de l'école de Salerne, appelé communément Roger de Parme. Après lui vinrent Bruno de Calabre, Lanfranc, Taddée, Louis de Reggio, Hugues de Lucques, Nicolas de Florence, Yalescus de Tarente, Louis de Pise, Auguste de Vérone, Silvestre de Pistoie, Armand de Crémone et plusieurs autres. Guy de Chauliac ne fournit pas de nom depuis les Grecs jusqu'à Guillaume de Salicet : on comprend que Lanfranc, qui arriva en France vers 1290, ait dit : a Les chirurgiens français étaient presque tous idiots, « sachant à peine leur langue, tous laïques, vrais manœuvres, et si ignorants qu'à peine trouvait-on parmi eux un « chirurgien rationnel. »

« Nous serons alors moins étonnés de voir dans les écoles françaises Abulcasis prendre rang à côté d'Hippocrate et de Galien, et former avec eux une sorte de triumvirat scientifique. »

La chirurgie se divise en trois parties. La première traite de la cautérisation, la deuxième de la médecine opératoire par les instruments tranchants, la troisième des luxations et des fractures.

Ce qui fait l'originalité de cet ouvrage et une partie de son mérite, ce qui a contribué sans doute à sa vogue, c'est l'introduction, jusqu'alors inusitée, des figures d'instruments à côté du texte. On pourrait réduire le nombre de ces figures à 150 ; mais en tenant compte des variantes, on dépasserait 200.

Il faut bien le dire, le fond de la chirurgie d'Abulcasis est le sixième livre de Paul d'Egine, et l'on pourrait s'étonner que ce nom ne soit pas prononcé, que cette origine ne soit pas indiquée ; mais c'était une habitude chez les Arabes, dans les ouvrages de synthèse, de fondre les emprunts de l'auteur avec ce qui lui appartient en propre, à moins qu'il ne s'agisse d'une autorité comme celle d'Hippocrate et de Galien. Ils en usaient de même sur le terrain de la littérature tout comme sur celui de la science. Roger de Parme et Guillaume de Salicet usèrent des mêmes procédés envers Abulcasis.

La chirurgie n'en accuse pas moins un grand et éminent praticien. Très souvent, à côté du précepte, Abulcasis fournit une observation tirée de sa pratique ; le chapitre de l'extraction des flèches abonde particulièrement en faits de ce genre.

Ce qui recommande l'auteur, c'est qu'au début de son livre il pose la connaissance de l'anatomie comme la base de la chirurgie ; c'est qu'il est prudent et qu'il conseille de ne pas s'engager témérairement dans des opérations difficiles. A l'appui de ces conseils, il cite plusieurs cas où l'ignorance de l'anatomie entraîna des terminaisons fatales. Toute imparfaite que puisse paraître aujourd'hui la chirurgie d'Abulcasis, les historiens sont unanimes à reconnaître son importance relative et son heureuse influence sur les progrès de l'art.

Guy de Chauliac l'invoque plus de deux cents fois.

Fabrice d'Acquapendente considère Abulcasis comme une des notabilités de la science.

Haller constate qu'Abulcasis a indiqué la ligature des artères avant Ambroise Paré.

Portai le considère comme le premier qui ait fait usage du crochet pour l'extraction des polypes.

Freind lui consacre une longue étude et le regarde comme le restaurateur de la chirurgie. Une autre chose fort remarquable, dit Freind, et qui lui est entièrement particulière, c'est qu'il avertit son lecteur partout où il y a du danger dans l'opération, précaution souvent aussi utile que les descriptions détaillées des autres touchant la manière d'opérer dans chaque cas particulier.

Il est le premier que je sache, dit Sprengel, qui ait enseigné la manière d'opérer la lithotomie chez les femmes. Cependant alors, les opérations chez les femmes ne se faisaient que par les matrones, sous la direction d'un médecin ; aussi les chapitres relatifs aux accouchements ont-ils été diversement jugés : les uns y voient d'excellents préceptes, les autres en jugent la pratique barbare.

Nous avons indiqué précédemment un procédé de lithotritie, fait qui était resté jusqu'à présent presque inaperçu. Abulcasis, dit Malgaigne, est le premier qui ait songé à appliquer un bandage comme à l'ordinaire dans les fractures et à y tailler ensuite avec des ciseaux une ouverture de la grandeur nécessaire. C'est aussi le premier qui se soit occupé des luxations anciennes.

L'ouvrage d'Abulcasis restera dans l'histoire de la médecine comme la première expression de la chirurgie se constituant à l'état de science distincte et se fondant sur la connaissance de l'anatomie. Les figures dont il est orné sont une heureuse et féconde innovation qui lui assure un souvenir impérissable. Cette innovation ne tarda pas à porter ses fruits. On retrouve les figures d'Abulcasis dans le Traité d'ophtalmologie d'un autre Espagnol, Erraféquy (Escurial, 835) ; on les retrouve en Orient dans les traités de Salah Eddin ben Yousef et de Khalifa ben Abil Mahassen. Chez ce dernier, les figures occupent deux pages et sont d'une exécution parfaite (n° 1043 du supplément arabe). Enfin, on les retrouve dans la Chirurgie d'Ebn el Koff.

Le texte arabe de la Chirurgie a eu les honneurs de l'impression ; il y a un siècle que Channing en donnait une édition arabe latine. C'est en partie d'après cette édition et en partie d'après le manuscrit de la Bibliothèque nationale que nous avons fait notre traduction française, il y a une quinzaine d'années. Ce travail, fait en Algérie, devait être imparfait. Depuis lors, nous nous sommes constamment préoccupé d'Abulcasis ; nous avons fait une collation plus minutieuse du manuscrit de Paris et nous avons aussi consulté le manuscrit de l'Escurial qui a échappé à Casiri. Nous regrettons de n'avoir pu jusqu'à présent nous familiariser avec les traductions hébraïques.

Nous pensons toutefois que cette notice témoignera de nos efforts pour améliorer une nouvelle édition.

Nous terminerons par une citation de Rossi :
« Alcuni suoi poemi sulle malattie e sulla loro cura vedonsi parimente nel codice 743 délia Bihlioteca delV universita di Leida.
« Il mio gabinetto présenta nel codice 1344, il suo TRATATO DEI RIMEDI DELL'OCCHIO, trasportato dell'arabo da Natan Amateo.»

Serait-ce un fragment de la Chirurgie?

ABOU YOUSOUF HASDAÏ BEN CHAPROUT.

Nous avons déjà vu ce médecin juif figurer parmi les personnages qui travaillèrent à la révision des œuvres de Dioscorides.

Telle est la notice que lui consacre Ebn Abi Ossaïbiah, traduite par M. Munk:

« Hasdaï ben Ishaq, versé dans l'art de la médecine, était au service d'El Hakem fils d'Abderrahman. Il était au nombre des auteurs juifs au premier rang dans la connaissance de leur loi. Il fut le premier à ouvrir à leur population d'Andalousie la porte de leurs connaissances en fait de jurisprudence religieuse, de chronologie, etc. Auparavant ils avaient été obligés de s'adresser aux juifs de Bagdad pour faire venir de chez eux le calcul d'un certain nombre d'années afin de connaître les procédés de leur calendrier et les commencements de leur année. Mais Hasdaï ayant été attaché à El Hakem et ayant obtenu près de lui une position très élevée, parvint par lui à se procurer tout ce qu'il désirait en fait de livres des juifs de l'Orient. Depuis lors les juifs d'Andalousie connaissaient ce qu'auparavant ils' avaient ignoré et étaient dispensés de la peine qu'ils avaient été obligés de se donner. »

M. Philoxène Luzzato publia depuis une notice étendue sur Hasdaï, où il établit quelques faits nouveaux.

Il pense que Hasdaï occupait auprès d'El Hakem la position

de ministre des finances. Il raconte la part que prit Hasdaï à la restauration du roi de Léon Sanche 1er, et parle de la lettre qu'il écrivit au prince des Khazars qui s'était avec son peuple converti au judaïsme.

Hasdaï protégeait ses coreligionnaires et entretenait des correspondances avec les savants juifs, qui le traitent de prince.

Il serait mort vers 990, laissant un fils digne de lui du nom de Yousouf.

Ce fut aussi Hasdaï (Hasdeu des chroniques latines), qui reçut Jean de Gorze, ambassadeur d'Othon le Grand auprès d'Abderame III.

LIVRE IV

XIe SIÈCLE REVUE SOMMAIRE DU ONZIÈME SIÈCLE

La diffusion des sciences et leur culture par toutes les parties de l'empire musulman, fondée au Xe siècle, se maintint et s'affermit pendant le XIe malgré les révolutions qui l'agitaient et déplaçaient le pouvoir.

Sans entrer dans le détail des événements nous devons en signaler cependant les traits les plus saillants.

A Bagdad, les Khalifes continuent à subir la tutelle des étrangers. A celle des Bouïdes, succéda celle des Seldjoucides : Alp Arslan entrait à Bagdad en l'année 1055.

Cependant les sciences trouvèrent encore des protecteurs chez ces nouveaux maîtres. Alp Arslan eut l'heureuse idée de prendre pour ministre Nizam el Moulk, et ce fut encore celui de son successeur Malek Chah, le plus grand prince de la dynastie. Nizam el Moulk était non-seulement le protecteur des savants, mais il occupait parmi eux une des premières places. Il fonda des écoles dans les villes de Hérat, d'Ispahan et de Bassora. Mais sa fondation la plus célèbre est la fameuse école de Bagdad, comme sous le nom de Medressat ennizamia. Cette belle existence, de près d'un siècle, fut tranchée par le fer d'un assassin.

A l'Orient, l'empire était démembré par les Gaznévides. Mahmoud, qui résidait à Gazna, se plaisait dans la compagnie d'El Birouny et de Firdoussy. Il avait même invité Avicenne, qui préféra son indépendance.

L'Egypte maintint son autonomie, mais elle eut ses calamités. Nous voyons d'abord l'imbécile Hakem protégeant aussi les savants, mais persécutant les dissidents. Le long règne de Mostancer est marqué par les discordes civiles, la peste, la famine et le pillage de riches bibliothèques. Ce ne fut que vers la fin que le visir Bedr Eddjemaly rendit à l'Egypte son ancienne prospérité.

L'Espagne fut pareillement éprouvée. La dynastie des Ommiades s'éteignit au milieu des troubles civils, l'Espagne se morcela et dans ces agitations nous avons encore à déplorer des sinistres pour les livres.

En dépit des circonstances, nous voyons cependant les sciences poursuivre leur cours tant en Orient qu'en Occident.

Si nous enregistrons un nombre un peu moins considérable de savants, nous comptons autant d'hommes supérieurs, dominant la foule et laissant après eux une trace de leur passage.

Les productions médicales continuent à prendre une allure indépendante et déjà un certain cachet d'originalité. Les Arabes se sentent déjà riches de leur propre fonds. Nous voyons apparaître certains écrits non moins remarquables par la nouveauté de la forme que par la valeur du fonds.

Au premier rang de tous les médecins du XIe siècle se place Avicenne. Avec un génie différent de celui de Razès, il pesa d'un poids encore plus grand sur les destinées de la médecine. Le Canon d'Avicenne, conçu suivant un plan plus large que le Continent, avec une méthode plus rigoureuse, embrassant toutes les parties de la science, eut une influence capitale sur les destinées de la médecine, non-seulement dans les limites du monde musulman, mais en dehors de ces limites chez les nations chrétiennes. L'Orient ne cessa de l'étudier et de le commenter en tout ou en partie : l'Occident le prit, pendant des siècles, pour base de son enseignement, après l'avoir traduit en latin.

C'est encore au XIe siècle qu'appartient un homme peut-être d'origine arabe et converti au christianisme, qui le premier importa dans l'Occident non-seulement les œuvres des médecins arabes, mais celles d'Hippocrate et de Galien, qu'il traduisit en latin, et fit sortir l'Europe barbare de sa longue torpeur. Nous voulons parler de Constantin l'Africain.

En même temps que les attaches avec les anciens se laissent de moins en moins apercevoir, nous voyons le chiffre des médecins chrétiens diminuer et n'apparaître pour ainsi dire que dans l'Irak. Dans les sciences étrangères à la médecine et relevant des mathématiques, nous ne voyous que des noms arabes.

En même temps les Juifs se montrent plus nombreux sur la scène.

Si nous jetons un coup d'œil rapide sur les diverses contrées de l'Islamisme, nous voyons d'abord en Perse Avicenne, presque toujours en voyage, rencontrer dans toutes les parties de la haute Asie des aliments pour ses travaux, former des élèves et compter El Birouny parmi ses amis et ses correspondants.

A Bagdad, ce sont Eben Botlan, Eben Djezla et Aboulfaradj ben Thayeb, les deux premiers donnant à la médecine et à l'hygiène une forme d'exposition plus commode pour l'enseignement, et le dernier, familiarisé avec les Grecs, commenter leurs philosophes aussi bien que leurs médecins. A cette époque nous croyons aussi devoir rattacher le célèbre oculiste Aly ben Issa.
La Syrie commence à se réveiller, et se prépare au rôle qu'elle doit jouer dans les deux siècles suivants.

En Egypte, les sciences sont cultivées avec ferveur en dépit des troubles politiques. Ce qui caractérise l'Egypte à cette époque, c'est la quantité prodigieuse de livres qu'elle recueille, l'importance presque fabuleuse de ses bibliothèques publiques et privées.

La mosquée El Azhar est toujours Une pépinière de savants, où se forme le grand mathématicien Ebn el Heitsam, dont la fécondité nous étonne. En même temps apparaissent l'oculiste Omar ben Aly, et le grand médecin Aly ben Rodhouan, qui fut nommé chef des médecins en Egypte.

En Espagne, les élèves sortis de l'école de Moslema cultivent la médecine aussi bien que les sciences mathématiques. Parmi les médecins et naturalistes nous citerons Ebn Ouafed qui fut traduit en latin sous le nom d'Eben Guefith, le géographe El Bécry, l'agriculteur Ebn el Hedjadj, enfin le premier médecin de la famille des Avenzoar.

Parallèlement à la médecine marchaient les autres sciences.

Livre IV

Dans l'extrême Orient, El Birouny, polygraphe éminent, étudiait l'Inde et traduisait les ouvrages sanscrits, écrivait le Canoun el Massoudy, traité de géographie mathématique dédié à Massoud fils de Mahmoud, en même temps qu'il s'occupait de physique et d'histoire.

A Bagdad, Omar ben el Kheyam cultivait les mathématiques, réformait le calendrier persan, réformation connue sous le nom d'ère Djélaléenne, d'un surnom de Malek Chah, et dirigeait l'observatoire fondé par Nidham el Moulk, dont nous avons déjà signalé les fondations scientifiques.

En Égypte, alors que s'éteignait Ebn el Younis florissait Ebn el Heitsam, peut-être le plus profond et le plus fécond des mathématiciens arabes.

En Espagne, les mathématiques et l'astronomie étaient cultivées par les disciples de Moslemah et par Arzakel, et Bécry composait un remarquable traité de géographie.

Ajoutons qu'en Orient la philosophie était représentée par le célèbre Gazzaly, qui finit par se retourner contre sa nourrice et s'éteindre dans le mysticisme. Il fut à la tête de la Medressa Nidhamia.

Nous devons enfin ajouter ici le nom d'Avicenne, qui ne cultiva pas exclusivement la médecine, mais les autres sciences, et jusqu'à l'alchimie. On sait que son ouvrage dit El Chef a se trouve imprimé avec le Canon.

I. — PERSE.

La Perse eut encore, comme au siècle précédent, l'honneur de produire le plus grand médecin de l'époque. Razès eut un digne successeur dans Avicenne.

Avec des génies différents, on peut dire que ces deux hommes arrivèrent à une égale hauteur. Razès était un praticien plus consommé, Avicenne avait des tendances plus particulièrement portées vers la philosophie, et la connaissance qu'il avait de la médecine, il l'avait puisée dans ses lectures autant que dans la pratique, doué qu'il était d'une merveilleuse facilité d'assimilation. Mais il possédait à un haut degré le génie scientifique, en tant qu'il s'applique à porter la lumière et l'ordre dans un ensemble de faits donnés. Ce que Razès avait fait avec réserve et sous forme d'inventaire méthodique et partiel dans le Continent, Avicenne le fit d'une façon complète et systématique dans le Canon, le plus grand corps complet de médecine que l'on ait publié jusqu'alors.

La vie un peu errante d'Avicenne et les ressources qu'il rencontrait partout pour continuer ses études et ses travaux sont une preuve de la diffusion des sciences en Perse et dans la haute Asie ; mais nous n'y apercevons pas un centre fixe de lumières comme à Bagdad, au Caire et plus tard à Damas.

Avicenne eut cependant des élèves, ainsi Ebn Abi Sadek, El Ilaky, El Mendouih. Parmi ses amis on compte aussi El Birouny qui avait, outre ses connaissances dans les sciences naturelles et mathématiques, une connaissance toute particulière des littératures des Juifs et des Indiens.

Une autre preuve de la diffusion des lumières en Perse, c'est la grande quantité des écrits d'Avicenne adressés à ses contemporains.

AVICENNE.

Avicenne est un phénomène intellectuel. Jamais peut-être on ne vit une intelligence précoce, facile et étendue se prolonger et se soutenir avec une aussi étrange et aussi infatigable activité. Il eut des maîtres, mais il se fit surtout lui-même par des lectures assidues, doué qu'il était d'une merveilleuse facilité d'assimilation. De bonne heure en possession d'une immense érudition, il la féconda par son génie, attaqua en maître toutes les branches de la science, et révéla particulièrement sur le terrain de la médecine son esprit organisateur. Sa vie est marquée du cachet de l'originalité, par sa mobilité et son excentricité. Placé dans la haute Asie, il y atteint un développement complet et nous le voyons courir incessamment du Turkestan à l'Irak persan, s'arrêtant çà et là pour y entreprendre, y commencer ou y achever quelques volumineuses compositions.

Les ressources qu'il rencontre dans ces pays lointains, qui confinaient aux frontières de la Chine, la multiplicité des savants avec lesquels il se met en relations, nous prouvent combien avait été puissante l'irradiation scientifique émanée de Bagdad. Ces faits et la valeur personnelle d'Avicenne nous autorisent à décrire avec des détails inaccoutumés cette existence vagabonde et si remplie.

Avicenne nous a raconté lui-même la première moitié de sa vie, et nous croyons ne pouvoir mieux faire que de lui céder la parole.

« Mon père était de Balkh et vint habiter Boukhara du temps de Nouh ben Mansour. Il se maria dans un village voisin, du nom d'Afchana, et c'est là que je naquis ainsi que mon frère. Nous retournâmes à Boukhara et l'on me donna un maître pour m'enseigner le Coran et les humanités. Je n'avais pas encore dix ans que je possédais le Coran et une bonne partie des humanités, au point que cela parut un prodige. Mon père me fit apprendre le calcul auprès d'un marchand d'herbes qui connaissait le calcul indien.

« Un philosophe du nom d'Abou Abdallah Ennately vint alors à Boukhara, Mon père le recueillit à la maison pour en faire mon précepteur. Il m'enseigna la logique dont je possédais le mécanisme sans en connaître l'esprit. (On lit dans le Kitab el hokama que cet enseignement se fit avec le livre de l'Isagoge). Je me mis à étudier seul, m'aidant par la lecture des commentaires. Il en fut de même pour le livre d'Euclide. J'étudiai sous la direction de mon maître cinq ou six propositions, puis j'étudiai seul tout l'ouvrage. J'avais entrepris l'Almageste quand Ennately nous quitta.

« C'est alors que je m'adonnai à l'étude de la médecine, complétant mes lectures par l'observation des malades, ce qui m'apprenait bien des faits de thérapeutique que l'on ne trouve pas dans les livres. J'avais alors seize ans.

« Je me consacrai alors à la lecture pendant une année et demie. Toutes les fois que je ne pouvais saisir un raisonnement, je me rendais à la mosquée et j'adressais mes prières au Créateur afin qu'il m'aplanît les difficultés.

« La nuit, chez moi, à la lueur d'une lampe, je lisais et j'écrivais, et quand le sommeil me gagnait, que je sentais mes forces faiblir, je prenais un verre de vin pour les soutenir, et je recommençais mes lectures. Tout en sommeillant, j'avais l'esprit rempli de mes études et parfois, en me réveillant, je voyais des questions obscures s'éclaircir. Je continuai de la sorte jusqu'à ce que j'eusse une connaissance complète de la dialectique, de la physique et des mathématiques. Je me dirigeai ensuite vers la Théodicée et les ouvrages de métaphysique.

« Cependant je ne pouvais en comprendre le sens bien que j'eusse lu mon livre quarante fois au point de le savoir par cœur, et je désespérais de jamais y parvenir.

« Me trouvant un jour chez un libraire, il m'offrit un livre qui était à vendre. Je le repoussai en disant que cette science n'était bonne à rien. Achète-le, répliqua-t-il, son maître a besoin d'argent et il ne t'en coûtera que trois drachmes. Je l'achetai. C'était l'ouvrage d'El Faraby sur le but de la métaphysique. De retour à la maison je lus ce livre et par lui je compris celui que je savais déjà par cœur. Je fus au comble de la joie, je rendis grâce à Dieu et je répandis d'abondantes aumônes.

« Le prince Nouh ben Mansour étant tombé malade, je fus appelé en consultation et pus ainsi pénétrer dans sa riche bibliothèque.

« A l'âge de dix-huit ans j'avais complété l'étude de toutes ces sciences, les ayant alors plus présentes à l'esprit qu'aujourd'hui, où elles sont plus mûries, mais toujours les mêmes, sans que j'aie depuis rien ajouté à ce que j'en savais, a Un de mes voisins, Aboul Hassan el Aroudhy m'ayant prié de lui faire un recueil de toutes les sciences, je lui en fis un sous le titre de Madjmoua.

« Un jurisconsulte, Abou Bekr el Barguy, m'ayant prié de lui en faire un commentaire, j'en écrivis vingt volumes. J'avais alors vingt et un ans.

« Mon père étant venu à mourir, je fus chargé d'un emploi et obligé de quitter Boukhara. Je me dirigeai vers le Djordjan, cherchant l'émir Cabous, qui se laissa prendre et mourut en prison. Je me rendis alors au Daghestan où je tombai gravement malade, puis au Djordjan, où je fus accueilli par Abou Obéid Eddjordjany. »

Ici finit le récit d'Avicenne. Le reste de sa vie nous a été conservé par Djordjany. Nous le laisserons parler.

« Un homme du pays, Abou Mohammed Echchirazy, ami des sciences, lui acheta une maison où chaque jour j'allais étudier l'Almageste. Là il composa plusieurs de ses ouvrages sur la logique, sur l'astronomie, le commencement du Canon, l'abrégé de l'Almageste et d'autres encore. Il alla ensuite au Djebal, continuant toujours à écrire, puis à Rey où il se mit au service de la princesse et de son fils Madjed Eddoula, qu'il guérit de la mélancolie. Il y resta jusqu'à l'arrivée de Chems Eddoula. C'est là qu'il composa le livre de la Création et de la Résurrection.

« Il dut ensuite se retirer à Cazouin, puisa Hamdan. Cependant Chems Eddoula se trouvant affecté de colique, l'invita à venir le trouver. Avicenne le guérit, l'accompagna dans une expédition puis devint son vizir. Mais les soldats mécontents de lui l'assiégèrent dans sa maison, le retinrent aux arrêts et demandèrent sa mort. Chems Eddoula pour les calmer leur accorda son exil. Avicenne fut obligé de se cacher pendant quarante jours chez un certain Abou Saïd ben Dahdoul. Chems Eddoula tomba de nouveau malade et rappela Avicenne qui le guérit encore et fut réintégré dans son vizirat et sa faveur. Il se remit à composer, travaillant la nuit, en raison de ses occupations auprès de Chems Eddoula. Celui-ci, en guerre avec Boha Eddoula fit une seconde rechute, et succomba pour n'avoir pas suivi les conseils d'Avicenne.

« Le fils de Chems Eddoula offrit aussi les fonctions de vizir à Avicenne qui refusa, et alla se réfugier chez un pharmacien du nom d'Abou Raleb. Là il se mit à travailler de rechef au livre dit Echchefa.

« Cependant Tadjel Moulouk surprit une correspondance d'Avicenne avec Ala Eddin auprès duquel il projetait de se retirer, et l'enferma dans une forteresse. Avicenne parvint à s'en échapper, déguisé en soufi, et grâce à moi gagna Ispahan où il fut dignement accueilli par Ala Eddoula. Tous les vendredis, des savants se réunissaient autour de lui. Là il acheva le livre de la Chefa, ses ouvrages de logique et l'Almageste, fit un abrégé d'Euclide, écrivit sur l'arithmétique, sur la musique et acheva divers autres ouvrages.

« Il accompagna l'émir à Hamdan et fut chargé par lui d'opérations astronomiques.

« Avicenne était robuste, mais adonné aux femmes, ce qui lui enleva de ses forces. Ayant été pris de coliques en même temps que d'accès d'épilepsie, un premier traitement lui rendit un peu de santé. Mais ne s'étant pas ménagé, la maladie récidiva. Comprenant alors que tout traitement devenait impuissant, il tomba dans le découragement et dit: le directeur de ma santé s'est retiré de moi, tout traitement devient inutile. Après quelques jours, il mourut à Hamdan, en l'année 428 (1036), à l'âge de 58 ans.[1] »

Aboulfarage prétend qu'Avicenne fut le premier entre les philosophes qui se livra aux excès du vin. Il ajoute, et nous trouvons la même tradition dans le Ms. de Paris d'Ebn Abi Ossaïbiah, qu'Avicenne eut pour maître le médecin chrétien Abou Sahl el Messihy, l'auteur du livre dit Elmia ou le livre aux cent chapitres. Nous trouverons en effet parmi les livres d'Avicenne, le traité de l'Angle, dédié à Abou Sahl el Messihy.

On a donné souvent Avicenne comme un débauché, dont les excès auraient abrégé l'existence, mais on n'a pas assez songé à ses excès intellectuels qu'il a pratiqués si constamment et si prématurément. Sa précocité et sa fécondité, au milieu d'une vie si tourmentée, tiennent du prodige. Nous avons vu chacune de ses étapes marquée par une composition nouvelle, qui semblait ne rien lui coûter. Quant

---

1 D'après M. Schlimmer le tombeau d'Avicenne existe encore, mais tombant en ruines.

à son voyage en Espagne, c'est une fable. On peut en dire autant de ses études à Bagdad, suivant Léon l'Africain ; Avicenne, ainsi que nous l'avons vu n'ayant jamais mis le pied dans le bassin du Tigre, et comme nous l'avons déjà fait observer, Avicenne se fit lui-même.

Il embrassa toutes les sciences et dans toutes se montra supérieur. Cette supériorité est attestée par les surnoms qui lui furent donnés de Reys, prince, et de Cheikh, maître, comme qui dirait le prince de la science, le maître par excellence. Fréquemment il est cité sous ces titres de Cheikh erreys, et l'équivoque n'est pas permise.

Dans l'étude de ses ouvrages, nous commencerons par ceux relatifs à la médecine.

Il n'a pas ainsi que Razès et même que beaucoup de médecins de second ordre écrit de nombreux ouvrages sur la médecine, mais l'un d'eux est une vaste composition qui en embrasse toutes les parties : nous voulons parler du Canon.

Ce mot pris du grec signifie la règle. Avicenne s'était proposé de faire un traité classique et complet de médecine.

Le Canon rappelle le Continent de Razès, mais surtout le Maleky d'Ali ben el Abbas. Ce sont là les trois grands corps de médecine les plus importants que les Arabes aient produits.

Hazès n'embrassa que la médecine pratique. Ali ben el Abbas et Avicenne embrassèrent toute la science médicale. Leurs ouvragées se distinguent encore du Continent, en ce qu'ils se proposèrent de coordonner méthodiquement toutes les parties de la médecine, tandis que chez Razès il n'y a aucune prétention à la méthode.

Le Maleky diffère du Canon en ce qu'il est plus concis et plus restreint, et que l'auteur, adoptant la médecine comme constituée, les divergences ne portant que sur des faits secondaires, fond eu un seul corps toutes ses acquisitions, sans se préoccuper de les recommander par des noms d'auteurs.

Le Canon a de plus larges proportions et partant est plus complet; aussi fit-il oublier le Maleky, malgré son grand mérite et son volume plus accessible à tous.

Le Canon se divise en cinq parties: généralités de la science, matière médicale, maladies particulières, maladies communes aux divers organes ou régions, pharmacopée.

La première partie, qui est en quelque sorte la médecine théorique ou générale, fut souvent commentée sous le titre de Koullyat el Kanoun, généralités du Canon.

Le deuxième livre du Canon fut de son temps le traité le plus complet des médicaments simples. Il comprend environ huit cents paragraphes et on y voit apparaître un certain nombre de médicaments nouveaux. Quant aux autres, c'est Dioscorides et Galien mis en pièces et reproduits méthodiquement suivant un ordre invariable.

Nous avons traduit ce livre, que nous avons renoncé à produire aussitôt que nous avons pu nous procurer Ebn el Beithar.

Le texte imprimé à Rome est criblé d'incorrections.

Nous ferons observer, à propos de la troisième partie, qu'Avicenne, bien qu'il ait traité de l'anatomie dans la première, y revient dans la troisième, et avant de parler des maladies particulières à chaque organe ou à chaque système d'organes, commence par en faire l'anatomie et la physiologie.

Le Canon fut aussi, dans son ensemble, l'objet de commentaires. En raison de son volume on en fit des abrégés dont le plus célèbre est celui d'Ebn Ennefis, qui parut sous le titre de Moudjiz et qui fut imprimé à Calcutta en 1828.

Il fut traduit en latin par Gérard de Crémone et par Alpagus et plusieurs fois imprimé. On en fit aussi des éditions partielles parmi lesquelles nous mentionnerons celle de Plempius.

C'est à ces traductions qu'Avicenne dut de dominer l'enseignement et la pratique de la médecine en Europe pendant environ cinq siècles.

On fit plus que traduire le Canon, on en imprima le texte arabe à Rome en 1593. Ce volumineux in-folio, qui contient aussi des œuvres philosophiques d'Avicenne, est, malgré les incorrections du texte, un monument unique dans la typographie orientale, et son caractère est resté type.

Parmi les traductions en d'autres langues, nous signalerons seulement celles en hébreu, dont il existe plusieurs exemplaires à la Bibliothèque de Paris.

Les biographies d'Avicenne, publiées récemment dans la biographie de Didot et le Dictionnaire encyclopédique, trouvent singulière la division du Canon. Cette appréciation nous paraît elle-même singulière. Nous la repoussons d'abord quant à la distribution générale de l'ouvrage, qui nous paraît se prêter assez bien au but d'Avicenne ; quant aux subdivisions, qui se subdivisent elles-mêmes, nous ne comprenons pas que l'on en fasse un crime à l'auteur, nous y voyons plutôt un cachet de méthode et de clarté.

On pourra lire dans Sprengel une appréciation plus détaillée de la valeur médicale du Canon.

Après le Canon, l'ouvrage de médecine le plus considérable d'Avicenne est son abrégé de médecine en vers, qui porte dans l'original le nom d'Ardjouza, du mètre Redjez, et qui prend aussi celui de Mendhouma, ou poème. C'est ce que l'on connaît chez nous sous le nom de Canticum ou Cantica, adopté par les traducteurs, Armengand et Alpagus. Il y a lieu de s'étonner que Wüstenfeld, tant dans la bibliographie d'Avicenne que dans celle d'Averroës, n'ait pas compris que ces deux titres ne portaient que sur un seul et même ouvrage.

Le mérite de l'Ardjouza, et le cas que l'on en faisait sont attestés par ses nombreux commentaires. Le plus connu est celui d'Averroës, qui fut pareillement traduit en latin. Il en existe un autre à la Bibliothèque de Paris, sous le n° 1022, supplément, qui n'est pas sans mérite. Il est plus développé que celui d'Averroës. Il cite fréquemment des hadits ou propos du prophète que nous n'avons pas rencontrés dans les recueils spéciaux, et il se termine par une biographie de tous les auteurs cités. Une seule a de la nouveauté, celle d'Ebn Ennefis, commentateur et abréviateur du Canon. Ce commentaire de l'Ardjouza fut écrit en 788 de l'hégire, 1386 de notre ère, par Mohammed ben Ismaïl. Nous lisons dans cet ouvrage qu'Avenzoar, qui ne professait pas une grande vénération pour le Canon, tenait en grande estime l'Ardjouza, disait qu'il contenait tous les principes de la science et valait mieux qu'une collection de livres.

Dans le Ms. 1022 que nous avons cité, le commentateur a passé par-dessus le vin, et lors de la reproduction du poème, non commenté, cet article, qui du reste se borne à une quinzaine de lignes, n'est écrit qu'en marge. La traduction latine qui a opéré sur un exemplaire complet, a traité du vin.

Le Canon et l'Ardjouza, sont les ouvrages d'Avicenne dont les textes se rencontrent le plus communément dans nos bibliothèques européennes.

Un autre ouvrage d'Avicenne d'une étendue beaucoup moindre et d'une médiocre valeur est le traité des médicaments cordiaux. Il fut aussi traduit en latin, et se trouve le plus souvent imprimé avec le Canon.

Le traité de l'oxymel a été aussi traduit en latin.

Michel Scot traduisit son abrégé des Animaux d'Aristote.

C'est ici le moment de parler des ouvrages d'alchimie, qui furent aussi traduits en latin. Ils sont adressés à Aboul Hassen Essoheily, auquel Avicenne adressa aussi un traité sur les constellations. On le trouve dans les recueils d'alchimie.

On a déjà fait remarquer certains passages du traité qui, dans les traductions, porte le titre : De Conglutinatione lapidum. Avicenne y

Livre IV

devance son siècle notamment dans le deuxième chapitre où il traite de la formation des montagnes. Elles sont produites, dit-il, par des causes essentielles et par des causes accidentelles. Parmi les causes accidentelles il cite les tremblements de terre.

Nous citerons un autre fait qui ne nous paraît pas avoir été relevé. Il parle de corps de substance cuivreuse qui tombèrent en Perse, avec déflagration, et dont on ne pouvait obtenir la fusion.

Il ajoute qu'il tomba aussi un morceau de fer du poids de 100 marcs que l'on porta au roi du pays qui ordonna que l'on en fit des épées, et il dit que, suivant l'opinion des Arabes, les épées des Allemans, qui sont de la meilleure qualité, sont fabriquées avec ce fer.

Parmi les autres ouvrages de médecine, qui ne furent pas traduits en latin, nous citerons:
De la chicorée.
Compendium de médecine, traduit en hébreu (Oxford).
Du pouls, en persan.
Des propriétés naturelles.
Principes de thérapeutique.
Vingt questions de médecine.
Notes sur les questions de Honein.
De la colique.

Il existe à la Bibliothèque de Paris n° 1085 et 1093 de l'ancien fonds, un poème médical d'Avicenne autre que celui connu sous le nom d'Ardjouza ou Canticum, et d'une étendue beaucoup moindre.

Casiri a mentionné sous le n° 868 (du nouveau catalogue) un écrit d'Avicenne, de vingt-et-une feuilles seulement, qui certes ne répond aucunement au pompeux éloge qu'il en fait : " Compendium, quod latinae adhuc litterae nesciunt et plane rarum de multis expetitum. »

La Bodléienne possède aussi deux poèmes d'Avicenne autres que le Canticum.

Il existe à la Bibliothèque de Florence des fragments d'une traduction syriaque par Aboulfarage.

Il n'entre pas dans nos vues de donner la liste des autres écrits d'Avicenne. Leur somme totale se monte à environ une centaine. Nous dirons seulement qu'ils ont trait à la philosophie, à la métaphysique, à la logique, à la physique, aux mathématiques, à l'astronomie, à la musique, à l'alchimie, à la religion, etc.

Nous ne pouvons cependant prendre congé de cette grande personnalité sans parler de son rôle comme philosophe, et à cet effet nous emprunterons les paroles d'un juge compétent, M. Munck.

« La philosophie d'Avicenne est essentiellement péripatéticienne. On y remarque généralement une méthode sévère. Il cherche à coordonner les différentes branches des sciences philosophiques dans une suite très rigoureuse et à montrer leur enchaînement nécessaire. Dans l'Alchefa[1] il divise les sciences en trois parties : 1° Supérieure (métaphysique) ; 2° Inférieure (physique) ; 3° Moyenne (mathématiques). On reconnaît dans ces divisions le fidèle disciple d'Aristote ; mais on trouvera qu'ici comme ailleurs Avicenne expose avec .beaucoup de clarté et de précision ce qui, dans les écrits de son maître, n'est exprimé que d'une manière vague et indécise.

Bien qu'il paraisse faire des concessions aux Motecallemin (scholastiques), il n'hésite pas à admettre avec les philosophes l'éternité du monde. Il admet encore que la connaissance de Dieu s'étend sur les choses universelles, mais il attribue aux âmes des sphères la connaissance des choses partielles.

La théorie de l'âme a été traitée par Avicenne avec un soin tout particulier. Il proclame hautement la permanence individuelle de l'âme humaine.

Il admet positivement l'inspiration prophétique, reconnaissant qu'il y a entre l'âme humaine et la première Intelligence un lien naturel, sans que l'homme ait toujours besoin de recevoir par l'étude l'intellect acquis.

---

1 Il se trouve imprimé à la suite du Canon.

Quoiqu'il ait fait de nombreuses concessions aux idées religieuses de sa nation, il n'a pu trouver grâce pour l'ensemble de sa doctrine, qui, en effet, ne saurait s'accorder avec les principes de l'Islamisme, et c'est surtout contre lui qu'Ai Gazzali a dirigée sa Destruction des Philosophes." [1]

Une citation de M. Hauréau nous fera comprendre l'influence exercée par Avicenne au moyen âge.

« A la fin du XIIe siècle, Gérard de Crémone avait traduit en latin son Canon, D. Gundisalvi ses Commentaires sur les livres de l'âme, du ciel et du monde, ainsi que sur la Physique et la Métaphysique, et le juif Avendeatli son analyse de l'Organon. On possédait ainsi, dès le commencement du XIIIe siècle, toutes les œuvres philosophiques d'Avicenne, qui furent imprimées à Venise vers la fin du XVe. Leur succès fut immense dans les écoles du moyen âge, et Brucker a pu dire sans exagération : « Usque ad renatas litteras non inter Arabes modo, verum etiam inter christianos, dominatus est Avicenna tantum non soins. » [2]

Avicenne est peut-être la plus belle intelligence de l'école arabe. Parmi ses devanciers deux seulement peuvent lui être comparés, El Kendy et Razès. S'il n'embrassa pas, comme savant une aussi grande étendue de sujets que le premier, il eut plus de profondeur, et d'autre part El Kendy compte à peine comme médecin. S'il est inférieur au second sur le terrain de la médecine pratique, il lui est de beaucoup supérieur sur celui de la philosophie. Parmi ceux qui l'ont suivi on ne saurait lui comparer qu'Avenzoar et Averroës. Il a, relativement au premier, la même infériorité que vis-à-vis de Razès, mais Avenzoar ne fut qu'un médecin. Quant au second, il peut lutter avec lui comme philosophe, mais comme médecin la comparaison n'est pas à établir : Averroës le commentait comme il commentait Aristote.

Ce qui frappe dans Avicenne, ce n'est pas seulement sa passion pour la science, mais sa préoccupation d'y apporter l'ordre et la méthode.

---

1 Mélanges de philosophie juive et arabe.
2 De la philosophie scholastique

Lucien Leclerc

C'est en définitive le plus haut représentant de l'école arabe sur le double terrain de la médecine et de la philosophie.

Il existe à la Bibliothèque nationale, sous le n° 1002 du supplément, une traduction arabe des Sectes de Galien. Sur la première page on lit un titre de propriété. Nous croyons avec M. Reinaud que ce propriétaire n'est autre qu'Avicenne. D'ailleurs la date porte 407 ou 409 de l'hégire et les caractères ont un cachet archaïque bien prononcé.

EBN MENDOUIH.

Abou Ali Ahmed ben Abderrahman ben Mendouïh el Isfahany, naquit à Ispahan, ainsi que l'indique son surnom. Ce fut un des médecins renommés de son temps et il servit plusieurs princes. Nous ne savons pas au juste l'époque où il vécut, Hadji Khalfa ne donne pas la date de sa mort, contrairement à son habitude. Il paraîtrait, d'après un on-dit, rapporté par le Kitab el hokama, qu'il fut attaché à l'hôpital el Adhedy, à l'époque de sa fondation. Ce qui est positif, c'est qu'il était en correspondance avec Avicenne.

Si nous manquons de renseignements biographiques sur Ebn Mendouïh, nous connaissons les titres d'une quarantaine d'ouvrages qu'il a produits, mentionnés tant par Ebn Abi Ossaïbiah que par Hadji Khalfa. La plupart sont adressés à des personnages contemporains dont les noms ne nous sont pas connus d'ailleurs, et dont trois ou quatre sont qualifiés médecins. Généralement ce ne sont que des opuscules, rissalat, consacrés à des monographies. Pour en rendre la liste moins fastidieuse à lire, nous les rangerons par catégories.

Nous placerons en tête trois ou quatre compendiums ou Introductions à la médecine.

Lettre à Djahidh, en réponse à ses attaques contre la médecine.
Trois opuscules sur le régime.
Du régime du voyageur.
De l'action des boissons.
Des vins, de leurs avantages et de leurs inconvénients

Ici nous trouvons employé le terme générique Cahoua, et dans un autre opuscule celui de Nehid, vin artificiel.
Que l'eau ne nourrit pas.
De la bière, deux opucusles.
Des membranes de l'œil. De la mydriase.
De l'estomac et de ses maladies.
De la colique.
De la faiblesse des reins.
Des hémorroïdes, à Avicenne.
De rhumatisme du genou.
Du prurit. De l'impétigo.
Des poux et de leur origine.
Des maladies de l'enfance.
Du coït.
Du tamarin.
Du camphre.
De l'eau de roses.
Du millet comme topique.
Aux médecins de l'hôpital d'Ispahan.
De l'âme et de l'esprit suivant les Grecs.

ESSADJARY OU ESSENDJARY.

Aboul hassan Thaher ben Ibrahim ben Mohammed ben Thaher Essadjary était, dit-on, un savant médecin et un excellent praticien. Nous ignorons la date précise de son existence. Il composa un guide de thérapeutique adressé au cadi Aboul Fadl Mohammed ben Hamaouih. (Nous lisons ici Iladj, traitement, ce que Wüstenfeld paraît avoir lu Salait). — Des commentaires sur le pouls et sur l'urine. — Une classification des Aphorismes d'Hippocrate. — Le n° 998 bis de la Bibliothèque nationale, supplément arabe, contient les Aphorismes d'Hippocrate classés par ordre de matière. Serait-ce l'œuvre d'Essadjary, le Ms. étant anonyme?

EBN ADI SADEK.

Aboul Cassem Abderrahman ben Ali ben Ahmed ben Abi Sadek

était de Nisabour. Médecin distingué, il cultiva aussi les sciences et la philosophie et jouit d'une grande réputation d'éloquence. Il s'attacha particulièrement à l'étude et à l'interprétation des ouvrages de Galien. L'historien de la médecine signale comme un ouvrage parfait son commentaire sur le Traité des fonctions des organes de Galien, qu'il compléta par des emprunts faits tant aux autres ouvragées de Galien qu'à ceux d'autres médecins. Il terminait ce livre en 459 de l'hégire, 1066 de notre ère. On dit qu'Ebn Abi Sadek fut un des disciples d'Avicenne.

Tels sont ses autres ouvrages :
Commentaire des questions de Honein.
Commentaire des Aphorismes d'Hippocrate.
Commentaire des Pronostics.
Chroniques.
Les commentaires d'Ebn Abi Sadek nous ont été conservés.
La Bibliothèque nationale possède les commentaires d'Hippocrate et de Honein, plus un commentaire sur l'usage des parties de Galien.

EL ILAKY.

Abou Abdallah Mohammed ben Yousef Cherf eddin el Ilaky fut un des disciples d'Avicenne. Il nous est donné comme un savant philosophe et un habile médecin.

Il composa un Abrégé du Canon d'Avicenne et un Traité des causes et des symptômes des maladies.

La Bibliothèque nationale possède, sous le n° 1019, du supplément, l'abrégé du Canon fait par el Ilaky et commenté par Essamnany.

AL BIROUNY.

El Oustad, le Maître, Abourrihân Moliammed ben Ahmed, reçut le surnom d'El Birouny, de Biroun, ville de l'Inde, suivant l'opinion la plus commune.

Bien qu'il ait surtout cultivé les sciences physiques, mathématiques et astronomiques, et même l'histoire, il s'occupa aussi de médecine. Il fut l'ami d'Avicenne et entretint avec lui un commerce épistolaire.

Il fit une étude particulière de la science des Indiens, chez lesquels il habita longtemps, ainsi que de celle des Grecs.

Ce qui le recommande aux médecins, c'est an Traité d'histoire naturelle médicale, qui a échappé à Wüstenfeld. Il le mentionne cependant mais sommairement dans le texte arabe qu'il a donné à la fin de son livre, et il n'en parle pas dans la liste des ouvrages d'El Birouny. Le texte donné par Wüstenfeld est incomplet et ne contient que ces quelques mots : Des drogues au point de vue médical. On lit de plus dans le manuscrit de Paris que l'auteur traite des caractères des médicaments, de leurs synonymes, des diverses opinions des anciens, médecins et autres, le tout disposé par ordre alphabétique. Ce livre ne nous est pas parvenu.

Il est un autre ouvrage qui n'a pas encore été étudié que nous sachions, et que nous avons pu consulter à l'Escurial, c'est le Traité des Pierres précieuses dédié au sultan Chihab Eddoula Aboul fateh Moudoud ben Masoud ben Mahmoud.

Le Manuscrit de l'Escurial, le seul que nous connaissions, contient cinq cents feuilles à quinze lignes à la page.

Déjà le sujet avait été traité. El Birouny cite plusieurs de ses devanciers, parmi lesquels, et au premier rang, l'illustre El Kendy. Bien que l'auteur cite Aristote, Galien, Dioscorides, Aétius et même Ptolémée et Plutarque, on ne trouve aucune mention de Théophraste. A propos du Livre des Pierres, il se borne à dire qu'on l'attribue à Aristote. Parmi les autres citations nous relèverons encore celles d'Apollonius de Tyane sous la forme Balinas, de Géber et d'Abou Hanifa eddinoury. El Birouny s'occupe aussi de l'emploi médical des pierres.[1]

Nous ne pouvons entrer dans tous les détails de ce livre, mais nous

---

1 Il a plusieurs citations de ce genre dans le Tedkira de Souidy n° 1024-34 de Paris, A. F.

devons en produire ce qui nous a paru le plus intéressant.

Les Pierres précieuses et les métaux y sont traités, surtout au point de vue de l'histoire naturelle, du commerce et de l'industrie, mais il est aussi question des propriétés médicales des pierres.

Le corail est déjà mentionné comme récolté sur les rives de la mer franque. Dans le livre des Pierres, dit l'auteur, la racine est appelée Mordjàn, et la partie rameuse Boussad.

A propos de l'aimant, il est dit que Géber en vit un morceau qui soutenait un fragment de fer du poids de cent drachmes.

La porcelaine est assez longuement traitée et l'on trouve dans cet article des renseignements curieux. Il y avait déjà, du temps d'El Birouny, des amateurs qui faisaient des collections, et des vases atteignaient le prix de dix dinars, qui équivalent à cent cinquante francs.

L'article du cuivre contient une curieuse citation : « On lit dans le livre du Prophète Samuel la description des armes de Kouliad le Palestinien, autrement dit Djalout. Toutes sont en cuivre, et, dans leur énumération, il n'est pas question du fer. »

Cette observation nous en suggère une autre. On sait qu'El Birouny fut soupçonné d'être d'origine juive et cela pour sa grande connaissance des livres hébreux.

Nous le trouvons, sur ce terrain, cité par Aboulféda dans ses Annales antéislamiques. Il est un fait que nous croyons avoir le premier découvert, qui peut nous expliquer l'érudition d'El Birouny. La Bible fut traduite en arabe par Honein. Ce fait mentionné par Djemal eddin, dans la notice de Ptolémée, roi d'Egypte, à propos de la traduction des Septante, n'avait pas encore été remarqué.

El Birouny parle d'un procédé de ramollissement du fer par un mélange d'arsenic.

Livre IV

Il faut mentionner aussi un passage curieux sur la comparaison des armes blanches de Damas avec celles de l'Inde.

Ajoutons que l'on trouve dans cet ouvrage deux tableaux des valeurs commerciales des pierres précieuses.[1]

Parmi les autres écrits d'El Birouny nous ne citerons que les principaux.

Deux traités, l'un sur la fabrication et l'autre sur l'usage de l'Astrolabe.
Le Canoun el Masoudy, traitant d'astronomie, de géographie et d'histoire.
Les tables astronomiques, dédiées au sultan de Gazua Masoud ben Mohammed.
Un traité sur la Kibla.
De la planisphérie.
Le Kitah el Atsar el haquya, récit des faits des siècles passés, cité par Aboulféda. Il a passé de la Bibliothèque de l'Arsenal à la Bibliothèque nationale.
Introduction à l'astronomie.
De la correction du langage.
Catalogue des écrits de Razès.
La plupart de ces ouvrages nous ont été conservés.

MISKAOUIH.

Abou Ali Ahmed ben Mohammed Miskaouih appartient autant au Xe siècle qu'au XIe, car il fournit une longue carrière. Il était trésorier de l'émir Adhad Eddoula, dont il avait la confiance. C'était un des hommes les plus éminents de la Perse, appliqué à l'étude des anciens, versé dans la philosophie et la médecine tant pratique que théorique. Il vécut jusqu'en 1030.

Miskaouih composa un traité des médicaments simples, un traité des boissons et un traité des préparations alimentaires dont l'excellence

---

1 La citation de Plutarque et du livre de la colère a trait au pavillon hexagonal qui fat envoyé à Néron. El Birouny le dit de crystal, tandis que Plutarque parle seulement de sa richesse.

nous est vantée.

Ses autres ouvrages portent sur l'histoire et la philosophie. Ce sont: Le Compagnon du solitaire, contenant de courtes anecdotes et des maximes ingénieuses ; l'Expérience des peuples, chroniques menées jusqu'en 372, année de la mort d'Adhad Eddoula, ouvragée cité par Aboulféda dans ses annales antéislamiques ; le grand et le petit Livre du Salut.

On a de Miskaouih un recueil d'opuscules empruntés aux sages de l'Orient et de la Grèce, qui existe à Leyde et à Oxford, et duquel on a tiré la traduction arabe du célèbre tableau de Cébès. Lozano, l'éditeur espagnol, s'est laissé aller à cette idée qu'un homme tel que Miskaouih pourrait bien être l'auteur de cette traduction.

Grâce à M. de Sacy, nous savons à quoi nous en tenir sur le Recueil de Miskaouih. Il porte le titre d'Adab el Arab ou el Fars, ou maximes des Arabes et des Persans. C'est à tort qu'on l'a confondu avec le Djaouidan Khired, l'Éternelle Raison, livre persan contenu dans ce recueil. Voyez les Mémoires de l'Institut, tome IX.

Nous avons dit ailleurs qu'un Ms. de l'Escurial contient, à l'instar de celui de Leyde, les vers dorés de Pythagore et le tableau de Cébès commenté par Aboulfaradj ben Thaïeb.

EL AZRAQUY.

Il ne nous est connu que par un écrit mentionné par Hadji Khalfa, reproduit sans doute par d'Herbelot. Cet écrit, cité au n° 1153, porte le titre d'Elfya, ce qui signifie le millénaire et telle en est la raison. Il fut composé pour Touranchah, neveu de Thogrul, qui était tombé dans l'impuissance. Le fonds de l'ouvrage est l'histoire d'une femme qui a des relations avec un millier d'hommes. Le texte était accompagné de figures variées, que d'Herbelot qualifie bonnement d'impudiques, et que Iladji Khalfa dit être de nature à exciter l'appétit vénérien. El Azraquy vivait donc dans le courant du XIe siècle.

ABOU NOAIM.

Abou Noaim Ahmed ben Abdallah el Isfahany, natif d'Ispahan, vivait au XIe siècle et mourut en 1038, d'après Hadji Khalfa, n° 7877, qui mentionne son traité de la Médecine du Prophète, au milieu de plusieurs autres.

Cet ouvrage paraît avoir joui d'un certain crédit, attendu que Tifachy, au dire du même Hadji Khalfa, n° 7615, en fit un résumé.

Nous trouvons encore l'ouvrage d'Abou Naïm, cité dans des écrits du même genre, ainsi dans celui qu'a traduit M. Perron, à propos des dattes et de l'oliban.

Nous savons déjà ce qu'étaient ces traités de la médecine du Prophète, un recueil des traditions relatives à la médecine, enregistrées méthodiquement et plus ou moins appuyées par les opinions des médecins.

ABOUL ABBAS DJAFAR BEN MOHAMMED EL MOSTARFIRY.

Hadji Khalfa mentionne aussi de lui sous le môme n° une médecine du Prophète. Aboul Abbas mourut en 1040.

II. IRAK.

La culture des sciences se maintint pendant le XIe siècle à Bagdad. Les traditions d'Adhad Eddoula reparurent avec autant d'éclat chez un homme qui, dans une position moins éminente, celle de vizir, provoqua constamment et durant une longue existence la création d'établissements d'utilité publique.

Nous voulons parler de Nidham el Moulk, qui périt malheureusement sous le poignard d'un assassin. Ami des sciences et savant lui-même, il créa des écoles en même temps que des hôpitaux.

Il est à observer que les plus éminents médecins de cette période sont des chrétiens, ainsi Ebn Bothlan, Ebn Djezla qui se convertit à l'islamisme, ainsi Aboulfaradj ben Thaïeb. Celui-ci était nourri de la lecture des Grecs tant médecins que philosophes. Il commentait les écrits de Galien, les Vers dorés de Pythagore, le Tableau de Cébès, et reprenait en sousœuvre le Traité des Plantes d'Aristote. Nous ne citerons que pour mémoire le célèbre oculiste Issa ben Ali que nous avons cru devoir placer dans cette période.

Nous avons à signaler une forme de composition qui paraît avoir pris alors naissance dans l'Irak, et qui fut souvent imitée, la forme de tableaux synoptiques.

C'est sous cette forme que furent publiés deux écrits auxquels la traduction latine a donné une certaine notoriété, les Takouim ou tableaux de médecine et d'hygiène d'Ebn Botlan et d'Ebn Djezla. Cette forme avait évidemment un grand avantage dans l'enseignement de la médecine si le fonds manquait d'originalité.

Nous signalerons aussi, pendant cette période, la fondation d'un hôpital à Meyafarikin.

Parmi les médecins attachés à l'hôpital El Adhedy, nous n'avons recueilli que deux noms, ceux de Saïd ben Hibat Allah et de Haroun ben Sad, dernier représentant dans la science de ces Sabiens qui fournirent tant de savants.

Disons encore que ce siècle fut celui de Gazzaly, placé par Nidham à la tête de l'école dite Nidhamya.

ABODLFARADJ BEN THAIEB.

Aboulfaradj Abdallah ben Thaïeb était un prêtre nestorien, versé dans les sciences religieuses, philosophiques et médicales. Sa facilité de composition était telle que la plupart de ses ouvrages s'écrivaient sous sa dictée, et il en produisit un grand nombre.

Avicenne l'estimait beaucoup comme médecin, mais n'en faisait pas très grand cas comme philosophe. Aboulfaradj était en correspondance avec lui ainsi qu'avec Ebn el Heitam. Il vécut jusqu'en 1043.

La plupart de ses productions sont des commentaires : cependant il en est aussi d'originales.

Les commentaires médicaux portent sur les Epidémies et les Aphorismes d'Hippocrate ; sur les seize livres de Galien adoptés par les Alexandrins pour l'enseignement, dont nous avons donné la liste autre part; le livre des Fonctions des organes du même, et les Questions de Honein.

Il fit aussi un résumé des seize livres de Galien.

Quant à ses commentaires philosophiques, ils portent sur les Catégories, l'Interprétation, les Analytiques, les Topiques, la Rhétorique, l'Art poétique et les Animaux d'Aristote ; sur l'Isagoge de Porphyre.

Les ouvrages originaux relatifs à la médecine sont :
Des propriétés naturelles.
Du vin.
De l'œil.

Pourquoi toutes les humeurs ont des évacuants, à l'exception du sang.
Recueil de propositions sur la médecine et la philosophie.
De la divination des objets perdus et de la valeur des signes en médecine, en justice et en philosophie.
Sur le terrain de la philosophie il écrivit :
Des sectes philosophiques.
Des parties indivisibles ou des atomes.

Nous ne le suivrons pas sur le terrain de la religion, du dogme, de la controverse, des pratiques religieuses, etc. Nous nous bornerons à citer le livre : A ceux qui prétendent que Marie est mère de Dieu.

Nous parlerons maintenant d'un Ms. de l'Escurial, dans lequel nous avons rencontré plusieurs opuscules d'Aboulfaradj, dont nous citerons les plus intéressants. Il s'agit du n° 888 du catalogue actuel.

Le n° 2 du Ms. est un Traité des Plantes. « Quand j'ai vu, dit Aboulfaradj, le Traité d'Aristote sur les plantes si défectueux, si peu en rapport avec les autres ouvrages de cet homme divin, j'ai recueilli chez les anciens tout ce qui pouvait le compléter. » Ce traité contient quatre-vingts feuilles. La forme en rappelle celle des Causes de Théophraste, que l'auteur n'a pas mentionné, bien qu'il ait été traduit en arabe.

Tels sont les titres des chapitres: Pourquoi ou quelle est la cause ? des piquants, des gommes, des fruits, des écorces, des plantes mâles et des plantes femelles, des parties des arbres et des plantes, racines, tiges, branches, écorces, rameaux, feuilles, fleurs, fruits, graines, sucs, etc. C'est en somme de la botanique générale.

Les n° 3, 4, 5, 6, traitent des odeurs, des cheveux, de l'esprit et de l'âme, de la soif, par Aboulfaradj.

Le n° 8 est un commentaire d'Aboulfaradj sur les vers dorés de Pythagore commentés par Proclus.

Après des fragments des lois de Platon et des économiques d'Aristote, nous trouvons un traité du coït par Issa ben Massa, dont nous avons parlé en son lieu.

Le volume est terminé par un fragment d'Aboulfaradj, qui a échappé à Casiri, dont nous avons, du reste, pendant le peu de temps que nous avons séjourné à l'Escurial, constaté plusieurs erreurs ou inadvertances.

Ce fragment, qui est malheureusement incomplet et ne contient que six feuilles, n'est autre chose qu'un commentaire sur le célèbre Tableau de Cébès. Le titre est mal écrit, et ne saurait guère se lire que : Tefsir l'arqanous Kahous, au lieu de Tefsir lourouz Kahous, explication de l'énigme de Cébès : mais en lisant quelque peu on voit bientôt de quoi il s'agit. La transcription Kahous au lieu de Kahis, est également celle que nous avons rencontrée dans l'édition espagnole de Lozano.

Livre IV

Nous ne reviendrons pas sur le tableau de Cébès, dont nous avons déjà parlé à propos des traductions, et à propos de Miskaouih.

Aboulfaradj ben Thaïeb enseignait la médecine et compta parmi ses élèves Ebn Botlan.

La Bibliothèque nationale possède un commentaire d'Aboulfaradj sur les éléments et les tempéraments de Galien, n° 1097, A. F.

HAROUN BEN SAAD (BEN HAROUN).

Abou Nasr Haroun ben Saad ben Haroun Essaby, était, ainsi que l'indique son surnom, un Sabéen de Bagdad, où il se fit une réputation comme médecin. Il devint même médecin en chef de l'hôpital El Adhedy, et mourut en l'année 444 de l'hégire, 1052 de notre ère.

Il n'est mentionné que dans le Kitab el hokama, et nous nous étonnons qu'Ebn Abi Ossaïbiah l'ait passé sous silence, attendu qu'il est doublement intéressant et comme représentant de sa race et comme médecin en chef du célèbre hôpital. Pour exprimer cette dignité le texte arabe se sert de l'expression sarour: ou sarrou.

EBEN BOTHLAN.

Aboul Hassan el Mokthar ben Hassan ben Abdoun ben Sadoun ben Bothlan était un médecin chrétien de Bagdad. C'est lui dont les traducteurs latins ont travesti le nom sous la forme Eluchassem Elimithar.

Il eut pour maître Aboulfaradj ben Thaïeb et pour ami Ali ben Rodhouan, avec lequel il était en correspondance.[1]

Après avoir habité la Syrie, il se rendit en Egypte, puis à Constantinople où il séjourna une année. C'était, au dire d'Ebn Abi Ossaïbiah, en l'année 446 de l'hégire, 1054 de notre ère. Une peste s'était déclarée

---

[1] Il eut aussi pour maître Aboul Hassan Tsabet ben Ibrahim ben Haroun el Harrany qui ne nous est pas connu d'autre part.

dans la capitale de l'empire Byzantin, tellement intense qu'après avoir rempli les cimetières on avait présenté quatorze mille cadavres à l'église Saint-Luc.[1]

D'après le même auteur, Ebn Bothlan était encore à Antioche, en 455 de l'hégire, 1063 de l'ère chrétienne, attaché à un hôpital, tandis qu'Aboulfaradj, l'auteur des Dynasties, rapporte que, fatigué de ses voyages, il se retira dans un monastère d'Antioche, où il serait mort en 444.

Ebn Bothlan était laid et noir, et disait qu'il ne convenait pas à un médecin d'être beau.

Il écrivit plusieurs ouvrages.
Traité de l'administration des purgatifs.
De l'introduction des aliments dans le corps, de leur digestion, de leur issue et de leurs résidus.
Lettre à l'adresse d'Ali ben Rodhouan. Aboulfaradj nous en donne le sommaire, qui accuse un excellent esprit.

Ebn Bothlan s'était rendu en Egypte auprès d'Ali ben Rodhouan. Les deux savants eurent de vives discussions, mais ne purent s'entendre et se quittèrent aigris. C'est alors qu'Ebn Bothlan écrivit sa lettre dont nous dirons un mot. Il établit d'abord l'ignorance d'Ali ben Rodhouan dans la science des anciens. Il combat ensuite une opinion d'Ali, que l'étude des sciences peut se faire dans les livres, sans qu'il soit besoin d'un maître. Eben Bothlan établit la supériorité de l'enseignement oral. Plus loin il se moque d'un disciple d'Ali ben Rodhouan et de ses idées.

Pourquoi des médecins habiles ont quitté l'habitude qu'avaient les anciens de traiter certaines maladies telles que la paralysie, le tic facial, la résolution par des médicaments chauds, et emploient aujourd'hui un traitement réfrigérant. Ce traité fut écrit à Antioche, où l'auteur était chargé d'un service d'hôpital, en l'année 455 de l'hégire.
Introduction à la médecine.

---

[1] Cette peste sévit aussi en Egypte et en Arabie. Ebn Abi Ossaïbiah cite d'après Ebn Bothlan plusieurs savants qui succombèrent.

Du conflit des médecins.
Défense des médecins.
Défense des prêtres.
De l'achat des esclaves.

Il existe à Paris, sous le n° 1050 de l'ancien fonds, un opuscule d'Eben Bothlan sur les maladies des moines. Cet opuscule divisé en quarante-deux chapitres se résume en une douzaine de pages. Il ne présente guère d'intéressant que les chapitres des aliments en temps déjeune, et sur les parfums employés dans les églises.

L'ouvrage le plus important d'Ebn Bothlan et qui a donné le plus de notoriété à son nom est son traité d'hygiène, qui porte le titre de Takouïm essahha, état ou assiette de la santé.

Cet ouvrage, sans être remarquable par le fonds, est ingénieux et nouveau pour la forme. Cette forme est celle de tableaux synoptiques, et nous penchons à croire qu'Eben Bothlan en est l'inventeur. Son émule, Eben Djezla, qui publia l'état du corps et de ses maladies, sous la même forme, est bien son contemporain, mais plus jeune que lui.

L'ouvrage contient 280 paragraphes, dont le développement se fait sur deux pages en regard, divisées par quinze colonnes verticales.

La 1e est le n° d'ordre, la 2° contient le nom de l'objet en question, la 3e sa nature au point de vue des quatre éléments, la 4e le degré, la 5e le choix à faire, la 6e les adjuvants, la 7e les inconvénients, la 8e les correctifs, la 9e les humeurs produites, la 10e les tempéraments convenables, la 11e la saison, la 12e l'âge, la 13e le pays, la 14e les autorités, la 15e contient quelques détails renfermés dans trois ou quatre lignes en moyenne.

Une seizième section, qui occupe le haut et le bas des pages, traite à un point de vue général la matière de l'ouvrage et ses diverses parties. Elle se divise en quarante chapitres. C'est ainsi que le 1e chapitre donne le moyen de reconnaître la nature des aliments, le 5e traite de leurs correctifs, le 7e des fruits en général, le 11e du pain, le 12e des légumes, le 17e des viandes en général, le 19e des poissons, le 22e des aliments qui s'excluent l'un l'autre, le 24e des signes d'une bonne digestion, le 26e, des sucreries, le 27e des préparations pour les dents, le 28e des eaux, le 29e du vin, le 31e du dessert, le 32e de la musique, le 33e du sommeil, le 34e des purgatifs et du coït, le 35e de l'exercice, le 36e et le 37e des bains, le 38e des fumigations, le 39e des sirops, le 40e de l'air, le 41e de l'assiette des habitations.

Nous avons dit que le nombre des paragraphes se montait à 280. Les deux premières centaines ont trait aux produits des différents règnes, non pas seulement à l'état simple, mais à l'état de combinaison. Il y a là quelques chapitres, curieux de préparations culinaires, de condiments et de pharmacie domestique.

Il est ensuite question de l'exercice, des eaux, des vêtements, des habitations, des saisons, etc.

Le Takouim essahha fut traduit en latin, nous ne savons par qui, et imprimé sous le titre : Tacuini sanitatis Elluchasem Elimithar medici de Baldatli. On ajoute aussi : Fihi hahadum phi Du cellani. On voit que le titre a été simplement transcrit, et les noms de l'auteur étrangement défigurés. Nous n'en connaissons qu'une édition, Strasbourg, 1531, qui est d'une exécution remarquable.

Le peu de succès de ce livre tient peut-être à sa traduction, qui est aussi défectueuse que possible.

Bien des noms techniques ne sont pas traduits mais simplement transcrits, et cela parmi les plus vulgaires. C'est ainsi que le mot houlou douceur, sucreries, n'a pas été compris, mais rendu sous la forme Kalde et Choloc.

Le texte arabe existe à l'ancien fonds de Paris sous le n° 10202, il en existe aussi à la Bodléienne.

SAID BEN HIBAT ALLAH.

Aboul Hassan Saïd ben Hibat Allah ben el Hossein, médecin

distingué, très versé dans l'étude de la philosophie, servit les Khalifes Moctady et Mosthader, qui régénèrent dans la seconde moitié du XIe siècle. Il fut aussi attaché au célèbre hôpital de Bagdad dit el Adhedy, composa quelques ouvragées et forma plusieurs élèves.

Le Mor'ny, ou Livre suffisant, en médecine, qui existe à Paris sous les n° 1007 et 1075 de l'ancien fonds, n'est autre chose qu'un résumé de médecine pratique, disposé sous forme de tableaux synoptiques. Telles en sont les divisions : Maladies, causes, symptômes, traitement. Ce résumé est excellent dans son cadre.
Il pourrait fournir à un dictionnaire de bonnes et courtes définitions des maladies.[1]

De la préparation des médicaments indiqués dans le Mor'ny.
De la constitution de l'homme. Cet ouvrage se trouve à la Bibliothèque Bodléienne.
De l'ictère.
Des définitions et des différences.
Un livre intitulé Telkhis ennidhamy, fut sans doute dédié au célèbre Nidham el Moulk, qui fut pour les sciences au XIe siècle ce qu'avait été l'émir Adhad eddoula au Xe Nous en ignorons le contenu.
Livre de la consolation ou du contentement.
Réponse à des questions de médecine.
Outre ces ouvrages, mentionnés par Ebn Abi Ossaïbiah, Hadji Khalfa cite encore un Traité des causes et des symptômes.

Saïd forma plusieurs élèves, parmi lesquels Ebn Djezla, Amin eddoula et Aboul Barakat, le juif converti.

EBN DJEZLA.

Aboul hassan Ali ben Issa ben Djezla el Kateb el Bagdadi, est aussi appelé dans le Kitab el hokama et dans Aboulfafaradj, son copiste, Abou Ali Yahya ben Issa. La première nomenclature se lit non-seulement dans Hadji Khalfa, mais aussi en tête d'un beau manuscrit du Tacouim que nous avons trouvé à Constantine, et dont nous avons pris copie. Quoi qu'il en soit, il est plus généralement connu

---

[1] Le Mor'ny est dédié au Khalife Moctady.

sous le nom d'Ebn Djezla.

Il naquit à Bagdad, probablement au commencement du onzième siècle de l'ère chrétienne, et mourut, suivant Hadji Kkalfa, l'an 493 de l'hégire, qui répond à la dernière année du onzième siècle de notre ère et à la première de l'occupation de Jérusalem par les Croisés.

Le Kitab el hokama le fait mourir en 473, et Aboulfaradj, qui s'est assimilé sa notice à peu près textuellement, adopte la même date. Nous croyons cependant devoir préférer celle de Hadji Khalfa par la raison qu'Ebn Djezla dédia plusieurs de ses ouvrages au Khalife Moctady qui monta sur le trône en 468.

Ebn Djezla étudia d'abord la médecine chez des chrétiens de Bagdad, ses coreligionnaires. On lui donne encore pour maître Saïd ben Hibat Allah. Le désir lui vint aussi d'étudier la logique et il fréquenta l'école d'Abou Ali ben el Oualid, alors chef des Motazalites. D'Herbelot nous paraît dans l'erreur quand il avance qu'Ebn Djezla enseigna lui même la logique à Abou Ali et que le disciple convertit le maître. Nous croyons plutôt à ce qu'on lit dans le Kitab el hokama qu'Abou Ali fut le maître d'Ebn Djezla pour la logique, et qu'à force de lui vanter l'excellence de l'Islamisme et de lui exposer les preuves de sa vérité, il finit par le convertir. A la suite de cette conversion, Ebn Djezla fut choisi comme secrétaire par Abou Abdallah eddamigany, cadhi des Kadhis, ou comme le dit d'Herbelot, chancelier du Khalife Moctady. Comme il est arrivé plus d'une fois en pareil cas, notamment à plusieurs médecins juifs ou chrétiens, Ebn Djezla paya sa bienvenue dans l'islamisme en écrivant contre ses anciens coreligionnaires. Cet ouvrage, qui paraît avoir suivi de près sa conversion, fut écrit en 466 de l'hégire et adressé à un prêtre chrétien du nom d'Elie.

Ebn Djezla fut un homme de bien. Non-seulement il traitait ses malades gratuitement, mais il leur fournissait encore des médicaments. En mourant, il légua ses livres à la mosquée d'Abou Hanifa.

Ebn Djezla composa plusieurs ouvrages. Ainsi le livre des conseils ou quintessence des définitions, Kitâb el ichâra fi telkhis el ibâra, dont nous ignorons le contenu ; un Traité de l'excellence de la médecine et de ses rapports avec la justice. Mais ses deux ouvrages les plus connus sont le Menhadj et le Tacouim, dédiés tous deux au Khalife Moctady. Le premier porte le titre de Menhahj el bayân fima istamel el insân, c'est-à-dire Exposition méthodique des objets employés par l'homme. C'est un traité, sous forme alphabétique, des médicaments et aliments simples et composés.

Il en existe un exemplaire à la Bibliothèque de Paris, qui ne contient pas moins de 360 feuilles in-folio. Dans sa préface, qui se prolonge jusqu'à la feuille 23 et contient des généralités sur les médicaments, l'auteur annonce qu'il a consulté les ouvrages des maîtres, mais que, pour ne pas allonger son livre, il se bornera à citer les noms des plus éminents tels que Hippocrate, Dioscorides, Rufus, Oribase, Paul d'Egine, Ishaq, Razès et Ali Abbas. A l'époque où parut le Menhadj nous ne voyons guère, pour la matière médicale, d'ouvrage à lui comparer comme ampleur que le second livre du Canon d'Avicenne, qui lui est certainement inférieur. Le Menhadj dut avoir un certain crédit pour qu'Ebn Beithar se soit donné la peine décomposer un écrit destiné à en relever les erreurs. Il y a effectivement dans le Menhadj quelques confusions, que nous avons constatées. Dans son Traité des Simples, Ebn Beithar en relève quelques-unes, notamment celle relative aux lotus mais il ne le cite pas moins d'une quarantaine de fois. Malgré ses défectuosités, le Menhadj nous paraît bon à consulter pour la composition de certaines préparations alimentaires, que l'on trouverait difficilement ailleurs, même dans le Traité des correctifs des aliments de Razès. Nous avons particulièrement remarqué celle de l'aliment connu sous le nom d'Isfidabadj.

L'ouvrage le plus connu d'Ebn Djezla est le Tacouim el abdân fi tedhîr el insân, c'est-à-dire état du corps relativement au régime de l'homme. C'est un traité sommaire de pathologie, rédigé sous forme de tableaux synoptiques. Ces tableaux sont au nombre de 44 et contiennent chacun, en deux pages, l'histoire de huit maladies, ce qui en fait en tout 352. La première page contient le nom de la maladie, le tempérament, l'âge, la saison, le pays, la gravité, les causes, les signes, l'indication des évacuants, le traitement royal et le traitement facile. Quant à cette expression de traitement royal, tedbir maleky, nous en trouvons l'explication dans la nature des moyens indiqués, qui ne sont pas à la portée de toutes les bourses. La seconde page donne le traitement ordinaire.

Le Tacouim paraît avoir été l'un des livres les premiers publiés sous cette forme, attendu qu'Aboulféda en adoptant la forme synoptique pour sa géographie, Tacouim el bouldàn, dit l'avoir empruntée à Ebn Djezla. Il existe à la Bibliothèque de Paris un exemplaire du Tacouim el abdàn, exécuté par le même copiste que le Tacouim. essahha d'Ebn Botlan, et concourant à former avec lui le n° 1024, ancien fonds. En haut et en bas des pages sont des généralités sur les divers groupes de maladies, généralités qui ont été comme pour le Tacouim essaha, mises en avant sous forme d'introduction, car le Tacouim a été lui aussi traduit en latin et imprimé à Strasbourg en 1532. Cette traduction, accolée à celle d'Ebn Botlan, a fait confondre les deux auteurs. Celui d'Ebn Djezla a été travesti comme celui d'Ebn Botlan. Tel est le titre de cette traduction : Tacuini egritudinum et morborum fera omnium corporis humani cum curis eorundem, Buhu hylyha byn Gezla autore.

On voit que l'on s'est trompé sur le sens du mot Tacouim, qui ne signifie pas en arabe tableaux, ce qui est rendu par Djedoul, mais bien état, assiette. L'ouvrage est dédié au roi très-chrétien Charles de Naples, que l'on a confondu avec Charlemagne.

Tel est l'ordre suivi dans le Tacouim el abdan.

Il commence par les fièvres un peu trop multipliées puis les maladies de la peau, les plaies, les venins, les poisons, puis les maladies des divers appareils et organes, de la tête aux pieds. Il se termine par des généralités d'un bon esprit et des pronostics.

Les maladies des femmes sont assez longuement traitées, mais on y voit par une pratique dont il a été aussi question de nos jours, à propos de l'hystérie, que l'on devait en confier le traitement à des sages-femmes. Il est question des moyens d'empêcher la conception, mais l'auteur a soin d'observer que cela ne doit se pratiquer que dans certains cas et dans l'intérêt de la femme.

Livre IV

En somme le Tacouim el abdan est un assez bon résumé de médecine, qui se recommande autrement que par sa forme originale.

Le n° 1021 anciens fonds de Paris, qui contient le Menhadj el Beian, se termine par une biographie d'Ebn Djezla, empruntée à plusieurs sources. On y dit que sa conversion à l'islamisme fut bonne, et l'on vante sa réfutation à l'adresse des chrétiens et des juifs, qui ont altéré les écritures, où se trouve annoncé l'avènement de Mahomet. On sait que les Arabes ont rapproché le mot Paraclet du mot Mohammed. On dit aussi que sa mort arriva sur la fin de Chàban de l'année 493, ce qui nous porterait au mois d'août de l'an 1100.

EBN BAHTOUIH.

Aboul Hossein Abdallah ben Issa ben Bahtouih, fils de médecin, était d'Ouasith. Il laissa quelques écrits, qui sont la reproduction des doctrines des anciens. Ainsi le livre des Prolégomènes, dit aussi le Trésor des médecins, qu'il dédiait à son fils en l'année 1029 ; de l'abstinence en médecine.

EBN EL OUASSITHY.

C'était peut-être le fils du précédent. Tout ce que nous en savons, c'est qu'il fut attaché au Khalife Mosthader qui le tenait en considération. Il vivait donc vers la fin du XIe siècle.

ABOU DHAHER EL BARAKHCHY.

Mouaffeq eddin Abou Daher el Barakhchy ne nous est guère connu que par une anecdote qu'Ebn Abi Ossaïbiah raconte aussi dans ses origines de la médecine.

Il traitait un hydropique qui se mit à manger des sauterelles et guérit. On reconnut que ces sauterelles s'étaient nourries sur des tiges de mézéréum, d'où l'on conclut que c'était au mézéréum qu'était due la guérison. La cure fit du bruit dans Ouassith.

ISHAQ BEN ALI ERROHAOUY.

La notice d'Ishaq de Roha manque dans le Manuscrit de Paris.[1] Wüstenfeld le fait vivre sur la fin du XP siècle et lui attribue un livre qu'il intitule: Institutio medici. C'est probablement celui dont parle Ebn Abi Ossaïbiah sous le nom d'Adeb etthohih en divers endroits, notamment dans les notices de Salmouih et de Jean fils de Mésué. Ce serait sans doute un livre où l'histoire se mêlerait à la morale.

ZAHID EL OLAMA.

Abou Saïd Mansour ben Issa Zahid el Olama, chrétien nestorien et frère du métropolitain de Nisibe, exerçait la médecine au service de Nasser Eddoula, le même à qui Ebn Botlan dédia son livre intitulé Daouat el athihha. Nasser Eddoula se trouvait à Meyafarikin, quand sa fille tomba malade, et il promit son poids d'argent à qui la guérirait. Zahid el Olama lui rendit la santé et conseilla à Nasser de consacrer cet argent à la construction d'un hôpital, qui ferait honneur à sa mémoire, et ce conseil fut suivi. Des sommes considérables furent dépensées, et des immeubles affectés à l'entretien de cet hôpital. On y réunit tous les instruments et tout le matériel nécessaire aux malades. On ne pouvait trouver rien de mieux, dit l'historien de la médecine.

Zahid el Olama écrivit un livre sur les hôpitaux ; un recueil par demandes et réponses des cas traités à l'hôpital de Meyafarikin ; enfin un traité des songes.

EL MAKILY OU EL MAQBILY.

Abou Nasr Mohammed ben Yousef el Maquily, que Wüstenfeld écrit El Macbil, passait pour un bon médecin. Il écrivit un traité sur le vin et des commentaires sur les questions de Honein.

ENNILY.

Abou Sahl Saïd ben Abd el Aziz Ennily (ou Eunobly) avait la réputation d'un bon médecin et d'un bon écrivain. Il composa un sommaire des questions de Honein et des explications du commentaire de Galien

---

1 Il est mentionné dans la liste donnée par Reiske, misccl. med., 50.

sur les Aphorismes d'Hippocrate.

ALI BEN ISSA OU ISSA BEN ALI.

Nous savons déjà que ce nom soulève des controverses. Pour les uns, il ne représente qu'un seul médecin, et pour nous il en représente deux.

La première opinion peut s'appuyer sur Djemal eddin el Kofthy, Hadji Khalfa et Assemani.

La seconde sur Ebn Abi Ossaïbiah, et même implicitement sur Mohammed ben Ishaq, l'auteur du Fihrist.

Djemal eddin mentionne un seul Issa ben Ali, qu'il fait disciple de Honein et auteur du Tedkirat el Kahhâlin, ou Mémorial des Oculistes.

L'Ali ben Issa d'Assemani, qu'il dit auteur du Tedkirat, est évidemment le même.

Quant à Hadji Khalfa, il ne mentionne non plus qu'un Ali ben Issa, l'auteur du Tedkirat.

Ebn Abi Ossaïbiah en mentionne deux, le premier au chapitre VIII, traitant des médecins qui fleurirent au commencement de la dynastie Abbasside, et le second au chapitre X, parmi les médecins de l'Irak. Il donne le premier comme l'un des meilleurs disciples de Honein, et comme l'auteur des deux ouvrages: Des avantages que l'on peut retirer des organes des animaux ; des Poisons.

Quant au second, voici ce qu'il en dit: « Ali ben Issa, dit aussi Issa ben Ali, oculiste consommé, composa un livre intitulé Tedkirat el Kahhâlin, livre célèbre, indispensable à tout oculiste et universellement admis à l'exclusion de tout autre. Toutefois la partie pratique, de l'ouvrage vaut mieux que la partie théorique. Il mourut après l'année 400 de l'hégire. »

Lucien Leclerc

Ceci nous reporte après l'année 1010 de notre ère, c'est-à-dire un siècle et demi après Honein, d'où il suit que notre oculiste ne peut être son élève.

Mohammed ben Ishaq dit Issa ben Ali disciple de Honein, mais il ne lui attribue qu'un écrit, celui-là môme dont parle Ebn Abi Ossaïbiah : De l'avantage qu'on peut retirer des animaux. Cet Issa n'est donc pas l'oculiste. Du reste, Mohammed ben Ishaq n'a pu parler de l'auteur du Tedkirat, le Fihrist s'arrêtant à l'année 377 de l'hégire, 987 de notre ère.

Outre le témoignage d'Ebn Abi Ossaïbiah, ce qui nous porte encore à ne pas admettre le premier Ali ben Issa comme l'auteur du Mémorial des oculistes, c'est que Honein, son maître, avait déjà composé deux ouvrages sur l'oculistique, et nous avons de la peine à croire que son disciple ait traité de nouveau la matière.

Nous avons cherché dans les écrits des médecins arabes des mentions qui puissent nous apporter quelque lumière, mais nous n'avons rien trouvé de concluant.

Dans l'introduction placée en tête du Mémorial des oculistes, Ali ben Issa nous dit qu'il s'est approprié tout ce qu'il a trouvé de mieux dans les écrits de Galien et de Honein. Il semblerait qu'un disciple de Honein ne se serait pas borné à une mention aussi sèche de son maître, cité purement et simplement à la suite de Galien, qui a reçu la qualification la plus honorable.

Reiske admet comme nous la dualité des personnages connus sous le nom d'Ali ben Issa, dans ses Opuscula medica ex monianentis Arabiim. Au chapitre VIII, n° 30, il cite (Jesus) Issa filius Ali, car ces deux noms se trou vent souvent intervertis. C'est évidemment ici le disciple de Honein, dont le nom se lit un peu plus haut. Au chapitre X, consacré aux médecins de l'Irak, n° 43, on lit, aulieud'une simple mention : « Alius filius Isal Kahhali, cujus opus de morbis oculorum, quod autor noster swnmopere laudatet valde commendat chirurgicis tanquameo carere nequeant, eleganter scriptuin possideo. » Cette

Livre IV

annotation marque d'autant mieux la manière de voir de Reiske qu'elle est unique dans cette longue et sèche nomenclature.

La reproduction des deux Ali ben Issa ou Issa ben Ali se retrouve également dans la liste de Nicoll.

Wüstenfeld n'a reconnu qu'un seul Ali ben Issa, le faisant disciple de Honein et l'auteur du Tedkirat el Kahhalin ou Mémorial des oculistes ; mais il a commis une méprise. Il renvoie précisément à cette notice du chapitre X d'Ebn Abi Ossaïbiah, qu'il n'aura pas lue sans doute, car il y est dit qu'Ali ben Issa mourut après l'année 400 de l'hégire, ce qui ne saurait convenir à un disciple de Honein.

Ne pourrait-on pas encore objecter à l'opinion qui fait de l'auteur du Mémorial un disciple de Honein, que Honein et Hobeïch ayant écrit déjà sur les maladies des yeux, il n'est pas probable qu'an disciple ait fait un nouveau traité sur le même sujet.

Quoi qu'il en soit, les nombreux médecins arabes qui ont écrit plus tard sur l'oculistique ont toujours tenu le Mémorial en grande considération, et l'ont toujours cité à côté de celui de Honein.

Mais il est un livre où l'on trouverait certainement une mention du Mémorial et de son auteur, s'il était contemporain de Honein, c'est le continent de Razès. Or il n'en est rien, et c'est pour nous une preuve que le Mémorial et son auteur n'appartiennent pas au IXe siècle.

Nous nous en tenons donc au second Ali ben Issa d'Ebn Abi Ossaïbiah, et nous pensons qu'il a prolongé sa carrière jusqu'au commencement du XIe siècle.

On lit dans Assemani qu'Ali ben Issa, qui aurait aussi porté les noms de David Aboul Hossein, aurait quitté la secte nestorienne pour embrasser la communion grecque.

Le Tedkirat se divise en trois parties. La première est consacrée à la description de l'œil, la seconde aux maladies qui sont appréciables aux sens et la troisième aux maladies qui ne sont pas appréciables aux sens, telles que la myopie, l'héméralopie, etc.

L'auteur nous annonce dans son introduction qu'il s'est appuyé surtout sur Galien et sur Honein. On rencontre, en effet, le premier assez souvent cité soit pour des questions de doctrine soit pour des formules.[1]

On rencontre aussi le nom de Paul d'Égine et celui de Criton.

Dans le Ms. de Paris on trouve une note d'encre différente relative à l'aiguille à cataracte creuse, dont on donne même la figure, mais ceci est une interpolation.

Le Mémorial des oculistes fut traduit de bonne heure, on ne sait par qui, et publié sous ce titre : De cognitione infirmitatum oculorum et curatione eorum. On l'a souvent imprimé avec les œuvres d'Abulcasis et de Guy de Chauliac.

Guy de Chauliac emprunte beaucoup à Jesu hali. Nous citerons un passage du chapitre de la cataracte : « Si cette humidité s'assemble entre la cornée et l'uvée, comme le prouve Jésus ou entre l'albuginée et le crystallin, comme signifie Galien au X° de l'usage (des parties) il ne me chaut d'en déterminer à présent (traduction de Joubert). »

Sans exagérer la valeur du Mémorial d'Issa ben Ali, valeur inférieure à celle de plusieurs écrits arabes du même genre, mais supérieure en tout cas à la monographie vulgairement connue sous le nom de Canamusali, on peut s'étonner que Sprengel n'en ait pas parlé dans son histoire de la médecine.

En 1845, Hille publiait à Dresde un échantillon du Tedkirat sous le titre Alii ben Issa monitorium oculariorum specimen, annonçant une prochaine édition du texte arabe, qui n'a point paru.

Après une assez longue introduction, où il trace une esquisse historique de l'ophtalmologie, il donne la traduction du premier

---

[1] On peut observer, à propos de la cataracte, qu'Issa réfute par trop vivement Honein pour croire qu'il était son disciple.

livre, puis la liste des chapitres des deuxième et troisième, le tout comprenant soixante-quatre pages.

Hille se range de l'avis de Wüstenfeld, et considère Ali ben Issa comme le disciple de Honein. Il emprunte également à Wüstenfeld tous les éléments de son esquisse de l'oculistique chez les Arabes, esquisse qui n'a par conséquent rien de neuf, mais qui renferme quelques erreurs et bien des lacunes, que nous signalerons en passant et par occasion. Hille prétend à tort que les Arabes sont redevables aux Romains. Il confond Alexandrie avec le Caire (p. 32), Djaber ou Géber avec Djafar (34), fait d'Issa ben Ali un traducteur (37), admet d'après Léon l'Africain le voyage de Razès en Occident, etc.

Quant aux lacunes, il n'a pas reconnu, pas plus du reste que Wüstenfeld, Omar ben Ali el Mously dans Canamusali, et il a méconnu de nombreux ouvrages d'oculistique écrits par les Arabes. Il en existe cependant dans nos Bibliothèques ; ainsi celui d'Ebn Ouafed ou Ebn Guefith à l'Escurial ; le Nour el ouioun de Salah eddin ben Iousef, la Netidja d'Elquisiy, le Kafy d'Ebn Abil Mahassen, qui existent tous les trois à Paris. Nous connaissons encore une monographie de Tsabet ben Corra, fréquemment citée par les oculistes postérieurs et d'autres ouvrages encore, les Arabes ayant cultivé l'oculistique plus particulièrement que toute autre partie de la médecine. Pour être complet, Hille aurait du signaler ce fait, entrevu déjà par Abulcasis, de l'opération de la cataracte avec une aiguille creuse et par succion, et la pratique de cette opération par extraction. M, Sichel a rendu compte de la publication de Hille dans le Journal asiatique d'août 1847. Il a comparé avec le texte arabe de Paris celui de Dresde dont on obtint l'extradition, et il a trouvé que les deux copies proviennent d'un même original, mais ayant chacun des variantes ou des gloses qui les complètent réciproquement. Comme spécimen il a donné le chapitre 7 du livre II relatif à l'adhérence des paupières.

La lettre sur l'oculistique, citée par Wüstenfeld comme existant à Florence, ne paraît pas autre que le Tedkirat.

On attribue encore à Ali une liste des mots syriaques introduits dans l'arabe et un traité du Planisphère, mais nous donnons ces renseignements sous toute réserve. Le Tedkirat existe dans plusieurs bibliothèques.

Il y a une vingtaine d'années, en Algérie, nous avions cru le rencontrer à la suite d'un compendium du Marocain Ben Azzouz, mais après une collation plus attentive nous avons reconnu que notre Ms., tout en prenant pour base le plus souvent le Tedkirat, différait par d'autres emprunts, notamment à Paul d'Égine, et ne suivait pas constamment et pas à pas le Tedkirat.

ISSA BEN ALI EL ASDY.

Sous le n° 898 de l'Escurial est inscrit un magnifique infolio d'environ cinq cents pages, traitant de la chasse par les oiseaux. L'ouvrage est divisé en deux parties. La première traite des oiseaux chasseurs, de leur histoire naturelle, de leur éducation et de leur emploi, avec une incroyable richesse de détails: le tout entremêlé d'anecdotes et de poésies.

On rencontre là des oiseaux auxquels on n'accorde pas habituellement l'aptitude à chasser. La deuxième partie traite de l'alimentation, de l'hygiène et de la médecine des animaux, ainsi que de l'emploi de leurs organes. Dans cette partie le chien tient une large place.

Casiri désigne aussi l'auteur : Issa ben Ali Hassan el Asdy, de Grenade, et le fait vivre au septième siècle de l'hégire.

D'autre part nous trouvons inscrit sous le n° 1367 du Musée britannique un ouvrage traitant absolument de la même matière, dont le manuscrit est toutefois incomplet. Le catalogue porte d'abord cette observation que l'auteur a dû vivre au cinquième siècle par la raison qu'il mentionne Kirouach, prince de Mossoul.
On rappelle ensuite le Manuscrit de l'Escurial et son auteur, puis on affirme l'identité des deux ouvrages. Un manuscrit turc procédant évidemment du n« 1367 dit formellement que l'auteur est Issa ben Ali ben Hassan el Asdy.

En conséquence nous adoptons cette dernière version d'autant plus

Livre IV

que nous avons plus d'une fois surpris Casiri rattachant indûment à l'Espagne des auteurs étrangers.

Le catalogue du Musée britannique mentionne, parmi les auteurs cités, Errathriq, qui l'est aussi, dans le n° 987 du supplément de Paris.

MÉSUÉ LE JEUNE.

Les historiens auxquels nous avons habituellement recours n'en parlent pas. Nous ne le connaissons que par Léon l'Africain et par les écrits qui nous sont restés sous son nom.

Au dire de Léon, C. XI, de Mesuach Christiano, c'était un chrétien jacobite né à Mardin. Il fit à Bagdad des études de philosophie et de médecine dont Avicenne était la base. C'est à tort qu'on l'a donné comme disciple d'Avicenne, Léon se borne h dire que le professeur, suivant l'usage, lisait les écrits d'Avicenne à ses élèves.

Il se rendit plus tard en Egypte, où il devint un des familiers du Khalife Fatmide El Hakem, et s'acquit des richesses non moins que des honneurs. Il mourut en l'année 406 de l'hégire, 1015 de notre ère, à l'âge d'environ 90 ans. On a voulu reporter la date de sa mort à l'année 1018, sous prétexte que ces années étant solaires, il avait en réalité vécu 93 années lunaires. Nous ne voyons pas la nécessité de cette restitution, Léon n'étant affirmatif que pour cette date. Nous verrons plus tard que les écrits de Mésué lui assignent en effet une place vers cette époque.

Léon se borne à dire que Mésué écrivit sur la préparation des médicaments composés. Telle est bien la nature des écrits qui nous sont parvenus sous le nom de Mésué, mais seulement en traduction latine. L'auteur est ainsi désigné : Joannes filius Mesue fihi Hamech fihi Heli fihi Ahdela régis Damasci, ce que l'on peut rendre par Jean fils de Mésué ou de Masouih fils d'Ahmed[1] fils d'Ali fils d'Abdallah.

On ne saurait prendre à la lettre ces expressions régis Damasci relevées

---

[1] Dans les noms propres tels que celui d'Ebn eddjezzâr, la traduction latine rend toujours Ahmed par Hamech.

par Assemani, qui fait observer gravement qu'après l'occupation de Damas par les Arabes, la souveraineté ne revint pas aux chrétiens. Dans ce passage assez confus, Assemani va jusqu'à compter quatre Mésué, tandis qu'il n'en existe réellement que deux.

En l'absence d'un texte original, on peut hasarder des conjectures, que légitime le peu de correction des traductions latines. On peut admettre qu'il y avait, dans l'original, hakim ou cheikh. Nous trouvons d'autre part, dans la traduction de Mésué, Sabour, bien connu pour son Formulaire, qualifié de Rex medorum.

Ce qui nous reste des œuvres de Mésué forme un ensemble qui se divise en quatre parties.

La première traite des correctifs des médicaments, De consolatione medicinarumet correctione operationum earum dem.

La deuxième traite des médicaments simples purgatifs. Elle se divise en deux sections, médicaments qui présentent des inconvénients et médicaments qui n'en ont pas. Les deux sections comprennent en tout 54 médicaments.

La troisième partie est un formulaire des médicaments composés, grabadin. Nous croyons inutile d'en donner la nomenclature. Mésué emprunte ses formules aux anciens et aux modernes et en donne aussi de son cru.

Dans la quatrième, de egritudinibus, il traite des médicaments propres à chaque maladie en particulier.

Cette partie ne fut pas achevée. Les maladies commencent par la tête et s'arrêtent au cœur. Dans les éditions de Mésué on trouve une continuation par Pierre d'Abano.

Nous savons que Mésué l'Ancien composa pareillement un traité sur la correction des médicaments purgatifs.

Il n'y a là qu'une coïncidence mais non pas une identité. Nous en avons la preuve en ce que nous lisons dans Mésué le Jeune le nom d'Ebn Eddjezzâr et bien certainement celui d'Avicenne sous la forme Ali senis, sans parler de Hamech, qui peut représenter Razès. Il est une autre citation, que nous considérons comme altérée, et sur laquelle nous aurons à revenir. On peut s'étonner que, parmi les noms de ses devanciers, Mésué ne mêle jamais celui de son homonyme. Le Traité de l'Ancien est donné comme existant en hébreu, au fonds hébreu de Paris. Quelques analogies observées d'après le catalogue, nous ont laissé du doute, de même que cette désignation de Jean de Damas qui convient plutôt à Mésué le Jeune qu'à l'Ancien. D'autre part, certaines dissemblances nous ont fait suspendre notre jugement jusqu'à ce que nous puissions prendre connaissance des Manuscrits hébreux et les comparer à la traduction latine de Mésué.

On lit dans les annotations d'Alpagus insérées à la suite du Canon : Et ego vidi librum arahicum fihi Mesue antiquioris, sed librum fihi Mesue posterioris nullibi in arahico reperire potui.

Mésué le Jeune aurait-il repris en sous-œuvre le travail de l'Ancien ?

La quatrième partie n'est guère qu'un mémorial de thérapeutique. Après une courte définition on ne trouve guère en fait de pathologie que ce qui est strictement nécessaire pour comprendre l'indication des divers médicaments.

On a discuté l'époque de Mésué. Les derniers auteurs cités le ramènent à la date donnée par Léon. Nous avons déjà dit qu'on trouvait une citation suspecte. Il s'agit de celle d'Avenzoar. Nous pensons qu'il faut lire Ebn Zezar, Ebn Djezzar. Si l'on admettait Avenzoar on ne comprendrait pas comment Mésué, après avoir cité tous les grands médecins qui ont précédé Avicenne, n'aurait cité aucun des médecins compris dans l'espace d'un siècle et demi qui sépare Avicenne d'Avenzoar.

Avicenne est le plus récent des auteurs cités, ce qui concorde avec Léon l'Africain.

Mésué cite aussi les Grecs. A ce propos nous relèverons quelques citations qui prouvent qu'il était crédule ou mal informé.

Lucien Leclerc

Il parle d'une poudre composée par Aristote pour Alexandre dans laquelle il entre des myrobolans, du girofle, du camphre et du sucre taharzed, ou crystallisé.

Il cite une formule de Galien dans laquelle il entre du séné.
Très souvent il emprunte à Démocrite.

En somme l'œuvre de Mésué n'est qu'une œuvre médiocre.

On ne peut s'expliquer sa vogue, car elle n'en eut qu'à titre de formulaire.[1]

Nous ignorons quand et par qui fut faite la traduction latine. Certaines transcriptions nous sembleraient indiquer qu'elle a pu procéder de l'hébreu. Ainsi la fréquence d'Eben Zezar au lieu d'Eben Gesar, Sapor rex medorum, qui ne nous semble guère pouvoir procéder de l'arabe, etc.

III.— SYRIE.

Tout ce que l'on peut dire de la Syrie pendant cette période, c'est qu'elle préluda modestement au rôle brillant qu'elle devait jouer dans les siècles suivants et surtout dans le treizième siècle, en dépit des événements ou des révolutions dont elle fut le théâtre.

EL BIROUDY.

Aboul Faradj ben Djordjisben Youhanna ben Sahl ben Ibrahim, chrétien jacobite, dit El Biroudy, du lieu de sa naissance, n'était d'abord qu'un simple cultivateur des environs de Damas.

Un jour qu'il allait à la ville, vendre une charge de chih (Armoise judaïque) dont on se servait pour allumer les fours, il rencontra un médecin pratiquant des scarifications à un homme atteint d'épistaxis, précisément auprès de l'endroit d'où s'écoulait le sang-. Il s'arrêta et

---

[1] Mésué fut imprimé de bonne heure. On en compte plus de trente éditions complètes ou partielles.

dit au médecin: Pour arrêter le sang, on saigne chez nous dans un autre endroit que celui où il coule.

La saignée ne se fait que pour détourner le cours du sang. Ton malade en a déjà trop perdu. Le médecin trouva l'avis bon, s'y conforma et l'hémorragie s'arrêta. Frappé du bon sens d'El Biroudy, il lui proposa d'étudier la médecine. El Biroudy l'écouta et pour cela vint se fixer à Damas. Plus tard il s'informa d'un bon maître, et on lui indiqua Aboulfaradj ben Taïeb. El Biroudy se rendit en conséquence à Bagdad, où il suivit les leçons d'Aboulfaradj et devint un médecin habile. En même temps il s'occupait de philosophie. Enfin il retourna à Damas où il se fixa et mourut probablement dans le milieu du XIe siècle.

El Biroudy entretenait une correspondance avec Ali ben Rodhouan et quelques autres médecins de l'Egypte.

C'est ainsi que les traditions médicales allaient reprendre leurs cours à Damas, après une longue interruption.

DHAFER BEN DJABER ESSOKRY.

Né à Mossoul, Dhafer vint à Bagdad où il suivit les leçons d'Aboulfaradj ben Thaïeb, s'occupant aussi de philosophie et pratiquant le bien. Il vint ensuite à Alep, qu'il habita jusqu'à la fin de sa carrière. En 1089, il vivait encore. Là il enseigna la médecine et forma des élèves. Au XIIIe siècle, Ebn Abi Ossaïbiah retrouvait encore des traces de son école. Dhafer écrivit un livre sur cette thèse : que la mort arrive chez l'animal parce que les aliments cessent d'être assimilés.

ABOUL FAHDL MOUHOUB BEN DHAFER.

C'était le fils du précédent. Il habitait Alep où il avait la réputation d'un bon médecin. Il écrivit un extrait des questions de Honein.

DJABER BEN MOUHOUB.

Fils du précédent, il se montra digne de lui et pratiqua la médecine à Alep.

Lucien Leclerc

MOBAREK EL HALEBY.

Mobarek ben Sara Aboul Kheir Etthabib el Haleby, médecin chrétien, se trouvait en résidence à Alep, quand Ebn Botlan y passa, et depuis lors s'établit entre eux une correspondance. Il était encore à Alep lors de l'arrivée des Turcs. Un jour qu'il se trouvait chez leur chef Rodhouan, celui-ci, pris de vin, lui proposa de se faire musulman, ce que Mobarek ayant refusé, Rodhouan le frappa d'une épée qu'il tenait à la main. Dès lors Mobarek cessa ses visites et se réfugia à Antioche, puis à Tyr, où il mourut vers 490 de l'hégire, 1090 de l'ère chrétienne.

IV. — L'EGYPTE.

Pendant cette période, les sciences continuèrent à se développer, malgré les troubles et l'instabilité du pouvoir disputé par des ministres ambitieux.

Parmi les vizirs qui se succédèrent durant le règne long et agité de Mostancer, il en fut qui protégèrent les arts et les sciences, notamment le vizir Bedr ed Djemaly.

La mosquée d'El Azhar commençait déjà à porter ses fruite. C'est à son ombre que se forma le plus fécond mathématicien de l'école arabe, Ebn el Heitsam. C'est là sans doute aussi en partie que se forma Ali ben Rodhouan, bien qu'il préférât l'étude solitaire à l'audition d'un professeur. Nous avons dans ces deux hommes un exemple frappant de ce que peut le goût passionné de l'étude et la ténacité.

Parmi les médecins notables, nous citerons encore Omar ben Ali, l'auteur d'un traité d'oculistique dédié au Khalife el Hakem, que nous croyons identique avec celui qui fut traduit en latin et imprimé sous le nom de Canamusali.

Ce qui prouve la diffusion des lumières eu Égypte c'est la merveilleuse richesse de ses bibliothèques. Les Fathmides en avaient créé une au Caire composée de dix-huit chambres remplies de livres : ou y comptait 2,400 Corans. Un vizir, en une seule fois, en fit enlever la charge de 25 chameaux. Une autre collection fut pillée par les Berbères Louata, qui enlevèrent les couvertures et jetèrent les feuillets : telle était leur quantité que les sables les ayant recouverts en firent une butte, dite la Colline des livres. (Voyez Quatremère.)

Les bibliothèques privées étaient à l'avenant. Le vizir Afdal, fils de Bedr Djemaly, laissa une collection de 500,000 volumes (Quatremère). L'émir Mobacher ben Fateq et le Juif Afranim en avaient aussi de considérables.

Ali ben Rodhouan fut nommé chef des médecins d'Egypte.

EBN EL HEITSAM (Alahzen)

Abou Ali Mohammed ben el Hassen ben el Heitsam est, après Avicenne, le savant le plus remarquable du XI" siècle. S'il n'eut pas la merveilleuse précocité d'Avicenne, car il se mit tard à l'étude, s'il n'édifia pas une œuvre aussi considérable que le Canon, il aborda tant de sujets d'un ordre élevé, il composa tant de livres ou d'opuscules, le nombre s'en monte à deux cents parmi lesquels un traité d'optique universellement admiré, qu'on peut se demander lequel des deux eut l'intelligence la plus élevée et la plus étendue, la plus prodigieuse facilité d'assimilation.

Ebn el Heitsam est un génie encyclopédique. La médecine est son côté le plus faible. Il ne fit guère que des compilations et rien ne nous dit qu'il ait été un véritable praticien. Il est un philosophe, un physicien, et par-dessus tout un mathématicien. Nous le suivrons sur ces divers terrains malgré l'embarras que nous éprouvons parfois en présence de termes techniques avec lesquels nous sommes peu familiers. Sa personnalité est trop grande pour être négligée. C'est une des gloires de la race arabe et c'est aussi une date dans l'histoire des sciences. D'ailleurs, son nom a retenti chez nous dans ces derniers temps et on ne lui a rendu qu'une partie de la justice qui lui est due.

Depuis bien longtemps, l'attention des savants s'est portée sur lui. Un traité d'optique, déjà connu de Roger Bacon, fut traduit en latin sous l'un de ses noms. On admira le livre, sans rien savoir sur l'auteur, et quand son nom se produisit au complet, d'un personnage on en fit deux et ce malentendu n'a pas encore cessé. Nous aurons bientôt à faire l'histoire de ce curieux imbroglio.

Ebn el Heitsam naquit à Bassora en l'année 354 de l'hégire, 965 de notre ère. C'est lui-même qui nous l'apprend dans une notice de ses écrits où il dit qu'en l'année 117 il avait 63 années (lunaires).

On rapporte qu'il devait être gouverneur de sa ville natale, que son esprit était tout entier aux bonnes œuvres, à l'étude et à la contemplation ; puis qu'on remarqua chez lui de la bizarrerie, une sorte de dérangement, qu'il donna sa démission pour se livrer tout entier à ses goûts et qu'il se mit à voyager. Arrivé au Caire il se fixa dans la célèbre mosquée d'El Azhar, où il commença par transcrire Euclide et l'Almageste et à vivre du produit de ses copies. C'était probablement dans les premières années du règne d'El Hakem, qui date de 996. On raconte qu'Ebn el Heitsam s'étant vanté de pouvoir construire un appareil qui mettrait l'Egypte à l'abri des inondations du Nil, il fut appelé par Hakem, mais qu'ayant ensuite parcouru le pays et reconnu des impossibilités d'exécution, il contrefit le fou pour ne pas encourir la colère du souverain.

Toute sa vie était consacrée à l'étude et à la composition. Il connaissait parfaitement la langue et la littérature arabe. C'était d'ailleurs un homme bienveillant et charitable.

Il nous a laissé la liste méthodique d'une partie de ses œuvres. Il divise les sciences philosophiques en mathématiques, physique et métaphysique, et ses écrits sont rangés suivant cet ordre. Arrivé au n° 70 il ajoute : « Sans compter beaucoup d'autres écrits dont j'ai dressé le catalogue. Les affaires et les voyages en ont interrompu le cours, ainsi qu'il arrive souvent et qu'il est arrivé à Galien, comme il le dit lui-même. Si Dieu m'accorde la vie, j'espère en composer encore sur ces sciences. Voilà ce que j'ai cru devoir exposer relativement à ce que j'ai écrit. Je l'ai fait pour me conserver un souvenir dans la mémoire des savants et des philosophes, car, comme dit Aboulcassem ben el Ouizir Aboul Hassan Ali ben Issa : Le savant peut mourir et se survivre par sa science, tandis que l'ignorant meurt tout entier.

Son biographe nous signale encore un catalogue de l'année 429. Ebn el Heitsam mourut l'année suivante, 1038 de l'ère chrétienne.

Nous avons hésité à donner intégralement la liste de ses écrits : elle est démesurément longue, car elle n'en comprend pas moins de deux cents. De plus elle porte sur des matières avec lesquelles nous ne sommes pas familier, d'une technologie difficile, et nous n'avions qu'un manuscrit à notre disposition.

Nous la donnerons cependant, non-seulement en considération de l'auteur qui n'a pas été jusqu'ici suffisamment apprécié, mais parce que cette liste est une date dans l'histoire des sciences. Elle montre combien de questions agitait un savant égyptien au XIe siècle de notre ère.

Jusqu'à présent on n'avait pas eu recours à la liste d'Ebn Abi Ossaïbiah,[1] et l'on s'était contenté de celle du Kitab el hokama, reproduite par Casiri, qui ne contient qu'environ 00 écrits.

Nous n'avons pas cru devoir, ainsi que nous l'avons fait quelquefois, refondre cette liste et en classer les éléments par ordre de matières. Les lecteurs qui voudront recourir à l'original pourront plus facilement corriger nos traductions quand il y aura lieu, car il en est quelques-unes dont nous ne sommes pas sûr. Nous les avons du reste indiquées pour la plupart.

Nous avons passé sous silence une dizaine d'articles, dont la majorité n'était qu'une répétition et dont quelques autres n'étaient pas nettement écrits dans le texte arabe.
Mathématiques.
Commentaire des Éléments d'Euclide.
Extrait critique d'Euclide et d'Apollonius.
Commentaire de l'Almageste.
Sommaire des éléments du calcul
De la perspective, d'après Euclide et Ptolémée

---

1 Ou du moins on n'en avait parcouru que la moitié.

Solution de théorèmes géométriques.
Solution de théorèmes arithmétiques par la voie de l'algèbre.
Solution de théorèmes géométriques et arithmétiques.
Eléments de géométrie.
De l'arithmétique commerciale.
Des constructions, avec figures.
Commentaire des sections coniques d'Apollonius.
Du calcul indien.
De l'azimut de la Kibla, avec tables.
Des rapports du droit avec les mathématiques.
Sur les observations astronomiques.
Introduction aux mathématiques.
Que l'hyperbole et les deux lignes qui l'accompagnent ne se rencontrent jamais.
Réponse à sept questions théoriques adressées de Bagdad.
De la composition et de la résolution mathématiques, aux élèves.
Extrait du livre d'Ibrahim ben Temnan.
Déterminer la distance entre deux localités par voie géométrique.
Éléments de problèmes arithmétiques, avec leur solution.
Solution des parties obscures du V^ livre des éléments d'Euclide.
Démonstration de la figure d'Archimède sur la division d'un angle en trois parties.
a Quant à mes ouvrages en physique et en mathématiques j'en ai composé quarante-quatre. »
Commentaire de l'Introduction de Porphyre et des IV livres d'Aristote sur la logique.
Abrégé du précédent.
De la poésie, d'après une traduction du grec eu arabe.
Commentaire du livre de l'âme d'Aristote, etc.
Des rapports entre le microcosme et le macrocosme.
Du syllogisme.
De la démonstration.
Du monde, son origine, sa nature et sa perfection.
De la création et des créatures.
De la forme du monde.

Réponse à Jean le Grammairien sur ses objections à Aristote, à propos du ciel et du monde.

Lettre à quelqu'un sur le même sujet.
Réponse à Aboul Hassan Ali ben el Abbas, à propos des opinions des astronomes.
Réplique à la réponse du même.
De la distinction ?
Du désir de la mort, d'après les anciens.
Du désir de la mort, d'après les modernes.
Réponses aux scolastiques qui prétendent que l'action de Dieu est intermittente.
Qu'au delà du ciel il n'y a ni plein ni vide.
Réponse à Abou Hachem, chef des Motazélites, sur ses objections au livre d'Aristote sur le ciel et le monde.
Sur les Djebariens et les astrologues.
De la supériorité physique de l'Ahouaz sur Bagdad.
Aux savants, sur le sens de...?
Qu'il n'y a qu'un côté pour saisir les vérités.
Que la démonstration n'a qu'un sens, mais qu'il en est d'artificielles en mathématiques.
De la douleur et du plaisir.
De la nature des trois sortes de plaisirs.
Que les hommes s'accordent sur le bien, mais qu'ils diffèrent sur le but et les moyens.
De la preuve de la création.
De la certitude de l'astrologie.
Des existences et des destinées.
De l'intellect.
Contre ceux qui pensent que les arguments sont égaux.
Réponse à un Motazélite de Bassora.
De l'écriture d'après les anciens.
Conseils aux écrivains.
Que le savant se révèle par son œuvre.
Réponse à un dialecticien.
De la substance de l'âme universelle.
De l'opinion d'Aristote que la faculté rectrice réside dans le cœur.
Réponse au dialecticien Ebn Essamedj de Bagdad
« Etat de la médecine d'après les écrits de Galien, trente volumes. »
(Sur les XVI livres de Galien qui nous sont connu, il en est cité XIV que nous passerons sous silence.

Lucien Leclerc

De la démonstration.
De l'usage des organes.
Des opinions d'Hippocrate et de Platon.
Du sperme.
De la voix.
Propriétés des médicaments simples.
Des médicaments composés.
Du bon et du mauvais chyme.
Que les qualités de l'âme suivent le tempérament.
Du mauvais tempérament.
De la pléthore.
De l'emploi de la saignée.
Du mara.sme.
De la meilleure constitution.
Des aliments d'après Hippocrate et Galien.
« Ce que j'ai composé sur les sciences des anciens. »
Que les choses spirituelles et temporelles sont du ressort de la philosophie.
Commentaire de la physique d'Aristote.
Sur le lieu et le temps, d'après les doctrines d'Aristote.
Lettre à Aboulfaradj ben Thaïeb sur diverses questions de physique et de métaphysique, où il combat les opinions de Razès.
Contre ceux qui prétendent que le monde est composé de parties indivisibles.
Sur la pratique des observations astronomiques.
De la certitude des prophéties.
Lettre sur certains livres d'Ebn el Raouendy.
Lettre sur l'action des sons musicaux sur les animaux.
Que la preuve que le monde a été créé, donnée par les scolastiques, est mauvaise.
Réponse aux Motazélites sur les attributs de Dieu.
Réponse aux Motazélites sur les prédictions.
Réponse à des questions de mathématiques adressées de Bagdad en l'année 418.
Réfutation de l'erreur de ceux qui prétendent que Dieu ne crée plus.
Lettre sur les grandeurs et les distances des corps célestes.
Commentaire sur les Météores d'Aristote.
Commentaire sur les Animaux.

Livre IV

Des miroirs brûlants.
Extrait de la partie pratique de l'Almageste.
De la substance visuelle et du mécanisme de la vision.
Réponse à Aboulfaradj ben Thaïeb à propos des opinions de Galien sur les propriétés naturelles du corps humain.
(Tout ce qui précède est tiré d'un manuscrit autographe).
De la forme du monde.
De la perspective, en VII livres.
Pratique des observations astronomiques.
Des astres qui apparaissent dans l'air.
De la lumière de la lune.
De l'azimut de la Kibla.
De l'arc-en-ciel et du halo.
Des inégalités de hauteur des astres.
Des cadrans horizontaux.
De l'aspect des astres.
Des centres de sections.
Des centres de contacts ?
Principes ou éléments de géométrie des surfaces.
Mesure de la surface de la sphère.
Mesure de la surface des solides.
Des miroirs brûlants par cercles.
Des miroirs brûlants par segments.
Des figures en croissant ou des figures de la nouvelle lune (deux traités).
Des centres des grands cercles.
Des centres des cercles.
De l'azimut.
Sur les erreurs dans les observations astronomiques.
Que la sphère a plus de capacité que les corps terminés par des plans.
De l'optique, selon Ptolémée.
De la certitude des actions sidérales.
Extraire quatre lignes entre deux lignes.
De la quadrature du cercle.
Détermination exacte de la méridienne.
Propriétés de la parabole.
Propriétés de l'hyperbole.
De la cause des arcs de temps, relativement à leur élévation ?

Lucien Leclerc

Des crépuscules (El Atblal).
Que l'on voit du ciel plus de la moitié.
Solution de questions obscures du premier livre de l'Aimageste.
Solution de difficultés relatives aux solides dans le livre d'Euclide.
De la division des grandeurs diverses mentionnées dans la 1e figure du Xe livre d'Euclide.
Sur les variations de la perspective.
Extraction d'un côté d'un heptagone.
Division de la ligne employée par Archimède dans le traité de la sphère et du cylindre.
Inscrire un pentagone dans un carré.
De la voie lactée.
Extraire le côté d'un cube.
De la lumière des astres.
De l'influence de la lune.
« De harmonia numerica » (Casiri, Sédillot).
Du mouvement sur un plan.
De l'analyse et de la composition.
Des connues.
Solution de difficultés du XIIe livre d'Euclide.
Solution de difficultés du Ie livre.
Des calculs erronés?
Réponse à des questions de géométrie.
Delà lumière.
Du mouvement des spirales.
Réponse à propos de la voie lactée.
Solution de difficultés relatives au mouvement des spirales.
Solution de difficultés dans Ptolémée.
Des choses indivisibles.
Des lignes horaires.
De la balance, ou du levier.
Du lieu.
Déterminer la base des montagnes.
Du calcul indien.
De la base des corps triangulaires.
Des propriétés des cercles.
De la figure des Béni Moussa.
Inscrire un heptagone dans un cercle.

Livre IV

Déterminer l'élévation du pôle.
Construction d'un compas.
De la sphère en mouvement.
Théorèmes de géométrie.
Théorèmes de mathématiques.
Description des éclipses.
De la plus grande ligne qui tombe sur un segment de cercle.
Du mouvement de la lune.
Théorèmes des contacts.
Commentaires de l'arithmétique.
Commentaires du Canon (d'Euclide).
Division du trapèze.
Des mœurs.
Des mœurs des écrivains.
De la politique.
Annotations d'Ishaq ben Iounis sur le livre de Diophante.
Théorèmes d'algèbre.
Théorèmes d'arithmétique.
Comme on le voit, dans cette longue liste la médecine est faiblement représentée, par une trentaine d'écrits qui ne sont autre chose que la refonte de ceux de Galien, et sans aucun ouvrage original. Ebn el Heitsam est essentiellement un mathématicien et un philosophe.

Ajoutons encore qu'il traite de beaucoup de questions de physique touchant à la médecine. . La liste donnée par Casiri est assez incorrecte. M. Sédillot l'a corrigée parfois, mais en conservant la traduction latine. Le traité des Connues géométriques a été l'objet d'un travail de M. Sédillot, inséré dans ses Matériaux pour servir à l'histoire des sciences mathématiques, 1. 378.

L'original existe à Paris, n° 1104.

La B. Bodléienne et celle de Leyde possèdent des commentaires d'Ebn el Heitsam sur Euclide. Cette dernière possède en outre un traité de la sphère, un traité des bases des montagnes, un autre sur la ligne d'Archimède, un autre sur les miroirs ardents, enfin un commentaire de sa Perspective. Nous croyons devoir nous arrêter sur le traité de la Perspective, auquel Ebn el Heitsam doit sa célébrité, mais dont la paternité fut longtemps méconnue et n'est pas encore bien établie. C'est d'ailleurs, à notre avis, le meilleur moyen de rendre à son auteur la part de gloire qui lui revient, en détruisant une équivoque trop longtemps prolongée.

L'Optique d'Ebn el Heitsam fut traduite de bonne heure, sous le nom d'Alhazen. L'estime qu'en faisaient les Arabes est attestée par ces mots d'Ebn Khaldoun : « Le plus célèbre des musulmans qui aient écrit sur cette matière est Ebn el Heitsam. » Le traité d'Optique dut venir de bonne heure en Espagne. M. Jourdain pense que l'on doit considérer Gérard de Crémone comme l'auteur de la traduction latine, mais il ne dit pas sur quoi reposent ses présomptions, probablement sur ce que Gérard de Crémone traduisit un opuscule d'Alhazen sur le Crépuscule, dont nous n'avons pas retrouvé nettement le titre dans la liste de ses œuvres.

Le traité d'Optique était connu de Roger Bacon, qui le lut peut-être dans l'original, car, dit-on, il savait l'arabe. Il en faisait grand cas, attendu qu'en parlant des travaux de Ptolémée et d'Alhazen sur l'optique, il s'exprime ainsi : Nullum falsum dicunt ; in omnibus recipiendi ; florem philosophiœ explicant sine falsitate qualibet. Jourdain, Recherches, 389.

Un siècle après Gérard de Crémone, un contemporain de Bacon, le Polonais Vitello, se nourrissait du livre d'Alhazen et en prenait la substance pour composer son livre delà Perspective. Dans le courant du seizième siècle, l'Optique d'Alhazen était imprimée par les soins de Ramus et de Risner, qui édita aussi Vitello.

Ici nous devons nous arrêter un instant pour relever des erreurs relatives au rôle de traducteur attribué tantôt à Vitello (Sédillot, Histoire des Arabes, 386), tantôt à Risner (Jourdain père, Biographie universelle de Michaud ; Sédillot, Histoire des Arabes, 351).

Nous avons lu attentivement les préfaces et dédicaces qui accompagnent la double édition d'Alhazen et de Vitello, et nous n'y avons rien rencontré qui autorise h. conclure que le premier fut traduit par le second. Les éditeurs disent le contraire.

Vitello paraît vouloir dissimuler ce qu'il doit h El Hazen et le cite rarement. Mais ses emprunts ont été mis en évidence par l'éditeur commun, dans l'édition double, et ces emprunts reviennent presque à chaque page. L'auteur de la notice de Vitello, dans la Biographie universelle, reproche à Montucla et à Brisson d'avoir prétendu que « La gloire d'avoir découvert et annoncé à l'Europe les premiers éléments de l'optique n'appartient point à Vitello, qui ne fait que traduire ce que deux siècles avant lui El Hazen avait publié en arabe. Ces deux physiciens, ajoute M. Gley, n'auraient point hasardé cette opinion s'ils avaient comparé entre eux El Hazen et Vitello. Eh bien, c'est précisément cette comparaison, facile à faire dans l'édition double, qui prouve combien Vitello doit à El Hazen. Risner a eu le soin de noter tous ces emprunts. H les reconnaît dans sa dédicace à Catherine de Médicis, tout en accordant à Vitello le grand mérite d'avoir fait une œuvre mieux exécutée et plus complète que celle de son devancier. On y lit en effet: o: JnX libris opticis quos ex Alhazeno imprimis, deindé è grœcorum authorum fontibushauserit, arte mirandis accessionibus amplificavit... opticorum longe maximam nobilissimam que partem ex Alhazeno desumsit. » Plus loin il ajoute : « Si artîs opifex atque author habendus sit qui arti formam animam que dédit, Vitello jure optimo opticœ artis author habetur. »

Vitello ne fit donc que reconstruire et embellir l'édifice commencé par Alhazen, auquel il emprunta ses matériaux.

D'ailleurs Vitello lui-même, dans sa dédicace à Guillaume de Morbeka, donne assez à entendre qu'il s'est proposé pour but de reproduire avec plus de méthode les travaux de ses devanciers : " Lihros itaquc veterum tibi super hoc negotio perquirenti occurrit tœdium verbositatis arabicœ, implicationis grcecœ, paucitas qiioque exarationis latinœ, meque putcins vacarc otio, sub cnnoris nexu quo tibi conjungor, voluisti constringere uttibi hoc laboris tibiplaciti omis subirem. At ego, quod de ordine entium olim conscribendum susceperam capitulum, in tempus removi, prœsentisque operis dispendium pro mece possibilitatis viribiis, quibus hic impar fateor, adii conscribendum. »

Lucien Leclerc

Ce n'est donc point là le travail d'un savant dont les recherches sont dirigées constamment vers une spécialité, et qui écrit d'abondance.

Relevons en passant une erreur de M. Gley. Guillaume de Morbeka n'était point le frère de Vitello. Celui-ci était Polonais et celui-là Flamand. La citation que nous venons de faire montre comment il faut entendre le mot fratri, mis en tête de la dédicace.

Quant à Risner, pour se convaincre qu'il ne fut aucunement traducteur d'Alhazen, il suffit de lire son épître à Catherine de Médicis. M. Gley en a cité un passage : " Ramus et moi nous cherchions depuis longtemps Alhazen. En ayant enfin trouvé deux Manuscrits, j'ai employé une année entière à les publier. » Il semblerait implicitement résulter de cette citation que Ramus a découvert le texte arabe d'Alhazen, inconnu de Vitello. Mais qu'on lise attentivement cette épître et on verra que la découverte de Ramus n'a pu porter que sur des traductions latines, que Risner s'est borné au rôle d'éditeur intelligent, et que le rôle de traducteur lui fut étranger.

« Diligentiam sane et docirinam in arabe homine mirabilem deprehendi, nec ad nwdum quod animadvertere potucrim à veteribus grœciœ opticis adjutam quamobrem cum luculentum quidem scriptorem et copiosum opticum scd valde confusum perspexi, id mihi P. Ramo suasore et authorc consilium sumsi. Annum integrwn inauthore isto restituenclo et conformando (Ramus) occupavit. »

On voit en somme que dans cette édition revue, corrigée et classifiée sous forme de chapitres, le rôle le plus important est encore celui de Ramus.

Tous les historiens de la science ont reconnu le mérite exceptionnel du traité d'Optique d'Alhazen, mais on ne parlait pas d'Ebn el Heitsam, ou s'il en était question c'était pour en faire un autre personnage.

Il serait oiseux de relever toutes les citations qu'on en a faites. Nous voulons seulement nous placer sur le terrain de l'époque actuelle.

Les hommes spéciaux eux-mêmes ont maintenu le dédoublement et la confusion.

Nous ne citerons de M. Sédillot que son Histoire des Arabes, parce qu'il y a condensé des documents épars dans ses autres publications, et que celle-ci est la plus accessible au commun des lecteurs. Malheureusement il a négligé d'en revoir certaines parties, que les nouvelles acquisitions bibliographiques lui eussent permis de corriger.

Tantôt il voit Ebn el Heitsam dans Alhazen, tantôt il en fait deux personnages. C'est ainsi qu'à la page 351 nous lisons ; Le plus illustre des successeurs d'Ebn Iounis, Hassan ben Haithem, composa plus de 80 ouvrages. Il a fait un traité d'optique traduit par Risner. Page 304 on lit: Si nous avons à regretter l'ouvrage que Hassan ben Heithem écrivit sur la vision directe réfléchie et rompue, du moins nous pouvons citer l'optique d'Alhazen.

A la page 386, il fait traduire l'optique d'Alhazen cette fois par Vitellion le polonais.

Nous détacherons quelques morceaux d'une longue et intéressante citation de M. Chasles, page 371.

« L'optique a été traitée chez les Arabes par un grand nombre d'auteurs dont le plus célèbre est Alhazen. Son ouvrage, qui nous est parvenu, se recommande par des considérations de géométrie savantes et étendues. On y remarque surtout la solution d'un problème qui dépendrait en analyse d'une équation du 4e degré. Il s'agit de trouver le point de réflexion sur un miroir sphérique, le lieu de l'œil et celui de l'objet étant donnés. L'ouvrage d'Alhazen fait honneur aux Arabes et nous devons le regarder comme l'origine de nos connaissances en optique. Vitellion y a puisé utilement pour la composition de son traité d'optique. Enfin Hassan ben Haithem, qui mourut au Caire en 1038, a composé un ouvrage original sur les données géométriques, qui est une imitation et une continuation du livre des Données d'Euclide. »

Comme on le voit, ce sont toujours deux savants au lieu d'un. Mais ce qu'il y a de plus étonnant c'est que Wüstenfeld, dans sa bibliographie d'Ebn el Heitsam, ne touche pas ii ces questions, ne mentionne même pas le traité de l'Optique et se borne à une liste bibliographique sommaire, d'une incroyable brièveté. Il ne se doute pas qu'il s'agit d'Alhazen.

Nous pensons que l'importance du sujet nous fera pardonner les longs développements dans lesquels nous sommes entré.

ALI BEN RODHOUAN.

Nous avons déjà vu dans Ebn el Heitsam ce que peuvent la résolution et la ténacité. Nous en verrons un autre exemple dans Ali ben Rodhouan. S'il n'arriva pas aussi haut, il partit de plus bas. C'est en outre un des plus dignes caractères de médecins que nous offre l'histoire de la médecine arabe.[1]

Aboul Hassan Ali ben Rodhouan ben Ali ben Djafar naquit à Ghizeh vers la fin du Xe siècle, peut-être vers 980. Nous ignorons l'année de sa naissance, mais nous savons qu'il vécut plus de soixante ans, car il en avait cinquante-neuf quand il rédigea son autobiographie.

H serait cependant possible de déterminer cette, date, car il nous a donné lui-même son thème généthliaque.

Nous n'avons pu le déchiffrer, mais nous en citerons l'ensemble, comme curiosité. Il naquit alors que le soleil était dans le Verseau, la lune dans le Scorpion, Saturne dans le Sagittaire, Mercure dans le Capricorne, Mars et Jupiter dans le Verseau, Vénus dans le Sagittaire.

C'est à lui-même que nous devons les détails de sa curieuse existence. Son père était boulanger ou chaufournier. A dix ans il vint au Caire, déjà instruit, et à quinze il étudia la médecine.
Nous allons lui laisser la parole :

« Comme il faut que tout homme ait un état, et que la médecine est

---

[1] Ali ben Rodhouan professe de très nobles sentiments. Cependant Djemal eddin le peint en noir et ne le considère que comme un vulgaire compilateur. V. Aboulfarage. Dyn. 834.

une profession pieuse, je l'embrassai. D'ailleurs les signes sous lesquels j'étais né le voulaient ainsi. Mais j'étais pauvre, et je rencontrai bien des difficultés. Je gagnai ma vie par l'astrologie, l'enseignement et l'exercice de la médecine. Je continuai mes études assidues jusqu'à l'âge de trente-deux ans, où je me trouvai dans l'aisance. La médecine me rapportant plus que le nécessaire me laissa du superflu. Dès ce moment je réglai mes dépenses de telle sorte, qu'après celles nécessaires à ma santé, je pusse faire des aumônes et conserver des économies pour les mauvais jours. Après mon travail de la journée, j'examine l'emploi que j'en ai fait. S'il y a du bien, je m'en réjouis, s'il y a du mal je m'en afflige et prends la résolution de n'y plus retomber. J'ai composé cinq livres extraits des ouvrages de morale des anciens. J'ai aussi composé des extraits d'autres savants. — Suivent les noms d'Hippocrate, de Galien, de Dioscorides, de Rufus, d'Oribase, de Paul d'Égine, de Razès, de livres de pharmacie et d'agriculture, de Ptolémée, de Platon, d'Aristote, d'Alexandre (d'Aphrodisias), de Thémistius et d'Alfaraby. — Je vends ces livres ou je les garde. »

Ces derniers mots expliquent comment nous avons des ouvrages d'Ali ben Rodhouan, qui ne sont pas mentionnés dans les listes qui en sont données ; ainsi le Tetrabiblon commenté, qui fut traduit en latin.

On ne lui connaît pas de maître sous lequel il ait étudié, dit Ebn Abi Ossaïbiah. Nous dirons bientôt qu'Ali croyait la lecture plus profitable que les leçons. Il est probable qu'il dut à ses études solitaires la raideur qu'il apporta dans la controverse et que son biographe signale dans ses observations sur Honein et sur Razès, ainsi qu'à l'endroit d'Aboul faradj ben Thaïeb. Plusieurs savants de son époque étaient en correspondance avec lui.

Ali ben Rodhouan fut attaché au Khalife El Hakem et fut nommé chef des médecins d'Egypte. Il habitait une maison située près du vieux Caire, dont Ebu Abi Ossaïbiah vit encore des restes au XIIIe siècle.

En l'année 445 de l'hégire, 1053 de notre ère, une famine se déclara, bientôt suivie de peste qui s'accrut encore les années suivantes, au point que le Khalife Mostancer dut faire lui-même les frais de 80,000 sépultures, puis s'enrichit par de nombreux héritages.

Au milieu de ces calamités, Ali ben Rodhouan recueillit une orpheline, qui paya ses bienfaits en lui volant des objets précieux et environ 20,000 dinars. Elle échappa à toutes les recherches, et Ali ben Rodhouan en perdit la tête. Il survécut ainsi jusqu'en l'année 1061.[1]

Nous parlerons tout à l'heure des écrits d'Ali ben Rodhouan mais avant nous citerons les propos qu'on lui prête relativement au médecin, et qui rappellent le Serment.

Le médecin selon le cœur d'Hippocrate, dit Ali, est celui qui réunit sept qualités : I. Il doit être sain de corps et d'esprit ; II. Il doit avoir le corps et les vêtements propres et une bonne tenue ; III. Il doit garder les secrets des malades et ne rien divulguer de leurs maladies ; IV. Il doit s'occuper exclusivement de la guérison des malades et ne pas songer à la rémunération qui lui en reviendra ; se donner aux pauvres de préférence aux riches ; V. Il doit chercher à être savant et utile autant que possible ; VI. Il doit avoir le cœur pur et exempt de convoitise, détourner les yeux des trésors et des femmes qu'il voit dans les maisons des grands et se garder de les convoiter ; VII. Il doit être sûr et fidèle, ne préparer aucun poison et ne pas en divulguer la préparation, ne pas donner d'abortif, soigner ses ennemis comme ses amis.

Par un corps sain il entendait celui dont chaque organe accomplit sa fonction spéciale. Pour apprécier cet état du corps il entre dans des détails intéressants qui rappellent l'ensemble des épreuves subies dans nos conseils de révision. Pour reconnaître les défauts il prescrit l'exploration des organes de chaque région par le toucher et par la vue, tant de près que de loin, afin de juger de l'ouïe et de la vision, de s'assurer de l'état de la langue et de la parole, de faire soulever

---

1 Telles sont les raisons qui nous portent à croire qu'Ali vécut environ 80 ans. Il se produisit tard; il servit El Hakem, qui mourut en 1021 ; à la date de son autobiographie, qui précéda l'année 1055, il avait 60 ans ; enfin il vécut encore jusqu'à l'année 1061, d'après Ebn Abi Ossaïbiah.

Livre IV

des corps pesants, serrer, marcher de face et par derrière, de faire coucher le sujet parterre, de tâter le pouls, de faire des questions pour apprécier l'intelligence et le caractère, etc.

Nous ignorons quelles étaient les prérogatives attachées au titre de chef des médecins en Egypte, s'il comportait, comme nous l'avons vu à Bagdad dans la personne de Sinan ben Tsabet, le contrôle de la profession. En tout cas le caractère et les principes d'Ali ben Rodhouan durent exercer une influence salutaire sur les médecins de son temps.

Il a laissé de nombreux écrits, environ soixante-dix. Ils portent sur la médecine et la philosophie en général. Aucun d'eux n'a l'importance ni l'originalité qui recommandent un homme à l'admiration de la postérité. Ali ben Rodhouan ne peut prendre place que parmi les médecins de second ordre.

Il écrivit plusieurs commentaires sur Hippocrate et surtout sur Galien, dont quelques-uns nous sont parvenus. Ainsi des commentaires sur les Sectes, sur le petit livre de l'Art, sur le petit livre du Pouls, sur le livre à Glaucon, sur la Guérison des maladies, sur les Éléments, sur les Tempéraments, sur les Commentaires dos œuvres d'Hippocrate, sur la méthode de l'un et de l'autre. Nous rappellerons encore les noms qu'il a cités dans son autobiographie. Comme tant d'autres il commenta aussi les questions de Honein.

Telles sont ses productions originales en médecine :
Eléments de médecine.
Pandectes de médecine.
Mémorial de médecine. Ouvrage inachevé.
Notes sur la médecine. De l'excellence de la médecine.
De la manière d'étudier la médecine.

Ce dernier ouvrage ne nous a pas été conservé, mais nous savons, par Ebn Abi Ossaïbiah, qu'Ali ben Rodhouan considère l'étude dans les livres comme préférable aux leçons d'un maître. Cette opinion, réfutée par Ebn Abi Ossaïbiah, fut aussi combattue par plusieurs contemporains, notamment par Ebn Bothlan. Deux lettres adressées par Ali ben Rodhouan à Ebn Bothlan touchent sans doute à cette question.

Il écrivit aussi pour expliquer son désaccord avec ses contemporains.

Plusieurs de ses ouvrages ont trait aux aliments et aux médicaments.

Traité alphabétique des simples.
De l'orge. Du lait d'anesse, tous deux adressés au médecin Juif Abou Zakarya ben Sada.
Des purgatifs.
De la préparation des boissons et des électuaires.
Du livre de Témimy sur les aliments et les médicaments.
Divers recueils de recettes tirées d'Hippocrate, de Galien et de Philagrius.
De ce qui doit se trouver dans l'officine du médecin.
Tels sont les autres ouvrages relatifs à la médecine.
De l'air du Caire.
Des moyens de combattre ce qui, dans la ville du Caire, est nuisible au corps.
De la conservation de la santé.
Des propriétés naturelles.
Solution des doutes d'Iahya ben Ady sur la chaleur.
Que chaque organe se nourrit de l'humeur qui lui est spéciale.
Du coït.
Des fièvres et de leurs variétés.
Des fièvres et de leurs périodes.
De la dyspepsie.
De la lèpre noueuse.
De l'éléphantiasis chez les enfants. Sur un cas d'hémiplégie gauche.
Des tumeurs.
De la chronicité dans les maladies. Réponse à des questions sur le pouls. Tels sont ses ouvrages étrangers à la médecine : De l'origine de la science. Du rôle de la logique dans les sciences. De l'excellence de la philosophie. Du nécessaire et du contingent. Lettre sur la matière.
De l'existence et de la corruption.
Que tous les individus dans chaque espèce sont nés d'un père.
Des moyens d'être heureux. Du bonheur.

Livre IV

Différence entre les bons et les mauvais. Commentaire du traité de Pythagore sur la vertu. De l'immortalité de l'âme.
De l'immortalité de l'âme selon Platon et Aristote. De l'unité de Dieu suivant les philosophes. Réponse à Afranim et à Ali ben Zerâ sur les divergences en matière de religion.
Réponse à Razès sur la métaphysique et les prophéties.
De la mission de Mahomet d'après l'écriture et les philosophes.
Correspondance avec Ebn el Heitam sur l'hégire.
De l'astrologie.
Rappelons que son commentaire sur le Tetrabiblon de Ptolémée, qui a été traduit en latin et imprimé, n'est pas cité par Ebn Abi Ossaïbiah.
Des écrits sur Aristote, Platon et Porphyre.
De la politique.
Du gain licite.
Autobiographie.
Le commentaire sur l'art de Galien a été traduit en latin et imprimé.

ABOU BACHER.

Il vivait du temps du Khalife el Hakem et comptait parmi les bons médecins, A ces quelques renseignements nous ajouterons que son nom est accompagné d'une qualification que Wüstenfeld n'a pas comprise, et qu'il a rendue ainsi: Thabib el Adhymia. Cela ne signifie rien et nous croyons qu'il faut lire : Thabib el Fathmya, médecin des Fathmides. Abou Bâcher aurait été probablement attaché à la cour.

ALI BEN SOLEIMAN.

C'était un médecin éminent, cultivant aussi la philosophie et les mathématiques et incomparable, dit son biographe, comme astronome. Il vécut sous El Aziz, El Hakem et Eddaher. Il composa les ouvrages suivants :
Abrégé du Continent de Razès.
Recueil d'observations, d'expériences et de faits curieux tirés surtout d'Hippocrate et de Galien.
Mémorial.
Notes de philosophie, commencées à Alep en 1020.

EL MOBACHER BEN FATEQ.

L'émir Mobacher ben Fateq el Amry compte parmi les savants et les bibliophiles de l'Egypte.

C'était un homme avide de sciences, recherchant la société des hommes d'élite, et pratiquant les bonnes œuvres. Ali ben Rodhouan fut un de ses amis. Il enseigna la philosophie et les mathématiques, et compta parmi ses élèves Aboul Kheir Salàma.

Les livres étaient sa passion. Il avait une riche bibliothèque, où il passait tout son temps à l'étude et à la composition. Quand il mourut, sa femme, qui avait sur le cœur les moments que son mari passait avec les livres, à son détriment, les jeta dans un grand bassin, d'où ils furent en partie retriés, mais endommagés, et c'est ainsi que l'on en reconnaissait plus tard la provenance.

L'émir Mobacher écrivit entre autres livres, un Recueil de sentences et de maximes et un Traité de médecine.

Le premier livre est cité plusieurs fois par Ebn Abi Ossaïbiah dans ses origines de la médecine.

ISHAQ BEN IOUNES.

Il passait pour un médecin savant et un bon praticien, et comme versé dans la philosophie.

AFRANIM BEN ASELFAN.

Ce nom d'Afranim est quelquefois écrit Afratsim. C'était un Israélite. Malgré l'opinion d'Ali ben Rodhouan que la lecture était préférable pour l'étude de la médecine, il n'en donnait pas moins des leçons et Afranim fut un de ses meilleurs élèves.

Il servit les Khalifes, et il y gagna la fortune et les honneurs.

Les livres étaient sa passion, comme celle de l'émir Mobacher. Non-seulement il en achetait, mais il s'attachait à leur transcription. Il entretenait continuellement des copistes, parmi lesquels on cite Mohammed ben Saïd dit Ebn el Melsaka. Ln Arabe de l'Irak lui proposa un jour de lui en acheter, et Afranim consentit à lui céder 10,000 volumes. Cependant El Fadhl ben el émir Habous, en ayant eu connaissance, ne voulut pas que ces livres sortissent de l'Egypte et dépêcha quelqu'un qui paya la somme convenue et fit transporter les livres dans la Bibliothèque d'El Fadhl. Afranim n'en laissa pas moins à sa mort plus de 20,000 volumes. Dans ce nombre la médecine était largement reprétée.

Afranim laissa quelques écrits.

Notes et observations de médecine, sous forme de compendium.

Mémorial d'hygiène, dédié à Nasser eddoula, quand il quitta le Caire pour Alexandrie (en 1068).

Que la bile prédomine en été et les autres humeurs en hiver.

SALAMA BEN RAHMOUN.

Aboul Kheir Salâma ben Mobarek ben Rahmoun était Israélite. Il étudia la médecine sous Afranim et la philosophie sous Mobacher ben Fateq. Il s'appliqua particulièrement à l'étude et à l'explication des ouvrages de Galien. Eu même temps il étudiait les livres de physique, de métaphysique et de philosophie.

Quand Abous Salt Ommeya vint d'Espagne ci Egypte, vers l'année 1116, dit l'auteur du Kitab el hokama, Salama ben Rahmoun se lia d'amitié avec lui, et Abous Salt le mentionne dans la relation de son voyage en Egypte.

Salama ben Rahmoun écrivit quelques ouvrages.
De la série des êtres.
De la métaphysique.
Pourquoi la pluie est rare au Caire.
Pourquoi les femmes du Caire engraissent quand elles commencent

à vieillir.

MOBAREK BEN SLAMA.

Mobarek ben Slama, fils du précédent, fut un des bons médecins du Caire, et nous le placerons ici pour n'avoir pas à y revenir au siècle suivant.

ABOOL CASSEM OMAR BEN ALY EL MOUSLY, CANAMUSALI DU MOYEN AGE.

Ebn Abi Ossaïbiah en dit quelques mots que nous reproduirons intégralement : « Omar ben Aly el Mously (natif de Mossoul) était un oculiste célèbre et un praticien renommé, cité pour le traitement des maladies oculaires et l'emploi de l'instrument tranchant. Il se rendit en Égypte où il demeura. Il écrivit un sommaire des maladies des yeux et de leur traitement tant par les médicaments que par les instruments, qu'il dédia au Khalife El Hakem. »

C'est la première fois, à notre connaissance, que ce nom se produit dans tout son jour. Nous verrons cependant qu'il a de l'intérêt et qu'il occupe une certaine place, modeste il est vrai, dans l'histoire de la médecine.

Omar a été méconnu par Wüstenfeld, qui se borne à le mentionner ainsi, dans sa liste des médecins égyptiens, page 141 : « Ammar (Amman) ben Ali el Mausili. »[1] Plus loin, à la page 161, il le cite encore, mais sans se douter de l'identité, parmi les médecins dont il ignore l'époque. Cette citation est empruntée à Casiri, qui cite son Traité d'oculistique sous le titre: Liber selectis, de oculorum morbis, n° 889 de son catalogue. On peut s'étonner que la citation de Casiri n'ait pas fait reconnaître à Wüstenfeld l'identité et l'époque d'Omar. Ce sont les mêmes noms, et dans la liste des médecins égyptiens, Omar précède un médecin dit des Fathmides. Il est vrai que Wüstenfeld a lu malencontreusement El Adhimia, qui ne signifie rien, au lieu de Fathmya.

---

1 Amman est aussi la lecture adoptée par Reiske, p. 53

L'ouvrage d'Omar, qui porte en arabe le titre de Mountekheb, extrait, sommaire, titre donné aussi par Casiri, est cependant bien connu des médecins arabes. Un oculiste espagnol du XIIe siècle, Errafequy, dont un exemplaire existe à l'Escurial, le cite parmi ses devanciers, 'mais lui reproche une excessive brièveté. Un oculiste du XIIIe siècle, Salah eddin, auteur d'un remarquable traité d'oculistique intitulé Nour el Ouyoun, la lumière des yeux, fait de nombreux emprunts à Omar. Nous reproduirons le plus important.

Omar ben Aly paraît avoir eu l'habitude d'opérer la cataracte par succion, et c'est à son livre que Salah eddin emprunte le procédé opératoire. Dans ce passage Omar prétend que personne avant lui n'avait employé ce procédé, ce qui est une erreur. Nous lisons en effet clans le Nour el Ouyoun cette citation de Tsabet ben Corra qui repousse l'aiguille creuse et son emploi : « Ce procédé n'est pas sûr et il ne faut pas ajouter foi à ceux qui prétendent qu'il leur a réussi. En effet il y a dans l'œil des humeurs plus ténues que la cataracte, et si l'on tente l'opération par succion, on attirera plutôt les humeurs de l'œil que la cataracte elle-même. D'ailleurs la cataracte est recouverte d'une enveloppe qui est encore un obstacle à son issue par la succion. »

Omar n'en raconte pas moins comment l'idée lui vint d'imaginer ce procédé, dont il a fait usage maintes fois en Egypte, et qui lui a réussi.

Le procédé a les mêmes préliminaires que le procédé ordinaire. Seulement, comme l'instrument est un peu plus gros, on pratique l'incision préalable de la cornée pour faciliter son introduction. On dirige l'une des trois facettes de l'aiguille, celle qui est munie d'une ouverture, sur la, cataracte, et l'on fait aspirer par un aide. L'aspiration doit être modérée et continue, tant pour ne pas dépasser le but que pour empêcher le retour des matières aspirées. D'après une observation rapportée par Omar, son procédé aurait, sur le procédé ordinaire, l'avantage de ne pas exiger le décubitus dorsal, mais seulement le bandage des yeux.

Tous les praticiens ne furent pas aussi heureux. Un oculiste renommé, sur lequel nous manquons jusqu'à présent de renseignements précis,

Mansour, cité dans le Kafy d'Ebn Abil Mahassen, dit qu'il a vu des gens employer ce procédé, et qui, en même temps que la cataracte, attiraient l'humeur albuginée.

Ce procédé paraît cependant avoir eu quelque vogue. Abulcasis dit qu'il le sait en usage dans l'Irak. On lit absolument la même chose dans un traité d'oculistique, existant à l'Escurial sous le n° 876, donné par Casiri comme anonyme, et que nous rapportons à Ebn Ouafed, autrement dit Eben Guefith.

Le Kafy, dont nous venons de parler, qui existe à Paris, sous le n° 1043 du supplément arabe, contient deux tableaux d'instruments d'oculistique exécutés avec une élégance très remarquable. Parmi ces instruments on voit figurer l'aiguille creuse.

Le Mountekheb d'Omar ben Ali existe à l'Escurial, sous le n° 889 du catalogue de Casiri, ainsi que nous l'avons indiqué précédemment. Ce manuscrit est malheureusement en mauvais état. Il a été relié à tort et à travers, après avoir été sans doute mis en javelle. Bien que Casiri ne l'annonce pas, une certaine feuille annonce un traité d'Ebn Ouafed, vulgairement Ebn Guéfith, qui se trouve dans un autre volume. Les deux ouvrages annoncés par Casiri ne nous paraissent pas autre chose que deux parties disloquées du Mountekheb, l'une afférente au traitement par les médicaments, l'autre relative aux maladies et à leur traitement chirurgical. Lors de notre séjour à l'Escurial, occupé surtout à étudier le Continent de Razès, nous ne pûmes donner que quelques instants à beaucoup d'autres Manuscrits également intéressants. Nous transcrivîmes de celui-ci une dizaine de pages. Il en contient 260, à 15 lignes. En le parcourant, une chose nous frappa, la mention d'une aiguille à cataracte creuse, et la description du procédé opératoire. Nous ne songions pas alors à rapporter ce procédé à notre oculiste et ce n'est qu'après avoir pris connaissance du Nour el Ouyoun et avoir mis en présence le Ms. de l'Escurial avec la citation du Nour el Ouyoun que la lumière se fît. Nous ne conservâmes plus aucun doute, le fragment qui parle de l'aiguille creuse et de l'opération de la cataracte par succion est une partie intégrale du Mountekheb d'Omar ben Aly. Entre le manuscrit de l'Escurial et celui de Paris il y a identité parfaite.

Livre IV

Mais il y a plus. Nous croyons positivement qu'Omar ben Aly el Mously n'est autre chose que le Canamicsali du moyen âge, auteur d'un petit traité d'oculistique imprimé habituellement à côté du Monitorium d'Issa ben Ali. D'Aboulcassem el Mously il n'y a pas bien loin de Canamusali, et l'histoire des traductions de l'arabe en latin nous fournit des altérations de noms propres bien plus étranges que celle-ci.

Nous savons que l'on va nous objecter une difficulté de chronologie. Les quelques maigres notices que nous avons rencontrées sur Canamusali, le font appartenir au XIIIe siècle, mais sans nous dire d'après quelle autorité.

Hille, qui en a parlé dans son spécimen d'Ali ben Issa, dit qu'il vivait quelque temps avant l'entrée des Tartares à Bagdad, mais il ne dit pas où il a pris ce renseignement. Nous ignorons encore à quel titre il en fait un Arménien. L'esquisse de l'histoire des oculistes arabes donnée par Hille, dans son introduction, manque absolument d'originalité et partant de crédit. Il n'a fait qu'emprunter à Wüstenfeld sans donner rien de neuf, et partant il a oublié bon nombre d'oculistes et de faits intéressant l'oculistique, dont il est question dans notre histoire. Nous avons déjà relevé ces lacunes à propos d'Ali ben Issa. En somme, l'autorité de Hille est sans valeur aucune.

On peut faire une autre objection. Canamusali nous est donné comme étant de Bagdad, non-seulement dans le titre, mais dans le corps du livre.

Nous lisons même au prologue du livre V : Ego Canamusali fui in Baldach coram caliphi, etc. A cela nous répondrons d'abord qu'Omar ben Aly, natif de Mossoul, a du séjourner à Bagdad avant de se rendre en Egypte et qu'il peut citer des faits de sa pratique dans l'Irak. Nous pensons aussi que l'on aurait bien pu prendre Mossoul pour Bagdad, ou bien encore qu'Omar ben AI3' a pu, dans certains Ms., être qualifié de Bagdady, en raison des études et du séjour qu'il a du faire à Bagdad.

Lucien Leclerc

Si jusqu'à présent nous ne pouvons établir péremptoirement l'identité d'Omar ben Ali el Mously et de Canamusali, par la concordance de la traduction latine de ce dernier avec le Ms. de l'Escurial, cela tient d'abord à la confusion avec laquelle se trouve relié ce manuscrit, puis à la faible quantité d'extraits que nous en avons pris, en raison du peu de temps à notre disposition. Si nous n'avons pu retrouver dans Canamusali la mention de l'aiguille creuse d'Omar ben Ali, nous trouvons cependant une certaine ressemblance générale entre le Ms. et la traduction latine, à savoir la division de l'ouvragée en deux parties, d'une part des médicaments, de l'autre des procédés opératoires.

Dans Canamusali, les cinq premiers livres ne sont pas autre chose qu'un formulaire. Le sixième traite des opérations, et le septième du régime alimentaire. Dans l'édition imprimée, on lit à propos de ce dernier livre : Quæ scquuntur addita non Canamusali. Dans le Ms. 10,234 du fonds latin de Paris on lit simplement : Explicit liber sextus, incipit septimus.

Canamusali, au commencement de ces chapitres et sous forme de prologue, se donne comme ayant, à l'instar de l'abeille, emprunté aux Chaldéens, aux Hébreux et aux Indiens. Parmi les rares autorités citées, nous remarquons, après Hippocrate et Galien, Almansor. Nous ignorons s'il est identique avec un auteur de Tedkira cité par Ebn Abil Mahassan et que nous ne connaissons pas d'ailleurs.

Au prologue du 2eme livre nous rencontrons encore Almansor, Jean Damascène, le grand Mahomet, puis un autre Mahomet portant un surnom qui serait peut-être celui de Razès.

Citons encore le passage du livre V qui pourrait servir à établir la date de ce Mahomet: « Et hoc collyrium fecit Magister Machomethus, philosophus de Arahia pro calipho de Baldach qui steterat per tres annos quod non viderai. » Nous n'avons pu jusqu'à présent reconnaître ce Khalife.

Livre IV

V. — LE MAGREB

CONSTANTIN L'AFRICAIN.

Bien que nous nous réservions de traiter de Constantin à propos des traductions de l'arabe en latin, dont il eut l'honneur d'inaugurer l'ère, nous ne pouvons cependant le passer ici sous silence, car il est un produit de l'école arabe.

Constantin est un être amphibie. De son existence nous ne connaissons bien que la seconde moitié, celle qu'il passa en Italie, au Mont-Cassin. Quant à la première, les détails dans lesquels entre son biographe, Pierre Diacre, ne sauraient être admis que comme le fruit de l'imagination se donnant carrière sur un fonds dont la réalité ne saurait être contestée.

Au dire de Pierre Diacre, Constantin serait né à Carthage, ce qui veut dire probablement Tunis, et serait allé à Babylone, sans doute Bagdad, ou le Caire, étudier la grammaire, la dialectique, la physique, la géométrie, l'arithmétique, les mathématiques, l'astronomie, la nécromancie, la musique, et la physique des Chaldéens, des Arabes, des Perses et des Sarrasins.

Il aurait même poussé jusque dans l'Inde, puis traversant l'Ethiopie, il serait revenu en Egypte, dont il se serait assimilé toutes les sciences. Après avoir consacré trente-neuf années à ses études, il serait retourné dans son pays, où tant (le mérite lui aurait suscité des envieux. Ayant appris que l'on en voulait à ses jours, il se serait embarqué secrètement pour Salerne. Après être resté quelque temps ignoré, il aurait été reconnu par le frère du sultan de Babylone, qui s'y trouvait alors, puis il aurait été magnifiquement accueilli par le duc Robert (Guiscard). Quelque temps après il se serait retiré au Mont-Cassin, où l'abbé Didier, Desiderius, l'aurait admis au nombre de ses moines. Là il aurait traduit ou composé un grand nombre d'ouvrages, dont on donne la liste, et sur lesquels nous reviendrons plus tard.

L'éditeur dit en note qu'il étudia l'hébreu, le syriaque, le chaldéen, le grec, le latin, l'italien, le persan, l'arabe, l'égyptien, l'éthiopien et l'indien, puis il le donne comme florissant vers l'année 1072.¹

Telle est la première moitié de l'existence de Constantin, que nous avons cru devoir reproduire en entier.

Il est assez difficile de savoir quelle part de vérité peut se trouver dans ce récit romanesque. Jusqu'à présent nous avons fait de vaines recherches pour trouver une mention de Constantin chez les Arabes. Les trente-neuf années dont on nous parle sont peut-être l'âge qu'il avait lors de son retour dans son pays. Il n'aurait fait ainsi que passer rapidement dans les diverses contrées de l'Orient, ce qui pourrait expliquer le silence des auteurs arabes sur un homme d'un mérite réel.

Quoi qu'il en soit, Constantin l'Africain ne fait pas moins partie de l'école arabe. Ses divers écrits, tant de son cru que traduits, attestent une science peu commune, et son nom figure avantageusement parmi ceux de ses anciens coreligionnaires.

Nous aurons à y revenir plus tard, quand nous ferons l'histoire de la médecine arabe en Occident, c'est-à-dire l'histoire des traductions de l'arabe en latin, dont Constantin a donné les premières.
Cette seconde partie de son existence ne sera pas sans gloire, malgré l'habitude factieuse et d'une explication douteuse de taire le nom des auteurs arabes traduits, dont les ouvrages parurent sous son propre nom.

Quoi que l'on doive penser de ce procédé, Constantin n'en a pas moins l'honneur d'avoir provoqué en Europe un commencement de renaissance médicale, et à ce titre occupera toujours une place importante dans l'histoire de la médecine au moyen âge.²

VI. — L'ESPAGNE

---

1 Pétri Diaconi Monachi de viris illustribus Casinensibus, studio .T. B. Mari Romaui. Lutetiæ, 1666, p. 45.
2 La provenance de l'arabe n'en est pas moins accusée tantôt par Constantin dans ses préfaces, tantôt par les copistes; mais le nom de l'auteur ne paraît pas.

Le XIe siècle fut pour l'Espagne un siècle de malheurs. La race des Ommiades s'étant abâtardie, les descendante d'El Mansour ne se contentèrent plus du titre de Hadjib et aspirèrent au Klialifat. La guerre civile désola Cordoue pendant de longues années, l'empire se démembra et les princes chrétiens profitèrent de ces troubles.

La science devait souffrir. Plusieurs hommes éminents furent massacrés dans Cordoue, et le grand chirurgien Abulcasis, que Léon fait mourir dans la guerre civile de Cordoue, fut peut-être du nombre (1012).

Ce siècle ne nous offrira donc que des personnalités de second ordre, cependant en assez grand nombre encore.

C'est d'abord l'école de Moslema, cultivant la médecine à côté des mathématiques. Ce sont ensuite les noms connus d'Ebn Ouafed, dont nous avons fait Eben Guefith, et de Bécri, qui cultivait l'histoire naturelle en même temps que la géographie. Nous voyons aussi paraître des ouvrages d'agriculture touchant à l'histoire naturelle.

Un traité curieux de clinique médicale, que nous avons découvert à l'Escurial, nous paraît appartenir à ce siècle.

Il faut signaler aussi comme un caractère de l'époque un nombre plus considérable de savants juifs, dont un se fit musulman et parvint au vizirat.

A ce siècle appartient le premier des Avenzoar, que nous remettrons au siècle suivant, afin de présenter en un seul faisceau tous les membres de cette illustre famille.

Malgré cet affaissement, les efforts dépensés au Xe siècle par les Onimiades ne furent point stériles, et le XIe siècle a du moins le mérite d'avoir préparé le XIIe, le plus grand siècle de l'Espagne musulmane.

Lucien Leclerc

EBN ESSAMEDJ

C'est un des élèves que Moslema léguait au XIe siècle.

Ainsi que son maître, il fut avant tout mathématicien et astronome. Cependant il nous est donné comme s'étant aussi occupé de médecine. Il laissa plusieurs ouvrages.

Des commentaires d'Euclide, sous forme d'introduction aux mathématiques.

De la nature des nombres.

Des calculs usités dans le commerce.

Un grand traité de mathématiques.

Des tables astronomiques établies d'après le système du Sendhend.

Un traité de la construction et de l'usage de l'astrolabe.

Il mourut à Grenade sous le prince Djious ben Ziry ben Menad le Sanliadjite, en 420 de l'hégire, 1029 de notre ère, à l'âge de 59 ans et son biographe a soin de nous dire que ce sont des années solaires.

EBN ESSOFFAR

Aboul Cassem Ahmed ben Abdallah bon Omar ben Soffar étudia d'abord les mathématiques et l'astronomie à Tolède, puis s'en vint suivre les leçons de Moslema el Madjrithy. Lors de la guerre civile, Ebn Essoffar quitta Cordoue et vint à Dénia, près de l'émir Modjahed el Amry, où il fut rejoint par plusieurs de ses disciples. Il y mourut à une époque inconnue. Ebn Abi Ossaïbiah, dans sa notice d'Ebn Essoffar, ne dit pas qu'il ait cultivé la médecine. Il lui attribue un traité de l'astrolabe et des tables astronomiques.

Ebn Essoffar avait un frère, Mohammed, qui passa pour le meilleur constructeur d'astrolabe en Andalousie.

EBN KHALDOUN.

Abou Moslem Omar ben Ahmed Khaldoun el ben Hadramy, d'une famille distinguée de Séville, fut un élève de Moslema, et cultiva la philosophie, les mathématiques, l'astronomie et la médecine. Il mourut à Séville en 1056. Bien qu'élève de Moslema il était plus ancien qu'Ebn Essoffar, attendu que celui-ci nous est donné comme ayant été son disciple.

EZZAHRAOUY.

Aboul Hassan Ali bon Soleiman Ezzahraouy fut aussi disciple de Moslema, qui lui enseigna les mathématiques. Il était sans doute de Zalira, de même que son illustre homonyme Abulcasis avec lequel M. de Slane l'a confondu, dans sa traduction des prolégomènes d'Ebn Khaldoun. Il cultiva aussi la médecine et composa un livre intitulé les colonnes, dont nous ignorons le contenu.

EL KERMANY.

Aboul Hakam Omar ben Abderrahman ben Ahmed bon Ali el Kermany, de Cordoue, et suivant d'autres de Malaga, s'en fut en Orient à Harran, où il étudia les mathématiques et la médecine. Il en rapporta en Espagne le Livre des frères de la pureté, et se fixa à Saragosse. Il y exerça la médecine et se distingua dans la pratique de la chirurgie.

Il mourut à Saragosse en 1066 à l'âge de 00 ans, ou même plus, dit le Kitab el hokama.

ABOUL ARAB IOUSEF BEN MOHAMMED.

C'était un médecin éminent et savant, que l'on plaçait immédiatement après Ebn Abdoun, le premier médecin de Cordoue, dont nous avons parlé au siècle précédent. Sur ses vieux jours il se donna à l'ivresse et fut délaissé. Il vécut au-delà de l'année 1038.

ABOUL BAGOUNECH.

Abou Otsman Saïd ben Mohammed ben el Bagounech naquit à Tolède. Il vint à Cordoue suivre les leçons de Moslema, de Mohammed ben Abdoun et d'Ebn Djoldjol, puis il s'en retourna à Tolède et s'attacha à l'émir Eddaher Ismaïl ben Dhoulnoun, qui en fit son intime et son conseiller. Il étudia aussi le Coran, la philosophie et les mathématiques. Il étudia la médecine dans les œuvres de Galien, mais il ne fut jamais un bon praticien et n'eut pas l'instinct médical. Il mourut en 1052 âgé de 75 ans.

EBN OUAFED
(Eben Guefith)

Aboul Motharref Abderrahman ben Mohammed ben Abdel Kebir ben Iahya ben Ouafed Ellakhmy, dont nous avons fait Eben Guefith, appartenait à l'une des meilleures familles de l'Espagne.

Il était de Tolède et naquit en l'année 389 de l'hégire, 998 de l'ère chrétienne. Il s'appliqua particulièrement à l'étude de Galien et d'Aristote, mais surtout à l'étude des médicaments simples, où il surpassa tous ses contemporains. Il composa sur cette matière un livre où il fit entrer tout ce qu'avaient dit Galien et Dioscorides et qui passait pour un ouvrage complet et bien ordonné.

L'émir Dhoulnoun lui conféra la dignité de vizir. D'après Ebn el Khathib, cité par Casiri (II, 131) il mourut eu 407 (1074).

Ce qui caractérise Ebn Ouafed ce sont ses grandes connaissances en matière médicale et en thérapeutique. Il avait, dit Djemal eddin, des procédés simples et faciles pour traiter les maladies graves et insidieuses. Tel était le principe qui réglait sa thérapeutique. Il employait autant que possible les aliments dans le traitement des maladies. Quand il devait employer les médicaments, il donnait la préférence aux médicaments simples sur les composés. Quand il devait employer des médicaments composés, il employait de préférence les moins compliqués.

Tels sont ses écrits:

Des médicaments simples. Ce livre, dit l'auteur du Kitab el hokama, contenait cinq cents feuilles et l'auteur mit vingt ans à en recueillir et en assurer les matériaux. Ce que nous avons en traduction latine, de Mcdicamentis simplicibus, en est probablement un fragment.

Expériences médicales.

Traité des maladies des yeux.

L'oreiller médical. Cet ouvrage nous a été conservé. Wüstenfeld, d'après Casiri, l'indique dans le n° 828 de l'Escurial, sous le titre Manuductio ad artem mcdicam. Mais Casiri s'est trompé. Il a lu Rached au lieu de Ousad, qui se lit parfaitement. C'est en somme un mémorial de thérapeutique, où l'auteur donne des recettes pour les diverses maladies, à commencer par la tète ; ainsi des formules de gargarismes, confections, potions, fumigations, cataplasmes, collyres, robs, pastilles, pilules, etc., sans compter les indications de la saignée.

Nous y avons remarqué une recette curieuse, pour traiter le dévoiement chez les rois : Prescrire comme aliment du riz cuit avec de l'eau de roses, des pigeons rôtis, des confitures de coing, des boissons d'eau de grenades avec du sucre, etc.

On rencontre aussi des observations relatives à des malades qui se sont adressés à lui.

A la fin du volume on rencontre la formule d'une préparation recommandée par les médccins francs contre les affections de l'estomac et du foie. Ce sont des excitants tels que le girofle, le galanga, l'ambre, l'agalloche, la cannelle, le nard, le cardamome, le mastic, le gingembre, le safran, unis à la rhubarbe, à l'agaric et à l'aloës, donnés sous forme pilulaire.

Ebn el Khatib, cité par Casiri, lui attribue un traité du Sommeil et un traité d'Agriculture (II, 131).

On a traduit aussi un opuscule d'Ebn Guefith sur les bains. Il composa aussi le Kitah el Mor'its, que Wüstenfeld a rendu sans doute par Liber auxiliaris. Nous préférons y voir ce remède secret rapporté par lounous el Harrany, que nous avons déjà vu sous ce même nom.

ERRAMLY.

Il habitait Alméria du temps d'El Maouïn. C'était un médecin renommé pour sa bienfaisance. Il écrivit un Parterre de médecine.

EBN EDDEHEBY.

Abou Mohammed Abdallah el Azdy Eddeheby était aussi un philosophe et un alchimiste. Il mourut à Valence en 456 (1063) et laissa un livre sur cette thèse : Que l'eau ne nourrit pas.

EBN ENNABBACH.

Il porte aussi le nom d'El Bedjay, sans doute parce qu'il était originaire de Beja. Il habitait les environs de Murcie. C'était un bon praticien cultivant aussi la philosophie et la physique.

ABOU DJAFAR BEN KHAMIS.

Il était de Tolède. Sa médecine était celle de Galien. C'était aussi un mathématicien.

EDDARMY.

Aboul Hassan Abderrahman ben Khalef Eddarmy étudia la médecine dans Galien, sous la direction d'Ebn el Bagounech:

C'était un homme ingénieux, un habile praticien, faisant preuve de sagacité dans les cas difficiles.

EBN EL KHAYAT.

Abou Bekr Iahya ben Ahmed ben el Khaiat étudia les mathématiques sous Moslema. Il dirigea ensuite ses études vers l'astronomie et s'y fit un renom. Il était attaché comme astronome à Soleiman ben Hakem ben Ennacer, à l'époque des troubles de l'Espagne musulmane. Il servit ensuite l'émir El Mansour Iahya ben Ismaïl ben Dhoulnoun. Il s'occupait aussi de médecine et la pratiquait avec habileté. C'était en outre un homme doux et bienfaisant. Il mourut à Tolède, en 447 (1055) à l'âge de près de 80 ans.

MOUNEDJEM BEN EL KAOUAL.

C'était un juif de Saragosse, habile médecin et s'occupant de philosophie. Il écrivit un traité sur la logique.

ISHAQ BEN KAFTAR.

C'était un juif au service de Mouaffeq el Amri et de son fils Akbal Eddoula. Outre la médecine il cultivait aussi la philosophie et connaissait parfaitement la littérature et la jurisprudence des Juifs. C'était aussi un homme d'esprit et plein d'aménité. Il mourut à Tolède en 448 (1056) à l'âge de 75 ans.

EBN HEDJADJ.

El Khatib Abou Omar Ahmed ben Mohammed ben Hedjadj est l'auteur d'un traité d'Agriculture, intitulé le Morny, cité par Ebn Beithar, et mis à contribution par Ebn el Aouâm. Voici ce qu'en dit ce dernier dans l'introduction de son livre : a J'ai pris pour base de mon travail ce qu'a écrit le "Cheikh savant et illustre Abou Omar ebn el Hedjadj, dans son livre qui porte le titre de Mor'ny (le suffisant) qu'il composa en l'année 446 (1073 de J.-C). » Traduction de M. Cl. Mullet, tome 1er, page 7.

A la page suivante, Ebn el Aouâm parle aussi du livre de Hedjadj de Cordoue, qui serait sans doute la patrie de notre auteur.

Ebn el Hedjadj paraît avoir écrit d'autres livres que le Morny, si l'on s'en rapporte au passage suivant d'Ebu el Aouâm : Ebn el Hedjadj dit dans le Morny, un des livres qu'il a composés sur l'agriculture, etc., page 380. Aut. cit. Nous verrons plus tard, en parlant d'Ebn el

Aouàm, qu'il eut d'autres devanciers dans la carrière agricole.

MOHAMMED ETTEMIMY.

Il ne nous est connu que par un écrit qui existe à l'Escurial, sous le n° 887, ancien 882. C'est un manuscrit d'une trentaine de feuilles, acéphale, mutilé, relié à tort et à travers. Nous allons voir cependant qu'il mérite une mention, d'autant plus que le catalogue de l'Escurial s'est trompé sur l'auteur et son livre.

Casiri s'est mépris d'abord sur le nom de l'auteur. Le nom qu'il adopte est celui d'un personnage cité incidemment. Il s'est bien plus mépris sur le contenu de l'ouvrage.

Le nom de Mohammed Ettemimy est cité plusieurs fois en tout ou en partie dans des conditions telles qu'il est nécessairement l'auteur du livre.

Quant au livre, Casiri y a vu un manuel d'examens à l'usage des candidats au titre de médecin. Amoreux qui l'a reproduit, a fait à ce propos quelques plaisanteries que l'on peut lire dans son informe compilation, page 134, sous le titre Abou Djafar Ahmed ben Ishaq el Hassaini. La méprise de Casiri s'explique par une lecture superficielle du livre, faute qu'il commet trop souvent.

Cet ouvrage n'est pas autre chose qu'un recueil d'observations prises aux consultations d'un médecin et recueillies par son élève. On comprend qu'à ce titre il mérite notre attention. Pour notre part, c'est le premier de ce genre qui nous soit tombé sous la main.

Il se divise en séances ou consultations, et ces séances sont au nombre d'une cinquantaine, complètes ou non. Telle en est la forme habituelle. Un malade se présente. Le médecin l'observe, le questionne, et le fait observer par son élève, ce qui amène des questions échangées entre l'un et l'autre. Le maître fait ses prescriptions et il lui arrive souvent de questionner l'élève sur ce qu'il sait de la maladie représentée. Si l'élève ne la connaît pas bien, le maître en parle ex-pro-fesso ainsi qu'il arrive chez nous dans les conférences faites après la visite.

Si d'autre part l'élève a remarqué dans le diagnostic, le pronostic ou le traitement quelque chose qui l'a frappé, il en demande l'explication au maître qui la lui donne. Voilà comment Casiri, après une lecture très superficielle de l'ouvrage, a pu le prendre pour un manuel d'examens.

La nationalité de l'auteur ne comporte aucun doute. Quant à son époque voici les raisons pour lesquelles nous l'avons placé au XIe siècle.

Un malade affecté de tumeur frambésiforme de la joue se présente, ayant été déjà traité à Talavera par un certain Ebn Aflah (que nous ne pouvons identifier avec l'astronome de ce nom) puis à Tolède par plusieurs médecins.

Une femme, affectée de polype du nez, se présente en l'année 62, qui fut revue quelques années après. Rapprochant cette date de la citation de Tolède, qui fut conquise vers la fin du XIe siècle de notre ère, nous avons dû croire que cette date écourtée 62, appartenait au cinquième siècle de l'hégire, soit donc l'année 462 qui répond à l'année 1069 de notre ère. Il se pourrait que notre auteur habitât Tolède alors encore au pouvoir des Musulmans, ou bien les environs. Il est encore quelques autres citations, mais dont nous ne pouvons tirer parti. Ainsi Abou Djafar Ahmed ben Issa el Hachemy et non el Hossein, que Casiri a pris à tort pour l'auteur du livre, tandis que l'élève appelle Temimy son père, son oncle, et dit formellement à la séance XIe que le malade se présenta à lui. Il est encore question d'un Mansour, et d'un Fakih ben Abi Rochd. Ce Mansour, dans des lettres qui suivent l'ouvrage, est dit avoir écrit à l'un de ses confrères de Badajoz, dit Ebn Thifour.

Nous avons dit que le nombre des consultations était d'une cinquantaine, mais le livre étant mutilé, nous ne savons s'il en comportait davantage. Quelques-unes ont trait à la même maladie, avec des conditions différentes.

Nous reproduirons in extenso deux consultations, ce qui suffira pour donner une idée du livre et de sa manière.

La première séance, qui se trouve au milieu du recueil par la faute du relieur, est précédée de quelques mots ne formant pas un sens complet, mais prouvant que l'ouvrage commençait par une préface ou une introduction. La voici au complet:

Il lui vint un homme racontant qu'il souffrait d'un violent mal de tête. Mon maître lui dit : Est-ce par devant ou par derrière, et comment ressens-tu des battements dans les tempes ? Il répondit : Comme si l'on me donnait des coups de marteau sur le devant du crâne. — Prescription : Tu prendras de la camomille, des feuilles de roses et des têtes de pavot, tu mêleras le tout dans une marmite et tu y verseras de l'eau en quantité suffisante pour le recouvrir ; tu feras bouillir, puis tu te pencheras sur les vapeurs émanées du vase. Fais cela pendant trois jours, matin et soir, et tu guériras. Aliments: quelque chose de mou et de relâchant. Il guérit.

XVIe séance :

Un homme se présenta, disant avoir à la paupière supérieure un bouton comme une verrue. Mon maître m'ordonna d'aller m'assurer avec la main si la tumeur était mobile ou non. Je le fis, et elle était mobile comme si c'eût été un grain de pois sous la peau. Je lui en rendis compte et il me prescrivit de renverser la paupière et de regarder s'il y avait une saillie à l'intérieur. Je le fis et ne trouvai rien. Il dit alors : C'est la maladie appelée grêlon. Frictionner avec de l'huile d'olives et placer un topique avec du pain chaud. Le malade le fit pendant quelques jours et guérit. — Dois-je le faire sortir, dis-je à mon maître. — Oui, répondit-il, si tu sais ce que c'est que le grêlon et combien il y en a d'espèces. Eli bien, il y eu a trois. — Le maître fait alors l'histoire du grêlon et de ses variétés.

A la XIe séance, à propos d'une autre affection de l'œil, il fait la description anatomique de cet organe.

A la XIVe séance, il est question d'un héméralopique.

Livre IV

Le maître lui prescrit du rognon de bouc rôti, sans autre médication. Là dessus l'élève s'étonne et demande au maître comment il peut traiter une maladie sans médicaments. Le maître répond que l'aliment prescrit combat la cause de la maladie.

Ailleurs il est question d'une tumeur lacrymale. Elle est traitée par une composition de vert de gris, d'aloës, de myrrhe et d'orpiment, puis le maître dit à l'élève qu'on la traite aussi par la cautérisation avec le fer rouge et il entre dans les détails du traitement.

Une longue séance est consacrée à un phtisique Le maître fait particulièrement remarquer à son élève la forme des ongles. Après un traitement sans succès, le maître finit par dire au malade qu'il renonçait à le traiter et qu'il ait à faire son testament. L'élève demande au maître la raison d'un pronostic aussi grave. Le maître lui dit qu'il s'agissait d'un sujet tombé dans le marasme.

L'élève demande si la maladie avait des analogues. Le maître répond affirmativement, et lui fait l'histoire de la phtisie, du marasme et de la fièvre hectique.

Une observation intéressante aussi est celle d'une hernie. Le maître fait pratiquer le taxis par son élève et traite par la suture. Dans une autre observation, il emploie le cautère.

Citons encore une observation d'hémorroïde sèche, traitée par la ligature.

Nous croyons avoir dit suffisamment pour faire comprendre la nature de cet ouvrage et son intérêt, tant au point de vue du fond que de la forme et de la méthode d'enseignement de la médecine par la clinique.

EL BEKRY.

« Abou Abdallah OU Abou Obeïd Abdallah ben Abdel Aziz el Békry, de Murcie, d'une famille de princes espagnols, était très versé dans la connaissance des médicaments simples et de leurs propriétés, de leurs emplois de leurs noms, de leur administration et de tout ce qui concerne cet objet. Il a laissé un livre sur les principales plantes et arbres de l'Andalousie. »

Voilà tout ce qu'on lit dans Ebn Abi Ossaïbiah, du moins dans certaines copies, et voilà probablement la, cause pour laquelle cette courte mention a échappé à M. de Slane, qui ne la cite pas dans son introduction à la description du Magreb, autre ouvrage d'El Békry

D'après l'éminent orientaliste que nous avons cité, Békry aurait vécu pendant presque tout le onzième siècle de l'ère chrétienne, étant mort en l'année 487 de l'hégire, 1094 après Jésus-Christ, à un âge très avancé.

On lui donne encore le nom d'El Corthoby, en raison d'un long séjour qu'il aurait fait dans la ville de Cordoue.

Outre l'ouvrage édité et traduit par M. de Slane, et qui porte le titre de Messalek oua Memalek, les Routes et les Royaumes, Békry serait encore auteur d'un livre sur la mission de Mahomet, de commentaires sur Abou Ali el Cali, d'un traité sur la dérivation des noms propres.

Il est cité une dizaine de fois dans Ebn Beithar. Parmi ces citations nous signalerons la description de l'ombellifère qui produit l'asa fœtida, et celle de la fougère, dont il donne le nom berbère Khalendj qu'il dit équivalent du grec Erikè, et dont il dit que la racine est employée en Espagne à faire un charbon excellent pour les forgerons.

Il est probable que Békry aurait pu fournir un contingent plus considérable à Ebn Beithar. Dans sa description du Nord de l'Afrique nous trouvons çà et là quelques faits curieux d'histoire naturelle. C'est ainsi que sur la route d'Armat à Fez il rapporte que l'on rencontre beaucoup d'euphorbes, fourbioun, arbrisseau épineux, à tiges herbacées, d'où découle un suc laiteux, jouissant de propriétés purgatives.

Il parle assez longuement de l'Arganier. Il rapporte un fait que nous avons entendu reproduire en Algérie, mais nié par les Marocains, à savoir que pour se procurer l'huile d'Argan on récolte les fruits, on les donne à manger aux bestiaux, ensuite on en ramasse les noyaux, on les fait cuire après les avoir broyés, puis on en obtient de l'huile par la pression.

ABOUL OUALID MEROUAN EBEN DJANAH.

Tel est le nom arabe d'un savant juif, connu chez ses coreligionnaires sous le nom de Rabbi Iouna.

A la courte notice que lui consacre Ebn Abi Ossaïbiah nous ajouterons les renseignements puisés dans une monographie de Munk, Journal asiatique, 1850.

D'après l'historien arabe, Ebn Djanah, savant dialecticien, s'adonna particulièrement à la langue arabe et à la langue hébraïque, fut un habile médecin, et composa un livre intitulé Telkhis, où il traite des médicaments simples et de leurs doses. Nous n'avons pas rencontré de date, mais Eben Djanah est placé avant Khachdaï ben Ishaq, ce qui semblerait signifier qu'il lui est antérieur.

Il n'en est rien, mais d'autre part on a eu tort de le reculer au XIIe siècle, et Munk a prouvé qu'il appartient au XIe. Dans sa grammaire Eben Djanah dit qu'il quitta Cordoue pour se rendre à Saragosse lors des troubles qui éclatèrent dans la première ville, ce qui nous place en l'année 1012. Il devait alors avoir dépassé vingt ans. Le fait d'une polémique entre Eben Djanah et Samuel ha Naghid, ajoute Munk, prouve aussi qu'il florissait dans la première moitié du XIe siècle.

Munk le suppose plusieurs fois cité par Ebn el Beithar. Nous n'avons rencontré qu'une citation à l'article Adryoun. Munk ajoute qu'il est cité plusieurs fois dans le n° 1034 de l'ancien fonds arabe. Il fallait dire 1024 et 1034, car ce sont deux parties d'un même ouvrage de Soueidy, sorte de Mémorial thérapeutique dans le genre du Morny d'Ebn el Beithar, mais plus concis et plus farci de noms propres.

Nous avons remarqué une quinzaine de citations.

Quant au mérite d'Eben Djanah comme grammairien, on peut consulter un long travail de M. Behrnauer publié dans le Journal asiatique, 1861 et 1862.

Pour les autres écrits on peut lire Munk. etc.

ABOUL FADHL KHACHDAÏ.

C'était un petit-fils de Khachdaï ben Chaprout. Il naquit à Saragosse, où sa famille s'était retirée.

Il avait fait une étude sérieuse de la langue arabe, cultivait l'éloquence et la poésie, excellait dans l'arithmétique, la géométrie et l'astronomie, en même temps qu'il s'occupait de musique, de philosophie, de physique et de médecine.

Il se fit musulman, les uns disent par amour, les autres par ambition, peut-être pour les deux motifs à la fois. Sa position de Zimmi le tenait dans une position subalterne, pour laquelle il ne se sentait pas né, et il en souffrait. Après sa conversion il devint vizir et secrétaire du roi de Saragosse Abou Djafar Ahmed ben Houd.

On raconte qu'un jour, lisant un livre en présence du prince, un de ses collègues Aboulfadhl ben Dabbar, ou le fils du corroyeur, voulant l'humilier, lui demanda si le volume qu'il tenait à la main n'était pas le Pentateuque. Oui, répondit le juif converti, et le volume est relié d'une peau tannée par on ne sait trop qui. La réplique divertit beaucoup le prince, et l'agresseur en mourut de honte.

Aboulfadhl Khachdaï, dit Ebn Abi Ossaïbiah, était encore jeune en l'année 458 (1066).

Pour plus de détails, on peut lire la notice de Munk.

Les médecins dont les noms suivent ne nous sont connus que par Casiri.

BEN CHEHID.

Abou Amer Ahmed ben Abd el Malek, vulgairement connu sous le nom de Ben Chehid, de Murcie, orateur, poète incomparable et médecin estimé, mourut à Cordoue en 1034.

EBN EL HEITSAM.

Ebn el Heitsam de Cordoue, médecin très renommé, écrivit sur les aliments, les poisons, les propriétés et la nature des simples. Il mourut en 1003. Nous voyons par les dates que cet Ebn el Heitsam est différent de celui dont nous avons déjà parlé.

ABDALLAH BEN IOUNES.

Abdallah ben Iounes ben Talha ben Amran né à Oran, vint habiter Séville. C'était un habile médecin, très versé dans la science des nombres. Il mourut en 1037.

HISTOIRE DES INSTITUTIONS MÉDICALES CHEZ LES ARABES.

L'histoire de la Médecine serait incomplète si l'on se bornait à la biographie des hommes qui se sont distingués par sa pratique et son enseignement : ce n'en est là qu'une partie. Il en est une autre : celle des Institutions, qui n'est pas moins importante que la première.

En effet, si les hommes passent, les institutions restent.

Elles accusent le progrès accompli et assurent le progrès à venir, elles fournissent à l'étude des encouragements et des aliments, elles protègent la santé publique et l'exercice régulier de la profession, elles en indiquent le caractère et le développement, le crédit et la considération attachés aux médecins.

Ces institutions apparaissent de bonne heure chez les Arabes. Inaugurées à Bagdad, elles s'établissent partout où se répandit l'invasion musulmane, avec plus ou moins d'éclat, mais surtout dans les grandes cités, sièges de la souveraineté.

Sous le titre d'institutions médicales, nous comprendrons les hôpitaux, les écoles, les bibliothèques, les inspections générales de police, les inspections plus particulièrement médicales, enfin les fonctions, titres et dignités conférés aux médecins.

Nous commencerons par Bagdad et nous dirons préalablement quelques mots de l'hôpital de Djondisabour, qui fut en quelque sorte le berceau de la médecine arabe.

I. — Hôpitaux.
DJONDISABOUR.

Nous ignorons à quelle époque remonte la fondation de l'hôpital de Djondisabour, et de combien de temps la précéda celle de la célèbre école nestorienne. Vers la fin du VHP siècle il était en plein fonctionnement.

C'est de Djondisabour qu'en l'année 765 de l'ère chrétienne, le Khalife el Mansour, atteint de dyspepsie, fit venir à Bagdad, Djordjis ben Djabril ou autrement Georges, fils de Gabriel. Georges était à la fois chef de l'hôpital et de l'école de médecine. En quittant son service, il en confia l'intérim à son fils Bakhtichou et emmena avec lui son élève Issa ben Chahlata. A la mort de Georges, Bakhtichou le remplaça dans ses fonctions.

Voilà donc ainsi que nous l'avons déjà dit ailleurs, le premier exemple de la médecine régulièrement pratiquée et enseignée dans un hôpital.

L'hôpital de Djondisabour fut aussi le berceau d'une autre famille de médecins. Mésué le père en fut le pharmacien pendant quarante ans» avant d'aller se fixer à Bagdad avec son fils.

Djondisabour ne tarda pas à tomber dans l'obscurité, les Bakhtichou s'étant fixés à Bagdad auprès des Khalifes. Ce fut à Bagdad que se concentra dès lors le mouvement scientifique.

A quelque temps de là nous voyons cependant encore Sabour ben Sahl attaché à l'hôpital de Djondisabour. Sabour fut l'auteur d'un Formulaire, le premier dont nous ayons connaissance et qui fut employé dans les hôpitaux et les officines jusqu'à l'apparition de celui d'Amin Eddoula ebn Ettalmid, qui le fit oublier.

BAGDAD.

Bagdad ne tarda pas à posséder un hôpital. Dès le commencement du IXe siècle, concurremment au travail des Traductions, nous voyons Jean fils de Mésué chargé d'un hôpital à Bagdad où il enseignait la médecine. C'est là qu'il compta parmi ses élèves le célèbre traducteur Honein ben Ishaq, dont il avait d'abord désespéré de pouvoir faire un médecin.

C'est au Xe siècle que les hôpitaux se multiplièrent dans la grande cité. L'historien de la médecine nous a conservé de curieux détails sur leur fondation.

Nous lisons dans la vie d'Abou Saïd Otsman de Damas, le traducteur, qu'en l'année 302 de l'hégire (914 de notre ère), le vizir Ali ben Issa fondait à Bagdad un hôpital qu'il dotait de ses biens, et qu'il en confia la direction à Otsman qui fut en même temps chargé d'inspecter les autres hôpitaux de la ville, ainsi que ceux de Médine et de la Mekke.

Nous avons sur ce vizir de plus amples renseignements, consignés dans la vie de Sinan, le fils du célèbre Tsabet ben Corra, qui paraît avoir remplacé quelques années après la date précitée, Abou Saïd Otsman, et ces renseignements sont, tirés de la biographie de Sinan, écrite par son fils. Ces renseignements nous ont paru si intéressants que nous les reproduirons in extenso dans leur forme originelle.

e Le vizir Ali ben Issa était chargé de la surveillance générale des hôpitaux, alors que le service en avait été confié à mon père par ordre du Khalife Moctader. Une année les malades se multiplièrent et le vizir écrivit à mon père : J'ai pensé à la situation des troupes et vu leur nombre et la nature de leurs habitations, il m'a semblé que les malades devaient manquer du nécessaire. Le personnel des médecins doit aussi être insuffisant. Il faut que des médecins leur soient attachés spécialement, qu'ils les visitent chaque jour, qu'ils les soignent, qu'ils visitent tous les corps de troupes et qu'ils leur distribuent des aliments et des médicaments

« Mon père exécuta ces prescriptions. Vint une nouvelle lettre du vizir. J'ai pensé, disait-il, que les campagnes avaient nécessairement des malades et pas de médecins pour les soigner. Il faut leur en envoyer avec des provisions de médicaments. Ils séjourneront dans les localités le temps nécessaire, puis ils se transporteront dans une autre. Mon père se conforma à ces ordres. Cependant les médecins qu'il avait envoyés, arrivèrent à Saoura dont la population était presque entièrement juive. D'autre part on lui écrivait des campagnes, que les malades étaient très-nombreux et qu'aux environs de Nahr el Malek les Juifs, qui étaient en majorité, réclamaient aussi des soins. Mon père transmit ces nouvelles et demanda ce qu'il fallait faire. Ne connaissant pas les intentions du vizir, il lui rappelait que les règlements des hôpitaux accordaient des secours aux Zimmis aussi bien qu'aux musulmans. Le vizir répondit: J'ai compris ce que tu m'as écrit et ton avis est le mien.

« Il faut traiter les zimmis et même les animaux : les musulmans d'abord, puis les zimmis. Ce qui reste après le traitement des musulmans doit être dépensé pour les autres malades. Ecris cela à tes collègues : Qu'ils se rendent dans les campagnes et dans toutes les localités envahies par l'épidémie autant que la sécurité des routes le permettra. »

« Les dépenses des hôpitaux reposaient sur un immeuble engagé par la mère de Moutaouakkel, mais une partie des revenus appartenait aux Béni Hachem. L'administrateur Abou Salir, favorisait les Béni Hachem au détriment des hôpitaux. Mon père en informa le vizir Ali ben Issa et lui apprit que les malades manquaient de charbon, d'approvisionnements et de vêtements. Une lettre sévère fut adressée à l'administrateur Abou Sahr et il lui fut enjoint de donner strictement aux hôpitaux la part qui leur revenait.

« En l'année 300 mon père ouvrait l'hôpital dit Esseida fondé sans

Livre IV

doute par une princesse Abbasside pour lequel on dépensait chaque mois 600 dinars. La même année mon père engageait le Khalife à fonder un hôpital qui porterait son nom, et Moctader y affecta un revenu de 200 dinars par mois. »

Sinan est le même dont nous aurons à parler plus tard à propos de la police médicale.

Razès était alors à Bagdad, où il fut quelque temps chargé d'un service d'hôpital.

On en a fait le médecin en chef d'un antre établissement dont nous allons raconter la fondation, mais c'est une erreur, attendu que Razès n'existait plus à l'époque de cette foudation.

En l'année 977 de notre ère, Adhad Eddoula le Bouïde, vainqueur à Tacrit, entrait dans Bagdad, où il régna de fait à l'instar de nos maires du palais sous les rois fainéants.

Adhad Eddoula fit revivre un instant les beaux jours des premiers Abbassides. Ami des sciences et des arts, il protégea ceux qui les cultivaient, et marqua son court passage au pouvoir par de nombreuses et utiles créations, parmi lesquelles nous n'avons à signaler que l'hôpital qui, de son nom, fut appelé El Adhedy.

Tel fut l'accueil fait à cette fondation que des réjouissances publiques furent instituées pour en célébrer l'anniversaire.

Avant de construire l'édifice on voulut reconnaître l'endroit le plus salubre de Bagdad.

Suivant la tradition erronée dont nous avons parlé, Razès eu aurait été chargé et aurait employé le moyen suivant. Il aurait suspendu des morceaux de viande en divers endroits de la ville et aurait signalé comme le plus salubre celui où la putréfaction se serait faite le plus lentement.

L'hôpital construit, on y attacha un personnel de vingt-quatre médecins dont les noms nous ont été en partie conservés. Parmi les plus connus nous citerons Nedhif le prêtre grec, qui traduisait de sa langue en arabe ; Ibrahim ben Bakous, au.ssi traducteur ; Aboul Hassen ben Kechkeraya ; Abou Iakoub el Ahouazy ; Djabril ben Obéïd Allah, de la famille des Bakhtichou de Djondisabour ; Aboul Hassan Tsabet ben Sinan, petit-fils de Tsabet ben Corra ; Abou Mansour Saïd ben Bêcher, etc. Ce dernier est particulièrement connu par la révolution qu'il introduisit dans la thérapeutique et dans son hôpital, à savoir la substitution des réfrigérants aux toniques dans le traitement de certaines maladies afférentes aux centres nerveux.

Les malades étaient divisés par catégories et les médecins placés suivant leurs aptitudes. Il y avait des services de fiévreux, de blessés et d'ophtalmiques. Il y avait même des rebouteurs.

Dans le courant du XIe siècle nous n'avons recueilli les noms que de deux médecins ayant été attachés à l'hôpital El Adhedy. Cependant il est difficile de croire que ces fonctions n'aient pas été remplies par des hommes tels que Ebn Bothlan et Ebn Djezla, L'un d'eux est Saïd ben Hibat Allah qui fut aussi attaché à la personne des Khalifes Moctadi et Mosthader et qui écrivit plusieurs ouvrages de médecine, dont un, le Morny, existe à la Bibliothèque de Paris, sous le n° 1007, anc. fonds.

L'autre est Abou Nasr Haroun ben Sad, sabien de religion, mentionné seulement dans le Kitab el hokama, comme chef des médecins et chef de l'hôpital El Adhedy, et qui mourut en 1053 de l'ère chrétienne.

Dans ce même siècle nous trouvons cité un administrateur, le cadi Abderrahim ben Ali el Morzabany.

Le XIIe siècle nous donne plusieurs noms : Abou Nars Saïd, fils d'El Messiliy ; Saïd ben el Atredy; Amin Eddoula ebn Ettalmid, qui passa pour le plus savant médecin de son temps et composa un formulaire auquel dut céder l'ancien formulaire de Sabour ben Sahl ; enfin Ebn el Marystania, qui écrivit l'histoire de cet hôpital.

Le dernier fonctionnaire de l'hôpital El Adhedy dont nous ayons rencontré le nom n'est pas un médecin, mais nous devons le citer comme une preuve de la permanence de cet établissement. En l'année 612, dit Eddeheby, c'est-à-dire en l'année 1215 de l'ère chrétienne, mourut Ahmed ben Ahmed, économe de l'hôpital El Adhedy.

Les hôpitaux de Bagdad, comme ceux de l'ancienne Grèce, conservaient des registres d'observations. Nous en avons la preuve dans le Recueil d'observations des hôpitaux fréquemment cité dans le Continent de Razès. On y trouve également cité le Recueil des oculistes de Bagdad, qui l'est aussi dans Sérapion.

MEYAFARIKIN.

La fondation d'un hôpital s'y fit dans les circonstances suivantes. Dans le courant du XIe siècle, Zahid el Olama prêtre nestorien et médecin, frère du métropolitain de Nisibe, ayant guéri la fille de Nasser Eddoula, fut largement récompensé et employa l'argent qui lui fut offert à la construction d'un hôpital à Meyafarikin, ville de l'Irak arabe. Il y réunit tous les instruments et tout le matériel nécessaire au traitement des malades. Il écrivit même un livre sur les hôpitaux.

Perse.

Nous trouvons quatre hôpitaux mentionnés dans la Perse, à Merou, à Rey, à Ispahan et à Chiraz.

MEROU.

Au IXe siècle, Issa ben Massa le traducteur, était attaché à l'hôpital de Merou. C'est lui-même qui nous l'apprend dans les quelques fragments de ses ouvrages cités dans le Traité des Simples d'Ebn Beithar. A propos du Nymphaea et d'autres médicaments, il nous parle de l'emploi qu'il en faisait à son hôpital de Merou et des résultats obtenus. C'est ainsi qu'il recommande le Peganum Harmala contre l'épilepsie.

REY

C'est la patrie du célèbre Razès qui fit le service de son hôpital. C'est aussi là qu'il passa se; derniers jours.

ISPAHAN.

Tout ce que noua savons de l'hôpital d'Ispahan, c'est qu'Ebn el Mendouïh, un des disciples présumés d'Avicenne et fécond écrivain, adressa une lettre aux administrateurs de cet hôpital.

CHIRAZ.

Nous savons qu'il existait un hôpital à Chiraz, attendu que Cothob eddin Chirazy, médecin éminent et commentateur d'Avicenne, commença ses études médicales dans l'hôpital de cette ville, où son père avait un service. Nous citerons encore Dhya eddin el Cazrouny.

Syrie.

Nous connaissons en Syrie trois villes pourvues d'hôpital: Jérusalem, Antioche et Damas.

JERUSALEM.

Rachid eddin ebn Essoury, le zélé botaniste, qui herborisait dans les montagnes du Liban, accompagné d'un peintre chargé de reproduire les plantes à leurs divers états de développement et môme dans leurs différentes parties, fut attaché à l'hôpital de Jérusalem. Il mourut au milieu du XIIIe siècle de notre ère. Iakoub ben Saclab fut aussi attaché à l'hôpital de Jérusalem.

ANTIOCHE.

L'existence d'un hôpital à Antioche nous est révélée par le service qu'y fit Ebn Botlan, l'auteur du Tacouim essahha, qui fut traduit en latin et imprimé sous le titre Tacuini, sanitatis. Quant au nom de l'auteur, Aboul Hassan el Mokhtar, le traducteur en a fait Elluchasem Elimitthar, si ce n'est toutefois la faute des copistes ou des imprimeurs.

DAMAS.

Nous avons d'amples renseignements sur les hôpitaux de Damas, et nous connaissons les noms d'un grand nombre de médecins qui y pratiquèrent ou y enseignèrent la médecine.

Nous connaissons particulièrement un hôpital à Damas, celui qui fut fondé par le célèbre Noureddin, le Noradin de nos chroniques.

Il paraît toutefois qu'il y eut plusieurs hôpitaux à Damas. Nous croyons en avoir la preuve dans la qualification de Grand Hôpital donnée à celui que fonda Noureddin.

Ces fondations paraissent avoir été l'une de ses préoccupations. Nous lisons en effet, dans l'histoire des Atabeks d'Ebn el Athir, que Noureddin fit construire d'autres hôpitaux que celui de Damas, mais que celui-ci fut le plus considérable.[1]

C'est aussi, de tous les hôpitaux de l'Orient, celui sur lequel nous avons le plus de renseignements et nous pouvons donner une assez longue liste des médecins qui y furent attachés.

Un des premiers fut Aboul Medjed ben Hakam. A l'issue de son service, Aboul Medjed se rendait dans la grande cour tendue de tapis, et y restait trois heures à professer et faire des conférences avec les élèves. C'est dans la biographie de ce médecin qu'Ebn Abi Ossaïbiah dit que Noureddin avait doté cet établissement d'une bibliothèque médicale.

Mouhaddeb eddin Ennaqqach était suivi de nombreux élèves. Il fut aussi attaché à la personne de Noureddin et mourut en 1178.

Ebn Mathran, le superbe et fastueux médecin de Saladin, ne nous est pas donné positivement comme chargé d'un service régulier à l'hôpital, cependant il figure comme acteur dans un fait qui s'y passa.

---

1 Il fit aussi construire, dit le même historien, des collèges à Alep. Hama, Damas et ailleurs.

Un jour il convint avec Ben Hamdan Eddjerraïdy de pratiquer la ponction sur un hydropique. Ebn Mathran tenait le pouls du malade. Voyant ses forces diminuer, il fit suspendre l'écoulement et appliquer un bandage, recommandant de ne pas l'enlever avant deux jours. Mais le malade, qui avait éprouvé du soulagement, pressa tellement sa femme qu'elle le lui enleva. Une abondante évacuation de liquide se fit, le malade perdit ses forces et mourut.

Nous n'avons pas rencontré d'autre mention de Ben Hamdan Eddjerraïdjy chez les historiens de la médecine.

Mohaddeb eddin ben Elhadjeb, médecin de l'hôpital Ennoury, fut aussi médecin de Takieddin et de Saladin et vécut jusqu'en 1195.

Aboulfadhl el Mohendis avait construit les portes de l'hôpital dans lequel il devait un jour entrer comme médecin traitant. Homme intelligent il avait étudié les mathématiques pour se perfectionner dans l'art de travailler le bois, puis s'était voué définitivement à la médecine.

Mouaffeq eddin Essalmy avait d'abord professé le droit avant d'étudier la médecine. Il mourut en 1207.

Saad eddin, fils du précédent, fut non seulement attaché au service de l'hôpital, mais servit plusieurs princes et fut nommé chef des médecins.

Radhy eddin Errahaby fit le service du grand hôpital et de la citadelle.

Cherf eddin fils de Rahaby, outre son service à l'hôpital, enseignait la médecine dans une école pour laquelle Mohaddeb eddin ebn Dakhouar avait donné sa maison.

Kemal eddin el Homsy tenait à son service hospitalier. Il se refusa h servir les princes et ne leur accorda que des consultations.

Omran el Israïly, tout juif qu'il était, fut chargé du service du grand hôpital de la citadelle et des maisons royales. De même que le précédent il refusa constamment de s'attacher à la personne d'un souverain.

Sadid eddin ben Refiqua fut aussi chargé du service du grand hôpital de la citadelle et des maisons royales. C'est lui qui opérait la cataracte avec une aiguille coudée.

Moliaddeb eddin ebn Dakhouar jouissait d'une grande réputation. Avec lui, dit Ebn Abi Ossaïbiah, finit la race des grands médecins. Il se rencontra, dit le même historien dans le service de l'hôpital, avec Omran el Israïly et Radhy eddin Erraliaby. On ne vit jamais un tel concours d'hommes habiles et ce qu'il en résulta pour les élèves et les malades fut merveilleux. Ebn Dakhouar donna sa maison pour y fonder une école de médecine, à la condition que Cherf eddin y entrerait comme professeur. Il fut aussi nommé chef des médecins et mourut en 1230.

Nous connaissons encore comme médecins de l'hôpital Ennoury Mouaffeq eddin ben Essarraf ; Rachid eddin ben Khalifa, l'oncle de l'historien de la médecine, qui y fut chargé d'un service d'ophthalmiques ; Ebn Abi Ossaïbiah lui-même ; enfin l'auteur des Dynasties, Aboulfaradj, nous apprend lui-même qu'il fut chargé de service à l'hôpital Ennoury, en même temps que Djenial eddin, frère de Cherf eddin.

Avec un tel ensemble de ressources scientifiques, on comprend comment Damas fut, au XIIIe siècle, une pépinière de médecins et éclipsa le Caire et Bagdad.

On lit sur cet hôpital une anecdote curieuse dans Abdellatif. Relation de l'Egypte, p. 411.

« A Damas, dit Khatib Dhaheri (Ms. A. n° 695) est le Bimarestan, établissement qui n'a jamais eu son pareil dans le monde.

« Il est arrivé à ma connaissance, à l'occasion de cet hôpital, une aventure assez bizarre, que je veux rapporter. En l'année 831 (1427), je vins à Damas : j'avais avec moi un particulier persan d'origine, homme de talent, de goût et de beaucoup d'esprit. Il faisait cette année le pèlerinage de la Mekke et pratiquait tous les actes de religion qui sont prescrits par les quatre sectes orthodoxes, se conformant à toutes les quatre en même temps. Quand il fut entré dans cet hôpital et qu'il eut vu les aliments qu'on y distribuait et toutes les commodités et les douceurs dont on y jouissait et qu'on ne saurait nombrer, il conçut le dessin d'y demeurer, contrefaisant le malade, et y resta pendant 3 jours. Le médecin étant venu à lui pour savoir quelle était sa maladie et lui ayant tâté le pouls, reconnut ce qu'il en était et lui prescrivit de prendre ce qui lui plairait d'aliments, de poulets fins, de confitures, de sorbets et de fruits de toute espèce. Trois jours s'étant écoulés, il lui écrivit une ordonnance dont le sens était qu'un hôte ne doit pas rester chez celui qui lui accorde l'hospitalité au-delà de 3 jours. On dit que depuis que cet hôpital a été construit le feu ne s'y est jamais éteint. »

Egypte.

Les institutions médicales en Égypte ont un certain caractère qui les distingue de celles de Damas et de Bagdad.

Nous n'y rencontrons pas un aussi grand nombre de médecins éminents chargés du service des hôpitaux, mais nous y trouvons davantage de médecins inspecteurs chargés de la police de leur profession. D'autre part un des hôpitaux du Caire, tardivement fondé, a eu la bonne fortune de se conserver jusqu'à nos jours et môme de rester, aux yeux du vulgaire, comme modèle de l'hôpital musulman. Son nom môme a été considéré comme typique, bien qu'il ne soit que la corruption d'un nom très anciennement et généralement adopté. Nous voulons parler du Moristan.

Les études médicales suivirent en Égypte une marche ascendante, et au XIIe siècle le Caire en était le plus brillant foyer de l'Orient.

C'est au Xe siècle que nous trouvons la première mention d'un hôpital. A cette époque, Mohammed ben Abdoun, originaire de l'Andalousie, vint passer quelques années en Égypte et fut chargé du service de l'hôpital de Fostath.

Livre IV

Il existait plusieurs hôpitaux au Caire. L'un d'eux portait le nom de Nacery. Nous n'avons pu jusqu'à présent retrouver la date de sa fondation, mais nous connaissons les noms de plusieurs des médecins qui y furent attachés. Comme ils appartiennent à la fin du XIIe siècle et au commencement du XIIIe, nous pensons qu'il fut fondé par Saladin, qui lui aurait donné le nom de Nacery en l'honneur du Khalife Ennacer et en reconnaissance de la confirmation qu'il en reçut dans la souveraineté de l'Egypte et de la Syrie. Du reste Saladin s'appelait aussi Malek Ennacer, et dans certaines monnaies on voit réunis les noms du sultan et du Khalife, portant tous les deux le surnom de Nacer.

Aboulfadhl Daoud ben Abil Beyân l'Israélite fut attaché à l'hôpital Ennoury vers le commencement du XIIP siècle. Ebn Abi Ossaïbiah, qui fut aussi chargé de service dans le même hôpital, rapporte qu'il put apprécier le rare mérite de ce médecin juif, la sûreté de son diagnostic et l'excellence de sa pratique. Aboulfadhl composa un formulaire traitant des médicaments employés dans les hôpitaux de l'Égypte, de la Syrie et de l'Irak, dont l'historien de la médecine fait l'éloge.

Nefis eddin ben Zobéïr, qui fut nommé chef des médecins de l'Égypte, avait à l'hôpital Ennacery un service d'ophthalmiques, qui fut suivi par l'oncle d'Ebn Abi Ossaïbiah.

Ibrahim ben Reis Moussa, fils du célèbre Maimonide, fut chargé d'un service dans un des hôpitaux du Caire.

Aboul hedjadj Iousef, Israélite aussi, fut attaché à un hôpital en qualité d'oculiste. Le père d'Ebn Abi Ossaïbiah suivait ses visites, tandis que son oncle suivait celles de Djemal eddin. Le premier fut plus tard inspecteur des oculistes.

Cette multiplicité d'oculistes prouve que les ophtalmies furent de tout temps endémiques en Égypte.

Nous avons déjà parlé de l'hôpital qui a conservé jusqu'à nos jours le nom de Moristan, altération de Bimarestan, qui veut dire hôpital en persan. S'il faut en croire le grand ouvrage de la commission d'Egypte, Makrisi rapporterait sa fondation à la fille de Moëz Lidin Allah, c'est-à-dire qu'il aurait été fondé vers la fin du Xe siècle de l'ère chrétienne. Ce que nous allons dire de cet hôpital est tiré du même ouvrage et repose sur la même autorité, que nous regrettons de n'avoir pu consulter.

Dans l'origine les aliénés seuls y étaient admis, et plus tard on l'ouvrit à toutes sortes de maladies. Chaque espèce de maladies avait des salles particulières et des médecins spéciaux. Des revenus considérables assuraient aux malades un entretien confortable, et aux médecins de riches appointements. Des malades sujets à l'insomnie avaient des salles à part où ils trouvaient des musiciens et des conteurs pour les distraire. D'autres distractions étaient données aux convalescents. Enfin les malades guéris ne sortaient qu'en recevant cinq pièces d'or, ce qui leur permettait de vivre avant d'être obligées de se livrer à un travail pénible.

Le sultan Kalaoun restaura cet hôpital vers la fin du XIII° siècle et y annexa une école de médecine.

À l'arrivée des Français en Égypte, à la fin du XVIIP siècle, on comptait encore dans le Moristan, outre les aliénés, une cinquantaine d'autres malades.

L'histoire ne fait pas mention d'un autre Moristan, dit M. Jomard, auteur de ce Mémoire. Ce que nous avons dit précédemment fait justice de cette assertion, à moins que l'on ne veuille entendre par Moristan un hôpital exclusivement réservé à des aliénés.

M. Jomard ajoute: Les gens du lieu m'ont appris l'existence d'un autre Moristan et la tradition m'a appris en outre l'existence d'un hôpital pour les femmes, fondé par Abderrahman Kikyeh.

Outre les grands hôpitaux il y avait encore en Egypte de petits établissements hospitaliers connus sous le nom de Tehyeh.

Médine et la Mekke.

Voici ce qu'on lit d'après M. de Sacy dans l'histoire de la Mekke par Cothob eddin el Hanefy :

En l'année 816 de l'hégire (1413-14 de notre ère), le Chérif Hassan rebâtit l'hôpital de la Mekke, originairement fondé parle Khalife Mostancer (au IX° siècle). Il le pourvut de tout ce qui était nécessaire au service des pauvres et des malades. Il ordonna que les pauvres qui voudraient s'y faire traiter y demeurassent jusqu'à ce qu'ils eussent recouvré la sauté et que quand il n'y en aurait pas, les revenus fussent consacrés à l'avantagée des pauvres malades.

Quant à l'hôpital de Médine, nous avons déjà vu précédemment qu'il avait été placé sous la surveillance d'Abou Otsman et de Sinan fils de Tsabet, concurremment avec celui de la Mekke.

C'est là seule mention que nous en ayons rencontrée.

Maroc.

Léon l'Africain nous apprend qu'il y avait à Fez des hôpitaux et des hospices avec des salles exclusivement réservées auxaliénés. D'après Casiri, Mohammed bon Cassem aurait été chef de l'hôpital de Maroc vers le milieu du XIVe siècle (II, 78).

Espagne.

Nous manquons de renseignements sur les hôpitaux de l'Espagne. Tout ce que nous avons pu recueillir se réduit à ceci : vers la fin du XIIe siècle, Abou Ishaq Ibrahim, originaire de Bougie, vint habiter Algésiras et fut attaché à l'hôpital de cette ville.

Nous ne croyons pas cependant que les Ommiades d'Espagne, ces digues émules des Abbassides, aient oublié les hôpitaux au milieu des fondations de toutes sortes qu'ils multiplièrent dans ce pays de prédilection.

Il existe à l'Escurial un Manuscrit coté n° 887 (ancien 882), sur le compte duquel Casiri s'est mépris et qui est un curieux échantillon de la pratique médicale chez les Arabes d'Espagne.

Il ne s'agit pas d'un hôpital, mais de consultations données à domicile. Casiri n'a fait que feuilleter le Manuscrit, comme cela lui est arrivé si souvent, du moins pour la médecine, et il y a vu un manuel d'examens à l'usagée des candidats au titre de médecin.

Là-dessus Amoreux, qui cite la notice de Casiri, se livre à des plaisanteries qu'on peut lire dans sa compilation. Cet ouvrage, comme nous venons de le dire, n'est autre chose qu'un Recueil d'observations, prises aux consultations d'un médecin par son élève, et à ce titre il nous paraît précieux, attendu que c'est le premier que nous ayons jusqu'à présent rencontré sous cette forme. Outre les prescriptions relatives au traitement des malades faites par le maître à son élève, le premier fait de temps en temps au second des questions sur les maladies représentées, puis quand il le juge à propos, il se livre à des développements dogmatiques sur ces maladies. Voilà comment une lecture superficielle a pu faire croire à Casiri qu'il s'agissait d'un manuel pour examens, ^e n'est pas ici le lieu de nous étendre davantage sur ce Manuscrit, mais nous avons cru qu'il n'était pas hors de propos d'en parler. Ajoutons encore que Casiri s'est trompé sur le nom de l'auteur. Celui qu'il a mis en avant n'est qu'un personnage cité. Le nom de l'auteur est Mohammed Ettemimy.

II — Les Écoles.

Nous avons déjà vu, à propos des hôpitaux, que la médecine y était enseignée par les médecins chargés du service de ces établissements.

Nous avons vu aussi que l'enseignement médical se faisait en dehors des hôpitaux dans des établissements particuliers. Ainsi à Damas Mohaddeb eddin ebn Dakhouar donna sa maison pour y fonder une école de médecine.

On enseignait aussi la médecine concurremment avec les autres sciences dans ces collèges, le plus souvent annexés à une mosquée et entretenus sur les mêmes fonds.[1]

Il y avait encore les écoles privées où n'entraient que les élèves agréés par le professeur. C'est ainsi qu'Aboul Barakat, vu sa qualité d'Israélite, s'était vu refuser par Hibat Allah, médecin de Bagdad, l'entrée de son école. Cependant Aboul Barakat corrompit le concierge, et obtint dans le vestibule une place d'où il pouvait entendre les leçons du maître. Un jour le professeur interrogea les élèves, qui ne surent que répondre. Aboul Barakat s'avança et répondit si bien qu'à partir de là Hibat Allah lui ouvrit son école.

Ce que l'on rapporte de Fakhr eddin el Razy est prodigieux. Il marchait quelquefois dans les rues accompagné de plusieurs centaines d'élèves.

Quant à son homonyme le célèbre Razès, on dit qu'il avait des élèves, lesquels en avaient d'autres eux-mêmes, qui en avaient à leur tour.

On sait que les Khalifes ne dédaignaient pas d'assister quelquefois aux leçons des professeurs et à ce propos nous rapporterons un fait du même genre. Quant Honein ouvrit son cours de médecine à Bagdad, le vieux Djabril ben Bakhtichou venait souvent l'entendre et disait qu'il profitait à ses leçons. Nous avons déjà dit que Honein commença l'étude de la médecine à l'école de Mésué et que celui-ci eut un moment l'intention de la lui interdire, sous prétexte que les gens de son pays, c'est-à-dire de Hira, n'avaient aucune aptitude pour les sciences.

Les fils se formaient aussi à l'école de leurs pères, et c'est ainsi que nous trouvons chez les Arabes ce que nous serions tenté d'appeler des dynasties de médecins. Telles furent les familles des Bakhtichou, des Tsabet, des Honein, des Avenzoar, pour ne citer que les plus illustres. Quelquefois le père écrivait pour son fils. Nous avons en ce genre un Mémorial d'Avenzoar.

---

[1] Comme encouragement aux sciences nous n'avons pas ici à rappeler les premiers Abbassides et la famille des Barmécides, mais nous devons placer à côté de ces noms glorieux ceux de l'émir Adhad Eddoulah et de Nidham el Aloulk.

Lucien Leclerc

D'autres fois les pères donnaient des maîtres à leurs enfants, et ils leur en donnaient généralement plusieurs, soit à la fois, soit successivement, chacun d'eux n'étant chargé d'enseigner qu'une science. On peut lire notamment dans la vie d'Abdellatif, donnée par M. de Sacy dans sa traduction de la description de l'Egypte, combien de soins on prenait pour compléter l'éducation scientifique d'un adolescent.

Les biographes et chroniqueurs arabes nous donnent fréquemment la liste minutieuse des professeurs qui enseignèrent à tel ou tel savant l'une des diverses branches des connaissances humaines. On trouve particulièrement de nombreux renseignements de ce genre dans la chronique d'Eddeheby (Bibliothèque de Paris, A. F. N. 753).

On nous dit aussi de tel médecin qu'il lut sous la direction de tel maître tel ou tel ouvrage fondamental, comme Hippocrate, ou Galien. C'était en effet une habitude générale de prendre un livre en renom pour base de l'enseignement et de le commenter en présence des élèves.

Dans cette longue série de siècles que vécut la médecine arabe, les traditions scientifiques forment une chaîne continue dont nous pouvons suivre les anneaux à travers les âges.

Pour la grande majorité des médecins nous savons d'où leur vint la science et à qui ils la transmirent.

Ali ben Rodhouan écrivit un livre où il prétendait qu'il était plus avantageux d'étudier la médecine dans les livres que sous un maître. En cela il fut contredit par Ebn Botlan et par d'autres. Ebn Abi Ossaïbiah, qui nous rapporte ces faits, combat aussi l'opinion d'Ali ben Rodhouan par de solides raisons.

A une certaine époque l'usage s'établit que les professeurs donnaient aux élèves une sorte de diplôme, Idjàza, qui était une garantie d'études complètes.

Une institution religieuse, le pèlerinage de la Mekke, favorisa singulièrement la diffusion des sciences dans le vaste empire musulman. C'était une occasion pour les pèlerins de compléter leurs études, soit en achetant des livres, soit en écoutant de nouveaux maîtres. On venait du Maghreb et de l'Espagne, de la haute Asie suivre les écoles de l'Egypte, de l'Irak et même de la Perse, quand un professeur y était en renom. L'hospitalité arabe et les fondations pieuses étaient une ressource précieuse pour ces voyages scientifiques. Nous connaissons aussi des médecins qui offrirent une large hospitalité à des savants pauvres.

Nous allons maintenant céder la parole à l'un des hommes les plus éminents qu'ait produits l'Islamisme, et nous le ferons d'autant plus volontiers qu'il est un peu question de notre Algérie, que nous avons vue occuper si peu de place dans l'histoire de la médecine arabe.

Voici ce qu'écrivait Ebn Khaldoun vers la fin du XIVe siècle de notre ère :

« A l'époque ou Caïroun et Cordoue étaient les métropoles du Maghreb et de l'Espagne, la civilisation y avait fait beaucoup de progrès : les sciences et les arts y trouvaient de grands encouragements et formaient un océan rempli jusqu'aux bords.

Vers le milieu du VIIe siècle, le cadi Aboulcassem ben Zeitoun quitta l'Ifriquya pour aller suivre les cours de Fakhr eddin Errazy, et s'en revint à Tunis. Ebn Choaïb, berbère de Dokkala, en fit autant. Abou Ali Noureddin des Mechdalla, quitta le pays des Zouaoua et se rendit en Orient. A son retour il se fixa à Bougie, où ses disciples conservent encore la tradition de son excellent système d'enseignement. Un de ses disciples, Amranel Mechdally, alla se fixer à Tlemcen. Depuis la ruine de l'enseignement à Cordoue et à Caïrouan, Fez et les autres villes du Maghreb n'ont aucun système d'instruction passable.

La tradition de l'enseignement n'a pas été interrompue eu Orient. Quelques grandes villes telles que Bagdad, Basra et Coufa, ont pu tomber en ruines après avoir été les dépôts de toutes les sciences, mais elles ont été remplacées par d'autres encore plus grandes, d'où la science s'est répandue dans l'Irak persan, de là dans le Khorassan et la Transoxiane, puis au Caire et dans les pays voisins.

Autant que je puis en juger, les sciences ne se trouvent de nos jours que dans le Caire, et cela parce que l'Egypte a joui, depuis plusieurs milliers d'années, d'une grande prospérité et d'une civilisation bien établie. Les gouvernements des derniers siècles ont bâti un grand nombre de collèges auxquels ils ont assigné des immeubles ouaqf. Les ouaqfs sont très nombreux au Caire et produisent des revenus considérables, dont une partie est consacrée à l'entretien des étudiants et au traitement des professeurs. (De Slaue.) »

III. — Jardin Botanique.

Casiri nous a conservé le nom d'un botaniste dont malheureusement il n'a pu nous donner l'époque.

Mohammed ben Ali ben Farak, surnommé El Chafra, natif de Corella, était médecin du prince de Guadix et renommé dans son art. Il était particulièrement très instruit en botanique. Recherchant toutes les plantes rares et curieuses, voulant les observer dans leur sol natal et les récolter lui-même, il s'aventurait à travers les lieux les plus abruptes et les contrées les plus sauvages.

Il établit dans les dépendances du Palais un jardin botanique installé avec le plus grand soin.

IV. — Police Médicale.

TITRES, DIGNITÉS ET FONCTIONS. — POSITION SOCIALE DES MÉDECINS.

Dans le courant du IXe siècle, nous voyons bien des médecins occuper à Bagdad une haute position, notamment les Bakhtichou. Nous voyons encore le titre de chef des médecins conféré par Moutaouakkel à Honein, et par Motadhed à Ghalib. Cependant nous ignorons si ces fonctions comportaient la surveillance de la profession médicale, ce qui nous paraît vraisemblable, ou si ce n'était qu'un simple titre honorifique.

Quoi qu'il en soit, au commencement du Xe siècle, un accident provoqua l'intervention de l'autorité. En l'année 931 de notre ère, un médecin se trompa et le malade mourut.

Aussitôt le Khalife Moctader publia un édit interdisant la pratique de la médecine à quiconque n'aurait pas été examiné par Sinan ben Tsabet, son médecin, fils du célèbre Tsabet ben Corra. De la ville de Bagdad et des environs huit cent soixante médecins se présentèrent, exclusion faite des médecins attachés à la cour et de ceux que leur capacité bien reconnue mettait au-dessus d'un examen. Quelle que put être l'élasticité du titre de médecin, nous devons cependant nous étonner du grand nombre d'individus ayant la prétention de le porter. Sans doute il y avait là bien des empiriques, de vulgaires marchands de remèdes, bien des gens n'ayant que de faibles attaches à la révolution scientifique qui venait de s'opérer à Bagdad. C'est ce que prouve l'anecdote suivante rapportée par les historiens. Un des candidats se présenta, avec des dehors tellement avantageux, que Sinan ne crut pas devoir le soumettre à une épreuve et se contenta de lui dire qu'il désirait avoir de lui quelque maxime sur l'art, qu'il conserverait pour en faire son profit. A cela notre homme répondit, en tirant un papier contenant de belles pièces d'or : Comment ferais-je pour écrire ne sachant même pas lire; mais j'ai une famille à nourrir et je prie Monseigneur de ne pas lui enlever son pain. Sinan se mit à sourire et lui imposa des conditions de pratique restreinte qui furent acceptées avec plaisir.

Ce qui semblerait prouver que les fonctions d'examinateur étaient attachées au titre de chef des médecins, c'est qu'au XII° siècle nous voyons encore à Bagdad Amin Eddoula procéder ii un semblable examen et même rencontrer un vieillard qui avait aussi plus d'extérieur que de science. Remarquons en passant qu'Amin Eddoula, mort en 1104, en pleines croisades, tout chrétien qu'il était, n'en fut pas moins nommé chef des médecins à Bagdad.

La police de la médecine était aussi exercée par le Mohtasseh. Ce fonctionnaire n'était autre chose qu'un Inspecteur de police, ayant dans ses attributions la surveillance de la profession médicale et de toutes celles qui s'y rattachaient, comme celles de pharmacien, de droguiste, de parfumeur, de veutouseur, etc.

Pour de plus amples renseignements sur cette institution nous renverrons à un travail de longue haleine publié il y a une dizaine d'années dans le Journal asiatique.[1]

Le Mohtasseb se rencontrait aussi en Espagne, et même le mot est resté dans la langue espagnole.

Les fonctions de chef des médecins et d'inspecteur ne furent pas seulement instituées à Bagdad, mais aussi en Syrie et en Egypte.

Nous en trouvons deux cas à Damas : Mohaddeb eddin ebn Dakhouar, et Sadid eddin ebn Refiqua.

Nous en trouvons davantage en Egypte.

Le premier médecin en chef fut un chrétien, Ibrahim ben Nestas, et cette fonction lui fut confiée par le Khalife El Hakem d'étrange mémoire.

Dans le Xe siècle Ali ben Rodhouan fut nommé chef des médecins d'Egypte.

Au siècle suivant nous trouvons Sadid eddin dont le titre de Reis el Athibba resta désormais inséparable de son nom.

Au XIIIe siècle, ce furent Nefis eddin ben Zobeïr et Djemal eddin ben Otsman.

Le célèbre Ebn Beithar fut à la même époque nommé inspecteur des droguistes et des herboristes.

Enfin le père d'Ebn Abi Ossaïbiah fut nommé inspecteur des oculistes.

---

1 Il est seulement à regretter que l'auteur n'ait pas mieux connu le français.

Plusieurs médecins furent investis de la dignité de vizir. Pour quelques-uns ce fut peut-être un titre honorifique, à l'instar de ce qui s'est fait de nos jours en Egypte pour le titre de Bey : du moins nous ignorons jusqu'à quel point le titre impliqua la fonction et s'ils se bornaient à ce qui concerne la profession médicale. Pour un certain nombre ce fut bien positivement une fonction politique.

Nous savons que l'illustre Avicenne fut malheureux dans son vizirat, qu'il mécontenta les soldats et qu'il dut se cacher pour échapper à leurs violences.

Plus malheureux encore fut Rachid eddin, l'historien des Mongols, vizir de Gazan Khan et d'Oldjaïtou, dont nous n'avons pas à retracer ici la mort violente, mais dont nous parlerons bientôt comme bibliophile.

En Syrie la dignité de vizir fut conférée à Nedjem eddin Iahya ben el Loboudy, à l'israëlite Mohaddeb eddin Essa miry, pour qui ce ne fut pas une sinécure, ainsi qu'à son neveu Faklir eddin ben Essaaty.

Dans l'Irak Aboulfaradj ben Tourna, chrétien, fut élevé à la dignité de vizir.

En Espagne nous avons recueilli les noms d'Iahya, de Khasdaï, d'Ebn Guéfith et d'Ebn Tophaïl le célèbre auteur du Hay el Iaqdan publié par Pococke sous le titre de Philosophus autodidactes. Enfin nous trouvons aussi le titre de vizir accolé au nom d'Avenzoar.

Un grand nombre de médecins furent attachés à la personne des souverains des diverses dynasties musulmanes. Il serait par trop long et fastidieux d'en donner la liste, car il faudrait y inscrire les noms de presque tous les médecins éminents et une foule d'individualités d'un ordre secondaire. Il est cependant un fait que nous devons mettre en lumière.

Les premiers Abbassides avaient confié généreusement leur personne et leur éducation scientifique à leurs sujets chrétiens, malgré les protestations de quelques zélés musulmans qui voyaient là un danger pour l'islamisme.

Leurs successeurs ne se départirent jamais de ces traditions. En Égypte l'imbécile Hakem, qui voulait se faire passer pour un Dieu, n'en avait pas moins à son service des médecins chrétiens. Les croisades elles-mêmes ne purent effacer le souvenir de ce neuvième siècle, le siècle d'El Màmoun, où chrétiens et musulmans avaient en commun dépensé tant d'efforts pour conquérir la science grecque. Nous connaissons une quinzaine de médecins attachés au service de Saladin: les deux tiers sont des juifs ou des chrétiens.

Les successeurs de Saladin n'agirent pas autrement. Malek el Mouadhem avait à son service et emmenait dans ses expéditions le médecin chrétien Iakoub ben Saclab, cet homme d'une mémoire extraordinaire, qui lisait Galien dans le texte et récitait ses commentaires sur Hippocrate comme s'il eût eu le livre sous les yeux. L'historien de la médecine Ebn Abi Ossaïbiah fit une campagne avec lui.

L'histoire de la médecine arabe est remplie de faits qui attestent d'une part la tolérance des vainqueurs et de l'autre la considération qu'ils portaient à la profession médicale. Cette considération, légitimée par de longs services, fut telle que certains médecins en abusèrent. On connaît l'histoire de Gabriel fils de Bakhtichou. Nous rappellerons le cas d'Ebn Mathran, médecin de Saladin, chrétien d'abord et converti plus tard à l'islamisme. C'était un homme intelligent et instruit, mais égoïste, aimant le faste et rempli d'orgueil. Un jour un autre médecin chrétien, pareillement attaché à la personne du Sultan, Aboulfaradj, vint trouver Saladin et lui exposa qu'ayant des filles à marier, il était embarrassé pour leur faire un trousseau. Saladin lui répondit qu'il ait à lui présenter une note de ce qui lui était nécessaire. Elle se montait à une valeur de trente mille drachmes, et Saladin donna l'ordre d'acheter le tout. Ebn Mathran le sut et dès lors fit à Saladin de plus rares visites. Saladin comprit la jalousie et fit délivrer à Ebn Mathran l'équivalent du cadeau fait à Aboulfaradj.

On vit aussi parmi les médecins arabes quelques actes d'intolérance. Nous avons déjà parlé de Hibat Allah refusant l'entrée de son école au juif Aboul Barakat. Il eut un imitateur dans Radhy eddin Errahaby qui ne voulait pas admettre de Zimmi parmi ses élèves. Il ne dérogea que pour deux dont un fut Omran el Israïly. Mais il faut dire que Radhy eddin était un original dont les singularités ont été signalées par les biographes. C'est ainsi qu'il refusait d'aller visiter les malades chez lesquels il fallait monter des escaliers, disant que les escaliers étaient la scie de l'existence.

Nous avons déjà cité plus d'un médecin qui refusèrent de s'astreindre au service exclusif d'un souverain. C'est ainsi qu'Omran el Israïly refusa, nonobstant l'offre d'une pension mensuelle de 1500 drachmes.

Jamais les médecins ne furent aussi magnifiquement récompensés que par les princes musulmans, suivant en cela l'exemple qui leur avait été donné par les premiers Abbassides.

La famille des Bakhtichou fut comblée de largesses par Mansour, Haroun et Mâmoun. Djabril ben Bakhtichou fut le plus opulent de tous. Il tint compte de toutes les sommes d'argent et de tous les cadeaux qu'il avait reçus et leur ensemble s'élevait à la somme fabuleuse de quatre-vingt-dix millions de drachmes : on nous en a conservé le détail.

C'est à propos de ces largesses, que Freind, qui ne connut guère d'Ebn Abi Ossaïbiah que ses notices sur les Bakhtichou, s'est avisé de dire qu'il n'y avait d'autres renseignements à tirer de cet historien sur les médecins arabes que la générosité des Khalifes à leur égard.

Quand une cure inespérée se faisait dans une famille régnante. c'était un assaut de libéralités entre tous les membres et les libéralités ne faisaient aucune acception de croyance.

A la médecine revient l'honneur d'avoir rendu possible en Orient l'harmonie entre les vainqueurs et les vaincus, en enchaînant les premiers par la reconnaissance, en créant pour les uns et les autres un terrain neutre, celui de la science où s'arrêtaient les antipathies de races et de religion, terrain sur lequel l'Europe en proie à la barbarie ne se présenta que trop tard.

Lucien Leclerc

Mais c'est aussi un honneur pour les Arabes de n'avoir pas oublié ce qu'ils devaient aux chrétiens, quand ils les tinrent dépassés dans les voies de la science, de leur avoir accordé leur confiance même à l'époque des croisades.

Alors que les croisés entraient dans Jérusalem, les portes de Tolède récemment conquise, s'ouvraient à Gérard de Crémone et à toute une légion de savants qui s'en allaient demander à l'étranger les moyens d'étude qu'ils ne pouvaient trouver dans leur patrie.

Les Arabes d'Espagne payèrent aux catholiques d'Europe la dette que leurs ancêtres avaient contractée envers les Nestoriens d'Asie. La scolastique fit dès lors une connaissance complète avec Aristote, et la médecine reçut en même temps qu'Hippocrate et Galien, Razès, Avicenne, Ali ben el Abbas, Abulcasis, etc.

Avant de quitter le terrain des religions, nous dirons un mot des quelques médecins qui passèrent de l'une à l'autre. Nous connaissons une vingtaine de médecins ou de fils de médecins qui se firent musulmans. Les deux tiers étaient des Juifs, ce qui ne doit pas nous étonner.

La position des Juifs, malgré la tolérance musulmane, était inférieure à celle des chrétiens. Les Arabes n'avaient pas les mômes raisons de les ménager, et puis ils ne pouvaient oublier le poison de Khaibar. Les Juifs gagnaient donc matériellement à se convertir. Mais ne pourrait-on pas admettre aussi qu'ils furent frappés de la supériorité du dogme musulman sur le dogme mosaïque, où les questions vitales de toutes les religions même les plus grossières, sont passées sous silence, telles que l'immortalité de l'âme, la vie future, le paradis et l'enfer. Ces lacunes du Pentateuque et son caractère matérialiste ont été relevés par les écrivains musulmans : on peut lire à ce propos un passage d'Aboulféda.

La position des chrétiens était différente. Ils pouvaient en changeant de religion trouver une conception supérieure de la. Divinité plus en

Livre IV

rapport avec leurs instinct de race,[1] mais c'était une compensation insuffisante, la conception de Dieu et de son unité pouvant s'allier à un système religieux incomplet et défectueux, ainsi que nous l'avons vu pour le Mosaïsme:[2] aussi peu de médecins chrétiens se firent-ils musulmans.

Les Juifs ne furent inquiétés pour leurs croyances qu'en Espagne, et encore les persécuteurs étaient-ils des Berbères. Le Languedoc et l'Egypte recueillirent les proscrits et bénéficièrent de leur science. Parmi ces derniers comptait l'illustre Maimonide. Saladin avait plusieurs médecins juifs à son service.

Un fait curieux à noter, c'est que la plupart de ces renégats payaient leur bienvenue chez les musulmans par une réfutation de la religion qu'ils avaient abandonnée. C'est ce que fit Ebn Djezla, l'auteur du Tacouim el Abdan, imprimé en traduction latine sous le titre de Tacuini œgritudmum.

V. — Les Bibliothèques.

Nous ne voulons pas refaire, après Etienne Quatremère, l'histoire des bibliothèques et du goût des livres chez les Arabes. Nous nous bornerons à quelques emprunts et nous ajouterons des faits nouveaux tirés de notre histoire de la médecine arabe.

Avant même la grande initiation des Arabes à la science grecque, le goût des livres s'était déjà répandu chez eux. Nous en avons la preuve dans ce que nous savons de Khaled ben Iézid, qui dès le VIIe siècle de notre ère faisait traduire du grec en arabe, de Djafar Essadiq et surtout de Géber. .Jusqu'alors les Arabes n'embrassèrent de la science que le côté merveilleux. Cependant Géber ne resta pas exclusivement sur ce terrain qui est en quelque sorte resté son domaine. Nous trouvons dans le Fihrist une liste nombreuse de plus de deux cents ouvrages de Géber et l'auteur nous avoue qu'il n'a consigné que ceux qu'il avait

---

1 Les Nestoriens se refusaient à donner à Marie le titre de Mère de Dieu. Nous trouvons parmi les ouvrages d'Aboulfaradj ebn Thaïeb celui-ci : A ceux qui disent que Marie est mère de Dieu.

2 On peut en dire autant de l'Islamisme, dans une moindre mesure.

vus ou qui lui ont été signalés par des personnes dignes de foi. Il en donne cependant quelques-uns d'après les écrits de Géber, lui-même. Dans cette foule d'ouvrages il n'est pas seulement question du Grand Art, mais aussi d'histoire naturelle, de médecine, de philosophie, etc. Tant d'écrits accusent des lectures étendues et variées, et partant une riche bibliothèque.

Toutefois le goût des livres ne devint général qu'avec le IXe siècle qui laissa chez les Arabes un ferment scientifique d'une incomparable activité. Dans toutes les parties du vaste empire musulman, nous voyons apparaître des bibliothèques publiques et privées.

Dans la seconde moitié du IXe siècle, Mostancer faisait construire un collège qui porta son nom et qui possédait une bibliothèque de 80,000 volumes.

Les Fathmides construiront au Caire une bibliothèque où 18 chambres étaient remplies de livres. Celle du Palais en contenait 2,000,000.

La Bibliothèque de Tripoli, qui fut brulée par les Francs, ne contenait pas moins, dit-on, de trois millions de volumes.

Au milieu du XIIe siècle, dans une émeute, cinq bibliothèques brûlèrent à Nichabour.

Un siècle plus tard le Hafside Abou Zacharya laissait à Tunis une bibliothèque de 30,000 volumes.

Nous savons par Léon l'Africain que les livres abondaient jadis à Maroc et à Fez.

L'Espagne fut aussi passionnée pour les livres. Casiri mentionne soixante-dix villes pourvues de Bibliothèques. Celle de Cordoue comptait 600,000 volumes et son catalogue seul 40.

Ces renseignements, que nous aurions pu multiplier, sont presque tous empruntés au travail de Quatremère.

Nous allons parler des bibliothèques privées des médecins, d'après les documents qui nous ont servi à composer leur histoire. A part ceux relatifs à Rachid eddin et à l'auteur du Kitab el hokama, ils sont tirés d'Ebn Abi Ossaïbah c'est-à-dire qu'ils sont inédits et inconnus à Quatremère.

Ebn Djezzar, l'auteur du Viatique, laissa à sa mort à Caïrouan une bibliothèque du poids de vingt-cinq quintaux.

Amin Eddoula ebn Ettalmid, chef des médecins à Bagdad, en laissa une considérable, que l'on nous a de même estimée par son poids.

Le gout des livres fut très-vif en Egypte, cette patrie du papyrus.

Dans le courant du XIe siècle, l'émir Mobacher ben Fateq versé dans toutes les sciences et même dans la médecine, était un grand amateur de livres. Il vivait presque constamment au milieu d'eux, mais on ne nous en a pas donné le chiffre. A la mort de l'émir, sa veuve qui avait sur le cœur les moments que ces livres lui avaient fait perdre, les jeta dans un grand bassin, d'où quelques-uns furent retirés mais endommagées : c'était à ces mouillures que l'on reconnaissait leur provenance.

A la même époque le médecin juif Afratsim entretenait chez lui des ateliers de copistes et de relieurs. Il vendit un jour dix mille volumes à un habitant de l'Irak, vente qui fut rétrocédée au bénéfice de l'Etat, et n'eu laissa pas moins vingt mille à sa mort.

Un autre médecin juif, Omran el Israïly, recueillit une bibliothèque qui passait pour une merveille.

Ebn Mathran avait la passion des livres. Il entretenait trois copistes, continuellement occupés. Le nom de l'un d'eux nous a été conservé, Djemal eddin.

Aboul Modhaffer ben Mouarref ne se contentait pas d'avoir une riche bibliothèque et d'y passer la plus grande partie de son existence : tous ses ouvrages portaient des épigraphes écrits de sa main et relatifs aux matières dont ils traitaient.

L'homme qui dépensa le plus pour les livres fut Rachid eddin, l'historien des Mongols, attaché à la personne de Gazan Khan en qualité de médecin et de ministre. Il ne dépensa pas moins de 60,000 dinars (900,000 francs) pour la transcription des ouvrages qu'il composa, pour les vignettes et les cartes qui les accompagnaient. Il déposa un exemplaire en grand format de ses ouvrages dans l'édifice affecté à sa sépulture. Avec les revenus attachés à la fondation, on devait en faire des copies sur grand papier de Bagdad et en envoyer aux grandes villes de l'Asie.

Un vrai bibliomane fut l'auteur du Kitab el hokama, Djemal eddin el Kofty, auquel nous devons tant et de si précieux renseignements sur les savants tant anciens que modernes. Les livres étaient son unique passion et il vivait au milieu d'eux dans le célibat. Il en recrutait de tous les pays. A sa mort il légua au prince de Haleb (M. Quatremère dit de Damas) sa bibliothèque, estimée cinquante mille dinars, c'est-à-dire six cent mille francs. On raconte de Djemal eddin des choses extraordinaires.

Il lui tomba un jour entre les mains une excellente copie du livre des Généalogies d'Essafady, mais il y manquait un volume. Il courut aussitôt à sa recherche. Quelqu'un lui dit en avoir vu quelques pages sur le marché des bonnetiers. Il s'y rendit. L'ouvrier lui avoua qu'il en avait possédé quelques feuilles, mais qu'il en avait fait des formes. Djemal eddin fut atterré. Pendant plusieurs jours il cessa de se rendre au palais comme il eu avait l'habitude, et il prit le deuil de ce livre, comme on le fait pour un homme décédé, et les principaux habitants de la ville vinrent lui faire des visites de condoléance.

Les Arabes n'eurent pas seulement des bibliothèques, ils eurent aussi des bibliographies, ainsi pour ne citer que les plus éminents: Mohammed ben Ishaq Ennedim, l'auteur du Fihrist, et Hadji Khalfa, récemment édité par Flnegel.

Bien que les historiens ne parlent pas de la bibliothèque de

Mohammed ben Ishaq, il faut qu'elle ait été bien riche, tant son livre abonde en documents bibliographiques aussi sûrs que variés.

Le Fihrist, écrit au Xe siècle, atteste deux choses : la connaissance intime que les Arabes avaient déjà faite avec les savants de la Grèce et le grand nombre d'écrivains qui avaient déjà marché sur leurs traces.

Quant au Dictionnaire encyclopédique de Hadji Khalfa, nous nous bornerons à rappeler qu'il ne contient pas moins de vingt mille articles.

C'est ainsi que l'Orient précéda de plusieurs siècles l'Europe dans la voie de la bibliographie.

Nous avons encore d'autres preuves de l'abondance des livres en Orient, ce sont malgré les désastres que subirent les bibliothèques par le fait des guerres et du fanatisme, la grande quantité qui s'en est exporté en Europe et la quantité remarquable aussi qui en reste dans les grandes villes musulmanes. V. H. Khalfa, éd. Fluegel, VIIe Tome.

Aux faits que nous avons déjà produits nous en ajouterons quelques autres.

Une horde de Berbères Louata surprit en Egypte un convoi de livres, le pilla pour ses riches reliures et jeta le reste en si grande quantité qu'il s'en forma deux buttes qui furent dites les Collines des Livres.

Il y eut aussi des auto-da-fé de livres, mais du moins on respecta les auteurs. Iousef Essebty raconte que vers la fin du XIIe siècle de notre ère, il vit à Bagdad brûler en place publique les livres d'Abdessalem par les soins d'Ebn el Marestanya. On jeta dans le feu des ouvrages d'astronomie d'Ebn el Heitam. Et cependant, dit Essebty, l'astronomie loin de conduire à l'impiété conduit à la foi.

Les mêmes faits se produisent en Espagne. L'Almohade Iousef el Mansour voulut faire disparaître les ouvrages de philosophie. El Hafidh, le fils du grand Avenzoar eut seul le droit d'en conserver, mais avec la charge de les confisquer là où il les trouverait. Les ennemis d'El Hafidh l'accusèrent de faire de ces livres une lecture assidue. El Mansour fit saisir et emprisonner l'auteur de la dénonciation, et déclara que quand même toute l'Espagne témoignerait contre El Hafidh, il n'en croirait rien.

Mais ce fut bien pis lors de la conquête espagnole. Conde estime à un million le nombre des livres brûlés. Ximenès, dit son historien Fléchier, brûla de sa main plus de cinq mille exemplaires du Coran, sans épargner les enluminures, ni les riches reliures d'or et d'argent.[1] Il fallait que l'Espagne capturât des vaisseaux chargés de livres pour avoir cette riche collection, dont Casiri a dressé le catalogue.

---

1 C'est aussi le moment de s'écrier comme Djemal eddin à propos de la Bibliothèque d'Alexandrie: Écoutez et soyez stupéfaits ! Ce vandalisme a régné longtemps en Espagne. Nous avons observé à l'Escurial bien des manuscrits où l'invocation à Mahomet est biffée ou raturée.
On lit il la fin du n° 833 de l'Escurial: Ce livre n'est bon à rien, parce qu'il parle beaucoup de Mahomet.

Livre IV

ISBN : 978-1500818838

www.ingramcontent.com/pod-product-compliance
Lightning Source LLC
Chambersburg PA
CBHW072047190526
45165CB00019B/1955